New Technologies and Perinatal Medicine
Prediction and Prevention of Pregnancy Complications

围产医学新技术
妊娠合并症预测与预防

原著　[以] Moshe Hod
　　　[美] Vincenzo Berghella
　　　[美] Mary E. D'Alton
　　　[意] Gian Carlo Di Renzo
　　　[西] Eduard Gratacós
　　　[意] Vassilios Fanos

主审　乔　杰　院士
　　　黄荷凤　院士
　　　陈子江　院士

主译　曹云霞　教授

中国科学技术出版社
·北 京·

图书在版编目（CIP）数据

围产医学新技术：妊娠合并症预测与预防 /（以）摩什·霍德 (Moshe Hod) 等原著；曹云霞主译. —北京：中国科学技术出版社，2021.3

书名原文：New Technologies and Perinatal Medicine：Prediction and Prevention of Pregnancy Complications

ISBN 978-7-5046-8969-6

Ⅰ.①围… Ⅱ.①摩… ②曹… Ⅲ.①妊娠合并症—预防（卫生）Ⅳ.① R714.250.1

中国版本图书馆 CIP 数据核字 (2021) 第 019945 号

著作权合同登记号：01-2021-0169

策划编辑	焦健姿　费秀云
责任编辑	丁亚红
装帧设计	佳木水轩
责任印制	李晓霖

出　　版	中国科学技术出版社
发　　行	中国科学技术出版社有限公司发行部
地　　址	北京市海淀区中关村南大街 16 号
邮　　编	100081
发行电话	010-62173865
传　　真	010-62179148
网　　址	http://www.cspbooks.com.cn

开　　本	889mm×1194mm　1/16
字　　数	489 千字
印　　张	19
版　　次	2021 年 3 月第 1 版
印　　次	2021 年 3 月第 1 次印刷
印　　刷	天津翔远印刷有限公司
书　　号	ISBN 978-7-5046-8969-6 / R·2663
定　　价	198.00 元

版权声明

内容提要

　　本书引进自世界知名的 CRC 出版集团，是一部新颖、实用、全面的母胎医学"教科书"，由 Moshe Hod 教授联合众多母胎医学专家共同打造。著者以"为什么我们需要组学和系统生物学研究"开篇，概述了围产医学的发展趋势和新形势下利用组学和生物学技术研究围产期疾病的重要意义，随后上篇对目前重点关注的各类围产期母胎疾病进行了全面细致的阐述；下篇针对不同疾病的发病机制，从预测到预防详细展示了组学和系统生物学技术在围产期母胎病症研究中的重要作用。本书内容全面系统、图文并茂，既可作为母胎医学医师的实用诊断工具书，亦可供母胎医学学生及相关技术人员等阅读参考。

译者名单

主　　审　乔　杰　北京大学第三医院

　　　　　黄荷凤　上海交通大学

　　　　　陈子江　山东大学附属生殖医院

主　　译　曹云霞　安徽医科大学第一附属医院

副 主 译　杨慧霞　北京大学第一医院

　　　　　刘兴会　四川大学华西第二医院

　　　　　漆洪波　重庆医科大学附属第一医院

　　　　　陈敦金　广州医科大学附属第三医院

　　　　　赵扬玉　北京大学第三医院

译　　者　（以姓氏笔画为序）

　　　　　丁依玲　中南大学湘雅二医院

　　　　　王子莲　中山大学附属第一医院

　　　　　王志坚　南方医科大学南方医院

　　　　　王谢桐　山东大学附属省立医院

　　　　　尹宗智　安徽医科大学第一附属医院

　　　　　冯　玲　华中科技大学同济医学院附属同济医院

　　　　　刘兴会　四川大学华西第二医院

　　　　　刘彩霞　中国医科大学附属盛京医院

　　　　　孙美果　安徽医科大学第一附属医院

　　　　　李笑天　复旦大学附属妇产科医院

　　　　　杨媛媛　安徽医科大学第一附属医院

　　　　　杨慧霞　北京大学第一医院

　　　　　张　英　安徽医科大学第一附属医院

　　　　　张卫社　中南大学湘雅医院

　　　　　陈敦金　广州医科大学附属第三医院

　　　　　赵扬玉　北京大学第三医院

　　　　　陶　丽　安徽医科大学第一附属医院

　　　　　曹云霞　安徽医科大学第一附属医院

　　　　　程蔚蔚　上海交通大学医学院附属国际和平妇幼保健院

　　　　　漆洪波　重庆医科大学附属第一医院

学术秘书　尹宗智　安徽医科大学第一附属医院

译者前言

产科是医学科学中最古老的分支之一。随着科学技术的迅猛发展，产科已不仅仅只关注分娩，其范畴已扩展到妊娠期母体和胎儿的发展状况，以及并发症的发生、围分娩期管理等。通过开展大规模临床和基础研究，母胎并发症发病机制研究获得了不少进展。但是，在大规模组学和系统生物学技术广泛推广前，新兴科技在妊娠期母胎并发症的应用研究仍处于瓶颈状态。

近年来，随着组学和系统生物学技术日新月异的发展，已有越来越多的妊娠期母胎并发症的基础与临床研究使用这类方法，并且取得了可喜的突破。组学和系统生物学研究技术在妊娠合并症研究中的广泛运用，已取得并将取得更多更大的进展。

New Technologies and Perinatal Medicine:Prediction and Prevention of Pregnancy Complications 英文原版由世界知名的 CRC 出版集团牵头，Moshe Hod 教授联合众多母胎医学专家共同打造，全面整合了近几年组学和系统生物学研究技术在妊娠合并症预测与预防中的研究进展，首次系统整理了本领域的最新进展。为了将书中所述内容更好更快地传递给国内同道，应中国科学技术出版社邀请，我们组织了国内多位母胎医学领域专家参与，共同翻译了本书。

本书中文版的出版，将进一步丰富我国母胎医学领域工作人员对组学和系统生物学在妊娠合并症研究中作用的认识，提高国内母胎医学基础研究人员和临床从业人员对组学和系统生物学研究的重视，更好地促进我国妊娠合并症预防与预测能力的提高，为广大孕产期女性带来福音，并对降低母婴患病率和死亡率、提升我国母婴健康水平起到重要的作用。

安徽医科大学第一附属医院 教授 博士研究生导师 曹云霞

原书前言

为什么我们需要组学和系统生物学研究

组学意味着将许多不同的方法同时应用于一个看似单一的问题。有人顾虑过多的并存数据将很难解释，并不能用于孕妇和胎儿的治疗。因此，我们这些经过几十年传统科学体系训练的人会质疑，为什么这个陌生且复杂的任务突然变得必要了呢？毕竟，长期以来我们一直在进行随机临床试验（randomized clinical trial，RCT），不管最终是否就有争议的问题达成了解决方案，研究结果通常都是令人满意的。由美国国立卫生研究院（NIH）、医学研究委员会（MRC）和其他机构资助的随机对照试验看起来已经很成熟了，RCT 研究考虑了可调整的潜在混杂变量（多变量分析），并就主要结果得出了明确的结论。

既然如此，为什么我们当前的研究人员还需要着手一项如此复杂的战略呢？简单地说，我们曾经认为的同质性疾病很少出现，大部分疾病是异质性的。本书很好地阐述了解决这种异质性疾病的方案。此外，我们在理论假设时要保持怀疑（"开箱即用"）的态度，不能受到先入为主的观念影响。

那么，让我们简要地考虑一下，为什么组学和系统生物学将打开我们目前认为被锁住的科学大门？

常见疾病在病因学上曾经被认为是同质化的

仔细阅读三四十年前编写的教科书会得出结论：大多数围产期疾病的病因只有一个。不同患者的表型差异可能是表达程度的区别，如发病的实际年龄或疾病出现的孕周。然而，教科书的基本前提是假定某一特定疾病为单一病因。如果血压高于 140/90mmHg，不管是过去还是现在均被诊断为全身性高血压。也就是说，低于这个值就是正常的。诚然，专业协会经常对这种阈值进行不断探索。当然，我们知道还存在罕见病因，如库欣综合征或肾上腺生物合成障碍等疾病。然而，这些病因被认为是例外，仅仅是为了保持鉴别诊断的完整性，在一开始便被排除了。大多数病例最终被证明是出自相同的病因，并因此采用相似的治疗措施。虽然由于剂量等差异而导致治疗深度存在差异，但总的治疗策略保持一致。

产科子痫前期的发病率是 5%～7%。我们可以确定其流行病学（如初产妇或更换了男性伴侣的经产妇），并根据血压升高、反射亢进、水肿和蛋白尿进行诊断。怀孕前基础血压为 100/70mmHg 的女性，妊娠后血压即使未达到 140/90mmHg 也应考虑子痫前期。多年来，子痫前期的诊断、预防和治疗策略均没有发生本质变化，也没有新的研究进展。目前认为"神药"阿司匹林可使 20% 的孕妇获益。也就是说，80% 的患者将无计可施。尽管这种非传染性疾病影响了 5% 的人口，我们仍坚持认为它通常只有一种病因。然而，病因的多样性是存在的。因此，为了取得新的研究进展，还需要做进一步努力，而组学和系统生物学便成为候选手段。

所有常见的疾病在病因学上都具有多样性

所有常见疾病的病因都是多样性的，如果几乎所有发病率为2%～5%的非感染性疾病的病因都是多样性的，那么它们潜在的基础是什么呢？例如，医学遗传学家已证实具有遗传性的先天代谢缺陷病因是多样的。在同一途径中不同酶的变化，如提高胆固醇浓度或降低皮质醇浓度，可能产生相同的结局。这是单一生物合成途径中一种顺序酶缺陷的结果。很显然，每一种疾病都由不同基因引起（病因的多样性），但即使有多种基因表型，至少有一种是相似的。这种分化可能与不同代谢产物之间的差异有关。

最典型的例子就是苯丙酮尿症（PKU）。PKU是一种常染色体隐性遗传病，主要是由于缺乏苯丙氨酸羟化酶（PAH），PAH是将苯丙氨酸转化为酪氨酸所必需的。最初诊断PKU的依据不是直接测量过量的苯丙氨酸，而是检测副产物苯丙酮酸的增加。苯丙酮酸随着苯丙氨酸水平升高而不断增加。但是，即使是罕见的PKU，其病因也是多样的。由于PAH的不断变化，导致多种经典的、多样的、良性的表型存在。这种变化在PCR和PHPR等其他基因中也存在，最终均导致临床上的PKU。

妇产科医师缺乏像先天性代谢缺陷这样的例子，但是多囊卵巢综合征（PCOS）也具有类似特征。通过召集全球性会议编撰诊断标准（如Rotterdam标准），并基于定量的变异（如卵泡、多毛和无排卵等）进行分类。目前已有超过12种不同的基因与PCOS相关，并且所有基因均具有明确的统计学相关性[1, 2]。

可喜的是，在许多常见的产科疾病中，对遗传和病因多样性的认识正在增加。对高血糖症的区别对待就是一个典型的进步。曾经糖尿病只被简单地分为两种：儿童型（胰岛素依赖型）和成人型（胰岛素抵抗型）。这一分类后来随着对青少年糖尿病（MODY）的认识而被打破。这种病的发病年龄不同（青少年晚期或20—30岁早期），遗传特征也不同（往往是单基因遗传）。后来，根据基因和遗传方式的差异，MODY又被划分为不同的类型。

表型相似但病因不同的疾病需要不同的诊断标准和治疗手段

肾上腺增生症是由皮质醇生物合成途径中的一系列酶出现某一缺陷后导致的。基于皮质醇水平的负反馈抑制调控其合成速率。如果在生物合成途径中存在酶的阻滞，会出现阻滞前的一系列合成累加，进而产生其他类固醇过量。目前发现有十几个这样的缺陷存在，许多缺陷在表型上有很大的差异，但也有一些缺陷只表现出表型上的细微差异。

肾上腺素的生物合成途径包括21-羟化酶和11β-羟化酶两种。21-羟化酶途径是将17α-羟孕酮转化为11-脱氧皮质醇，这是合成皮质醇的倒数第二步。当17α-羟孕酮聚集，使得雄激素发生转化，会影响女性生殖器官的分化。促使水钠潴留的11-脱氧皮质醇合成不足会导致电解质丢失。这一状况与另一个肾上腺素合成途径 11β– 羟化酶途径不同，11β– 羟化酶缺陷可导致过量的 11– 脱氧皮质醇，进而影响皮质醇合成。同 21– 羟化酶途径类似，11β– 羟化酶途径也产生雄激素过量累积并导致生殖器官分化障碍。但是，此时却没有发生水钠潴留，反而是 11– 脱氧皮质醇积聚使得盐累积，进而发生高血容量性高血压。因此，21– 羟化酶缺乏导致电解质丢失，而 11β– 羟化酶缺乏导致水钠潴留。通过皮质醇治疗可消除任一途径导致的生殖器分化异常。如果生殖器分化异常是唯一的特征，那么表型差异就很难鉴别。

对表型相似但实际上条件不同的疾病采取差异化的治疗方案，这是核心原则，并在肿瘤治疗中可能发挥潜在作用。基因检测技术常常发现不同个体的组织学相似肿瘤，却存在一系列不同的突变。我们假设任何一组基因（A、B、C、D 或 E），如果受到干扰，都可能产生组织学上相同的癌症。进一步假设三种不同的化学治疗药对患有普通组织学类型肿瘤的患者都是有效的。然而，没有一种药物是普遍有效的。化学治疗药 1 和 3 可能对某些患者有效，而对另一些患者，可能只有药物 2 是有效的。此时，如果药物 1 和 3 无效，则可给予更高剂量的药物 2。反之亦然。可以预测，类似的策略将用于检测和治疗子痫前期及早产。

精准医疗整合了组学、临床数据、环境暴露和社会因素

营销团队经常吹捧一家机构的"精准医疗"，在产科领域精准医疗不是一个新概念[3]。但是，即便已经到 2019 年了，我们提供了"产科精准医疗"吗？实际上并没有。迄今为止，对患有产科疾病的女性，仅存在有限的诊断选项。我们可以检测相关蛋白（注意酶是基因产物）或代谢产物的存在或缺失，以表明通路发生改变。但是通常这些信息与其他条件下的特征重叠，因此不具有唯一性。相比之下，如果我们从 21 000 个蛋白质编码基因中查询目标区域的 DNA 序列，就可能有新奇的发现。我们可以将患者来源的样本中有希望的序列与正常的参考基因组进行比较。基因测序在技术、经费和时间上都已不存在问题。良性变异与致病性突变很容易区分。

可以想象，不断发展的基因组知识扩展并应用于产科疾病可以带来巨大冲击。在编码蛋白质的基因中，只有 1/3 的基因有功能。其余 2/3 基因中有一部分有望在胚胎 / 胎儿分化或胎盘形成中发挥关键作用。Zhang 等[4] 进行的前哨全基因组关联分析（GWAS）就是很好的例子。共有 43 568 名具有欧洲血统的女性报道了她们的早产经历。将这个研究组与北欧三组一共 8643 名女性的数据进行比较，共发现 6 个特征性序列。这些连续的基因与早产或（和）妊娠时限有关。有几个基因之前没有被关注到。Hallman 等[5] 进一步研究结果显示 GWAS 仅仅只是开始。

蛋白质编码基因（外显子组）仅占人类基因组 DNA 的 1.5%，而 98.5% 的基因不是蛋白质编码基因，但具有调控功能。调控区域控制着基因表达的程度。特定基因的表达不一定是简单的开启或关闭，但在一定程度上是可以量化的。这好比是一个自动温度调节器，不需要有开关或者恒温装置。不改变

DNA 序列就可以使基因表达增加、减少或关闭。这一作用机制与 DNA 甲基化有关。因此，我们可以通过 RNA 表达（转录）或 DNA 抑制（甲基化）来调控基因表达。如果一个通常不表达（印迹）的基因突然表达，它的调控序列可能已经去甲基化，进而被转录（转录组）。

通过对基因组、转录组和甲基化组的研究，可以同时研究蛋白质（蛋白质组）和代谢物（代谢组）。Than 等 [6] 对子痫前期的整合系统生物学进展进行了很好的展示。Tsang 等 [7] 采用了一种整合方法来测定单个胎盘细胞中的 DNA 或 RNA，该方法通过细胞分离后采用了组织学、代谢信息、单细胞功能和形态学等技术。研究显示有 18 种不同类型的胎盘细胞。此外，还可以将环境与基因组（表观基因组）的相互作用、社会特征（如营养状态）和临床状态等信息进行整合。后者的例子是从四个国家和加利福尼亚州的 410 万名女性个体患者数据中收集的临床危险因素和社会人口调查结果 [8]。这些数据用于生成基于人群危险因素的比值比（OR）。这与个体危险因素的 OR 值不同。既往有过一次早产史的女性就是一个很好的例子，因为人群中早产发生的比例只有 8%～10%，但是该女性的 OR 值可以高达 6.0。反之，即使很低的 OR 值（如 OR 为 1.3），如果人群的发病率远远超过 8%～10%，那么其危险系数也很高。因此，与子痫前期或早产相比，不孕症和男性性别实际上会带来更大的总人群效应。总体来说，先天和后天因素可以同时评估。

数据问询和临床结论

积累大量的数据很有吸引力，但也存在问题。对数据的持续积累和监测很有必要。美国出生缺陷基金会早产研究中心的数据存储就是一个典型 [9]。那么，如何利用这些数据来确定寻找病因和治疗方法呢？如何在海量信息中提取真正有用的信息呢？理论上数据探索和挖掘有两种方法，即机器学习和人工智能（AI）。工具是相似甚至重叠的，但是预期不同。

机器学习意味着强力的迭代查询，需要使用计算机和生物信息学技术来完成这样的搜索。理论假设可能是传统的，也可能是研究者提出的新观点。尽管需要强大的软件和计算机技术，但最终离不开人的操作。虽然计算机在处理大量数据集的识别模式方面非常高效，但是必须有人来设置端点或阈值，以证明算法响应的合理性。为了说明这一点，让我们想象一下是如何找出恐怖分子的手段。作为调查人员，我们会列举出很多假定的邪恶特征来区分恐怖分子和非恐怖分子。这份清单无疑是基于我们对恐怖分子行为的先入为主的假设。例如，购买枪支、喜欢飙车或社会隔离等特征。因此，机器学习方法可对大量数据进行分类，希望能够识别出可疑个体的重复模式。执法部门可将重点放在被识别的个体身上。在医学上，我们可以利用机器学习来对疾病预测进行微调，或者根据已知的一组相关特征进行分层分析。

人工智能是未知的，这没有先证假设。这个原则包括询问所有的关系，不仅是那些由人类逻辑推导出来的关系，还有那些看似不合逻辑的关系。因此，人工智能将探索所有的假设。事实上，我们已经使用特定的方法来定位基因相关序列。Zhang 等[4] 发现，与妊娠时长或早产相关的基因可能没有特别限制，有 6 个相关的蛋白编码基因。但并不是所有的假设都符合预期。由人为推导的假设可能受限，也可能适得其反。人类的想象力是有限的，在这样做的过程中，可能下意识地过滤掉了一些看似不真实的东西。人们很少去探索难以想象的事情。让我们再回到寻找恐怖分子这个例子。人工智能可以进行未知的探索，没有事先的假设和不知情的假设限制。例如，我们在周六去电影院看电影时，会无意中发现恐怖分子计划恐怖袭击；也许恐怖分子成员还经常光顾某家冰淇淋店，吃开心果冰淇淋；或者恐怖分子还会喜欢一场主题出人意料的电视秀——不是动作片，而是时装秀。所有这些，人工智能都可以毫无偏见地进行探究并关联，通过一套我们无法想象的特征推断出来。

机器学习和人工智能正被用于系统生物学，"多基因组"方法已经产生了新的观察结果，特别是在妊娠期间使用胎儿基因表达模式的适应性。预测妊娠时长可以通过对母体血液的分析，而不是经超声检查来实现。通过母体（与胎儿）的游离 DNA 来预测妊娠时长，误差不超过 2 周[10]。斯坦福大学的一个研究小组正在综合免疫学[11]、蛋白质组学[12] 和真正不可知的"多组学"[13] 技术来研究妊娠时钟这一概念。

结论

遗传异质性在主要产科综合征中普遍存在。当代研究者必须顺应这一现实，并在我们的实验设计中做出适当的改变。列举出所有可能的假设，这在数学上是无法实现的，也是不太可能的。这种做法即使实际可行，但也很武断，因为即使我们列举出所有可能的因果关系，也无法避免固有的偏见和期望。组学和系统生物学将为阐明病因提供新的途径，从而为探索新的治疗方案开辟新的途径。

Joe Leigh Simpson
Department of Obstetrics and Gynecology
Department of Molecular and Human Genetics
Herbert Wertheim College of Medicine
Florida International University, Miami, Florida

Moshe Hod
Mor Comprehensive Women's Health Care
Center, Sackler Faculty of Medicine
Tel Aviv University, Tel Aviv, Israel

（尹宗智　曹云霞　译）

参考文献

[1] Chen ZJ, Zhao H, He L et al. Genome-wide association study identifies susceptibility loci for polycystic ovary syndrome on chromosome 2p16.3, 2-21 and 9q33.3. *Nat Genet*. 2011;43: 55–59.

[2] Shi Y, Zhao H, Shi Y et al. Genome-wide association study identifies eight new risks loci for polycystic ovary syndrome. *Nat Genet*. 2012;44:1020–1025.

[3] Romero R, Tromp G. High-dimensional biology in obstetrics and gynecology:Functional genomics in microarray studies. *Am J Obstet Gynecol*. 2006;195:360–363.

[4] Zhang G, Feenstra B, Bacelis J et al. Genetic associations with gestational length and spontaneous preterm birth. *New Eng Med*. 2017;337:1156–1167.

[5] Hallman M, Haapalainen A, Huusko JM et al. Spontaneous premature birth as a target of genomic research. *Pediatr Res*. 2019;85:422–431.

[6] Than NG, Romero R, Tarca AL et al. Integrated systems biology approach identifies novel maternal and placental pathways of preeclampsia. *Front Immunol*. 2018;9:1–41; Article 1661.

[7] Tsang JCH, Vong JSL, Ji L et al. Integrative singlecell and cell-free RNA analysis. *PNAS*. 2017;114(37):e7786–e7795.

[8] Ferrero DM, Larson J, Jacobsson B et al. Crosscountry individual participant analysis of 4.1 million singleton births in 5 countries with very high human development index confirms known associations but provides no biologic explanation for 2/3 of all preterm births. *PLOS ONE*. 2016;11:e0162506.

[9] Sirota M, Thomas CG, Liu R et al. Author correction:Enabling precision medicine in neonatology, an integrated repository for preterm birth research. *Sci Data*. 2018;5(1):3.

[10] Ngo TTM, Moufarrej MN, Rasmussen MLH et al. Noninvasive blood tests for fetal development predict gestational age and preterm delivery. *Science*. 2018;360(6393):1133–1136.

[11] Aghaeepour N, Ganio EA, Mcilwain D et al. An immune clock of human pregnancy. *Sci Immunol*. 2017;2(15), pii:eaan2946. doi:10.1126/sciimmunol. aan2946

[12] Aghaeepour N, Lehallier B, Baca Q et al. A proteomic clock of human pregnancy. *Am J Obstet Gynecol*. 2018;218(3):347. e1–347.e14.

[13] Ghaemi MS, DiGiulio DB, Contrepois K et al. Multiomics modeling of the immunome, transcriptome, microbiome, proteome, and metabolome adaptations during human pregnancy. *Bioinformatics*. 2019;35:95–103.

目　录

上篇　妊娠合并症

下篇　预测与预防

上 篇
妊娠合并症

Pregnancy Complications：
Setting the Scene

New Technologies and Perinatal Medicine
Prediction and Prevention of Pregnancy Complications
围产医学新技术
妊娠合并症预测与预防

第 1 章 孕妇对妊娠的适应及正常新陈代谢

The mother: Adaptation to pregnancy and normal metabolism

Francesca Parisi　Alice Zavatta　Roberta Milazzo　Irene Cetin　**著**

尹宗智　曹云霞　**译**

一、概述

在妊娠期间，为确保胎儿正常的生长发育，并为分娩做准备，母体会发生一系列解剖和生理上的改变。在此背景下，母体对妊娠的适应包括心血管、肾脏、血液、呼吸和代谢等众多变化，最终导致胎儿胎盘单元的氧气和营养供应增加，并增强了母体对产后出血的抵御能力。表 1-1 系统总结了母体对妊娠的主要适应机制。

此外，过去几十年发生了一场进化革命：胎儿宫内的生长发育被证明会永久地影响成年后的生活，其主要是通过表观遗传修饰，影响子代的出生后表型[1]。这一概念也使产科管理在改善子代健康状况和患慢性病的风险方面发挥新的关键作用。在此背景下，母体对妊娠的不适应可能导致宫内发育的短期紊乱，导致胎儿生长、出生体重、形态发育异常，最终可能对儿童和成人期的慢性疾病产生长期影响风险。

二、围孕期

尽管对妊娠后半期给予了极大的关注，但最近的研究重点已转移到妊娠的前 3 个月和受孕前后（"围孕期"），以便对随后的不良妊娠结局进行早期筛查和诊断，从而对健康产生长期影响（图 1-1）。从生物学的角度来看，围孕期是一个复杂的时间窗口，从配子成熟开始，经历受精和

着床的过程，到胚胎结构的发育和胎盘的第一阶段结束。这段时间对于正常的妊娠适应是至关重要的，在这段时间内的任何病理变化最终都可能导致在妊娠后半期出现明显的疾病，其对成人表型的影响比妊娠后半期的变化更严重。事实上，如果这是真的，虽然围产期并发症和死亡率，以及非传染性疾病的风险主要与妊娠中后期诊断的并发症有关（如高血压疾病、宫内生长受限、早产等），但是它可能与妊娠早期的变化也密切相关，包括配子、胎盘、胚胎的形成和发展等[2]。

三、母体适应

母体免疫和心血管适应性，包括早期子宫内膜蜕膜化，随后的滋养层细胞侵入，以及进入子宫循环形成低阻力的血管。这些都是围孕期的重要事件，最终发展为胎盘，并对妊娠中晚期产生或长或短的影响。所有这些过程都是由很多胎盘分子和蛋白酶有序调控的，主要包括血管内皮生长因子（vascular endothelial growth factor, VEGF）、胎盘生长因子（placental growth factor, PlGF）及血管活性介质［如一氧化氮、转化生长因子（transforming growth factor, TGF）-β 和内皮环前列腺素］。再加上全身血管对血管紧张素 II 和去甲肾上腺素的反应性降低，这些早期局部事件与胎盘介质的全身释放一起作用，导致外周血管扩张和全身血管阻力下降[3]。因此，收缩压

表 1-1　母体的妊娠适应

系统	上升	下降
心血管	• 心率 • 血容量 • 心排血量 • 静脉血流阻滞	• 外周血管阻力 • 外周血压 • 血液黏度（Hct 和 Hb）
血液	• 血浆容量 • 红细胞量 • 纤维蛋白原，因子 II、VII、VIII、X、XII、XIII • 凝血酶活化纤溶抑制药、PAI-1、PAI-2、D-二聚体 • 活化蛋白 C 的抵抗	• 蛋白 S 活性 • 凝血酶原时间（轻微） • 血红蛋白浓度 • 血小板计数（轻微）
肾脏	• 器官体积 • 肾血流量 • 肾小球滤过率 • 尿频和夜尿 • 输尿管和肾盂扩张 • 蛋白尿和糖尿 • 分泌物中的碳酸氢根	• 肌酐 • 血钠水平
呼吸	• 每分通气量 • 氧分压 • 轻度碱中毒 • 耗氧量	• 功能残气量 • 二氧化碳分压
胃肠道	• 胃食管反流 • 碱性胆汁 • 血清碱性磷酸酶	• 肠蠕动 • 胆囊壁运动 • 血清 ALT、AST 和 γ-GT 水平 • 白蛋白浓度
代谢	• 胰岛素抵抗 • 餐后高血糖 • 游离脂肪酸浓度 • 胆固醇和三酰甘油浓度	• 饥饿性高血糖
免疫	• 白细胞计数 • Th_2 反应 • C 反应蛋白和血沉	• 白细胞功能 • Th_1 反应 • 免疫球蛋白

Hct. 血细胞比容；Hb. 血红蛋白；Th. 辅助性 T 细胞

和舒张压均在孕 24～26 周时降至最低点。与此同时，从妊娠 12 周左右开始的血容量增加是一个重要变化，它可以支持胎儿胎盘单元增加的代谢需求，并保护母体免于低血压和产后出血[4]。更具体地说，血浆的增长速度超过了细胞成分的

增加，从而导致血液稀释和生理性贫血，这确保了充分的子宫胎盘灌注和较低的心脏负荷。高血容量是不同机制共同作用的结果，主要是由于雌激素的刺激，包括肾素 - 血管紧张素轴的激活、高水平的醛固酮，以及心房钠尿肽减少。妊娠合并高血压、子痫前期和胎儿生长受限时，血浆体积增长较慢，但尚不清楚这些孕妇是否在妊娠期已经有较少血浆含量，或这是血流动力学适应不良的结果[5]。另一方面，由于交感神经系统的激活，外周血管阻力的降低也会导致心率增加[6]。因此，妊娠期心排血量的升高是由前负荷增加（血容量扩大）、后负荷减少（外周血管阻力下降）和母体心率增加共同引起的。然而，射血分数保持不变，是左心室功能正常的可靠标志[7]。妊娠合并高血压疾病和胎儿生长受限通常表现出血流动力学适应异常：低心排血量和高总血管阻力[8]。此外，高血压病后负荷的增加导致代偿性左心室重塑，以降低室壁应力和平衡心肌氧供[9]。很明显，如果在围孕期没有足够的滋养层细胞侵入和螺旋动脉重塑，未能建立良好的胎盘循环，结果出现胎盘缺血和氧化应激，进而导致系统性内皮功能障碍，释放更多的抗血管生成因子［如可溶性 fms 样酪氨酸激酶 1（soluble fms-like tyrosine kinase 1，sFlt-1）］、内皮素和促炎细胞因子［如肿瘤坏死因子（tumor necrosis factor，TNF）-α］[3]，最后导致妊娠中晚期母体心血管不适应、高血压疾病、胎儿生长受限等[3]。

四、孕期的代谢变化

围孕期代表了所有代谢适应的起点，这些代谢适应可导致适当的胎盘发育、充足的营养供应和正常的胎儿生长轨迹。从新陈代谢的角度来看，妊娠的前半阶段是生理上的合成代谢过程，目的是在母体脂肪组织中储存能量[12]。在这一时期，在妊娠相关激素的直接作用下，胰岛素释放增加和激素（如雌激素、孕酮、胎盘催乳素和生

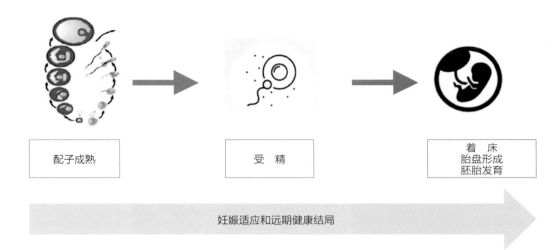

妊娠适应和远期健康结局

▲ 图 1-1　围孕期（妊娠期 14 周至妊娠后 10 周的时间段）

围孕期包括一系列复杂的事件，从男性和女性配子成熟，经过受精、着床、胎盘形成，直到妊娠早期的胚胎发育；这一混乱时期很容易受到外部亲代环境和暴露的影响；更重要的是，亲代在妊娠期的暴露会永久地改变配子 / 胎盘 / 胚胎的发育，影响妊娠结局，并进而影响子代的远期健康

长激素）分泌，孕妇的饥饿感和脂肪生成过程逐渐增强[13]。反之，在妊娠的后半段，会向分解代谢状态转变，这是为了向呈指数增长的胎儿提供更多营养必需物质。在这一背景下，母体胰岛素抵抗是导致内源性葡萄糖生成增加、脂解活性增强，并最终导致母体葡萄糖和游离脂肪酸（free fatty acid，FFA）运输至胎儿胎盘单元的关键生理机制[6, 14-18]。代谢适应紊乱可导致病理性胰岛素抵抗、慢性高血糖和高胰岛素血症，这些是妊娠期糖尿病（gestational diabetes mellitus，GDM）的特征。GDM 是一种多因素的综合征，它的特点是 B 细胞功能障碍导致过多的胰岛素分泌和外周胰岛素抵抗，并共同导致葡萄糖摄取减少、脂肪细胞分化、胰岛素信号调控基因表达[19-23]。母体脂肪组织作为与胎盘一起的内分泌器官，是早期代谢适应异常的主要介质，对代谢、血管和炎症通路产生影响，最终形成孕妇肥胖相关的不良产科结局，包括 GDM 和高血压疾病[24, 25]。在肥胖孕妇中，母体的脂质谱会发生变化，三酰甘油增加，高密度脂蛋白的浓度下降，并刺激胎盘脂肪酸结合蛋白的表达[26, 27]，这将最终导致过多的营养输送到胎儿，从而导致胎儿生长过度。此外，长链多不饱和脂肪酸生物放大效应被破坏，导致胎儿获得花生四烯酸和二十二碳六烯酸（docosahexaenoic acid，DHA）的能力下降，并增加了出生后罹患多种慢性疾病的风险。

五、营养和生活方式

母体不健康的生活方式和营养状况是重要的可调控危险因素，影响妊娠早期适应并导致异常胎盘、不良妊娠结局和远期发生的慢性疾病。在此背景下，围孕期孕妇吸烟与胎儿宫内生长受限及早产显著相关[10]，这可能是吸烟后出现缺氧、过度氧化应激和尼古丁的促血管生成作用的共同结果，最终改变早期胎盘血管生成、绒毛发育和功能[2]。甚至定性或定量的母体营养不良，也会对胚胎和胎盘发育的很多途径产生负面影响。围孕期补充叶酸和坚持地中海型饮食习惯与妊娠后半期子宫胎盘多普勒指数和胎盘重量有关。这些关联主要解释为在围孕期，营养物质作为单碳代谢的辅助因子而被大量摄入[1]。这一途径对细胞生物合成、DNA 修复和甲基化至关重要，任何干扰都会导致过度的氧化应激、炎症、细胞凋亡和异常的染色质甲基化。早期的单碳代谢过度激活，表现为母体血浆总同型半胱氨酸增加，红细胞叶酸和血清维生素 B_{12} 浓度降低。在这种情况下，这种过度激活与胚胎生长和形态发育的轨迹下降有关，并使胎儿先天性异常和异常胎盘的发生率增加，妊娠后期出现明显的胎盘功能不足[2, 11]。所有这些事件最终导致高血压疾病、宫内生长受限和早产的风险增加，并对儿童和成人阶段的心血管和代谢功能产生影响。这些研究还强调了最近另一项重要成果：尽管围孕期的生殖结局（如生育、流产、先天畸形）普遍被认为与母体所处环境和暴露（如补充叶酸、吸烟、饮酒）密切相关，近期进一步研究发现生殖结局与母体营养状况、生活方式、早孕期胚胎的生长密切相关，这颠覆了以往的观点。以往认为胚胎发育独立于外部刺激、并在每个孕妇和每次妊娠时均恒定不变（图 1-2）。此外，早期胚胎发育受损与晚期不良妊娠结局和非传染性疾病风险增加有关，进一步强调了围孕期管理和早期干预的重要性。

六、胎盘的作用

胎盘是一个独特的器官，建立起母亲和胎儿之间不可或缺的联系。人类胎盘和胎儿是如何导致母体对妊娠的适应，这仍然是一个悬而未决的问题。近来，囊泡的释放被认为是细胞间通信的重要介质。关于妊娠，多项研究表明，胎盘最早在妊娠 6 周时就能释放细胞外囊泡进入母体循环[28, 29]。循环囊泡，分为微囊泡和外泌体，含有信号分子（RNA 和蛋白质），是胎盘起源的代表。由于胎盘外泌体具有将其内容物转移到特定靶细胞的能力，最终可以调节靶组织的生物学功能，使得母体适应妊娠[29]。在正常妊娠中，胚胎和胎盘外泌体通过促进 T 细胞凋亡和减少效应 T 细胞来诱导母体免疫耐受[30]。此外，从包括胎盘在内的代谢活跃组织释放的外泌体，最终可在靶器官中启动代谢重组。这说明母体代谢修饰被扰乱就可能导致疾病（如妊娠期糖尿病）（图 1-3）。

虽然外泌体是由细胞产生的，但母体胎盘细胞的病理条件和微环境（如缺氧或脂肪生成）可以调节外泌体的生物发生、分子构成和释放。此外，孕妇血液中胎盘外泌体的浓度与妊娠合并症（如妊娠期糖尿病或子痫前期）的发生率之间存在密切联系。由于大多数妊娠合并症似乎起源于妊娠的最初阶段，也就是在围孕期，但是只有在妊娠后半段才会变得明显起来。通常情况下，除

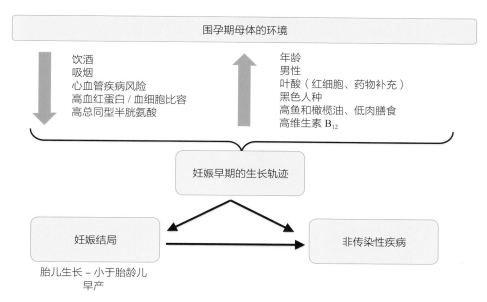

▲ 图 1-2　**母体暴露和妊娠前 3 个月胚胎发育特征**
向下箭和向上箭分别表示妊娠前 3 个月负性的和正性的母体暴露和胚胎发育特征；胚胎发育减慢与小于胎龄儿和早产的风险，以及远期患慢性疾病的风险增加均有关系

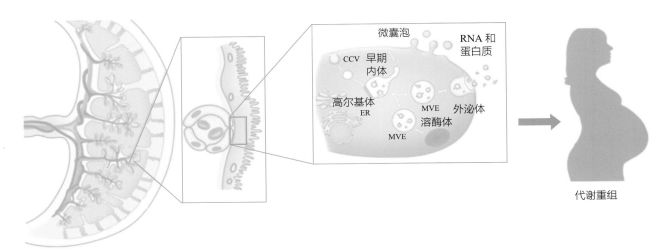

▲ 图 1-3 胎盘 - 母体间的相互联系促进母体适应和代谢重组

胎盘在母体对妊娠适应中的生理和病理作用；早在围孕期，胎盘释放含有 RNA 和蛋白质的微囊泡和外泌体进入母体循环；这些分子最终调节靶组织的 DNA 表达，支持母体的器官和功能改变（如免疫耐受、代谢或心血管改变）。CCV. 传导细胞体积；ER. 内质网

了分娩，几乎没有治疗方法，因此越来越多的研究现在集中在胚胎 - 胎盘功能障碍的早期标志物研究，以制订合适的预防策略。这样的话，胎盘衍生的生物标记物的早期修饰，可以作为一种有用的工具来识别无症状妇女和有妊娠合并症风险的患者出现的早期适应不良。

七、结论

围孕期是妊娠健康开始的关键时期。母体的适应从妊娠开始，并决定了胎盘发育和胎儿获得营养是否正常的一系列变化。如果这些变化不充分，可能会在妊娠后期出现高血压和糖尿病。对子代的远期影响也与母体对妊娠的异常适应有关。

参考文献

[1] Steegers-Theunissen RP et al. *Hum Reprod Update*. 2013;19(6): 640–655.

[2] Reijnders IF et al. *Hum Reprod Update*. 2019;25(1):72–94.

[3] Armaly Z et al. *Front Physiol*. 2018;9:973.

[4] Troiano NH. *AACN Adv Crit Care*. 2018;29(3):273–283.

[5] De Haas S et al. *Ultrasound Obstet Gynecol*. 2017;50(6): 683–696.

[6] Meah VL et al. *Heart*. 2016;102:518.

[7] Lang RM, Borow KM. Heart disease. In:Barron WM, Lindheimer MD, eds. *Medical Disorders During Pregnancy*. St. Louis MO:Mosby Year Book; 1991:184.

[8] Ferrazzi E et al. *Am J Obstet Gynecol*. 2018;218:124.e1–124.e11.

[9] Melchiorre K et al. *BJOG*. 2013;120:496–504.

[10] Jauniaux E, Burton GJ. *Early Hum Dev*. 2007;83:699–706.

[11] Parisi F et al. *Fertil Steril*. 2017;107(3):691–698.e1.

[12] Di Cianni G et al. *Diabetes Metab Res Rev*. 2003;19:259–270.

[13] Murphy SP, Abrams BF. *Am J Public Health*. 1993;83:1161–1163.

[14] Sitruk-Ware R. *Steroids*. 2000;65:651–658.

[15] Catalano PM et al. *Am J Obstet Gynecol*. 1991;165:1667–1672.

[16] Phelps RL et al. *Am J Obstet Gynecol*. 1981;140:730–736.

[17] Freinkel N. *Diabetes*. 1980;29(12):1023–1035.

[18] Zhandong Z et al. *Ann Nutr Metab*. 2017;70:59–65.

[19] Weir GC et al. *Diabetes*. 2001;50(suppl 1):S154–159.

[20] Lappas M. *Metabolism*. 2014;63:250–262.

[21] Ashcroft FM et al. *Cell Metab*. 2017;26:17–23.

[22] Kautzky-Willer A et al. *Diabetes*. 2003;52:244–251.

[23] Forbes S et al. *Diabetologia*. 2011;54:641–647.

[24] Ramsay JE et al. *J Clin Endocrinol Metab*. 2002;87:4231.

[25] Delhaes F et al. *Placenta*. 2018;69:118.

[26] Cetin I et al. *J Dev Orig Health Dis*. 2012;3:409–414.

[27] Scifres CM et al. *J Clin Endocrinol Metab*. 2011;96(7):E1083–E1091.

[28] Gangoda L et al. *Proteomics*. 2015;15:260–271.

[29] Salomon C, Rice GE. *Prog Mol Biol Transl Sci*. 2017;145: 163–179.

[30] Gercel-Taylor C et al. *J Reprod Immunol*. 2002;56:29–44.

第 2 章　母胎营养与失衡

Maternal and fetal normal and abnormal nutrition

Sarah Louise Killeen　　Eilleen C. O'Brien　　Fionnuala M. Mcauliffe　**著**

于　震　杨媛媛　**译**

一、概述

妊娠期间良好的母体营养为胎儿的生长和发育提供了有利环境。母体的饮食摄入是妊娠相关并发症的可控危险因素，因此是孕妇管理中的重要考虑因素。除了妊娠和婴儿结局，母体营养也会影响子代从童年到成年的健康与发育，以及将来母亲自身的健康[1-5]。良好的母体营养是指通过摄入适当比例的高质量/生物可利用的食物，满足妊娠期大量营养素和微量营养素需求的饮食。

二、饮食需求

1. 大量营养素

大量营养素的需求在妊娠期增加，以满足胎儿发育和组织沉积。在妊娠早期，这种增加是很细微的，在此期间，孕妇注意遵循一般健康饮食指南即可[6]。充足但不过量的能量摄入对于健康妊娠和适量孕期增重（gestational weight gain，GWG）是必要的。基础代谢率在妊娠早期、中期和晚期分别增长了 5%、11% 和 25%[7]，这导致妊娠早期、中期和晚期的能量需求分别增长约 85kcal/d、285kcal/d 和 475kcal/d。然而，这些都取决于个体因素，包括孕前体重、年龄和体力活动[8, 9]。双胎妊娠或青春期妊娠的妇女可能有更高的能量需求[10, 11]。

大量营养素占总能量摄入的比例在妊娠期应保持不变，除非在孕前即存在膳食不均衡情况。妊娠期糖类的需求量适度增加，约为 45g/d[6]。妊娠早期、中期和晚期，每日蛋白质需求量分别增加了 1g、9g 和 31g[8]。虽然与健康饮食指南相比，妊娠期膳食脂肪推荐摄入量没有变化，但应强调多不饱和脂肪酸（polyunsaturated fatty acid，PUFA）的重要性，因为孕期 PUFA 水平降低，且对胎儿神经系统和眼睛发育至关重要[6]。每周通过食用 1~2 次富含脂肪的鱼类可以达到充足的摄入量。但应避免更频繁地摄入，以限制可能会损害胎儿发育的甲基汞和多氯联苯。尽管如此，孕期女性不应该完全拒绝吃鱼，因为不吃鱼可能会增加低体重儿（low birth weight，LBW）的风险，且每周吃 1~2 次鱼已经被证实是安全的[6, 13]。事实上，补充 ω-3 PUFA 已经被证实可以降低早产的发生率，尽管可能增加过期妊娠的发生率[14]。

不均衡饮食的特点是不同营养成分摄入不足或过量，可能对健康产生负面影响。这可能是肥胖妇女所关心的问题，由于摄入能量高而营养不足的膳食可造成营养过剩的自相矛盾型营养失调[15]。肥胖与母体铁、维生素 B_{12} 和叶酸水平呈负相关[16, 17]。此外，肥胖影响循环中维生素 D 水平，因为维生素 D 是脂溶性维生素，被脂肪组织所螯合，意味着尽管饮食摄入量较高，但肥胖孕妇的维生素 D 水平可能较低。

2. 微量营养素

虽然妊娠期间存在一些生理性改变来维持营养状态（如增加肠道对营养素的吸收），但由于妊娠期微量营养素是通过胎盘转运的，饮食摄入量不足时可能会导致发育中胎儿营养供应不足。或者，为确保发育中的胎儿有足够的营养，母体营养储备可能被消耗殆尽，这会对母体健康产生负面影响。由于转运机制不同，特定营养素会面临更大的缺乏风险。妊娠期间需要关注的微量营养素包括铁、叶酸、碘、维生素 B_{12}、维生素 D、钙和锌[6]。因此，这并不令人感到意外，在预防妊娠相关并发症方面，多种微量营养素补充剂已被证明优于单一营养素补充剂，多种微量营养素补充剂在膳食供给量（RDA）水平上提供各种关键营养素[18]。表 2-1 详细列出了孕妇的推荐营养素摄入量[19, 20]。

妊娠期女性铁需求量要增加 50%，尽管有生理性调整来维持铁的水平，但铁缺乏是普遍的，全球有 38% 的孕妇受影响[6, 21]。月经的中止有助于妊娠早期铁的储备，然而，从妊娠中期开始，为提供充足的氧气支持胎儿生长，血容量和红细胞数量增加，这就增加了铁的需求量[21]。铁摄入不足可导致母体贫血，在严重情况下可增加分娩期间母体死亡风险[22]。补充低剂量铁（16～20mg/d）可能对经常摄入低生物可利用率血红素饮食源（红肉、含高脂肪鱼类和深色禽肉）妇女的健康有益。对于母体贫血，高剂量补铁（100～200mg/d 单质铁）对补足铁储备至关重要[23]。

钙是骨骼和牙齿的组成部分，占钙储存总量的 99%。妊娠期间胎儿吸收约 30g 的钙，主要是在妊娠晚期。妊娠期间，由于肠道吸收增加的生理性适应改变，钙的需求量并没有增加。然而，在饮食摄入不足的情况下，母体骨骼矿物质将在体内重新分布，以满足胎儿钙的需求[24]。因此，应该鼓励所有孕妇每天摄入足够的奶制品或强化替代品。钙摄入量也与妊娠期血压呈反比，因为它参与了血管收缩与扩张。因而，对习惯性钙摄

表 2-1　孕妇微量营养素推荐摄入量

微量营养素	每日总量
维生素 A	750～800μg
硫胺素	1.4mg
核黄素	1.4mg
烟酸	18mg
维生素 B_6	1.9mg
生物素	30μg
叶酸	400～600μg
维生素 B_{12}	2.6μg
维生素 C	55mg
维生素 D	5～15μg
维生素 E	15mg
钙	1000～1300mg
胆碱	450mg
铜	1～1.15mg
碘	220～250μg
铁	27mg
硒	30～60μg
锌	10～12mg

经许可转载，引自参考文献 [19, 20]

入过低的孕妇补充钙质可以降低妊娠期高血压疾病和相关疾病的风险，但这可能会对母体骨骼矿物质含量产生不良影响[6, 25]。此外，维生素 D 对于钙的吸收也是必不可少的[26]。母体维生素 D 缺乏可导致新生儿骨骼异常、低出生体重、低钙血症，甚至心力衰竭[6, 27]。饮食中维生素 D 的来源仅限于高脂肪鱼类、肉类、蛋类、乳制品和强化食品。饮食摄入不足在妊娠期间很普遍[28]。这就意味着常规补充以避免缺乏是可取的，特别是对于那些没有充足紫外线（UV）暴露以满足内源性合成的孕妇[6]。

母体叶酸缺乏会对胎儿发育产生不利影响，增加了胎儿发生包括脊柱裂和无脑儿在内的神经

管畸形（neural tube defect，NTD）风险[29]。充足的叶酸摄入可有效预防 NTD。然而，由于孕妇不可能仅通过饮食就满足其对叶酸的需求，因此推荐所有孕妇在孕前和妊娠前 12 周每天补充 400μg 叶酸[30]。母体肥胖是 NTD 的危险因素，与正常体重的母亲相比，妊娠期肥胖孕妇血清维生素 B_{12} 和叶酸水平较低，因此她们可能需要补充更多的叶酸和维生素 B_{12}[16, 31]。此外，长期缺乏叶酸或维生素 B_{12} 会导致巨幼红细胞性贫血[32]。

碘储备不足的孕妇有罹患甲状腺功能减退的风险，与子代神经发育迟缓有关[6]。据报道，孕妇普遍存在碘摄入量不足[33–35]。因此，应在妊娠早期评估是否需要补充碘，特别是食用非碘盐地区、海产品或乳制品摄入量低的地区，或是已知碘缺乏地区[6]。此外，硒是胎儿生长、甲状腺代谢和预防氧化应激所必需的。硒不足可能与子痫前期、妊娠期糖尿病（GDM），以及胚胎丢失有关[36]。

蛋白质 – 能量营养不良或劣质饮食的妇女可能有锌缺乏的风险。妊娠期间，锌需求量最高增加 40%。锌是胎儿生长、免疫功能和神经发育必不可少的，在高危人群中补锌已被证实可以降低早产风险并提高胎儿出生体重[37]。在一些国家，维生素 A 缺乏会对孕妇造成不良影响，并与胎儿发育异常、早产和产妇死亡等结局有关。相反，维生素 A 具有致畸性（增加颅面和心脏缺陷的风险），在维生素 A 缺乏不常见地区，应通过限制富含维生素 A 的膳食，如肝脏和使用孕期特有微量营养素补充剂，以避免过量摄入[6]。

3. 母体体重和孕期增重

妊娠早期体重指数（body mass index，BMI）可以用来鉴别妊娠合并症高风险的妇女，如 GDM、子痫前期和剖宫产。母体 BMI 与宫内生长和出生体重密切相关。在英国，高达 1/4 的孕妇存在妊娠期肥胖，且肥胖发生率在世界各地都在上升[6, 38]。肥胖和孕期过度增重增加了巨大儿和大于胎龄儿的风险，从而增加了分娩并发症的风险[39]。除了巨大儿，孕妇肥胖还会增加胎儿不良结局的风险，包括先天畸形和早产。相反，妊娠期间营养不良使孕妇分娩小于胎龄儿的风险增加。她们也有能量储备减少，也可能缺乏一个或多个胎儿健康发育所需的关键微量营养素[6]。实际上，BMI 过低或者过高的孕妇自然流产的发生率更高[40]。因此，孕妇应该在第一次产检时计算她们的 BMI，并建议她们适当的孕期增重而不是减肥。

虽然适当的孕期增重没有国际共识，但美国国家医学院的指南是最常用的。然而，这些是基于高收入国家的前瞻性研究，因此可能并不适用于所有女性[6]。在妊娠早期，体重的增长是非常轻微的，除了那些肥胖的妇女，所有妇女的体重增长在 1～3kg，在肥胖的情况下，推荐的体重增长范围为 0.2～2kg[41]。如表 2-2 所示，大部分的孕期增重预期在妊娠中期和晚期，孕期增重的程度取决于母体孕前 BMI。在此范围内增重的孕妇妊娠结局更好，然而，大多数孕妇的增重超出了这些推荐值[42]。最近一项 Cochrane 综述提供了

表 2-2　美国国家医学院孕期增重指南

孕前营养状态 [BMI（kg/m²）]	孕期总目标增重（kg）	妊娠中期和晚期每周目标增重（kg）
体重不足（< 18.5）	12.5～18	0.44～0.58
健康体重（18.5～24.9）	11.5～16	0.35～0.5
超重（25～29.9）	7～11.5	0.23～0.33
肥胖（≥ 30）	5～9	0.17～0.27

经许可转载，引自参考文献 [42]

强有力证据，证明饮食干预（有或没有运动）可以降低孕期过度增重的风险。饮食干预包括低血糖生成指数饮食，能量摄入限制以及低脂饮食[43]。为了鼓励营养不良的孕妇有足够的孕期增重，可以开展产前营养教育以增加能量和蛋白质摄入，这些措施已经被证明可降低早产和低出生体重儿的风险[44]。

4. 妊娠期糖尿病

葡萄糖是胎儿生长的主要能量来源，并按其在母体循环中的浓度比例通过胎盘进行转运[45]。因此，妊娠期间母体血糖升高会增加巨大儿和其他不良结局的风险，如剖宫产、产伤和新生儿低血糖，这也适用于血糖水平升高而没有达到 GDM 诊断的人群[46, 47]。妊娠早期血糖升高可提示妊娠合并症，并与妊娠后期 GDM 发生有关。因此，妊娠早期血糖筛查可以更好地控制妊娠期血糖，预防不良妊娠结局的发生[47]。母体的饮食摄入，特别是糖类的摄入，会影响母体的葡萄糖代谢，在妊娠早期就应该被考虑到，尤其是血糖控制异常风险较高的孕妇[48]。低血糖指数饮食可以降低妊娠期胰岛素抵抗，改善葡萄糖耐量[49, 50]。尽管如此，目前还没有足够的证据表明饮食教育干预对预防 GDM 的作用[51]。最近一项 Meta 分析强调了尽早开展干预的必要性及以高危孕妇为目标来提高干预效能的必要性，然而最近一项针对超重和肥胖孕妇这类高风险群体的研究没有发现饮食干预的效果[52, 53]。

对于那些进展为 GDM 的孕妇，饮食建议是她们孕期管理的首选治疗。然而，没有充足的证据来确定何种饮食干预在改善 GDM 孕妇血糖和减少母体高血糖相关并发症方面最有效。现实中使用的饮食干预包括低血糖指数饮食、高纤维饮食和低糖类饮食，根据孕妇个人需求和情况进行调整[54]。必须要注意避免过度限制糖类的摄入，因为这可能会导致脂肪摄入增加，由于脂肪的热量高于糖类，这可能会导致孕期过度增重和母体肥胖，从而影响母体胰岛素抵抗，进而影响血糖控制[55]。

5. 其他营养注意事项

恶心和呕吐是妊娠期最常见的疾病之一，尤其是在妊娠早期，可能会影响孕妇的饮食摄入量[56]。妊娠剧吐的孕妇应给予关注，因为这会导致硫胺素缺乏症和韦尼克 - 科尔萨科夫综合征[57]。在美国，妊娠剧吐是妊娠前半段住院最常见的原因，影响到 3% 的孕妇，它与不良结局有关，如体重过度下降和电解质紊乱，这可能会增加孕产妇死亡率[58]。

妊娠期间，异食癖行为（渴望食用非食品物品）比在一般人群更常见，与铁缺乏密切相关[59, 60]。此外，孕妇的免疫功能相对低下，尤其是营养不良的孕妇，这增加了她们食源性疾病的易感性，如李斯特菌病、沙门菌病和弓形虫病，这些会导致胎儿损伤。因此，孕妇在准备食物时应遵循良好的烹饪和卫生习惯，避免使用高风险的食物，如未烹饪的鸡蛋、肉类、禽类或海鲜、冷熟肉、冷熏海鲜、肉酱罐头、未经清洗的水果和蔬菜，以及软奶酪[6]。咖啡因通过胎盘自由吸收，但胎儿并不能代谢。妊娠期间应避免摄入过量的咖啡因（200mg/d），因为它具有致畸作用，并与不良妊娠结局有关[12]。

三、结论

母体营养是近期和远期健康结局的一个可控危险因素，也是孕妇管理中重要的关注点。由于许多营养素需求在妊娠期间增加，母亲有缺乏的风险。同样地，由于潜在的致畸作用、饮食不均衡和孕期过度增重，也应避免过量摄入某些营养素。因此，应对所有孕妇进行母体营养评估，并采取适当的干预措施，以促进母体及其子代的健康和预防妊娠相关并发症。

参 考 文 献

[1] Grandy M et al. *J Matern Fetal Neonatal Med*. 2018;31(12): 1613–1619.

[2] Geraghty AA et al. *Br J Nutr*. 2018;120(11):1252–1261.

[3] Mandy M, Nyirenda M. *Int Health*. 2018;10(2):66–70.

[4] Barker DJ, Thornburg KL. *Clin Obstet Gynecol*. 2013;56(3):511–519.

[5] O'Brien EC et al. *BJOG*. 2018;126(4). https://doi.org/10.1111/1471-0528.15500

[6] Hanson MA et al. *Int J Gynaecol Obstet*. 2015; 131(suppl 4):S213–S253.

[7] Butte NF, King JC. *Public Health Nutr*. 2005;8(7A):1010–1027.

[8] Joint WHO/FAO/UNU Expert Consultation. *World Health Organ Tech Rep Ser*. 2007;(935):1–265, back cover.

[9] Butte NF et al. *Am J Clin Nutr*. 2004 Jun;79(6):1078–1087.

[10] Gandhi M et al. *Am J Clin Nutr*. 2018;108(4):775–783.

[11] Sally EOF et al. *Clin Nutr ESPEN*. 2018;27:134–136.

[12] Chen LW et al. *Am J Clin Nutr*. 2018;108(6):1301–1308.

[13] Taylor CM et al. *Int J Hyg Environ Health*. 2016; 219(6):513–520.

[14] Middleton P et al. *Cochrane Database Syst Rev*. 2018;11: CD003402.

[15] Dubois L et al. *Br J Nutr*. 2018;120(3):335–344.

[16] O'Malley EG et al. *Eur J Obstet Gynecol Reprod Biol*. 2018; 231:80–84.

[17] Flynn AC et al. *Nutrients*. 2018;10(8).

[18] Haider BA, Bhutta ZA. *Cochrane Database Syst Rev*. 2017; 4:CD004905.

[19] Institute of Medicine. *Dietary Reference Intakes:The Essential Guide to Nutrient Requirements*. Washington, DC:National Academies Press; 2006.

[20] WHO Guidelines Approved by the Guidelines Review Committee. *Essential Nutrition Actions:Improving Maternal, Newborn, Infant and Young Child Health and Nutrition*. Geneva, Switzerland:World Health Organization; 2013.

[21] Bothwell TH. *Am J Clin Nutr*. 2000;72(suppl 1):257S–264S.

[22] Daru J et al. *Lancet Glob Health*. 2018;6(5):e548–e554.

[23] Pavord S et al. *Br J Haematol*. 2012;156(5):588–600.

[24] Kovacs CS. *Physiol Rev*. 2016;96(2):449–547.

[25] Hofmeyr GJ et al. *Cochrane Database Syst Rev*. 2018;10: CD001059.

[26] Rosen CJ et al. *Endocr Rev* 2012;33(3):456–492.

[27] Maiya S et al. *Heart* 2008;94(5):581–584.

[28] McGowan CA et al. *Eur J Clin Nutr* 2011;65(9):1076–1078.

[29] Greene ND, Copp AJ. *Annu Rev Neurosci*. 2014; 37:221–242.

[30] Liu J et al. *Nutr J*. 2018;17(1):115.

[31] McMahon DM et al. *Birth Defects Res A Clin Mol Teratol*. 2013;97(2):115–122.

[32] Rae PG, Robb PM. *J Clin Pathol*. 1970;23(5):379–391.

[33] Brantsæter AL et al. *Nutrients*. 2013;5(2):424–440.

[34] Pettigrew-Porter A et al. *Aust NZ J Obstet Gynaecol*. 2011;51 (5):464–467.

[35] Limbert E et al. *Eur J Endocrinol*. 2010;163(4):631–635.

[36] Mistry HD et al. *Am J Obstet Gynecol* 2012; 206(1):21–30.

[37] Ota E et al. *Cochrane Database Syst Rev*. 2015;(2):CD000230.

[38] Devlieger R et al. *Eur J Obstet Gynecol Reprod Biol*. 2016; 201:203–208.

[39] Walsh JM, McAuliffe FM. *Best Pract Res Clin Obstet Gynaecol*. 2015;29(1):63–78.

[40] Pan Y et al. *BMJ Open*. 2016;6(6):e011227.

[41] Institute of Medicine (US) and National Research Council (US) Committee to Reexamine IOM Pregnancy Weight Guidelines; Rasmussen KM, Yaktine AL. *Weight Gain During Pregnancy:Reexamining the Guidelines*. The National Academies Collection:Reports funded by National Institutes of Health. Washington, DC:National Academies Press; 2009.

[42] Siega-Riz AM et al. *Am J Obstet Gynecol*. 2009; 201(4):339.e1–14.

[43] Muktabhant B et al. *Cochrane Database System Rev* 2015; (6):CD007145.

[44] Ota E et al. *Cochrane Database Syst Rev*. 2015; (6):CD000032.

[45] Hay WW Jr. *Trans Am Clin Climatol Assoc*. 2006;117:321–339; discussion 339–340.

[46] Metzger BE et al. (HAPO Study Cooperative Research Group). *N Engl J Med*. 2008;358(19):1991–2002.

[47] Riskin-Mashiah S et al. *Diabetes Care*. 2009;32(9):1639–1643.

[48] Gadgil MD et al. *J Womens Health (Larchmt)*. 2018;28(2): 178–184.

[49] Walsh JM et al. *BMJ*. 2012;345:e5605.

[50] Walsh JM et al. *Reprod Sci*. 2014;21(11):1378–1381.

[51] Tieu J et al. *Cochrane Database System Rev* 2017; (1): CD006674.

[52] Guo XY et al. *BJOG*. 2019;126(3):311–320.

[53] Kennelly MA et al. *Obstet Gynecol*. 2018;131(5):818–826.

[54] Han S et al. *Cochrane Database System Rev* 2017;(2):CD009275.

[55] Hernandez TL et al. *Diabetes Res Clin Pract*. 2018;145:39–50.

[56] Bustos M et al. *Auton Neurosci*. 2017;202:62–72.

[57] Yoon CK et al. *Korean J Ophthalmol*. 2005;19(3):239–242.

[58] London V et al. *Pharmacology*. 2017;100(34):161–171.

[59] Lumish RA et al. *J Nutr*. 2014;144(10):1533–1539.

[60] Roy A et al. *Appetite*. 2018;120:163–170.

第 3 章 胎盘相关产科综合征

Great obstetrical syndromes It's all in the placenta

Martin Gauster　Gernot Desoye　**著**

于　震　杨媛媛　**译**

一、概述

"产科综合征"这个术语是 10 年前首次提出的 [1]。它描述了由涉及基因组和环境的母婴相互作用导致的多病因疾病。早期最常见的产科综合征是胎儿生长受限和子痫前期，两者均源于胎盘形成和滋养细胞侵袭障碍，主要是妊娠早期的生物学进程 [2]。早产、胎膜早破和死产则不太常见。随后，妊娠期糖尿病（GDM）也加入进来 [3]，因为胎盘对孕产妇的病因和胎儿表型均有影响 [4]。妊娠早期胎儿胎盘单位的发育备受关注，因为早期胎盘的改变会影响妊娠后期胎盘的发育 [5]。近年来，对这些疾病起源的研究得到关注，并试图预测和预防这些疾病的发生 [6]。早期生物标志物的识别已成为临床研究的热点之一 [7, 8]。

在本章节中，我们将讨论在宫内聚焦胎儿胎盘单位所涉及的生物学进程，蜕膜动脉的变化，以及这些进程的缺陷是如何导致胎儿宫内生长受限和子痫前期的。

1. 着床和滋养细胞侵袭

在人类妊娠中，胚胎着床是由胚泡与其携有内细胞团的胚极并列相贴于子宫内膜启动的。当内细胞团形成胚胎时，外细胞团也被称为滋养细胞形成囊胚的外壁，从而调节最初对子宫壁的黏附，随后形成胎盘。胚泡贴壁和黏附之后，与子宫内膜上皮接触的滋养层细胞间融合，形成多核的合体滋养细胞 [9]。在胚胎着床的早期阶段，合胞体滋养细胞具有酶的能力，能够穿过子宫内膜上皮并穿透底层基质。从此刻起，子宫内膜被称为蜕膜，它为胚胎生长和胎盘发育提供了温床。一旦胚泡完全穿透蜕膜，合体滋养细胞的数量通过不断的增殖和下层细胞滋养细胞的融合而快速增加。合体滋养细胞在囊胚表面形成一个完整层，而在着床点达到相当的厚度，并扩展延伸侵入内膜深部。

着床后，以细胞滋养细胞为核心和表面覆盖着合体滋养细胞的原始胎盘绒毛开始发育 [10]。在发育绒毛的远端，细胞滋养细胞穿过合体滋养细胞，形成细胞柱，将发育中的胎盘附着在蜕膜上。随着胎盘的形成，滋养细胞从细胞柱中脱落，获得侵袭性表型，即绒毛外滋养细胞（extravillous trophoblast，EVT），侵入蜕膜间质直至肌层的前 1/3。先前较为简洁的学说认为，EVT 侵入绒毛间质的目的是在蜕膜螺旋动脉中积聚并形成细胞栓，阻止母体血液直接流入绒毛间隙，直至妊娠早期末。随着在妊娠早期末滋养细胞栓的分解，母体血液才开始进入绒毛间隙。最近，妊娠早期底蜕膜切片的显微解剖研究对这一学说提出质疑，并扩充了目前的观点，研究结果显示，在一些腔内结构中存在绒毛外滋养细胞亚群，包括子宫螺旋动脉、静脉、腺体和少量的宫内淋巴管 [10-12]。虽然滋养细胞侵入淋巴管的功能意义尚不清楚，但动脉、静脉和腺体必须与绒毛间隙相连，以保证成功的胎盘形成。然而，滋养细胞侵入动脉的方式可能与侵入子宫静脉和腺体的方式不同。按照最近的观点，子宫静脉和腺体被侵袭，连接到胎盘绒毛间隙，而没有血管壁的大量重塑[13]。与此相反，螺旋动脉明显地被 EVT 改造，导致血管壁平滑肌细胞耗竭和弹性层丢失。螺旋动脉改造的结果是血管远端节段扩张，转变为松弛的导管（图 3-1A），可减缓母体血液流入速度，从而防止对纤弱的绒毛树造成损伤[14-16]。

2. 滋养细胞侵袭和螺旋动脉重塑不足的影响

许多胎盘相关的妊娠合并症，如复发性流产、宫内生长受限（intrauterine growth restriction，IUGR）和子痫前期都与胎盘床（胎盘下子宫壁部分）螺旋动脉的异常改造有关。最近螺旋动脉流动的计算模型表明，螺旋动脉重塑不足和动脉远端无扩张导致了湍急和高速的母血射入包围着

绒毛膜胎盘的绒毛间隙（图 3-1B）[14]。虽然这些高速血液射流可用脉冲多普勒超声准确地显现出来，但从螺旋动脉开口的血流计算模型来看，超声观察到的血液射流很可能与螺旋动脉开口附近的绒毛间隙孔隙率增加有关[15]。因此，只有当螺旋动脉开向具有稀疏绒毛结构的胎盘区域时，穿透一半以上胎盘厚度的巨型血液射流才可能出现[15]。这一假设进一步表明，从重塑的螺旋动脉流入的血流速度会影响绒毛树的发育与结构。湍流的血液，包括高速射流和旋涡，加上近端绒毛间隙的血压升高，可能会导致绒毛表面的壁面剪切应力增加。绒毛表面剪切应力的增加与滋养层脱落的增多有关，可在完全植入的 IUGR 胎盘中观察到。组织学检查发现潜在的绒毛损伤，表现为绒毛间隙中细胞角蛋白阳性颗粒，但在绒毛间隙的子叶间隔静脉中表现更为明显[16]。

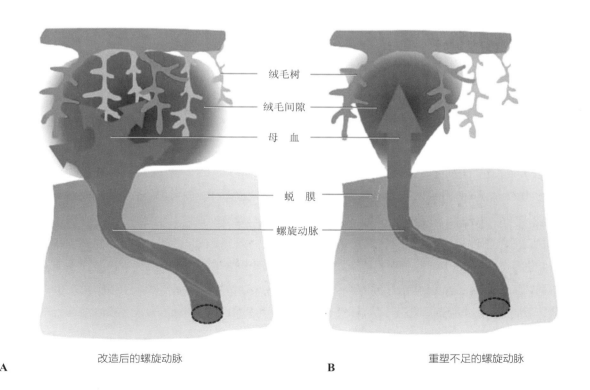

绒毛树
绒毛间隙
母　血
蜕　膜
螺旋动脉

A　改造后的螺旋动脉　　　　　B　重塑不足的螺旋动脉

▲ 图 3-1　螺旋动脉重塑不足的影响

A. 在正常妊娠中，滋养细胞侵入母体蜕膜，螺旋动脉远端转变为扩宽的导管；B. 异常滋养细胞侵袭和螺旋动脉重塑不足，伴随动脉远端无扩张，导致母血高速喷射进入绒毛间隙

螺旋动脉重塑不足可能是植入过浅和侵袭的滋养细胞数量减少的结果。这一假设是基于大量的子宫切除后组织学调查和子宫原位胎盘尸检标本及胎盘床活检，包含蜕膜和肌层组织。在这些研究中，从早发型子痫前期妊娠合并宫内生长受限的全层子宫壁样本中发现了严重受损的滋养细胞侵袭[17]。然而，调控 EVT 在体内侵袭以及 EVT 如何使胎盘床 30～60 条螺旋动脉发生广泛重塑的具体潜在机制在很大程度上依然是未知的。近年来，母体免疫细胞，如子宫自然杀伤细胞和巨噬细胞，被认为是胎盘床 EVT 侵袭和螺旋动脉重塑的关键调控因子[18, 19]。大量的可溶性因子，包括细胞因子、趋化因子和生长因子，由蜕膜巨噬细胞、基质细胞、子宫自然杀伤细胞甚至子宫腺上皮细胞分泌。这些因素的平衡会驱动滋养细胞柱的原始增殖，以及随后 EVT 的分离和侵袭进入胎盘床[20]。此外，这些因子可以调控巨噬细胞和自然杀伤细胞，以及其他少量免疫细胞向胎盘床的募集。同时，蜕膜基质细胞被认为可分泌一些抗侵袭因子，可能在抵消侵袭促进因子作用和抑制过度侵袭中是必不可少的。因此，蜕膜可以提供一个适时的、平衡的侵袭促进因子和抑制因子的产生，以保证完美协调的 EVT 侵袭[21]。

除了高速血液射流外，绒毛间隙间歇性灌注引起的胎盘氧浓度波动被认为由螺旋动脉重塑不足导致[22]。尽管绒毛间血流变化可由螺旋动脉的周期性收缩来解释，甚至可能发生在正常人类妊娠，但在螺旋动脉重塑较差的胎盘床发生的更为频繁，且更为明显，是由于其远端平滑肌的留存所致。这种波动可能会导致受影响的胎盘区域氧张力下降，这可能无法通过相邻螺旋动脉的代偿来抵消。然而，当螺旋动脉血管收缩减弱时，绒毛间隙血液流入恢复，局部氧张力急剧升高。重要的是，氧张力的这种波动与缺血再灌注损伤有关，这在其他器官（如心脏和大脑）已经被很好地证明[22]。缺血—再灌注产生大量的活性氧，继而对暴露的合体滋养细胞造成细胞毒性作用，导致

胎盘相关妊娠病理改变。根据这一假设，最近对有并发症妊娠胎盘组织中应激信号通路的分析以及体外滋养细胞实验表明，胎盘氧化应激可能参与了早发型子痫前期和 IUGR 的病理生理学进程[23]。

二、妊娠期糖尿病中胎盘的作用

GDM 是因母体 B 细胞无法代偿胰岛素抵抗而导致的母亲高血糖状态。胰岛素抵抗是妊娠后半段的一种生理状态，为了促进母体分解代谢，为胎儿提供大量营养素，维持其生长。在正常妊娠中，妊娠的第 25～33 周，空腹胰岛素水平会随之升高[24]，是生理构造变化的结果，也就是随着妊娠的进展，B 细胞群增多[25]，胰岛功能发生改变[26]。如果胰岛素抵抗的程度超过 B 细胞引起足够响应的能力，即释放更多和足够的胰岛素以达到没有胰岛素抵抗时相同的效果，否则随后将发生 GDM[27]。在许多情况下，在孕前就已经存在 B 细胞功能不足[28]，而妊娠只是暴露了这种不足。然而，在一个大多数是肥胖妇女的 GDM 亚群中，B 细胞功能不足只是妊娠期间暂时的。胰岛素抵抗在妊娠早期就已经存在，如果与高血糖有关，则孕妇日后发展为 GDM 的风险增加[29]。在肥胖妇女中，相当一部分（23%）的孕妇在妊娠 15 周左右就已经出现胰岛素抵抗[30]。这就要求 B 细胞适应性要超出那些没有胰岛素抵抗的妊娠。

妊娠期间，胰岛素抵抗和 B 细胞适应性均由胎盘激素所决定[31]。其中，人胎盘催乳素（human placental lactogen，hPL）、胎盘人生长因子变体（placental variant of human growth factor，hGH-V）和人绒毛膜促性腺激素（human chorionic gonadotropin，hCG）是最受关注的，尽管其他诸如肝脏生长因子、瘦素和亲吻素也可能发挥作用[32]（图 3-2）。许多研究是在啮齿类动物模型上进行的，由于胰岛和 B 细胞[33]及催乳素及其受体[34]的物种差异明显，因此对人类的有效性可能有限。在人类身

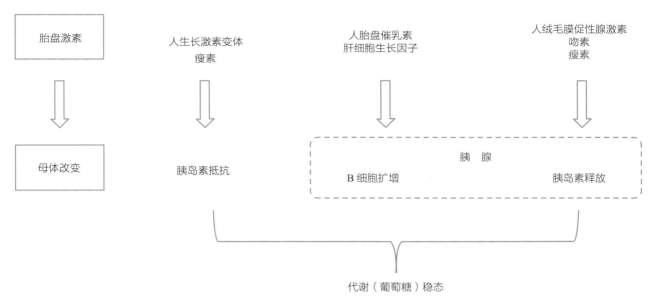

▲ 图 3-2　胎盘激素在调节母体（葡萄糖）体内平衡中的假定作用

一些胎盘激素和多肽参与妊娠后半段生理性胰岛素抵抗和分解代谢期的胰腺变化特征；相对于胰腺适应或 B 细胞代偿不足，胰岛素抵抗加重所引起的任何体内稳态失调均会导致 GDM

上的证据缺乏说服力，但最近在使用人类材料的研究也支持胎盘和激素在促进胰岛和 B 细胞适应妊娠的作用[32, 35, 36]。

胎盘催乳素是妊娠期间胰岛适应的第一个候选调节因子[37]。使用人胰导管细胞和胰岛的体外实验证明了 hPL 刺激导管细胞向胰岛的去分化，促进 B 细胞存活及增强葡萄糖刺激的胰岛素分泌的作用[35, 36]。大多数临床研究没有将 hPL 水平与 GDM 风险联系起来，尽管在更严重的 GDM 中，即那些需要药物治疗的患者，胎盘会产生更多的 hPL mRNA[38]。然而，GDM 和对照组血清 hPL 水平没有差异[39]。

不仅仅是在妊娠期间，在人胰岛中瘦素可转录抑制胰岛素分泌[40]。它不仅由脂肪组织产生和分泌，还由胎盘分泌，导致孕期瘦素水平升高[41]，这是孕产妇一种高瘦素血症状态[42]，也使得 GDM 妊娠的循环中瘦素水平升高[43]。虽然它的主要功能是调节食欲 / 饱腹感，但瘦素能导致胰腺胰岛素合成减少，即使有人提出 B 细胞瘦素抵抗。相反，瘦素水平与胰岛素敏感指数相关[44]。

目前，已经证实 hCG 通过 B 细胞上的 hCG 受体调控胰岛素的释放[45]。在妊娠早期进行非整倍体筛查时，常规测定 hCG 水平。在最近一个对 9 项研究进行的 Meta 分析中，后期发展为 GDM 的孕妇妊娠早期游离 hCG β 亚基中位倍数较低[46]。

肝细胞生长因子是由人胎盘滋养细胞和内皮细胞产生的细胞因子[47]。它在肥胖孕妇胎盘中水平较高[48]，可能会对其信号受体所处胰岛的发育、再生和 B 细胞扩增有促进作用。肝细胞生长因子在人 GDM 妊娠中的作用仍有待确定[32]。

不仅仅是在妊娠期间，吻素是一种下丘脑分泌激素，能增加葡萄糖刺激的胰岛素分泌[49]。在妊娠期间，循环中它的水平增加了 1000 倍，可能是由于胎盘分泌[50, 51]。GDM 时吻素水平降低[52]，但其对 GDM 患者 B 细胞功能的影响尚待阐明。

胎盘多肽和激素不仅影响母体胰腺，而且与胰岛素抵抗的生理变化有关。小鼠研究已经表明生长激素的显著作用。垂体是生长激素分泌的主要部位。在妊娠期间，循环中垂体生长激素（growth hormone, GH）-N 水平降低，直至孕中期。与此同时，胎盘产生的生长激素变体（GH-V）

水平开始升高[53]。GH-V 转基因小鼠表现出严重的胰岛素抵抗，持续给予高剂量的 GH-V 会降低胰岛素敏感性[54, 55]。在使用人胎盘模型的体外研究中，葡萄糖和胰岛素都能抑制 GH-V 的分泌和产生，这表明母体 - 胎盘调节回路的存在[56, 57]。尽管 GH-V 水平与 1 型和 2 型糖尿病的产妇血糖有关[58]，但在 GDM 中并未发现此类关联[53]。并且，GDM 不影响胎盘 GH-V 的表达[59]。

单个激素的体外效应与临床研究结果之间的差异可能有多种原因：①体外实验的条件和设计不能反映体内的情况；②体内效应包括整个内分泌 / 旁分泌系统，每种激素的效应可能不是相加的，而是竞争的；③胰腺功能在怀孕前就已经受损，不能通过改变胰腺功能来维持妊娠期内的体内平衡。

三、GDM 胎儿中胎盘的作用

GDM 新生儿的主要特征是较高的肥胖倾向。许多年前，Jorgen Pedersen 等提出了高血糖—高胰岛素血症的概念[60]，假定母体葡萄糖和随后的胎儿胰岛素是 GDM 新生儿肥胖的主要决定因素。最近，一项超过 23 000 名孕妇的大型队列研究证实了这一概念，并将其扩展到了达不到 GDM 诊断标准的高血糖[61]。

GDM 胎儿肥胖不仅可能在妊娠末期发现，而且胎儿脂肪沉积的过度增长可能早在 17 周就开始了，那时胎儿的腹围已经很大，其母亲随后被诊断为 GDM[62]。这表明胎儿高胰岛素血症可能在妊娠早期就已经发生。如果这是正确的，那么妊娠早期母体葡萄糖稳态的任何紊乱都可能通过胎儿葡萄糖窃取现象影响胎儿的生长发育[63]。

妊娠早期也是胎盘发育的关键时期[64]。滋养细胞和胎盘生长，以及细胞分化的任何改变都可能持续到妊娠结束，并导致新生儿过度肥胖[65, 66]。

与此相关的是，在妊娠早期，母体胰岛素可能促进胎盘生长[66]，但这是间接作用而非直接作用[67]。在妊娠期，胎盘胰岛素受体主要位于合体滋养细胞的微绒毛膜上，使其暴露于母体胰岛素，而具有增殖特性的细胞滋养细胞位于合体滋养细胞的下层，很少表达（如果有的话）胰岛素受体。

随着妊娠的进展，胰岛素受体的表达位点发生改变，在胎儿胎盘内皮变得更为显著[68]。这种内皮不仅对胰岛素有响应，而且对其他的胎儿信号也有反应，这些信号在总体上有助于促进胎盘适应以保护胎儿的发育，其他的胎儿信号如氧化胆固醇修饰产生的氧甾醇[69]。这些响应的胎儿信号可能在妊娠第 32 周之前产生，至少对于经常发现的胎盘血管过度形成来说是这样的，因为胎盘表面积只在妊娠第 12～32 周与母亲的血糖水平的每日变化相关，而在此之后就不相关了[70]。

在 GDM 患者妊娠末期发现的胎盘大量变化主要反映了这些适应性变化[71]。最近提出的一种观点认为，胎盘的保护作用只会在代谢紊乱这种极端的情形下才会不堪重负，而在 GDM 中则不会。因为在 GDM 中，母亲们接受某些形式的管理，要么通过改变生活方式的建议，要么通过药物治疗[67]。

四、前景展望

近年来，在子痫前期筛查试验方面付出了巨大努力，据报道现在这些试验可以预测早在妊娠第 11 周发生子痫前期的风险。基于一种结合孕妇史、平均动脉压、子宫动脉多普勒搏动指数和胎盘生物标志物的算法，子痫前期检出率为 54%，早发型子痫前期检出率甚至达到 96%，假阳性率为 10%[72, 73]。虽然引产并因此移除胎盘是目前治疗子痫前期症状的唯一方法，但已经进行了许多试验，以测试成本效益高的药物，如肝素、维生素 D 或阿司匹林的有效性。当给予有子痫前期症状的孕妇低剂量阿司匹林（150mg）时，在妊娠早期之后每天服用 1 次，已经被证明可以分别降低 24% 子痫前期和 20% 胎儿生长受限的风险[74]。根据这些数据，参照英国国家健康与保健研究所的指导方针，目前建议对有一个主要风险或两个中等风险因素的子痫前期的孕妇使用低剂量阿司匹林。然而有一点需要强调的是，无论子痫前期的具体病理机制还是这类药物在预防（而不是治疗）子痫前期的特殊作用模式，都没有得到充分认知。因此，需要进一步的基础研究和应用研究来解释不同亚型子痫前期（早发型和晚发型；是否伴随 IUGR）的病因学，并制订相应的治疗策略。

关于 GDM，则需要更多的研究来明确胎盘激素和多肽在母体内环境稳态和功能紊乱中的不同作用。体外研究因难以获得人体组织样本而受阻，而临床研究则因无法控制的多种因素而受到干扰。此外，他们也难以分辨出每个激素和多肽的不同作用，因为它们功能的重叠，同样也难以区分母体和胎盘的贡献，因为两者都是大多数激素的来源。除了产生和分泌激素与多肽来促进母体对妊娠的适应，外泌体也可能在 GDM 的病理生理学中发挥作用，但这类研究还只是刚起步[75]。近年来，雌激素被证实也可以诱导生理性胰岛素抵抗[76]，尚不清楚它们是否是对母体代谢稳态具有重要作用的胎盘信号。

在未来几年，将会收集更多的信息来帮助理解 GDM 的具体潜在机制。以胎盘激素和多肽为靶点，结合早期风险检测可能为预防 GDM 提供机遇。不难预测，妊娠早期将越来越成为研究的焦点[77]。

参考文献

[1] Di Renzo GC. *J Matern Fetal Neonatal Med.* 2009;22(8): 633–635.

[2] Brosens I et al. *Am J Obstet Gynecol.* 2011;204(3):193–201.

[3] Gabbay-Benziv R, Baschat AA. *Best Pract Res Clin Obstet Gynaecol.* 2015;29(2):150–155.

[4] Desoye G, van Poppel M. *Best Pract Res Clin Obstet Gynaecol.* 2015;29(1):15–23.

[5] Desoye G, Hauguel-de Mouzon S. *Diabetes Care.* 2007;30(suppl 2):S120–S126.

[6] Sweeting A et al. *Best Pract Res Clin Obstet Gynaecol.* 2015; 29(2):183–193.

[7] Sweeting AN et al. *Diabetes Res Clin Pract.* 2017;127:44–50.

[8] De Magistris A et al. *Pediatr Endocrinol Rev.* 2015; 13(2):546–558.

[9] Benirschke K et al. *Pathology of the Human Placenta.* Heidelberg: Springer; 2012.

[10] Moser G et al. *Hum Reprod.* 2015;30(12):2747–2757.

[11] Moser G et al. *Histochem Cell Biol.* 2017;147(3):353–366.

[12] Windsperger K et al. *Hum Reprod.* 2017;32(6):1208–1217.

[13] Moser G et al. *Histochem Cell Biol.* 2018;150(4):361–370.

[14] Burton GJ et al. *Placenta.* 2009;30(6):473–482.

[15] Saghian R et al. *J Biomech Eng.* 2017;139(5):051001.

[16] Roth CJ et al. *Sci Rep.* 2017;7:40771.

[17] Kadyrov M et al. *Am J Obstet Gynecol.* 2006;194(2):557–563.

[18] Smith SD et al. *Am J Pathol.* 2009;174(5):1959–1971.

[19] Veerbeek JH et al. *Placenta.* 2015;36(8):775–782.

[20] Pollheimer J et al. *Front Immunol.* 2018;9:2597.

[21] Sharma S et al. *Am J Reprod Immunol.* 2016;75(3):341–350.

[22] Hung TH, Burton GJ. *Taiwan J Obstet Gynecol.* 2006;45(3): 189–200.

[23] Yung HW et al. *J Pathol.* 2014;234(2):262–276.

[24] Desoye G et al. *J Clin Endocrinol Metab.* 1987;64(4):704–712.

[25] Hill DJ. *Placenta.* 2018;69:162–168.

[26] Moyce BL, Dolinsky VW. *Int J Mol Sci.* 2018;19(11).

[27] Buchanan TA, Xiang AH. *J Clin Invest.* 2005;115(3):485–491.

[28] Buchanan TA et al. *Nat Rev Endocrinol.* 2012; 8(11):639–649.

[29] Riskin-Mashiah S et al. *Diabetes Care.* 2009;32(9):1639–1643.

[30] Harreiter J et al. *Diabetes Care.* 2016;39(7):e90–e92.

[31] Baeyens L et al. *Diabetes Obes Metab.* 2016;18(suppl 1): 63–70.

[32] Simpson S et al. *Curr Opin Pharmacol.* 2018;43:59–65.

[33] Dolensek J et al. *Islets.* 2015;7(1):e1024405.

[34] Carter AM. *Physiol Rev.* 2012;92(4):1543–1576.

[35] Lombardo MF et al. *Islets.* 2011;3(5):250–258.

[36] Donadel G et al. *Int J Mol Sci.* 2017;18(11).

[37] Newbern D, Freemark M. *Curr Opin Endocrinol Diabetes Obes.* 2011;18(6):409–416.

[38] Muralimanoharan S et al. *Clin Sci (Lond).* 2016; 130(11): 931–941.

[39] Retnakaran R et al. *J Clin Endocrinol Metab.* 2016; 101 (7):2683–2691.

[40] Seufert J et al. *J Clin Endocrinol Metab.* 1999;84(2):670–676.

[41] Bajoria R et al. *Placenta.* 2002;23(2–3):103–115.

[42] Hauguel-de Mouzon S et al. *Am J Obstet Gynecol*. 2006;194(6): 1537–1545.

[43] Uzelac PS et al. *Placenta*. 2010;31(7):581–588.

[44] McIntyre HD et al. *Diabetes Care*. 2010;33(2):356–360.

[45] Parkash J et al. *Reprod Sci*. 2015;22(8):1000–1007.

[46] Donovan BM et al. *PLOS ONE*. 2018;13(7):e0201319.

[47] Cele SB et al. *Eur J Obstet Gynecol Reprod Biol*. 2018;227:60–66.

[48] Visiedo F et al. *Placenta*. 2015;36(4):381–388.

[49] Izzi-Engbeaya C et al. *Diabetes Obes Metab*. 2018; 20(12):2800–2810.

[50] Hiden U et al. *Rev Endocr Metab Disord*. 2007;8(1):31–39.

[51] Dhillo WS et al. *Am J Physiol Endocrinol Metab*. 2006;291(5): E878–E884.

[52] Cetkovic A et al. *Endocr Res*. 2012;37(2):78–88.

[53] Liao S et al. *Endocrinology*. 2018;159(5):2186–2198.

[54] Barbour LA et al. *Am J Obstet Gynecol*. 2002;186(3):512–517.

[55] Liao S et al. *Endocrinology*. 2016;157(3):1175–1186.

[56] Patel N et al. *J Clin Endocrinol Metab*. 1995;80(5):1743–1746.

[57] Zeck W et al. *Pediatr Res*. 2008;63(4):353–357.

[58] McIntyre HD et al. *J Clin Endocrinol Metab*. 2000; 85(3):1143–1150.

[59] Mannik J et al. *Mol Cell Endocrinol*. 2012;355(1):180–187.

[60] Pedersen J, Osler M. *Dan Med Bull*. 1961;8:78–83.

[61] Hapo Study Cooperative Research Group, Metzger BE et al. *N Engl J Med*. 2008;358(19):1991–2002.

[62] Macaulay S et al. *Diabet Med*. 2018;35(10):1425–1433.

[63] Desoye G, Nolan CJ. *Diabetologia*. 2016;59(6):1089–1094.

[64] Hoch D et al. *Mol Aspects Med*. 2019;66:21–30.

[65] Thame M et al. *Eur J Clin Nutr*. 2004;58(6):894–900.

[66] O'Tierney-Ginn P et al. *J Clin Endocrinol Metab*. 2015;100(1):159–165.

[67] Desoye G. *Diabetes Care*. 2018;41(7):1362–1369.

[68] Hiden U et al. *Diabetologia*. 2006;49(1):123–131.

[69] Sun Y et al. *Biochim Biophys Acta Mol Cell Biol Lipids*. 2018;1863(9):968–979.

[70] Bjork O, Persson B. *Acta Obstet Gynecol Scand*. 1984;63(1):37–43.

[71] Myatt L, Desoye G. The placenta with obesity and diabetes. In:Reece EA, Coustan RC, eds. *Diabetes and Obesity in Women:Adolescence, Pregnancy and Menopause*. 4th ed. Wolters Kluwer; 2019, pp. 161–172.

[72] Akolekar R et al. *Fetal Diagn Ther*. 2013;33(1):8–15.

[73] Park FJ et al. *Aust N Z J Obstet Gynaecol*. 2013;53(6):532–539.

[74] Henderson JT et al. *Ann Intern Med*. 2014;160(10):695–703.

[75] Jayabalan N et al. *Front Endocrinol*. 2017;8:239.

[76] Hevener AL et al. *Adv Exp Med Biol*. 2017;1043:257–284.

[77] McIntyre D et al. *Diabetes Res Clin Pract*. 2018; 145:5–14.

第 4 章　胎儿正常生长与异常生长
Normal and abnormal fetal growth

Javier Caradeux　Eduard Gratacós　Francesc Figueras　**著**

尹宗智　**译**

一、胎儿生长作为健康指标

在妊娠期间，母体、胎儿和胎盘的多种因素相互作用，以确保胎儿生长 [1, 2]。尽管如此，在相当比例的妊娠中，胎儿生长将高于或低于预期孕周 [3, 4]。这两种情况都与围产期并发症和死亡率风险增加 [2, 5-7]，以及远期健康结局有关 [8-10]。

实际上，对于胎儿生长异常的诊断还没有一个普遍接受的标准 [1, 11]。常用的定义是基于使用特定阈值百分位数对给定孕龄进行实际和预期的超声测量生物学数值之间的差异 [1]，将胎儿标记为"小于胎龄儿"（small for gestational age，SGA）或"大于胎龄儿"（large for gestational age，LGA），类似于儿童营养不良的诊断 [12, 13]。然而，这种方法将很大一部分胎儿进行了错误分类，因为它没有区分那些本身体质大或小的胎儿和那些有病理生长模式的胎儿。此外，在围产期不良结局的高风险和低风险之间并没有一个明确的界限 [2]。

尽管方法上有局限性，简单地用胎儿体重二分法在确定群体高风险时还是很有效的，而且这也是目前大部分临床情况下的标准产科处理方法。然而，有一种趋势是未来可接受的，对胎儿异常生长的金标准定义是纳入其他功能参数，如胎儿多普勒图形或生长速度等 [14]。

二、小于胎龄儿和胎儿生长受限

在 8%～10% 的妊娠中，胎儿生长低于预期，即小于胎龄的第 10 个百分位数 [4]。小于胎龄儿发生宫内胎儿死亡的风险较高，新生儿的围产期预后也较差。然而，SGA 是一个包含多种表型的异质性群体。大多数案例中的胎儿本质上是健康的，他们仅仅是处于健康婴儿谱系的末端。然而，还有一部分表现出病理生长模式，也被称为胎儿生长受限（fetal growth restriction，FGR）。这种情况与胎盘功能缺陷、围产期预后差，以及远期心血管和代谢疾病的高发病率有关 [15-17]。

FGR 表现为早期 FGR 和晚期 FGR 两种表型。图 4-1 和表 4-1 描述了两种形式的主要特征。早期 FGR（孕 32 周前发生）与胎盘功能不全密切相关，与大多数并发症和死亡率相关。晚期 FGR（孕 32 周后发生）的特点是临床症状较轻 [18]。早期诊断和分类对治疗和预后非常重要 [18, 19]。不检测 FGR 会增加围产期不良结局 [20] 和死产 [21] 的风险。

虽然概念上 FGR 和 SGA 是明显不同的情况，但从临床角度来看，有时候明确区分两者很困难。因此，通常以胎儿大小作为代用指标，而 SGA 胎儿则被视为等同于 FGR。

在分娩前检测 SGA 有很多潜在好处。它可以促进更深入的研究，如脐动脉多普勒血流研究，它已被证明可以减少死产和增加早产，而不

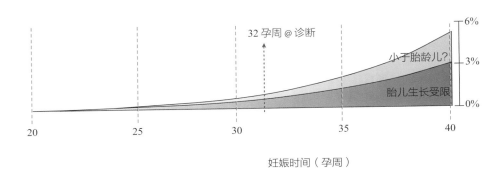

▲ 图 4-1　妊娠不同时期胎儿生长受限的发病率

表 4-1　早期和晚期胎儿生长受限的不同特征

FGR 表型	早期 FGR	晚期 FGR
发病率	0.5%~1%	5%~10%
关键环节	管理（分娩时的胎龄）	发现和诊断
临床影响	高并发症和死亡率	低并发症 / 死亡率 + 高发病率 = 大量不良妊娠结局产生
胎盘疾病的证据	高	低
	70% 的异常脐带多普勒影像	< 10% 的异常脐带多普勒影像
	60% 与子痫前期有关	15% 与子痫前期有关
	严重的血管生成失衡	轻度的血管生成失衡
胎儿血流动力学	缺氧 ++	缺氧 +/-
	全身的心血管系统改变	中心的心血管系统改变
母体血流动力学	低心排血量	高心排血量
	高血管阻力	正常 / 降低的血管阻力

FGR. 胎儿生长受限

会增加新生儿死亡率[22]。它还提醒临床医生和孕妇所涉及的风险增加，并促使确定最佳分娩时机。

三、大于胎龄儿和巨大儿

巨大胎儿，通常定义为出生体重 > 4000g[1, 23]，在妊娠中的发生率超过 10%[3]，它也与一些分娩并发症有关，包括产伤、肩难产和新生儿窒息[3, 24]。由于还没有明确的体重界值，有人提出 LGA 作为一种与胎龄无关的值，来定义与并发症

增加相关的出生体重[3, 25, 26]。然而，这两组几乎没有重叠，因为 LGA 阈值取决于所选择的孕周，往往远低于 4000g。虽然这可能导致敏感性的增加，但也可能与较低的特异性和假阳性率增加有关。图 4-2 显示的是巨大儿和 LGA 的概念差异。

在处理方面，一旦怀疑胎儿巨大，可以选择剖宫产，以避免与阴道分娩相关的并发症。然而，预防一种并发症所需的干预措施数量使这种方法在临床和经济上都显得不合适[27]。最近有观点提出，在不增加剖宫产率和阴道助产率的前提下，为预防巨大儿及其并发症出现可提前进行引

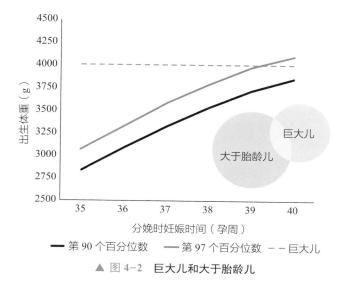

▲ 图 4-2　巨大儿和大于胎龄儿

图例：── 第 90 个百分位数　── 第 97 个百分位数　-- 巨大儿

（纵轴：出生体重（g），横轴：分娩时妊娠时间（孕周），图中标注：巨大儿、大于胎龄儿）

产[23]。因此，如何在临产前预测胎儿体重过重或巨大儿的发生，以便提供适当的咨询和决策，已成为人们关注的焦点。

四、胎儿生长是一个动态过程

胎儿生长是一个复杂的动态过程，受到胎盘功能的强烈调控，胎盘服务于胎儿呼吸、肝脏和肾脏等重要器官的功能[1]。随着妊娠的进展，子宫胎盘系统满足胎儿需求的能力逐渐下降[28]。在早期，这种功能障碍还不足以用多普勒参数反映出来[29, 30]。然而，在短期内它就可能足以损害胎儿生长和结局[2, 31]，甚至没有达到 SGA 的定义阈值。

另一方面，孕妇的营养和代谢状况也被证明对胎盘功能和妊娠结局有直接影响[32]。肥胖患者出现巨大儿和不良妊娠结局的发生率增高[33]。然而，对胎儿过度生长的途径和相互作用机制尚不能明确。母体高血糖等因素已被证明与增加 LGA 的风险呈线性相关[34]。

有人认为，采用横断面评估胎儿体重将无法捕捉胎儿—母体动态的改变，这使目前的筛选策略表现很差。有人建议在产前管理中纳入胎儿生长速度的评估，因为这将更好地反映这种胎儿—母体动态关系的演变[19, 35, 36]。然而，如果生长速

度增加了额外的信息，而不仅仅是知道胎儿的大小，这对研究来说仍然是一个挑战[37-40]。

五、目前的筛选策略

尽管方法上有局限性，大多数筛查策略仍然依赖于在妊娠晚期特定时刻对胎儿大小进行横断面评估，一般是腹围（abdominal circumference，AC）或估计胎儿体重（estimated fetal weight，EFW）。然而，尽管实施了多种策略和广泛使用超声检查，其检出率仍然很低。

关于晚期 SGA 的检测，最近有一篇系统综述和 Meta 分析[41]，包括了 6835 名 SGA 婴儿，其平均孕周超过 32 周，常规进行超声筛查，共有 21 个系列。据报道，AC 模型检测出 10% 假阳性率的敏感性为 78%（95%CI 61%～95%）；低于第 10 个百分位数的 EFW 模型检出 10% 假阳性率的敏感性为 54%（95%CI 46%～52%）。一项 Meta 分析显示，在妊娠后期进行超声评估时，敏感性显著提高，且以真正的 FGR 而非 SGA 为目标时，整体表现更好。

另一方面，Coomarasamy 等[42] 报道的 Meta 分析研究，包括 63 项诊断性研究，共计 19 117 名孕妇，以确定使用超声测量胎儿体重和腹围在预测巨大胎儿（体重＞4000g）时的准确性。该文报道了一个受试者工作特征（sROC）曲线概要，曲线下面积（AUC）为 87%，对于 10% 的固定假阳性率，其检出率约为 60%[42, 43]。

六、普选还是选择性筛选（基于危险因素和宫高的测量）

过去几年，很多指南建议在妊娠晚期不要进行常规筛选，这主要是基于一项 Meta 分析的结果，该结果显示没有明确的证据表明筛选有益[44]。但是值得思考的是，这一结论是基于近 20 年前的研究，当时的专业知识和技术与目前的

临床实践已不相符。此外，如果诊断出胎儿生长异常，许多研究也没有涉及管理上的改变，这也不符合当前的实践。最后，有近 12% 的孕妇在妊娠 34 周之前进行筛选，那时的诊断效果较差[45]。

最近发表了一项涉及 3977 名既往无生育史女性的大型前瞻性研究[35]，该研究分别在妊娠 28、32 和 36 周进行了检测，但检测结果对参与者和治疗医生双盲。该研究显示，与基于临床危险因素的筛查相比，常规筛查使 SGA 的检出率提高了 3 倍，从 352 例中 69 例检出（20%）提高到 199 例检出（57%）。在 LGA 方面，同一研究的结果显示[46]，普通超声检查提高了 LGA 患儿的检出率，从 177 例中的 47 例（27%）提高到 67 例（38%）。

诊断迟发性 SGA 的重要性在于，大多数可避免的死产和新生儿死亡都与产前 SGA 未能检出有关[47, 48]。因此，如果不检测 FGR 会增加风险[21]，而检测 FGR 的最佳方法（仍然有局限性）就是普遍筛查[35]，继而可以推断出预防不良妊娠结局的最佳方法就是普遍筛查。

另一方面，对疑似巨大胎儿进行提前引产可使出生体重降低、产时骨折和肩难产的发生率减少，并且没有增加剖宫产率和阴道助产率[23]。

七、纵向和横断面超声检查用于评估的比较

有人提出纵向评估方法更合适，因为病情的进行性和动态性可能更容易通过连续评估而不是横断评估来发现[49]。

到目前为止，很少有研究在人群中评价纵向评估是否能改善胎儿迟发性生长异常及其相关并发症的识别[50-54]，仅有的报道结果也相互矛盾。最近，笔者所在小组进行了两项研究，重点观察纵向评估方案在人群中预测异常胎儿生长的效果。这些研究结果表明，无论是 SGA 还是 LGA，在 32 周开始纵向评估的预测性能都优于单一的

横断面评估。

除了方法论上的问题，从生物学上来说，虽然纵向评估似乎更适合捕捉生长问题的动态本质，但真正决定预测出生体重效果的是足月胎儿的大小。事实上，对于与新生儿追赶性生长[63]和胎儿过度生长相关的心脏[55-57]和神经[58-62]长期结局及儿童代谢综合征等，纵向的生长评估可能比大小评估更有效。此外，考虑与 FGR 相关的发病机制和条件与涉及胎儿过度生长[10, 64]（如巨大儿）的机制和条件存在显著差异[1]，对于不同的结局应该考虑不同的方法，也许可以通过超声评估胎儿生长与血液特异性生物标志物联合使用。

八、新生儿和胎儿制订的标准比较

当评估胎儿生长时，广泛的共识是使用的曲线必须是来自胎儿而不是新生儿。在 34 周之前尤其如此，因为胎儿和新生儿差异非常显著。早产是 FGR 的重要危险因素[65]，因此以早产新生儿来代替胎儿，会使病理条件被过度放大。众所周知，使用胎儿与新生儿曲线对比可以清楚地显示生长受限与新生儿并发症[66]，以及与远期神经系统后遗症的关系[67]。

九、基于人口的、普遍的及个性化的生长评估比较

对于如何正确选择胎儿生物测定图来评估胎儿生长，一直存在争议[14]。

一方面，基于人群的胎儿大小评估的参考文献主要来自回顾性数据集，其本质上是描述性的。也就是说，它们显示了观察的胎儿是如何生长的。由于报道不同人群基线风险存在差异，不同的参考图表出现可能相同胎儿测量的百分位数不同，从而导致混淆。更严重的是，这些文献数据在妊娠状态下极度扭曲，因为妊娠时病理状况

高度集中，所以表现更复杂。

　　为了消除这些限制，现在已经提出了规范的标准，其中只包括健康胎儿（来自非复杂的妊娠），从而显示出胎儿应该如何在最佳条件下生长。基于世界卫生组织对婴儿生长发育评估的认可，我们可以遵循两种不同的、相互排斥的前提：要么我们假设一种标准适用于所有怀孕，要么假设单一的标准并不适用于所有的个体或人群。最近的一系列研究表明，前一概念可能对部分病例进行了错误的分类，这对前一概念提出了挑战 [68-73]。然而，其他研究确实支持他们的假设和方法的有效性 [74-76]。后者是个性化评估的主要支持者 [77]，他们认为胎儿正常体重范围受到体质变异的影响，需要对体质变异进行调整，以提高生理和病理变异之间的相关性。与基于人群的非个性化定制图相比，个性化定制图将识别出不同

比例出生时异常生长的胎儿。这可能与更好地筛查出有围产期并发症风险的胎儿有关 [78, 79]，但与基于人群的图表相比，这种方法的益处尚未在前瞻性研究中得到证实。

十、一种新的筛查策略

　　胎儿大小目前是评估胎盘功能障碍的常见临床指标，其评估是产前管理的一部分。尽管如此，最新数据一致且令人信服地表明，胎儿动脉再分布与围产期死亡的相关性比胎儿大小更强。因此，现在认为脑胎盘比（cerebroplacental ratio, CPR）是预测显著生长受限的独立指标。然而，有学者指出，即使 CPR 可以被证明是胎盘功能不全的标志，但基于 CPR 评估的策略在整个人群中的有效性仍有待证实 [14]。

参 考 文 献

[1]　Mayer C, Joseph KS. *Ultrasound Obstet Gynecol.* 2013; 41(2):136–145.

[2]　Vasak B et al. *Ultrasound Obstet Gynecol.* 2015;45(2):162–167.

[3]　Araujo Júnior E et al. *Best Pract Res Clin Obstet Gynaecol.* 2017;38:83–96.

[4]　Gratacós E, Figueras F. *Fetal Diagn Ther.* 2014;36(2):85.

[5]　Pilliod RA et al. *Am J Obstet Gynecol.* 2012;207:318. e1–6.

[6]　Henriksen T. *Acta Obstet Gynecol Scand.* 2008;87(2):134–145.

[7]　Chavkin U et al. *J Matern Fetal Neonatal Med.* 2019; 32(2):198–202.

[8]　Lindström L et al. *Horm Res Paediatr.* 2017;88(3–4):215–223.

[9]　Katanoda K et al. *J Epidemiol.* 2017;27(9):428–434.

[10]　Boney CM. *Pediatrics.* 2005;115(3):e290–296.

[11]　Zhang J et al. *Am J Obstet Gynecol.* 2010;202(6):522–528.

[12]　World Health Organization. *WHO Child Growth Standards and the Identification of Severe Acute Malnutrition in Infants and Children.* Geneva, Switzerland:WHO; 2014.

[13]　Kuczmarski RJ et al. *Adv Data.* 2000;(314):1–27.

[14]　Ganzevoort W et al. *Am J Obstet Gynecol.* 2019;220(1):74–82.

[15]　Figueras F et al. *Ultrasound Obs Gynecol.* 2015;45:279–285.

[16]　Barker DJ. *Clin Sci (Lond).* 1998;95(2):115–128.

[17]　Godfrey KM, Barker DJ. *Public Health Nutr.* 2001;4(2B):611–624.

[18]　Figueras F, Gratacos E. *Prenat Diagn.* 2014;34(7):655–659.

[19]　Barker ED et al. *Obstet Gynecol.* 2013;122 (2 Pt 1):248–254.

[20]　Lindqvist PG, Molin J. *Ultrasound Obstet Gynecol.* 2005;25(3):258–264.

[21]　Gardosi J et al. *BMJ.* 2013;346(January):f108.

[22]　Alfirevic Z, Neilson JP. *Am J Obstet Gynecol.* 1995;172(5):1379–1387.

[23]　Boulvain M et al. *Cochrane Database Syst Rev.* 2016;(5):CD000938.

[24]　Campbell S. *Ultrasound Obstet Gynecol.* 2014;43(1):3–10.

[25]　Pasupathy D et al. *Paediatr Perinat Epidemiol.* 2012;26(6):543–552.

[26]　Buck Louis GM et al. *Am J Obstet Gynecol.* 2015; 213(4):449.e1–449.e41.

[27]　Rouse DJ et al. *JAMA.* 1996;276(18):1480–1486.

[28]　Cox LS, Redman C. *Placenta.* 2017;52:139–145.

[29]　Parra-Saavedra M et al. *Placenta.* 2013;34(12):1136–1141.

[30]　Khalil A et al. *Ultrasound Obstet Gynecol.* 2016;47(1):74–80.

[31]　Smith R et al. *Placenta.* 2013;34(4):310–313.

[32]　Tenenbaum-Gavish K, Hod M. *Fetal Diagn Ther.* 2013;34(1):1–7.

[33]　Bhattacharya S et al. *BMC Public Health.* 2007;7(1):168.

[34]　Metzger BE et al. *N Engl J Med.* 2008;358(1533–4406):1991–2002.

[35]　Sovio U et al. *Lancet.* 2015;386(10008):2089–2097.

[36]　Pedersen NG et al. *Obstet Gynecol.* 2008;112(4):765–771.

[37]　Grantz KL et al. *Am J Obstet Gynecol.* 2018;219:285. e1–285.e36.

[38]　Caradeux J et al. *Ultrasound Obstet Gynecol.* 2018;52(3):325–331.

[39]　Cavallaro A et al. *Ultrasound Obstet Gynecol.* 2018;52(4):494–500.

[40] Caradeux J et al. *Fetal Diagn Ther*. 2018;43(4):284–290.

[41] Caradeux J et al. *Am J Obstet Gynecol*. 2019;220(5):449–459.e19.

[42] Coomarasamy A et al. *BJOG*. 2005;112(11):1461–1466.

[43] Souka AP et al. *Prenat Diagn*. 2013;33(10):915–920.

[44] Bricker L et al. *Cochrane Database Syst Rev*. 2015; (6):CD001451.

[45] Roma E et al. *Ultrasound Obstet Gynecol*. 2015;46(4):391–397.

[46] Sovio U et al. *Ultrasound Obstet Gynecol*. 2017;214(1):S299–S300.

[47] Richardus JH et al. *BJOG*. 2003;110(2):97–105.

[48] Larkin JC et al. *Am J Perinatol*. 2017;34:409–414.

[49] Romero R, Deter R. *Lancet*. 2015;386(10008):2038–2040.

[50] Hedriana HL, Moore TR. *Am J Obstet Gynecol*. 1994;170(6):1600–1604; discussion 1604–1606.

[51] Salomon LJ et al. *J Matern Fetal Neonatal Med*. 2005;17(3):193–197.

[52] Tarca AL et al. *PLOS ONE*. 2016;11(11):e0164161.

[53] Albert PS. *Stat Med*. 2012;31(2):143–154.

[54] Owen P, Khan KS. *Br J Obstet Gynaecol*. 1998;105(5):536–540.

[55] Crispi F et al. *Circulation*. 2010;121(22):2427–2436.

[56] Rodríguez-López M et al. *Ultrasound Obstet Gynecol*. 2017;50(2):207–214.

[57] Sarvari SI et al. *Circ Cardiovasc Imaging*. 2017;10(1):1–9.

[58] Arcangeli T et al. *Ultrasound Obstet Gynecol*. 2012;40(3):267–275.

[59] Simões RV et al. *Am J Obstet Gynecol*. 2017;216(1):62.e1–62.e14.

[60] Korzeniewski SJ et al. *Pediatrics*. 2017;140(5):e20170697.

[61] Muñoz-Moreno E et al. *Front Neurosci*. 2016;10:560.

[62] Tanis JC et al. *J Pediatr*. 2015;166(3):552–558.e1.

[63] Morrison JL et al. *Pediatr Nephrol*. 2010;25(4):669–677.

[64] Gillman MW et al. *Pediatrics*. 2003;111(3):e221–e226.

[65] Gardosi JO. *Early Hum Dev*. 2005;81(1):43–49.

[66] Zaw W et al. *Pediatrics*. 2003;111(6 Pt 1):1273–1277.

[67] Charkaluk M-L et al. *J Pediatr*. 2012;161(6):1053–1058.

[68] Francis A et al. *Am J Obstet Gynecol*. 2018;218(2):S692–S699.

[69] Anderson NH et al. *Am J Obstet Gynecol*. 2016;214(4):509.e1–509.e7.

[70] Sletner L et al. *Acta Obstet Gynecol Scand*. 2018;97(2):168–179.

[71] Poon LCY et al. *Ultrasound Obstet Gynecol*. 2016;48(5):602–606.

[72] Cheng Y et al. *BJOG An Int J Obstet Gynaecol*. 2016;123:48–55.

[73] Liu S et al. *PLOS ONE*. 2017;12(3):e0172910.

[74] Stirnemann JJ et al. *Ultrasound Obstet Gynecol*. 2017;49(4):487–492.

[75] Bellussi F et al. *Fetal Diagn Ther*. 2017;42(3):198–203.

[76] Villar J et al. *Am J Obstet Gynecol*. 2018;218(2):S841–S854.e2. Available from:http://www.ncbi.nlm. nih.gov/pubmed/29273309

[77] Gardosi J et al. *Am J Obstet Gynecol*. 2018;218(2):S609–618.

[78] Mikolajczyk RT et al. *Lancet*. 2011;377(9780):1855–1861.

[79] De Jong CL et al. *Ultrasound Obstet Gynecol*. 2000;15(1):36–40.

第 5 章　早产与分娩

Preterm labor and birth

Vincenzo Berghella　Eduardo Da Fonseca　**著**

尹宗智　**译**

一、定义、影响因素和发病率

全球平均每 30 秒就有一个婴儿死于早产。早产（preterm birth，PTB）的定义是妊娠 37 周以前的分娩。通常早产所指的起始分娩孕周 ≥ 20 周，但不同国家的起始孕周存在差异，这影响了不同国家早产的发病率。世界卫生组织（WHO）估计，全世界每年约有 1500 万早产儿出生，有超过 100 万新生儿死于早产 [1]。事实上，由于早产会"杀死"最年轻的人类，就寿命损失而言，它可能是所有疾病中最致命的一种。

二、早产的预测

预防早产，最重要的是预测。发现早产的危险因素是预测的最好途径。表 5-1 显示的是危险因素 [2]。笔者主张最好在怀孕前对患者检查所有这些危险因素，因为包括吸烟、糖尿病等许多因素应该在怀孕前就得到积极控制。

表 5-1 中以粗体显示的是目前临床治疗中最常用的 3 个危险因素：早产史、多胎妊娠和宫颈长度（cervical length，CL）缩短。

三、遗传与早产

最近很多的研究和综述谈到早产可能的致病基因或者致病相关的基因 [3-5]。总的来说，这些结果从不同途径证实了迄今为止与早产相关的危险因素。例如，最近的一篇综述强调了通过全外显子测序（whole exome sequencing，WES）（或某些情况下的基因组）检测到的基因变异，指出与早产相关的先天免疫应答基因（如 CARD6、CARD8、NLRP10、NLRP12、NOD2、TLR10）和抗菌肽 / 蛋白（如 DEFB1、MBL2）的负性调控（抑制）[3]。

这些遗传关联支持了一种观点，即早产至少在部分程度上具有炎症病原学特征，而这一特征可以由病原体（如羊膜腔内感染）诱发，或是在细胞应激或坏死（如无菌性羊膜腔内炎症）时释放的"危险信号"[3]。早产具有多基因遗传基础，涉及先天免疫和宿主防御机制对微生物极其有害产物的多种基因突变或破坏性变异。WES 技术是鉴定自发性早产重要遗传变异风险的最有前途的方法 [3]。

另一种关联是与雌激素和孕酮等性激素相关的遗传问题，或与早产相关的其他途径，如与妊娠维持相关的 EBF1、EEFSEC、AGTR2、WNT4、ADCY5 和 RAP2C 位点的变异，以及与早产相关的 EBF1、EEFSEC 和 AGTR2 位点的变异 [4]。遗传学和基因组学也在药物基因组学中发挥作用，例如，孕妇如何对某种药物干预"反应"，如预防早产的孕激素。基因型可能影响早产预防和治疗中常用药物的起效 [5]。

表 5-1 早产的危险因素

之前的妇产科疾病史
- 之前早产史
- 宫颈手术［如锥切活检、宫颈环形电切术（LEEP）等］
- 多次膨宫
- 子宫畸形

母体的人口统计学特征
- ＜ 17 岁或＞ 35 岁
- 低教育水平
- 单亲妈妈
- 低社会经济地位
- 妊娠间隔短（＜ 6 个月）
- 其他社会因素（缺乏照护、被虐待、文化差异）

营养状况 / 体力活动
- 体重指数＜ 19kg/m² 或怀孕前体重＜ 50kg
- 营养状况差
- 工作时间长（每周＞ 80h）
- 重体力活动（如倒班、站立超过 8h）

本次妊娠特点
- 辅助生殖技术（如试管婴儿）
- 多胎妊娠
- 胎儿疾病（如染色体异常、结构异常、生长受限、死亡等）
- 阴道出血（如早、中孕期，前置胎盘、胎盘早剥）
- 羊水过多 / 过少
- 母体健康状况（如高血压、糖尿病、甲状腺疾病、哮喘等）
- 母体腹部手术
- 心理疾病（如紧张、抑郁等）
- 有害的行为
  - 吸烟
  - 严重的饮酒
  - 可卡因
  - 海洛因
- 感染
  - 细菌性阴道病
  - 滴虫性阴道炎
  - 衣原体
  - 淋病
  - 梅毒
  - 尿路感染（如无症状性菌尿和肾盂肾炎）
  - 严重的病毒性感染
  - 宫内感染
- 妊娠 14～28 周期间的短宫颈
- 妊娠 22～34 周胎儿纤维连接蛋白阳性
- 子宫收缩

四、早产的预防

早产的预防可以分为三级预防。一级预防是指适用于所有女性的干预措施。

表 5-2 列出了一些预防实例，初步目的是在普通人群中预防早产。这是非常重要的，最好通过孕前就诊实现[2]。

表 5-3 列举了一些二级预防筛查策略和干预措施的例子，针对的人群是筛查显示有较高早产发生风险的女性[2]。虽然很多筛查和干预策略已经得到广泛应用，但目前最好的方法是通过经阴道超声进行 CL 筛查，根据前述的最强危险因素将患者分为以下三大类。

- 既往无自发性早产史（spontaneous preterm birth，SPTB）的单胎妊娠。
- 既往有 SPTB 的单胎妊娠。
- 双胎。

1. 既往 SPTB 的单胎妊娠

这类人群可以在妊娠 20 周时行经阴道宫

表 5-2 普通人群中预防早产的初步预防策略选择示例

孕前（早期怀孕还没开始）
- 孕期保健
- 可靠的妊娠间隔（18～24 个月）
- 计划生育，减少意外怀孕
- 减少子宫操作，避免流产
- 补充叶酸
- 预防接种
- 通过饮食调整保持正常的体重指数
- 避免母体体重＜ 50kg 或体重指数＜ 19kg/m²
- 锻炼
- 避免多胎妊娠
- 避免极端年龄
- 避免非法使用药物和酒精
- 预防性病
- 戒烟

妊娠期（以上所有项，再加上如下事项）
- 避免长时间站立、长时间工作、倒班
- 减轻压力
- 保持合适的体重增长和锻炼

表 5-3　妇女较高早产风险的二级预防筛查策略和干预措施示例

筛　选	干　预
既往的自发性早产	孕酮治疗从 16 周开始一直持续到 36 周（阴道用药或 17α- 己酸羟孕酮）
既往多次的中孕流产或早期的自发性早产（28 周前）	结合病史在孕 12 周进行宫颈环扎术
妊娠 24 周前经阴道超声测量宫颈长度缩短	无既往自发性早产史：阴道孕酮
	有自发性早产史：孕酮基础上加宫颈环扎
既往或现在有子痫前期或胎儿宫内生长受限发病风险	小剂量阿司匹林
慢性病（糖尿病、高血压、哮喘）	改善身体状况
	优化药物治疗（降低致畸风险）
无症状菌尿	抗生素治疗，并明确已治愈
性传播疾病	抗生素治疗，并明确已治愈
家庭暴力	确保女性安全，寻求社会帮助
滥用（烟草、酒精、药物等）	鼓励和协助其减少或停止使用
异常体重指数（＜ 19 或＞ 25）	优化营养和锻炼
超过 2 个以上的多胎	减胎至 1~2 个

颈长度检查。如果妊娠 24 周前 CL ≤ 25mm（1%~2% 的妇女出现这种情况），应推荐使用阴道孕酮（200mg 栓剂或 90mg 凝胶）预防早产，这种干预可减少约 35% 的早产发生[6]。有数据显示，如果 CL ≤ 10mm 或稍后缩短到不超过 10mm，宫颈环扎可能有效[7]。就目前累积的研究数据看，子宫托的效果还不能肯定[8]。

2. 既往有 SPTB 的单胎妊娠

这类人群在妊娠 16 周期均需要给予孕酮治疗。美国母胎医学会（SMFM）[9]基于大型随机对照研究推荐 17α- 己酸羟孕酮（17-OHP）[10]，而美国妇产科学会（ACOG）推荐 17-OHP 或孕

酮[11]。一项对已发表的随机对照研究的 Meta 分析显示，与 17-OHP 相比，阴道用孕酮在预防早产和异常新生儿结局方面更有效[12]。

在此类人群中，经阴道 CL 检查应该在至少孕 16 周就开始。如果既往的 SPTB 发生早于妊娠 24 周，那我们建议本次经阴道 CL 筛查应该在 14 周，甚至更早。CL 缩短可以早到妊娠 11 周[13]，这是早产发生的重要高危因素。经阴道 CL 筛查应该每 2 周重复 1 次，一直持续到妊娠 23[+6] 周。如果宫颈长度为 25~29mm，则筛查需每周重复 1 次[14]。

按照该原则进行筛查，约有 40% 的既往有早产史的单胎妊娠患者在妊娠 24 周前会出

现 CL ≤ 25mm[15]。这些患者均推荐选择宫颈环扎术。在这种临床情况下使用宫颈环扎可使早产发生降低 30%，围产期并发症和死亡率降低 36%[16]。笔者不推荐环扎后继续监测 CL，因为已经没有更好的干预措施。但笔者推荐这些患者继续使用孕酮至妊娠 36 周。

3. 双胎

对双胎患者经阴道监测 CL 存在争议。笔者建议至少在妊娠 20 周进行一次筛检，而对于有 SPTB 病史或双胎史的患者，与单胎 SPTB 患者一样，监测频率应该更高。大约 20% 的双胎妊娠患者会出现 CL ≤ 25mm，此类患者应该使用阴道孕酮，因为一项 Meta 分析显示，这种干预可以减少早产，并使新生儿获益[17]。基于随机对照研究，目前尚无 I 级证据显示宫颈环扎对此类患者有效[18]。目前为止发表的随机对照研究的累积数据也没有显示出子宫托对此类患者有效[19]。

五、早产的管理

通过对妊娠 24 周前无症状妇女的 CL 筛查，24

周后出现先兆早产的发生率降低[20]。当患者出现先兆早产症状时，笔者建议按图 5-1 进行管理[21]。有先兆早产的患者中，约 50% 的 CL > 30mm[21]，这些患者无须住院干预，因为她们在 1 周内分娩的概率不到 2%。对于 CL < 20mm 的患者，或者 CL 为 20~29mm 且胎儿纤维连接蛋白阳性的患者，建议住院，并使用糖皮质激素促胎肺成熟，如果有宫缩则建议使用宫缩抑制药[21]。对于宫颈长度为 20~29mm，但是纤维连接蛋白阴性的患者，需要观察一段时间，如果无异常则可以出院。一项随机对照研究显示，与传统的采用系列手工检查的方法相比，上述管理方案显著降低了 37 周前发生的早产[21]。基于经阴道 CL 筛查的管理策略也与更短的分诊时间相关，因此也具有成本效益[21]。

六、胎膜早破型早产的管理

胎膜早破型早产（preterm premature rupture of membranes，PPROM）的处理取决于发生的孕周。早于妊娠 22 周的 PPROM 通常认为胎儿很

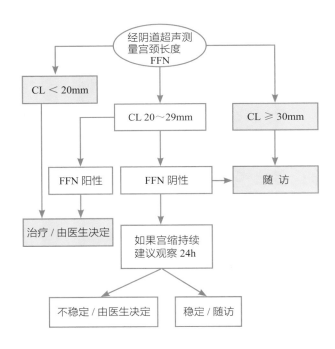

◀ 图 5-1 通过经阴道超声宫颈长度测量来管理有早产发生风险的患者
CL. 宫颈长度；FFN. 胎儿纤维连接蛋白；MD. 临床医师；TVU. 经阴道超声

表 5-4　通过对孕龄的准确估计，对潜在的和即将临产患者给以产科干预建议

	20–21^{+6} 周	22–22^{+6} 周	23–23^{+6} 周	24–24^{+6} 周	25–25^{+6} 周
评估新生儿复苏	不推荐	考虑	考虑	推荐	推荐
产前使用糖皮质激素	不推荐	不推荐	考虑	推荐	推荐
早产前抑制宫缩以使用糖皮质激素	不推荐	不推荐	考虑	推荐	推荐
硫酸镁用于神经保护	不推荐	不推荐	考虑	推荐	推荐
在胎膜早破患者期待治疗期间使用抗生素	考虑	考虑	考虑	推荐	推荐
分娩时使用抗生素预防 B 族链球菌感染	不推荐	不推荐	考虑	推荐	推荐
胎儿因素剖宫产	不推荐	不推荐	考虑	考虑	推荐

经许可转载，引自参考文献 [22]

难存活。尽管如此，因为预期的保胎时间可能超过 7d，因此有些孕妇拒绝引产终止妊娠，而是选择继续期待治疗。根据 ACOG 建议[22]，表 5–4 给出了围生期管理的一些建议。

妊娠 23 周或以上的胎膜早破应住院治疗，并给予糖皮质激素促胎肺成熟。对于妊娠 23～32 周的孕妇，如果早产发生风险高，均需常规给予硫酸镁保护胎儿脑神经[23]。虽然从胎膜早破到分娩的潜伏期为 7～10d（胎龄越大，潜伏期越短），但有些胎膜早破的患者可保胎至妊娠 34 周。达到这个胎龄均推荐予以催产[24]。最近的一项基于 RCT 研究的 Meta 分析表明，与期待治疗相比，选择在 34 周终止妊娠增加了新生儿呼吸窘迫综合征发生率和新生儿重症监护病房住院率，但产妇产后出血和绒毛膜羊膜炎发生率下降，剖宫产率增加[25]。

参考文献

[1] March of Dimes, PMNCH, Save the Children, World Health Organization (WHO). Born too soon:The global action report on preterm birth. Howson CP, Kinney MV, Lawn JE, eds. Geneva, Switzerland:WHO; 2012.

[2] Berghella V, ed. *Preterm Birth:Prediction and Prevention*. New York, NY:Wiley and Sons; 2010.

[3] Strauss JF 3rd et al. *Am J Obstet Gynecol*. 2018;218(3):294–314.e2.

[4] Zhang G et al. *N Engl J Med*. 2017;377(12):1156–1167.

[5] Manuck TA. *BJOG*. 2016;123(3):368–375.

[6] Romero R et al. *Am J Obstet Gynecol*. 2018; 218(2):161–180.

[7] Berghella V et al. *Ultrasound Obstet Gynecol*. 2017; 50(5):569–577.

[8] Saccone G et al. *J Ultrasound Med*. 2017;36(8):1535–1543.

[9] Society for Maternal-Fetal Medicine (SMFM) Publications Committee. *Am J Obstet Gynecol*. 2017; 216(3):B11–B13.

[10] Meis PJ et al. *N Engl J Med*. 2003;348(24):2379–2385.

[11] Prediction and prevention of preterm birth. *Obstet Gynecol*. 2012;120:964–973.

[12] Saccone G et al. *Ultrasound Obstet Gynecol*. 2017;49(3):315–321.

[13] Berghella V et al. *Ultrasound Obstet Gynecol*. 2003;21(2):140–144.

[14] Owen J et al. *Am J Obstet Gynecol*. 2009;201(4):375. e1–375.e18.

[15] Berghella V, Mackeen AD. *Obstet Gynecol*. 2011; 118(1):148–155.

[16] Berghella V et al. *Obstet Gynecol*. 2011;117(3):663–671.

[17] Romero R et al. *Ultrasound Obstet Gynecol*. 2017; 49(3):303–314.

[18] Saccone G et al. *Acta Obstet Gynecol Scand*. 2015; 94(4):352–358.

[19] Saccone G et al. *J Matern Fetal Neonatal Med.* 2017;30(24): 2918–2925.

[20] Navathe R et al. *J Matern Fetal Neonatal Med.* 2018;32(12):1–6.

[21] Ness A et al. *Am J Obstet Gynecol.* 2007;197(4):426. e1–426.e7.

[22] American College of Obstetricians and Gynecologists; Society for Maternal-Fetal Medicine. *Obstet Gynecol.* 2015;

126(5):e82–e94.

[23] Doyle LW et al. *Cochrane Database Syst Rev.* 2009;(1):CD004661.

[24] Committee on Practice Bulletins-Obstetrics. *Obstet Gynecol.* 2018;131(1):e1–e14.

[25] Quist-Nelson J et al. *Obstet Gynecol.* 2018;131(2):269–279.

第 6 章　妊娠期糖尿病

Gestational diabetes mellitus

Silvia Vannuccini　Federico Mecacci　**著**

孙美果　**译**

一、妊娠期糖尿病的定义和流行病学

糖尿病是一个不断增加的全球公共卫生疾病，患病者在全球范围内不断扩大，目前已经影响到约 6000 万人，预计到 2040 年将增加至 7100 万人。2017 年，国际糖尿病联合会（IDF）根据《糖尿病患病率及其相关负担估算标准》，确认糖尿病将会剧增，预测到 2045 年许多地区的糖尿病患者数量将增加一倍[1]。与其他非传染性疾病一样，糖尿病在中低收入国家中的增长最为明显。占全球活产率一半以上的 8 个国家中低收入国家，即印度、中国、尼日利亚、巴基斯坦、印度尼西亚、孟加拉国、巴西和墨西哥，糖尿病发病也占全球一半以上。

妊娠期首次检测到的高血糖症（高血糖水平）可分为妊娠期糖尿病（GDM）和妊娠期高血糖（hyperglycemia in pregnancy，HIP）[2]。据估计，妊娠期高血糖的大多数（75%～90%）为 GDM[3]。尽管妊娠期间任何时候都可能发生 GDM，但 GDM 通常在妊娠中、晚期影响母婴健康。如果糖尿病是在怀孕的前 3 个月被诊断出来的，那么它很可能在怀孕前就已经存在了，只是没有被诊断出来。GDM 发病率为 5%～16%[1]，而在肥胖、超重、40 岁以上孕妇中，GDM 发病率将明显增加，发病风险将上升至 74%[4]。

肥胖和超重是美国和欧洲育龄妇女中日益严重的问题，超过 1/10 的孕妇肥胖，1/4 的人超重[5,6]，GDM 的易患性是一个重大的问题。此外，鉴于 HIP 对不良妊娠结局影响，需要全球范围内实施 HIP 的预防、检测、诊断和管理。值得注意的是，HIP 不仅增加母亲未来糖尿病和心血管疾病易感性，还会因宫内印记的机制增加 HIP 母亲的下一代罹患糖尿病与心血管代谢紊乱的风险[7]。

最近证据表明，无论是孕前还是孕期生活方式的干预，包括饮食、体育活动和生活方式的改变，都可能降低 GDM 的发病率。早期预测 GDM 高危妇女，及时干预限制妊娠期体重增加及肥胖，可能防止 GDM 的发生。

二、GDM 的预测

1. GDM 筛查

40 多年来，GDM 的筛查和诊断方法上缺乏国际统一性。争论包括普遍还是选择性筛查、筛查的最佳时间、恰当的试验方法和截断值，以及检测是否应分一步或两步进行[8]。GDM 的第一个诊断标准是在 50 多年前建立的，采用的是两步法，旨在确定有患糖尿病风险的孕妇[9,10]。关于高血糖症与不良妊娠结局（hperglycemia and adverse pregnancy outcome，HAPO）的研究显示，血糖水平与不良围产儿结局两者间存在持续的关联[10-12]。国际糖尿病和妊娠研究组协会（IADPSG）提出了对妊娠早期显性糖尿病以及对妊娠 24～28 周孕妇进行 2h，75g 口服葡萄糖耐量试验（OGTT）

全面筛查新建议[13]。美国糖尿病协会（ADA）认可了 IADPSG 标准，而美国妇产科学会（ACOG）和母胎医学会协会（SMFM）仍然提倡使用两步法筛查，即非空腹 50g 葡萄糖激发试验（GCT），如果不正常，按照 Carpenter 与 Coustan 标准或 Nationa 国家糖尿病数据组（NDDG）标准进行 3h，100gOGTT[14]。2013 年，世界卫生组织（WHO）和内分泌学会修订了指南，并建议使用 IADPSG 标准诊断 GDM[15]。这使 GDM 患病率提高至 15%～20%，因为一步筛查法只需要一次血糖值升高即可诊断 GDM。此外，国际妇产科联合会（FIGO）2015 年发布了关于 GDM 诊断与管理指南，提倡使用世卫组织标准进行普遍筛查[2]（表 6-1）。近来 FIGO、欧洲委员会、妇产科学院（EBCOG）及欧洲围产期医学协会（EAPM）共同建议，所有孕妇应使用 75gOGTT 一步法进行 HIP 筛查，而不是基于风险人群的筛查方法[16]（表 6-2）。ADA 更新的指南中建议一步或两步筛查法（由美国国立卫生研究院推荐）都是可以接受的[17]。HAPO 最近发表的关于 GDM 对母婴健康长期影响的随访研究为 GDM 的筛查方法提供了更多的证据。这项研究清楚地表明，经 IADPSG 标准确诊的未经治疗的 HIP，在随访 11.4 年后，有 41.5% 的母亲有糖尿病前期风险，10.7% 的母亲有 2 型糖尿病风险[18]。因此，应该进行普遍的筛查。

2. GDM 的危险因素

GDM 有明确的危险因素，包括个人和病

表 6-1　三个不同指南的筛查试验标准

	NDDG 标准，3h, 100g OGTT	Carpenter 与 Coustan 标准，3h, 100g OGTT	IADPSG 标准，2h, 75g OGTT
空　腹	≥ 105（5.8）	≥ 95（5.3）	≥ 92（5.1）
1h	≥ 190（10.6）	≥ 180（10.0）	≥ 180（10.0）
2h	≥ 165（9.2）	≥ 155（8.6）	≥ 153（8.5）
3h	≥ 145（8.0）	≥ 140（7.8）	/
诊断所需异常值数目	≥ 2	≥ 2	≥ 1

标准的数值以 mg/dl（mmol/L）表示；IADPSG. 国际糖尿与妊娠研究协会；NDDG. 美国国家糖尿病数据组；OGTT. 口服葡萄糖耐量试验

表 6-2　根据美国国家健康与保健卓越研究所（NICE）和美国糖尿病协会（ADA）指南对妊娠期糖尿病的风险评估

NICE	ADA
• BMI > 30kg/m² • 4.5kg 巨大儿分娩史 • GDM 史 • 家族糖尿病史（一级亲属糖尿病史） • 糖尿病高发的少数民族家庭 　－ 南亚：印度、巴基斯坦或孟加拉国 　－ 黑加勒比海 　－ 中东：沙特阿拉伯、阿拉伯联合酋长国、伊拉克、约旦、叙利亚、阿曼、卡塔尔、科威特、黎巴嫩或埃及	• 超重或肥胖（BMI > 25kg/m² 或在亚裔美国人中 BMI > 23kg/m²）成年人中有以下一个或多个危险因素 　－ 一级亲属患糖尿病 　－ 高风险种族 / 民族（如非裔美国人、拉丁美洲人、美洲原住民、亚裔美国人、太平洋岛民） 　－ 心血管病史 　－ 高血压（≥ 140/90mmHg 或正在接受高血压治疗） 　－ 高密度脂蛋白胆固醇水平 < 35mg/dl（0.90mmol/L）和（或）三酰甘油水平 > 250mg/dl（2.82mmol/L） 　－ 多囊卵巢综合征 　－ 身体不活动 　－ 与胰岛素抵抗相关的其他临床条件（如严重肥胖、黑棘皮病）

BMI. 体格指数；GDM. 妊娠期糖尿病

史（分娩时年龄大于或等于 35 岁、非白种人、母亲超重和肥胖、高血压、代谢综合征、多囊卵巢综合征、长期使用类固醇、糖尿、已知的糖代谢受损），糖尿病家族史和产科病史（曾有GDM、不明原因死产、婴儿先天性异常、巨大儿分娩史）[16, 19]。

年龄、种族和产次是固定的危险因素，35 岁后，患 GDM 的风险从 2% 增加到 7%，超过 40 岁患 GDM 的 OR 值为 3.8[20-22]。南亚或中东民族，以及社会经济背景较低的人群相对面临更高的 GDM 风险[23]。根据最近的系统回顾分析，GDM 在随后的妊娠中的复发率高达 48%[24]，波动范围为 30%～80%[25, 26]。种族和胎次是复发性 GDM 的关键因素，如初产妇和非西班牙裔白人的复发性 GDM 比观察人群更低[24]。最近的 Meta 分析显示，糖尿病家族史也是预测 GDM 的重要因素[27]。受孕方式也影响了 GDM 发病，通过辅助生殖技术（ART）妊娠与自然妊娠相比患 GDM 可能性增加了 28%，这可能是因为接受 ART 的高龄孕妇和多胎妊娠比例增加[28]。

在可改变的危险因素中，肥胖和代谢综合征是 GDM 的关键决定因素[29]。研究表明准备生育的女性的体重指数（BMI）即使仅降低 10%，GDM 的风险也会降低 10%[30]。孕前 BMI 升高和孕期体重增加过多，都同样会造成胰岛素抵抗和慢性炎症的机体代谢环境从而有利于 GDM 的发病。此外，肥胖女性患 GDM 的可能性是超重组的 2 倍[31]，通过孕前咨询进行饮食调整、体育锻炼和改变生活方式是降低孕后 GDM 的关键。在多囊卵巢综合征患者中，激素和代谢功能障碍的临床表现为肥胖、胰岛素抵抗和高雄激素血症，将导致 GDM 风险增加 3 倍[32]。

根据母亲人口统计和医学特征来评估 GDM 危险因素的方法很容易实现，有人提出在早孕期改进诊断方案。在评分系统中，母亲的基本特征（种族、年龄、身高、体重）和产科病史（先前的 GDM、受孕方式）对 GDM 的预测率为

83%[33]，然而 Meta 分析结果表明，以建立在危险因素上的预测模型去筛查和鉴定 GDM 只能达到适度的筛查效果[34]。

3. 生化指标

一些生物标记物已被用于检测 GDM，特别是在妊娠早期，以便对该疾病进行早期诊断[35, 36]。这些指标包括葡萄糖代谢、胰岛素抵抗、炎症、脂肪组织活性和胎盘功能。在过去的几年里，新的标记物已被研究，如维生素 D、可溶性肾素受体、糖基化纤维连接蛋白和微小 RNA[37]（表 6-3）。然而，在前瞻性研究中，它们的作用还需要进一步研究，并在结合临床预测模型时评估它们的相关性。除此之外，最近引入的生物组学技术，如蛋白质组学和代谢组学，将有机会了解疾病深处的信息[38]。

(1) 血糖标志物：先前的证据表明，早孕期空腹血糖（FPG）水平 ≥ 5.1mmol/L 是妊娠晚期

表 6-3 妊娠期糖尿病的生化指标

血糖指标
- 空腹血糖
- 随机血糖
- 负荷后血糖
- 糖化血红蛋白

胰岛素抵抗指标
- 空腹胰岛素
- 性激素结合球蛋白（SHBG）

炎症指标
- C 反应蛋白（CRP）
- 肿瘤坏死因子 -α

脂肪细胞衍生指标
- 脂联素
- 瘦素

胎盘衍生指标
- 卵泡抑素样 3
- 胎盘生长因子

其他指标
- 维生素 D
- 可溶性（pro）肾素受体
- 糖基化纤维连接蛋白
- 微小 RNA

GDM 的预测指标，患 GDM 的即 OR 值 7.1[39]。相反，如果妊娠 24 周时空腹血糖 ≤ 4.7mmol/L 不太可能导致 GDM 的诊断[40]。然而根据现有的证据使用 IADPSG ≥ 5.1mmol/L 的空腹血糖阈值诊断早期 GDM 是不合理的[41]。妊娠早期随机血糖值 ≥ 7.5mmol/L，诊断 GDM 的敏感性为 0.70，特异性为 0.90[42]。血红蛋白 A1c（HbA1c）是根据血红蛋白的非酶糖基化来估计红细胞寿命期（120d）内的平均血糖。但是在孕期 HbA1c 可能会在较短的时间内反映血糖，在设定个体间变异红细胞周转率时并不太可靠[43]。一项大型病例对照研究的数据显示，在妊娠 8～13 周时，晚发 GDM 的 HbA1c 显著高于未发 GDM 妇女，并且这种差异在整个妊娠期间仍然显著[44]。在正常的低风险人群中妊娠早期（14～16 周）行 OGTT 筛查来发现可能发展为 GDM 或有大于胎龄儿（LGA）的敏感性太低[45]，以至于不能采用此方法来进行筛查与早期干预。

(2) 胰岛素抵抗标志物：妊娠晚期 GDM 孕妇似乎比健康对照组有更多的胰岛素抵抗[46]。事实上，胰腺 B 细胞通过分泌更多的胰岛素来补偿胰岛素抵抗引起的高血糖。研究表明，妊娠早期空腹胰岛素升高者将在随后成为 GDM 患者，特异性高[47, 48]。但是最近的一项研究表明并非所有妇女在妊娠晚期都有高胰岛素血症，所以妊娠早期高空腹胰岛素的预测价值仅限于 GDM 孕妇的一个亚组[49]。

另一个胰岛素代谢标志物是性激素结合球蛋白（SHBG），一种胰岛素负调控的蛋白质，与胰岛素抵抗呈负相关，孕前与早期低水平 SHBG 可预测 GDM[50]。研究表明孕前 SHBG 处于最低四分位的妇女患 GDM 风险增加了 4 倍[51]。

(3) 炎症标志物：肥胖与低度炎症有关，相关研究已经开始探索通过炎症介质预测 GDM。如孕早期高水平 C 反应蛋白（CRP）者将发展为 GDM[52]，但是，由于 CRP 与孕期 BMI 相关，它并不能提供比 BMI 本身更多的信息[53]。肿瘤坏死因子 -α（TNF-α）是一种与妊娠期胰岛素抵抗有关的胎盘因子，在 GDM 预测中有潜在的应用价值。GDM 患者孕早期尽管 TNF-α 增加，但它并不能通过临床特征提高 GDM 的预测价值[54]。

(4) 脂肪细胞衍生标志物：在脂肪细胞分泌的蛋白质中，脂联素和瘦素在妊娠早期的变化可能是 GDM 的预测因子。脂联素增强胰岛素敏感性，与肥胖和糖尿病风险呈负相关。孕早期低水平的脂联素是预测 GDM 发生的良好指标[55]，结合临床危险因素将对预测模型有所改善[56]。脂联素水平 < 6.4mg/ml 与 GDM 的相关风险达 4.6，作为单一筛查手段其敏感性和特异性分别 73% 和 67%[57]。瘦素是胎盘表达的一种标志物，促进胰岛素的外周作用。孕早期瘦素高水平可以预测孕晚期发生 GDM 的风险增加，但结果有争议[58]。

(5) 胎盘标志物：卵泡抑素样（follistatin-like，FSTL）-3 是 TGF-β 家族成员的循环抑制剂，在胎盘中高度表达。它能提高葡萄糖耐量和胰岛素敏感性。孕晚期发展为 GDM 者其水平降低[59]。由于缺乏 FSTL-3 的标准化检测方法，因此无法验证该标记物的使用。胎盘生长因子（placental growth factor，PLGF）是一种血管内皮生长因子样蛋白，在孕早期低水平表达，通常用来预测胎儿宫内生长受限和子痫前期的发生。相反，PLGF 高水平表达将预示着孕晚期 GDM 的可能[60]，但这些结果尚需要充分阐明。

4. 母体血流动力学

GDM 的妇女在晚年患 2 型糖尿病的风险及其随后的心血管疾病发病和死亡率更高。总的来说，心血管疾病患者的中心主动脉收缩压升高，易发生动脉硬化。一项在孕 11～13 周的筛查研究中显示，发展成 GDM 患者在孕早期中心主动脉收缩压和动脉硬化明显增加[61]，而且孕 26～28 周有 GDM 风险的孕妇，其肱动脉和主动脉硬化值与低风险健康对照组相比也显著升高[62]。正是因为这些特点，母体血流动力学有可能作为 GDM 预测模型的一部分。

三、GDM 的预防

普遍有效的预防策略并不存在，可能反映了 GDM 风险人群的异质性。而观察研究表明，孕前和早孕期生活方式的改变能降低 GDM 风险，尤其是孕 15 周之前干预[63]。关注 GDM 风险对子代的影响似乎是改变生活方式的一个良好开端，但如何在孕期有效改变生活方式，有一些关键问题还需要考虑。事实上，如果推荐孕期最少的体重增加，可能到了孕晚期难以维持每天的体力活动，而且胰岛素抵抗水平在整个孕期都将增加。因此，理想的做法应该是在妊娠前或妊娠初期制定预防策略。有效的预防治疗需要个体化处理，同时预期对治疗的反应。

生活方式干预包括饮食和体力活动，同时也应考虑药物干预。

1. 生活方式干预

GDM 高危妇女进行混合生活方式干预，现有试验表明对 GDM 发病没有效果或者仅是有限的降低。

2014 年的一项有限的试验评估了 2000 多名孕 10～20 周、BMI ≥ 25kg/m^2 的孕妇，在饮食和运动方面给予面对面或电话指导[64]。与没有给予上述指导的对照组相比，试验组在 GDM 的发病率上没有显示出任何差异。

2015 年的 UPBEAT 试验也得出同样的结论，试验组是一组肥胖孕妇，该组人群在试验中接受复杂行为干预（包括与健康教练进行多次单独会谈）或标准产前护理[65]。

2017 年，DALI 生活方式研究旨在寻找最有效的生活方式进行 GDM 干预，研究人群是孕 20 周前 BMI > 29kg/m^2 的女性，干预项目包括健康饮食、体力活动及两者兼有。与对照组相比，健康饮食和体育锻炼组的体重增长明显低于对照组（-2.02kg），但两组空腹血糖或胰岛素敏感性比较并没有差异[66]。

RADIEL 试验评估对象为孕 20 周前有 GDM 病史且 BMI > 25kg/m^2 的孕妇，在饮食、体育活动和体重控制方面进行个性化咨询、免费进入公共游泳池和（或）进行团体锻炼，研究结果显示 GDM 的发病率仅仅小幅度下降[67]。

关于这一主题发表的系统性评论和 Meta 分析显示，在饮食和体力活动干预（频率、持续时间、仅建议 / 更密集的支持）、患者的基线特征（年龄、种族）和 GDM 的异质性（显性糖尿病、"早期" GDM、GDM）方面存在很大的可变性。这也许可以解释研究组人群尽管能够达到妊娠期体重增加减少，为什么大多数人仍没有显示出上述干预措施在降低 GDM 发病率方面的益处[68, 69]。然而，当代谢环境开始时，干预措施可能已实施得太晚。事实上，如果在孕前或早孕期间采用运动和饮食相结合的生活方式干预措施，GDM 发病率才会显著降低[70]。

Sanabria-Martınez 等和 Song 等研究结果显示，以体力活动为基础的干预措施不能降低妊娠期体重增加，但能降低 GDM 的发生率[71, 72]。阐明了孕期运动对身心健康的益处。定期有氧运动和体能训练可以通过改善葡萄糖稳态和胰岛素敏感性对健康产生积极影响。然而，也有文章发表了有争议的结论[73]，仅仅规律的运动，包括有氧运动（通常是步行）和无氧运动[74, 75]也能降低 GDM 的风险。

关于产前或早孕干预措施中，肥胖妇女孕前体重下降明显降低了 GDM 的风险：在连续两次怀孕期间体重下降超过 4.5kg 的孕妇中，GMD 发生率下降了 40%[76]。肥胖是一个可改变的危险因素，其影响是深远的。大多数育龄妇女定期与医疗保健系统接触，医疗保健者有机会促使她们通过改变行动来减轻体重。而且有 GDM 病史的妇女已知晓她们与健康妇女相比需要较低饮食质量[77]。因此，孕前营养改变可以降低 GDM 的发生率似乎是合乎逻辑的。然而，由于所描述的饮食方法学有很大变异性，大多数关于这一主题的 Meta 分析未能突出明确的有益效果。

2. 药理学干预

最近一项多中心、双盲、安慰剂对照试验评估了二甲双胍对孕 12 周后肥胖孕妇（BMI ＞ 30kg/m²）母婴结局的影响。二甲双胍是一种胰岛素增敏剂，常用于 2 型糖尿病。治疗组和对照组有相似的 GDM 发生率（24% vs. 18%）[78]。另一项试验是二甲双胍治疗 BMI ≥ 35kg/m² 的孕妇，结果显示尽管此药显著降低了妊娠体重增加和子痫前期的发生率，但对新生儿出生体重和综合产科结局没有显著影响[79]。相反，当二甲双胍用于多囊卵巢综合征（PCOS）孕妇时，GDM 的发生率降低了约 10 倍，同时与 PCOS 相关的产科并发症也降低[80, 81]。myo-肌醇，肌醇的一种

异构体，具有胰岛素增敏作用，有 GDM 风险的妇女（超重和肥胖）早孕期间每天服用 4g 的剂量，已经被证实能有效降低 66% 的 GDM、巨大儿或超孕龄儿的发生率[82, 83]。

孕前药物干预是为了降低 GDM 的发生率，二甲双胍已被证明是治疗 PCOS 的有效药物，经过药物联合生活方式改变的治疗，6 个月后患者的 BMI 显著降低，且皮下组织含量减少，排卵周期增多[84]。根据最近的一项系统回顾结果表明，在孕前期开始二甲双胍治疗 PCOS 的妇女，并在整个孕期维持治疗，能够增加足月分娩的可能性，降低早孕丢失、早产、GDM 和妊娠期高血压病等并发症的风险，且没有明显不良反应[85]。

参考文献

[1] Ogurtsova K et al. *Diabetes Res Clin Pract.* 2017;128:40–50.

[2] Hod M et al. *Int J Gynaecol Obstet.* 2015;131(suppl 3):S173–S211.

[3] Guariguata L et al. *Diabetes Res Clin Pract.* 2014;103:176–185.

[4] Dietl A et al. *Geburtshilfe Frauenheilkd.* 2015;75(8):827–832.

[5] Chandrasekaran S, Neal-Perry G. *Curr Opin Obstet Gynecol.* 2017;29:180–187.

[6] State of Health in the EU. Companion Report 2017. European Union, 2017. https://ec.europa.eu/health/state. doi: 10.2875/684855.

[7] Köhler M et al. *Acta Diabetol.* 2016;53:433–437.

[8] Benhalima K et al. *Best Pract Res Clin Obstet Gynaecol.* 2015;29:339–349.

[9] O'Sullivan JB, Mahan CM. *Diabetes.* 1964;13:278–285.

[10] Metzger BE et al. *Diabetes Care.* 2007;30(suppl 2):S251–S260.

[11] Crowther CA et al. *N Engl J Med.* 2005;352:2477–2486.

[12] HAPO Study Cooperative Research Group. *N Engl J Med.* 2008;358:1991–2002.

[13] International Association of Diabetes and Pregnancy Study Groups Consensus Panel. *Diabetes Care.* 2010;33:676–682.

[14] Caissutti C, Berghella V. *Diabetes Res Clin Pract.* 2018;145:73–83.

[15] The World Health Organization guideline. https:// apps.who.int/iris/bitstream/10665/85975/1/WHO_NMH_MND_13.2_eng.pdf

[16] Hod M et al. *Eur J Obstet Gynecol Reprod Biol.* 2018;228:329–330.

[17] Hod M, Kapur A, Mcintyre HD, FIGO Working Group on Hyperglycemia in Pregnancy and the FIGO Pregnancy and Prevention of early NCD Committee. *Am J Obstet Gynecol.* 2019.

Jan 22. doi:10.1016/j. ajog.2019.01.206 (Epub ahead of print).

[18] American Diabetes Association. *Diabetes Care.* 2018;41(suppl 1):S13–S27.

[19] Berghella V et al. *Maternal–Fetal Evidence Based Guidelines.* 3rd ed. Chap. 5 Gestational diabetes. Boca Raton, FL:CRC Press/Taylor and Francis Group; 2017.

[20] Islam MM, Bakheit CS. *Health Care Women Int.* 2015;36:1081–1103.

[21] Abouzeid M et al. *PLOS ONE.* 2015;10:e0117085.

[22] Favilli A et al. *J Maternal-Fetal Neonatal Med.* 2012;25:1260–1263.

[23] Lee KW et al. *BMC Pregnancy Childbirth.* 2018;18:494.

[24] Schwartz N et al. *Am J Obstet Gynecol.* 2015;213:310–317.

[25] Kim C et al. *Diabetes Care.* 2007;30:1314–1319.

[26] Bottalico JN. *Semin Perinatol.* 2007;31:176–184.

[27] Moosazadeh M et al. *Diabetes Metab Syndr.* 2017;11(suppl 1):S99–S104.

[28] Wang YA et al. *Hum Reprod.* 2013;28:2554–2561.

[29] Chu SY et al. *Diabetes Care.* 2007;30:2070–2076.

[30] Schummers L et al. *Obstet Gynecol* 2015;125:133–143.

[31] Martin KE et al. *Diabetes Res Clin Pract.* 2015;108:508–513.

[32] Palomba S et al. *Hum Reprod Update.* 2015;21:575–592.

[33] Syngelaki A et al. *Fetal Diagn Therapy.* 2015;38:14–21.

[34] Farrar D et al. *PLOS ONE.* 2017;12:e0175288.

[35] Sweeting A et al. *Best Pract Res Clin Obstet Gynaecol.* 2015;29:183–193.

[36] Poon LC et al. *Diabetes Res Clin Pract.* 2018;145:20–30.

[37] Powe CE. *Curr Diab Rep.* 2017;17:12.

[38] Hasin Y et al. *Genome Biol*. 2017;18:83.

[39] Corrado F et al. *Diabetes Metab*. 2012;38:458–461.

[40] Donovan L et al. *Ann Intern Med*. 2013;159:115–122.

[41] McIntyre HD et al. *Diabetes Care*. 2016;39:53–54.

[42] Meek CL et al. *Diabetologia*. 2015;59:445–452.

[43] Hughes RC et al. *Curr Diab Rep*. 2016;16:5.

[44] Hinkle SN et al. *Sci Rep*. 2018;8:12249.

[45] Lekva T et al. *Sci Rep*. 2018;8:13392.

[46] Smirnakis KV et al. *Diabetes Care*. 2005;28(5):1207–1208.

[47] Grewal E et al. *Metabolism*. 2012;61:715–720.

[48] Bito T et al. *Diabet Med*. 2005;22(10):1434–1439.

[49] Powe CE et al. *Diabetes Care*. 2016;39:1052–1055.

[50] Thadhani R et al. *Am J Obstet Gynecol*. 2003;189:171–176.

[51] Hedderson MM et al. *Diabetes Care*. 2014;37:1296–1303.

[52] Qiu C et al. *Paediatr Perinat Epidemiol*. 2004;18:377–384.

[53] Ozgu-Erdinc AS et al. *J Matern Fetal Neonatal Med*. 2015; 28:1957–1962.

[54] Syngelaki A et al. *Metabolism*. 2016;65:131–137.

[55] Lacroix M et al. *Diabetes Care*. 2013;36:1577–1583.

[56] Iliodromiti S et al. *Diabetologia*. 2016;59:692–699.

[57] Williams MA et al. *J Clin Endocrinol Metab*. 2004;89:2306–2311.

[58] Bao W et al. *Metabolism*. 2015;64:756–764.

[59] Naf S et al. *PLOS ONE*. 2014;9:e92175.

[60] Eleftheriades M et al. *Metabolism*. 2014;63:1419–1425.

[61] Khalil A et al. *Fetal Diagn Ther*. 2012;31:216–220.

[62] Osman MW et al. *Pregnancy Hypertens*. 2018; 14:23–28.

[63] Egan AM, Simmons D. *Diabet Med*. 2019;36:142–150.

[64] Dodd JM et al. *BMJ*. 2014;348:g1285.

[65] Poston L et al. *Lancet Diabetes Endocrinol*. 2015;3:767–777.

[66] Simmons D et al. *J Clin Endocrinol Metab*. 2017;102:903–913.

[67] Koivusalo SB et al. *Diabetes Care*. 2016;39:24–30.

[68] Shepherd E et al. *Cochrane Database Syst Rev*. 2017;11: CD010443.

[69] International Weight Management in Pregnancy (i-WIP) Collaborative Group. *BMJ*. 2017;358:j3119.

[70] Aune D et al. *Eur J Epidemiol*. 2016;31:967–997.

[71] Sanabria-Martıez G et al. *BJOG*. 2015;122:1167–1174.

[72] Song C et al. *Obesity Rev*. 2016;17:960–969.

[73] Nobles C et al. *Obstet Gynecol*. 2015;125:1195–1204.

[74] Tobias DK et al. *Diabetes Care*. 2011;34:223–229.

[75] Russo LM et al. *Obstet Gynecol*. 2015;125:576–582.

[76] Glazer NL et al. *Epidemiology*. 2004;15:733–737.

[77] Xiao RS et al. *Prev Chronic Dis*. 2015;12:E25.

[78] Chiswick C et al. *Lancet Diabetes Endocrinol*. 2015;3:778–786.

[79] Syngelaki A et al. *N Engl J Med*. 2016;374(5):434–443.

[80] Glueck CJ et al. *Fertil Steril*. 2002;77(3):520–525.

[81] De Leo V et al. *Eur J Obstet Gynecol Reprod Biol*. 2011;57:63–66.

[82] Santamaria A et al. *J Matern Fetal Neonatal Med*. 2016;29: 3234–3237.

[83] Santamaria A et al. *Am J Obstet Gynecol*. 2018;219:300. e1–300.e6.

[84] Naderpoor N et al. *Hum Reprod Update*. 2015;21:560–574.

[85] Zeng XL et al. *Medicine (Baltimore)*. 2016;95:e4526.

第 7 章　子痫前期

Preeclampsia

Jon Hyett　Liona C. Poon　**著**

陶　丽　**译**

子痫前期是孕期常见的并发症，发病率为 2%～5%[1-3]。常发生严重的、破坏性的并发症，可以导致母亲和胎儿的死亡或者发病率明显升高。子痫前期目前仍然是导致孕产妇死亡的主要原因之一，全球每年约 76 000 名孕产妇死亡与此相关[4, 5]。子痫前期与高发的孕妇并发症、胎儿生长受限、胎盘早剥及死产相关（图 7-1）[6, 7]。

子痫前期是一种自限性疾病，就目前而言没有明确的治疗方法可以阻止疾病的进展。终止妊娠，尤其是胎盘的娩出才可以有效地治疗这个疾病。产科医师对于他们的两类患者（母亲和胎儿）的最佳处理方案可能是互相冲突的，因而很难抉择。子痫前期是导致每年 50 万以上早产的主要原因，这些早产儿有非常高的病死率[4, 8, 9]。

子痫前期是孕 20 周以后新发的、进展性的高血压。诊断标准是多次测量收缩压≥ 140mmHg，或者舒张压≥ 90mmHg[10]。子痫前期与妊娠期高血压病是通过相关临床表现来鉴别。过去主要依据是有没有蛋白尿（≥ 300mg/d 或者是≥ ++，有没有肾功能的损害？）及周围组织明显水肿。近年来普遍认为应该包括血液系统、肾脏及肝脏的损伤，神经系统的并发症，或者妊娠 20 周后新发高血压基础上出现的胎儿生长受限，这些都可以诊断为子痫前期（表 7-1）[11]。

子痫前期的定义是在依据临床症状、体征及实验室检查基础上进行的。这个定义非常宽泛，在此共有名词下，包含了多种不同疾病的细微进展。子痫前期的孕妇不同的妊娠结局，也给这个

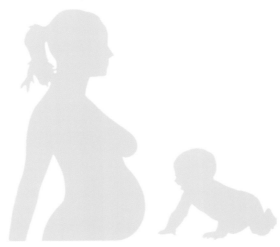

- 影响 2%～5% 的妊娠
- 0.4% < 34 周分娩

- 子痫发作
- 脑血管意外
- 肺水肿和 ARDS
- 肾衰竭
- 肝衰竭 (HELLP) 综合征
- DIC

以后的风险：
- 高血压
- 缺血性心脏病
- 心脑血管意外

- 占所有早产的 15%
- 15% 的宫内生长受限（IUGR）

以后的风险：
- 发育迟缓
- 肥胖
- 高血压 / 心血管疾病
- 代谢综合征

▲ 图 7-1　与子痫前期相关的孕妇及新生儿严重疾病

表 7-1　子痫前期诊断标准

	子痫前期是与妊娠相关的一种多系统疾病，它的典型特征是发现高血压并伴有以下一种或多种器官系统的损害
肾脏	• 显著蛋白尿（蛋白 / 肌酐≥ 30mg/mmol） • 血清肌酐＞ 90μmol/L • 少尿＜ 20ml/h
血液系统	• 血小板减少症＜ 100 000/μl • 血涂片下有溶血的证据 • 有 DIC 表现
肝脏	• 严重的右上腹痛 • 血清转氨酶升高
神经系统	• 抽搐（子痫） • 反射亢进 / 持续性痉挛 • 持续性头痛 • 视觉障碍 • 脑卒中
呼吸系统	• 肺水肿
胎盘	• 胎儿生长受限

妊娠期高血压是指通过反复测量收缩压＞ 140mmHg 和（或）舒张压＞ 90mmHg（经许可转载，引自参考文献 [11]）

疾病的宽泛度以进一步的证实 [12]。其中之一是，当子痫前期发生于孕中期的早期，高血压开始出现并且难以控制，且合并严重的胎儿生长受限，需要尽快终止妊娠。另一结局是有的子痫前期直到妊娠晚期才出现临床症状，疾病进展缓慢，没有胎儿的并发症，可以用相对简单的药物即可控制，不需要尽快分娩。子痫前期临床表现如此多样，例如可以在不同的孕周有明显的临床表现，有不同的发生率，需要不同的治疗方案等，导致其很难预测、诊断及处理。

一种鉴别不同子痫前期亚型的方法，是根据出现不同范围的临床症状和体征，和（或）需要尽快终止妊娠的时间点 [13]。尽管这个系统允许临床医师及科研工作者比较不同治疗方案和干预措施的妊娠结局，但是因为此疾病的过程很难预测，以至于不能进行前瞻性分类，所以这些研究只能是回顾性的。虽然轻度和重度子痫前期的定义并不是特定孕周的同义词，但是对于早发型孕

妇需要在 34 周之前终止妊娠的，毫无疑问都是重度子痫前期，因为这反映了医生在平衡各种危险因素后做出决策尽快分娩。

有关预测、预防、诊断，以及处理早发型子痫前期（临床表现为重度，致 34 周之前终止妊娠）的报道越来越多 [14-17]。早发型子痫前期（＜ 34 周）很少见，在西方文献中大概每 200 例孕妇或者 250 例孕妇中有 1 例，在所有妊娠期疾病当中大约占 10% [3]。这些患子痫前期需要提前分娩的妇女，被认为有比较高的长期或短期并发症；终止妊娠的孕周，也标志着新生儿的结局或者新生儿持续需求的转变。有高危因素的孕产妇需要进入 ICU 监护，因其容易出现子痫发作、肺水肿、肾功能不全、视网膜脱落或血栓栓塞症 [5]。在以后的人生中她们也是患有心血管疾病，如缺血性心脏病和脑卒中的高危人群 [18]。对于新生儿来说，他们的高危风险包括脑瘫、认知障碍、自闭症或者其他神经发育异常，以及精神性运动异常、行为和学习障碍等 [8]。从长远来看，这些婴儿以后容易患高血压、糖尿病和肥胖症 [9]。

子痫前期的发病机制尚未完全阐明，但是从病理性应激转变为临床表现的这一系列变化开始逐渐明了。多个研究团队的一系列观察结果可以结合起来描述两个不同的病理学系列事件——有时称为二次打击假说（two-hit 假说）。第一个事件是在妊娠初期正常胎盘种植失败，第二个事件是抗血管生成因子的释放，导致内皮细胞受损，引发多器官功能障碍（图 7-2）[19, 20]。

有证据表明在妊娠 6～13 周，子痫前期的胎盘不能成功植入子宫。多种遗传及环境因素造成滋养细胞侵袭力差从而引起螺旋动脉侵入子宫肌层不充分。胎盘浅植入导致整个孕期胎盘处于慢性缺血、缺氧及功能障碍状态。这种氧化应激反应促成缺血的胎盘释放多种促炎症细胞因子、趋化因子，以及滋养细胞碎片如抗血管生成因子 sFlt-1 和 sENG（图 7-3）[22, 23]。

正常妊娠，从 20 周开始到足月妊娠，母体

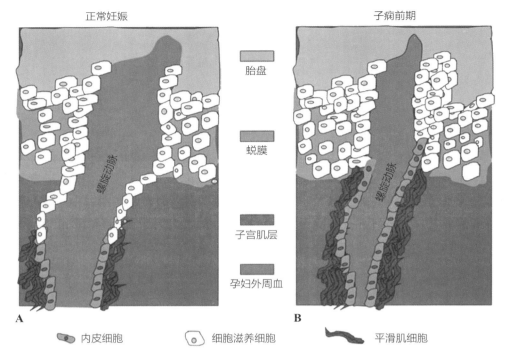

▲ 图 7-2　螺旋小动脉的异常浅层侵犯导致植入失败和胎盘缺氧；中央缺陷导致早发型子痫前期
引自参考文献 [59]，经 Creative Commons 许可

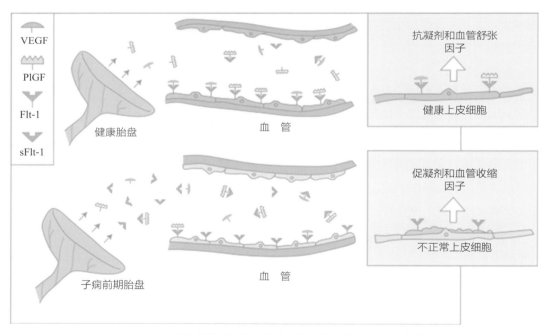

▲ 图 7-3　促血管生成和抗血管生成介质的变化会影响内皮功能
VEGF. 血管内皮生长因子；PlGF. 胎盘生长因子；Flt-1. fms 样酪氨酸激酶 1；sFlt-1. 可溶性 fms 样酪氨酸激酶 1（经许可转载，引自参考文献 [60]）

循环中的 sFlt-1 和 sENG 水平逐渐增多。而子痫前期的孕妇在分娩前 5 周，循环中的这些激素因子分泌释放达顶峰[24, 25]。sFlt-1 是血管内皮生长因子（VEGF）受体 1 的细胞外剪接变体，与循环中的 VEGF 结合，拮抗其血管生成功能。sFlt-1 还损伤内皮一氧化氮合酶（eNOS）的磷酸化，直接增加血管紧张素 II 的敏感性促进高血压。sENG 也拮抗内皮受体信号，但是通过不同的途径。它与膜结合内皮糖蛋白竞争，阻止其与生长因子受体相互作用从而减少血管生成。这些过多释放的抗血管生成因子不仅导致孕妇全身血管的广泛损伤从而引起内皮功能障碍[26]，也导致血管收缩和高血压，并引起多器官损伤甚至器官功能衰竭。

以上致病机制的阐述仅适合于早发型子痫前期，却很难解释轻度和迟发型子痫前期的病因。目前认为，胎盘与母体血管系统之间的相互作用仍然是迟发型子痫前期的重要原因，与早发型有着类似的病理过程。但是重点可能与导致母体内皮功能障碍的病理应激不同。在对全身其他系统的作用中，胎盘功能的损伤，导致抗血管生成因子的进一步释放和母体情况恶化[27, 28]。迟发型子痫前期的发病机制尚未明确，又认为其他的发病过程也参与其中。迟发型子痫前期可以造成母体显著的病理学改变，致胎盘早剥和死产，所以对此疾病的发生发展过程的进一步研究及生物组学研究对揭示其发病机制将发挥重要价值。

二次打击（two-hit）假说为重度早发型子痫前期的发展进行预测性筛查和预防提供了理论依据，在筛查和干预中有两点需要考虑。首先是胎盘早期种植失败的识别，其次是干预性治疗前景。最有吸引力的是，如果能够改善胎盘种植，就可以阻止胎盘缺氧，从而去除继发性病理"打击"（hit）的基础。一旦胎盘功能不全成立，临床治疗策略就会发生变化。在这个情况下，提前严密监护可能发展为子痫前期的患者，从而为传统干预措施（如分娩）更好地规划时间。也可能允许引入干预措施以减缓疾病进展，从而延迟分娩时间、降低早产的风险。

目前有一个成功的方案，用于预测和预防严重的早发型子痫前期（< 34 周分娩）。这个方案联合孕产妇人口统计和生物物理测量，如孕妇血压和子宫灌注（测量子宫动脉搏动指数），以及胎盘血管生成生物标志物的测定，如 PaPP-A 和 PlGF[14]。这些测量已经成功组合以创建一种算法，来预测 90% 以上的需要在 34 周前终止妊娠的早发型子痫前期病例[14, 29-31]。这个测试对预测早发型疾病最有效，但也会识别 75% 的 < 37 周分娩的病例，以及 40% 在足月发生的子痫前期（图 7-4）。虽然人们对这个算法应用于其他人群的表现有担心[32]，但现在，有许多验证研究已经证实该筛查测试在国际上的表现[33-36]。其他使用了类似的多元技术筛查方法以进一步改善筛查功效的结果，进一步强化了这个方法的有效性[37, 38]。现在有大量数据，包括更多前瞻性随机对照的数据，表明阿司匹林是有效的预防性治疗，可以防止多达 80% 的早于 34 周分娩的病例，以及 60% 可能早于 37 周分娩的人数（图 7-4）[15, 39]。有趣的是，这种算法不仅在足月妊娠中作为预测表现较差，在对 37 周及以上的疾病发生率的干预方面也不佳，仅减少了无差异性的 5%[15]。

基于人群的筛查，需要一定的投入来确保对数据进行校对，这些数据包括孕产妇人口统计和有质量保证的孕妇血压、子宫动脉多普勒搏动指数和血管生成标记物的测量。避免过早的早产和早产新生儿入院可以节省大量成本，这恰好证明建立这样一个预测方案是合理的[40, 41]。在一些资源匮乏的条件下，可能更合适使用更简单的测试形式，但这会降低筛查效力并因此减少组合预测预防方法的效果[42, 43]。其他人认为，阿司匹林可用于所有患者，但没有证据表明该方案行之有效。很有可能是由于尚未进行正式风险评估来证明风险增加，所以导致患者依从性差[44, 45]。

用这种方案对于早发型和迟发型子痫前期进行预测试验和干预措施，他们的结果都有差异。

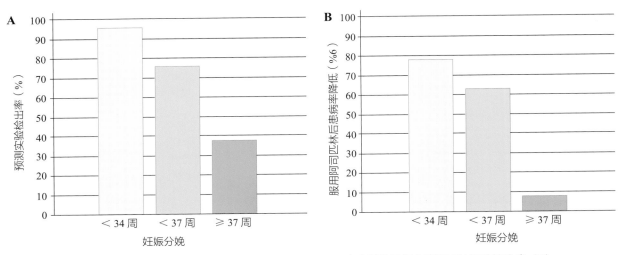

▲ 图 7-4　一种风险算法预测性能的表现（A），以及在高风险妊娠中阿司匹林预防性治疗（B）

引自参考文献 [15, 30]

这很可能表明以下事实：早发型和迟发型子痫前期致病途径不一样。有趣的是，一些亚组，例如有慢性高血压病史的女性采取干预措施预防早发型子痫前期时，似乎对阿司匹林有抗药性[15]。在这些情况下，有一些额外的或替代干预措施可能更适合[46]。此外，组学研究可能有助于完善预测性测试，使疾病的预期表型更容易确定，筛查的阳性预测值得以改进，可以更集中地进行药理干预。二甲双胍作为干预措施预防肥胖女性妊娠期糖尿病时，发现与减少 50% 的高血压有关[47, 48]。同样，他汀类药也已被证实对有子痫前期的孕妇是潜在的预防干预措施，并可延长孕龄。动物模型已经表明，他汀类药除了降低胆固醇水平外，还具有抗氧化、抗炎和抗血栓形成作用，改善一氧化氮合酶（和血管舒张），并减少血小板聚集[49, 50]。这两种药物都可能对患有心血管疾病和（或）慢性代谢受损的女性有效。第三个候选药物，质子泵抑制药埃索美拉唑不仅降低抗血管生成物 sFlt 和 sENG 的水平，也对血管平滑肌有直接的舒张作用[47, 51, 53]。这种药也被认为可以安全地用于孕期，并且可能对通过筛查被确定患有异常血管生成特征的女性有价值。

基于组学的研究也可能导致对已经是子痫前期的孕妇诊断和监测发生改变。在妊娠晚期发现高血压的孕妇经常处于临床管理的两难境地，因为尚不清楚他们是否是相对良性的状况，或是妊娠期高血压或正在发展为子痫前期。大型多中心试验最近表明，生物标志物可以发挥重要作用来鉴别这两种情况[54]。先前的观察研究表明，在传统的子痫前期临床表现出现前的 4～5 周血管生成和抗血管生成因子会发生改变。已经采用血压评估出来的高血压病例，使用测量 sFlt/PLGF 值是定义真正的阳性子痫前期非常有效的方法（图 7-5）。该测试可能降低对具有正常抗原特征的孕妇监督水平，从而将注意力集中在那些有可能导致不良妊娠结果，并发展成子痫前期的孕妇。该测试减少了日间评估的次数及住院，可以降低费用[55, 56]。

最近的试验表明，不论是在妊娠 37 周时自愿选择引产或继续期待，对于高血压妇女所生的婴儿来说妊娠结局非常相似[57]。两组之间的主要区别是在高血压保守治疗组，患病率和发病率降低了 30%。因此产科医生希望对达到妊娠 37 周的高血压孕妇进行引产，而这会增加产科的工作量。使用 sFlt/PLGF 值或开发的其他工具，通过未来的组学研究可能有助于对该人群进行分类，确保干预措施仅限用于真正有风险的人。

目前一些用于诊断子痫前期的血液学和生化指标，还用于开发另一种算法。这种算法对首

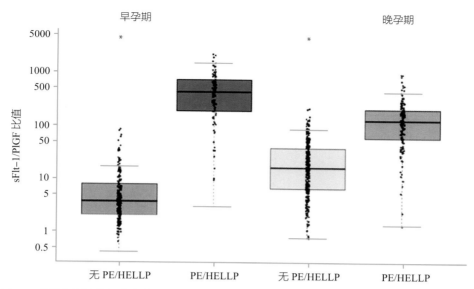

▲ 图 7-5　发现在怀孕期间患有高血压并继续发展为子痫前期的女性中 **sFlt-1/PlGF** 值是增加的；早妊娠期指 < **34** 周，晚妊娠期指 > **34** 周

PE. 子痫前期；HELLP. HELLP 综合征（经许可转载，引自参考文献 [61]）

次入院的子痫前期患者，计算其疾病的进展及发生重度子痫前期的风险（表 7-2）[52, 58]。未来基于组学的研究可能会改进这个算法的有效性，不仅可以识别出那些需要在疾病进展之前引产的孕妇，也能够给出治疗疾病的最佳药理策略。

尽管对子痫前期的预测有激动人心的进展，在过去 10 年中，与子痫前期相关的患病率和并发症也有显著下降，但是在病因、诊断和管理等方面仍然有许多未解决的问题需进一步改善。更好地了解遗传倾向，转录和产生的功能蛋白质可能会增进我们对这种疾病的病因学的理解，提高我们预测或诊断疾病的能力，增强我们预防或治疗疾病的能力。我们期待着能够将科学的发现转化为临床实践。

表 7-2　使用 **PIERS** 算法预测子痫前期严重程度时使用的特点

系　统	特　点
人口统计学特点	入院时孕周（子痫前期）
症状	胸痛 / 呼吸困难
肾脏	肌酐
肝脏	谷草转氨酶
血液系统	血小板数值
呼吸系统	血氧饱和度（通过脉搏血氧饱和度法）

参 考 文 献

[1] Roberts CL et al. *BMJ Open*. 2011;1:e000101.

[2] Ananth CV et al. *BMJ*. 2013;347:f6564.

[3] Seeho SK et al. *Am J Obstet Gynecol*. 2016;215:785.e1–785.e8.

[4] The Preeclampsia Foundation. Advocacy and Awareness: Preeclampsia and maternal mortality:A global burden. https://www. preeclampsia.org/ health-information/149-advocacy-awareness/332-preeclampsia-and-maternal-mortality-a-globalburden.

[5] Say L et al. *Lancet Glob Health*. 2014;2:e323–e333.

[6] Kuklina EV et al. *Obstet Gynecol*. 2009;113:1299–1306.

[7] Nathan HL et al. *J Glob Health*. 2018;8:020401.

[8] Marlow N et al. *N Engl J Med*. 2005;352:9–19.

[9] Sehgal A et al. *J Perinatol*. 2017;37:1251–1258.

[10] Brown MA et al. *Hypertension*. 2018;72:24–43.

[11] Lowe SA et al. *Aust N Z J Obstet Gynaecol*. 2015; 55:11–16.

[12] Phillips JK et al. *J Matern Fetal Neonatal Med*. 2010; 23:622–626.

[13] Pilliod RA et al. *J Matern Fetal Neonatal Med*. 2016; 29:1209–1213.

[14] O'Gorman N et al. *Ultrasound Obstet Gynecol*. 2017;49:756–760.

[15] Rolnik DL et al. *N Engl J Med*. 2017;377:613–622.

[16] Dragan I et al. *Ultrasound Obstet Gynecol*. 2017; 49:209–212.

[17] Sakae C et al. *J Obstet Gynaecol Res*. 2017;43:644–652.

[18] Irgens HU et al. *BMJ*. 2001;323:1213–1217.

[19] Redman CW, Sargent IL. *Placenta*. 2000;21:597–602.

[20] Roberts JM et al. *Am J Obstet Gynecol*. 1989;161:1200–1204.

[21] Norwitz ER et al. *N Engl J Med*. 2001;345:1400–1408.

[22] Chaiworapongsa T et al. *Nat Rev Nephrol*. 2014;10:466–480.

[23] Young BC et al. *Annu Rev Path*. 2010;5:173–192.

[24] Levine RJ et al. *NEJM*. 2004;350:672–683.

[25] Levine RJ et al. *NEJM*. 2006;355:992–1005.

[26] Hod T et al. *Cold Spring Harb Perspect Med*. 2015; 5:a023473.

[27] Ferrazzi E. *Ultrasound Obstet Gynecol*. 2015;46:254.

[28] Thilaganathan B. *Ultrasound Obstet Gynecol*. 2018; 51:714–717.

[29] Poon LC et al. *Hypertension*. 2009;53:812–818.

[30] Wright D et al. *Fetal Diagn Ther*. 2012;32:171–178.

[31] Tan MY et al. *Ultrasound Obstet Gynecol*. 2018;51:743–750.

[32] Brunelli VB, Prefumo F. *BJOG*. 2015;122(7):904–914.

[33] Park FJ et al. *Aust N Z J Obstet Gynaecol*. 2013; 53:532–539.

[34] Lobo GAR et al. *J Matern Fetal Neonatal Med*. 2019;32:286–292.

[35] Guizani M et al. *Fetal Diagn Ther*. 2018;43:266–273.

[36] Skråstad RB et al. *BJOG*. 2015;122:1781–1788.

[37] Crovetto F et al. *Prenat Diagn*. 2015;35:183–191.

[38] Scazzocchio E et al. *Ultrasound Obstet Gynecol*. 2017;49(2): 188–193.

[39] Park F et al. *Ultrasound Obstet Gynecol*. 2015;46:419–423.

[40] Stevens W et al. *Am J Obstet Gynecol*. 2017;217:237–248.e16.

[41] Ortved D et al. *Ultrasound Obstet Gynecol*. 2019;53:239–244.

[42] Pedroso MA et al. *Rev Bras Ginecol Obstet*. 2018; 40:287–293.

[43] Rocha RS et al. *Pregnancy Hypertens*. 2017;10:113–117.

[44] Subtil D et al. *BJOG*. 2003;110:475–484.

[45] Wright D et al. *Am J Obstet Gynecol*. 2017;217:685.e1–685.e5.

[46] Hofmeyr GJ et al. *Cochrane Database Syst Rev*. 2018; 10:CD001059–10.

[47] Kaitu'u-Lino TJ et al. *PLOS ONE*. 2018;13:e0188845.

[48] Brownfoot FC et al. *Am J Obstet Gynecol*. 2016;214:356. e1–356.e15.

[49] Brownfoot FC et al. *BMC Pregnancy Childbirth*. 2016;16:117.

[50] Katsi V et al. *Front Pharmacol*. 2017;8:247.

[51] Onda K et al. *Hypertension*. 2017;69:457–468.

[52] von Dadelszen P et al. PIERS Study Group. *Lancet*. 2011; 377:219–227.

[53] Saleh L et al. *Hypertension*. 2017;70:594–600.

[54] Zeisler H et al. *N Engl J Med*. 2016;374:13–22.

[55] Frusca T et al. *J Matern Fetal Neonatal Med*. 2017;30:2166–2173.

[56] Vatish M et al. *Ultrasound Obstet Gynecol*. 2016;48:765–771.

[57] Koopmans CM et al. HYPITAT study group. *Lancet*. 2009; 374:979–988.

[58] Ukah UV et al. *Hypertension*. 2017;69:705–711.

[59] Armaly Z et al. *Front Physiol*. 2018;9:973.

[60] Karumanchi SA et al. *Kidney Int*. 2005;67:2101–2113.

[61] Verlohren et al. *Hypertension*. 2014;63:346–352.

第 8 章　孕产妇肥胖

Maternal obesity

Tahir A. Mahmood　Rohan Chodankar　**著**

陈佳慧　杨慧霞　**译**

一、流行病学

肥胖对于全世界的临床医师来说都是一个最大的跨学科难题，且让现代妇产科发生不断变化。肥胖是一个全球性的流行病，同时影响着高收入和中低收入国家，并造成了严重的公共卫生问题[1]。这反映在妊娠期高血糖（HIP），包括糖尿病合并妊娠和妊娠期糖尿病（GDM）患病率的不断升高上。

肥胖被世界卫生组织（WHO）定义为一种非传染性疾病。近年来，更多的关注点放在 HIP 对于子代的长期影响上，更加关注其对子代成年后的健康影响，以及其带来的代际与跨代的健康影响[1, 2]。

肥胖给医疗系统带来的代价是巨大的，在发达国家肥胖占所有医疗保健支出的 2%～7%。这其中还不包含治疗肥胖相关疾病的支出。据估计，加上肥胖相关疾病带来的支出后，其所占医疗保健支出会再增加 20%[3]。

三项英国的研究结果显示[4-6]：在卡迪夫地区，孕产妇肥胖的患病率在 1990—1999 年从 3.2% 增加到了 8.9%；在格拉斯哥地区，孕产妇肥胖的患病率在 2002—2004 年从 9.4% 增加到了 18.9%；在米德尔斯堡地区，孕产妇肥胖的患病率在 1990—2004 年从 9.9% 增加到了 16%。英国没有全国孕产妇肥胖的统计数据。在欧盟国家，孕产妇肥胖的患病率据报道在 7%～25%，一些

地区显示其在 2009—2014 年，孕产妇肥胖的患病率从 10.2% 增加到了 11.4%[7]。

相似的情况也出现在美国。逐渐升高的育龄期女性肥胖发生率是最主要问题，有横断面分析估计总患病率达 32.4%。1979—2009 年，Ⅰ级肥胖（BMI 30～34.9kg/m²）和Ⅱ级肥胖（BMI 35～39.9kg/m²）的患病率都翻了 1 倍，Ⅲ级肥胖（BMI > 40kg/m²）的患病率翻了 3 倍。妊娠风险评估系统（pregnancy risk assessment monitoring system，PRAMS 数据库）的数据显示美国目前孕前肥胖的患病率为 20%，这代表孕前肥胖发病率在 10 年内共增长了 70%[8]。美国一些其他研究结果也支持肥胖的患病率及其对育龄期女性影响的上升趋势[9-11]。

二、遗传学

第一个揭示在普通非综合征型肥胖中遗传因素重要性的研究发表在几十年前，其报道称所观察到的肥胖家族聚集性相较于环境因素而言，受遗传因素的影响更大[12]。另一个研究也观察到，相较于他们的养父母而言，被领养儿童的体型与他们的生物学父母更相似[13]。

对双胞胎的研究有一些有趣的观察结果。研究显示，遗传学相似的个体，其体脂率也更为相似，例如同卵双胞胎的体脂率比异卵双胞胎更为相似[14]。即使是分开抚养的双胞胎，其 BMI 遗

传度据估计也有 65%～75%[15]。

能量的摄入与消耗对肥胖的影响也可能存在遗传学基础。Bouchard 等报道了过度喂养一些双胞胎后，双胞胎们体重增长的相关性很高（＞70%）。有趣的是，研究完成后，一些试验对象过渡到了他们原本的饮食并且体重开始减轻，但是体重的减轻同样是与遗传相关的[16]。这个现象在 Czech 双胞胎研究中也得到证实[17]。

肥胖的单基因起因理论首先是在一些研究的小鼠模型中提出的，随后在人类中也有了相似的发现。围绕小鼠肥胖基因的一系列实验，包括瘦素、瘦素受体（leptin receptor，LEPR）、羧肽酶 E（负责加工激素原中间体，如胰岛素原和豚鼠致癌蛋白）等编码基因，使得对肥胖基因的了解有了很大进展[18-21]。针对靶向基因的操作也发现一些分子的重要调节作用，例如黑素皮质素受体 4（MC4R）对黑素皮质素通路有重要作用，还有致食性蛋白 AGRP[22, 23]。由于编码瘦素、LEPR、激素原转化酶 1（一种参与加工激素原，包括胰岛素和 POMC 的内肽酶）和 POMC 基因的突变造成了肥胖的单基因隐性遗传，这些基因突变导致的过量能量摄入（相较于所消耗能量）表型随后也被发现[24-27]。肥胖更常见的表型是由编码 MC4R 的基因突变引起。MC4R 缺失（常染色体显性遗传）是目前发现的最普遍的引起单基因肥胖病的基因[28]。

此外，纵向行为遗传研究结果显示，遗传因素对 BMI 的影响存在年龄特异性。"人类肥胖基因谱"（human obesity gene map）从 1994 年就已经被公布，最近一次更新是在 2005 年[29]。以下是对 4 个不同层次人类研究证据的综合性总结。

（1）肥胖由单基因二元突变引起。

（2）肥胖与一些孟德尔型遗传疾病有关，例如 Prader-Willi 综合征或 Bardot-Biedl 综合征。

（3）检验候选基因是否与肥胖表型相关的研究是在不同人群中选取样本进行的。

（4）检验遗传位点与肥胖表型的因果关系的连锁研究是在家族队列中进行的。

对于源于肥胖的其他综合征的研究超出了本章讨论范围。Louwen 等曾报道过肥胖人群的脂肪间充质干细胞（adipose-derived mesenchymal stem cell，ASC）具有多种功能与属性，包括分化、血管生成、多潜能状态、新陈代谢和免疫调节。肥胖组织的炎症环境、组织缺氧和异常代谢对 ASC 的功能有重要的影响和损伤[30]。

三、肥胖的心理学基础

人们对肥胖和心理健康的关系一直存在争议且认识不足。表 8-1 总结了一些潜在的危险因素。

肥胖研究确立了肥胖与不良身体认知、较低的自我意识及对生命事件的负性归因的正相关关系[31]。心理并发症如抑郁、焦虑和人格改变也被认为与肥胖有关[32]。后续研究旨在探究行为危险因素与肥胖个体的心理问题之间的相关性。节食（认知约束的节食）、暴食和体重循环（通过节食反复的减肥与增重）与肥胖正相关[33, 34]。

下面列举了心因性肥胖的三个主要群体。

表 8-1　潜在的危险因素

人口学特征	饮食习惯
• 年龄（年轻女性） • 性别 • 肥胖程度 • 种族（西班牙裔） • 较低的社会阶层	• 节食 • 暴食 • 解禁 • 容易感到饥饿
社会环境	认知因素
• 变瘦的社会压力 • 被嘲笑的经历 • 被歧视的经历 • 家庭成员对体重的反应 • 同伴对体重的反应 • 与同伴的人际关系	• 对身体形象不满 • 曲解身体形象 • 自我意识 • 全球对于生命事件的归因
体重史	
• 减肥增重循环 • 肥胖的发病年龄	

经许可转载，引自参考文献 [33]

- 精神分裂症型肥胖患者通常缺少自律性，不能建立自我与非我之间的屏障，并且会有自身被外力支配等超现实的感觉。他们通常在大多数减重干预计划中失败。
- 自我矛盾型肥胖患者通常表现为抑郁和焦虑，他们需要持续进食来缓解压力，同时反复尝试减重，他们通常有较高的节食认知指数。
- 自我协调型肥胖患者通常因为一些不同的原因，如个人、家庭、遗传甚至文化等变得肥胖。他们虽然肥胖但是没有心理问题。他们通常是一些外向、有才华的人，并且对于现实和身体形象感觉良好，但是完全无法抵抗社交饮食的诱惑[33]。

最近的研究正在尝试在纵向研究中整合基因、生理和心理因素，探究肥胖的多因素起因及因果关系，从而制定符合精准医疗理念的个体化治疗方案。

四、肥胖的测量与发病危险因素

超重被普遍认为是许多慢性疾病的主要危险因素，包括心血管疾病（cardiovascular disease，CVD）、2 型糖尿病和一些特定部位的癌症如结直肠癌和乳腺癌等[35, 36]。尽管 BMI 是较传统的被选择用于测量身体的指标，但腰围（waist circumference，WC）、腰臀比（waist-to-hip ratio，WHR）和腰高比（waistto-height ratio，WHtR）等反映中心型肥胖的其他测量指标在预测 CVD 方面要优于 BMI[37-39]。因为据观察，身体异位脂肪是由于一些代谢异常如糖耐量减低、胰岛素敏感性降低所导致，而不良脂肪状态反过来又是 2 型糖尿病和 CVD 的危险因素。

对于预测肥胖长期不良结局最好的测量工具的争论一直存在。相较于 BMI，中心型肥胖的测量与糖尿病风险更为相关，BMI、WC 和 WHR 则与高血压和血脂异常相关。

对于肥胖人群的 CVD 结局，除了 INTERHEART 研究外也一直存在争议，该研究表明 BMI 和中心型肥胖与心血管死亡率的相关程度是一致的。然而目前很多证据都是基于横断面研究，未来需要更多大型前瞻性纵向研究来提供数据[40]。

五、对妊娠的影响

孕早期孕妇肥胖患病率在过去 19 年间增加了一倍多，从 7.6% 增加到了 15.6%（$P < 0.001$）[41]。

孕产妇肥胖对于母亲和子代的健康都有很大影响，包括孕妇死亡的风险。肥胖是孕妇死于特定妊娠合并症的独立危险因素[42]。2017 年 MMBRACE 研究报道孕妇死亡率为 9.02/10 万孕妇（95%CI 7.85～10.31）。据报道，2011—2013 年超过半数、2012—2014 年 1/3 的死亡孕妇都超重或肥胖。

相较于拥有正常孕前体重的女性，BMI > 30kg/m^2 的女性及其子女下列并发症的风险会增高（表 8-2）。

1. 流产

流产与 BMI 之间的关系还不明确。一些研究提出肥胖会增加习惯性流产的风险，但一些其他研究并未发现其相关性[43, 44]。

2. 妊娠期糖尿病（gestational diabetes，GDM）

肥胖女性在妊娠期更易患 GDM[45-47]。通常肥胖女性在孕前和妊娠期相较于正常体重女性，

表 8-2　妊娠期肥胖的并发症

孕产妇	胎儿 / 新生儿
• 流产	• 死产
• 妊娠期糖尿病	• 先天畸形
• 子痫前期，妊娠期高血压	• 巨大儿
• 静脉血栓栓塞	• 早熟
• 引产	• 新生儿死亡
• 剖宫产，手术性阴道分娩	• 产伤，包括肩难产
• 麻醉并发症	• 幼年肥胖和代谢性疾病
• 伤口感染，子宫内膜炎	
• 母乳喂养问题	

其胰岛素敏感性较低。全球 1/6 的孕妇都存在 HIP（包括 GDM 在内），其中 16% 可能是因为显性糖尿病，其他则是因为 GDM[48]。肥胖和 GDM 都与胰岛素抵抗相关，但每一个都对孕妇和新生儿结局有着额外且独立的影响[49]。

3. 子痫前期

超重女性妊娠期高血压病的发病率是非肥胖女性的 2 倍，肥胖和子痫前期之间也存在类似的关系[47, 50, 51]。一些研究发现子痫前期与 BMI 之间存在线性关系，并且有一个系统综述提出：BMI 每增加 5~7kg/m²，发生子痫前期的风险就会提高 1 倍[52, 53]。其中的具体机制还不明确。尽管目前没有确切的预防子痫前期的手段，对肥胖女性，避免增重及严格的血糖控制已经被证实是有益的[54]。WHO 建议子痫前期高危女性，包括肥胖女性在内，应该预防性应用低剂量阿司匹林（75mg/d）[55]。

4. 静脉血栓栓塞

孕产妇肥胖是产前和产后血栓栓塞事件（PTE）的危险因素。英国产科监护系统（UK Obstetric Surveillance System，UKOSS）证实 BMI > 30kg/m² 时产前 PTE 的风险会升高（OR 值 2.65，95%CI 1.09~6.45）[56]。英国皇家妇产科医师协会（Royal College of Obstetricians and Gynaecologists，RCOG）指南建议，对产前和产后血栓均应进行预防。RCOG 建议对所有 III 级肥胖或肥胖且孕期伴有一个或更多其他危险因素的孕妇给予低分子肝素预防血栓[57]。

5. 引产

孕产妇肥胖与分娩障碍（难产）有关，其会增加产程进展障碍和产程延长的风险。许多证据表明肥胖孕产妇第一产程会延长，但具体原因未知[58, 59]。最新的证据表明产程长短和 BMI 没有相关性[60]。

对于孕有大于胎龄儿（large for dates babies，LFD）的孕妇（非 GDM 孕妇），证据表明引产（induction of labor，IOL）相较于期待疗法，其对于降低肩难产、产伤骨折及降低新生儿体重有益，且不会增加剖宫产和工具助产的风险[61]。在更多的证据出现之前，这将仍会存在争议。

6. 剖宫产

肥胖孕妇剖宫产的风险会升高，其剖宫产难度相较于正常体重孕妇也会增高。超重孕妇和肥胖孕妇剖宫产风险的未调整 OR 值分别是 1.46（1.34~1.60）和 2.05（1.86~2.27）[62]。

在所有剖宫产中预防性应用抗生素是十分重要的，然而对于抗生素剂量是否应该根据 BMI 调整还没有统一意见。超重孕妇伤口感染风险的 OR 值为 1.6（1.2~2.2），I 级肥胖孕妇为 2.4（1.7~3.4），II 级肥胖和 III 级肥胖孕妇为 3.7（2.6~5.2）[63]。BMI 在 45kg/m² 以上的孕妇在剖宫产后发生伤口感染的风险会增加 2~4 倍[64, 65]。

7. 麻醉并发症

孕妇肥胖会增加麻醉并发症的风险。包括硬膜外麻醉的失败率会升高、椎管内麻醉更易损伤呼吸功能，以及插管困难和阻塞性呼吸暂停的风险增高，从而增加了麻醉难度[66-68]。

8. 产后出血

肥胖女性更易发生原发性产后出血，一些作者认为肥胖对产后出血会有长期的影响[69]。同时肥胖相关并发症如引产和分娩方式改变等也会增加产后出血的风险[70-72]。

9. 母乳喂养

产妇肥胖使得母乳喂养的启动和维持更加困难。乳房过大引起的哺乳姿势错误、剖宫产分娩、新生儿送往监护室和使用一些会抑制催乳素反应的药物等，都会增加母乳喂养的困难[73-75]。

10. 产后抑郁

多达 1/7 的女性都有不同程度的产后抑郁，该比例在肥胖人群中更高。肥胖孕产妇的抑郁发生率约为 33%，而正常 BMI 孕妇的抑郁发生率为 23%。这个现象在产后抑郁中也相似，肥胖产妇的产后抑郁发生率为 13%，正常体重孕妇为 10%[76]。

11. 先天畸形

肥胖孕妇分娩先天畸形胎儿的危险性会增高，特别是结构性心脏病和神经管畸形，同时肢体短缩畸形、口面部裂隙缺损、膈疝和脐疝的发生率也会增加。近年来两项 Meta 分析研究发现了这一关联[77-79]。

肥胖孕妇上述风险增高的可能原因包括摄入不足，特别是叶酸摄入不足，以及在糖尿病妇女中发现的子宫内环境改变。

即使孕妇不存在系统性疾病，糖尿病孕妇体内高血糖状态也会诱导促凋亡和氧化应激相关的现象，从而可能造成子代畸形。在妊娠期糖尿病啮齿动物模型中，蛋白激酶 B（Akt）、c-Jun 氨基端激酶（JNK1/2）、蛋白激酶 R（PKR）和蛋白激酶 C（PKC）基因的表达增加，且与神经管畸形相关。过度的氧化应激导致由凋亡信号调节激酶 1（ASK1）、JNK1/2、转录因子 FoxO3a、肿瘤坏死因子（TNF-1）和胱天蛋白酶 8（caspase-8）介导的细胞级联死亡过程活化[80,81]。

同时肥胖体型也会给产前 B 超准确诊断先天畸形带来技术上的困难[82,83]。

12. 大于胎龄儿（large for dates，LFD）

高出生体重在肥胖孕妇分娩的新生儿中很常见[77,84,85]。相较于正常体重孕妇，肥胖孕妇的胎儿增加的身体脂肪分布使对其的宫内体格测量与体重估计更为困难[86,87]。美国妇产科医师协会（American College of Obstetricians and Gynecologists，ACOG）推荐对所有产前超声测量的 LGA（译者注：原著有误，已修改）或胎儿体重 > 5kg 的非糖尿病孕妇，以及胎儿体重 > 4.5kg 的糖尿病孕妇都应考虑选择性剖宫产。通常认为这能够减少梗阻性分娩的危险[88]。通过超声确诊胎儿为巨大儿的准确率为 47%～64%[89]。

13. 早产

肥胖孕妇早产的风险会增加。其原因很复杂，包括可能受到妊娠年龄、种族、民族和胎次的影响，或是遗传和环境的共同影响[90-92]。

六、妊娠期高血糖的代际影响

对于秘鲁印第安人群的研究显示，肥胖母亲的后代在幼年到成年期间发生肥胖和糖尿病的危险会升高。这些后代发生肥胖和心血管代谢性疾病的危险会增加。此外，她们在育龄期发生 GDM 或是单纯高血糖的风险也会增加。

在一项对 1000 名接受 GDM 筛查女性的研究中发现，拥有糖尿病母亲的孕妇其 GDM 发病率是拥有糖尿病父亲的孕妇发病率的 2 倍。GDM 孕妇的后代相较于对照组后代，他们 11 岁时患有代谢综合征的风险明显更高，其腰围也显著高于对照组[93,94]。

在糖尿病与 GDM 研究中，目前有大量数据是与组蛋白修饰、micro RNA 机制和 DNA 甲基化改变相关的表观遗传学研究。GDM 会通过胎儿胎盘组织和脐血诱导 DNA 甲基化。这种表观遗传修饰过程会影响 GDM 孕妇胎儿的生长发育、其子代的结局，同时也会影响发生过 GDM 的孕妇自身的结局[95]。

七、所有女性在妊娠期都应该筛查血糖吗

FIGO 近年来提倡所有孕妇在妊娠期都要进行简易统一的高血糖筛查[96,97]。有证据表明"基于风险的选择性筛查"并不能识别出所有 HIP 孕妇[98]。通过统一的筛查，妊娠期高风险女性将会得到主动的监测管理。此外，对于孕妇和新生儿的产后预防措施也会提前准备。HIP 孕妇的子女肥胖、早发肥胖、2 型糖尿病和 CVD 的风险也非常高[99]。

八、结论

全球超重和肥胖的发生率都在升高，并反映在诊断为 HIP 孕妇的不断增多上。然而，由于

"基于风险"的筛查标准使得相当数量的 HIP 孕妇未被发现，我们需要在筛查上做出更多努力。肥胖和 HIP 对妊娠结局有不利影响。产后的体重管理是减少代谢综合征风险的关键。大约 40% 曾患过 GDM 的女性会最终进展为 2 型糖尿病，并且相当一部分子代会在 10 岁之前发展为早发 CVD。所以，关注妊娠期孕妇肥胖和普遍的 HIP 筛查，不仅可以降低孕产妇和围产儿的发病率和死亡率，而且还能对代际肥胖、糖尿病、高血压和 CVD 进行整体的预防。

利益冲突：作者 Rohan Chodankar 由拜耳公司基金会颁给爱丁堡大学教授、皇家妇产科医学院荣誉院士 Hilary Crtichley 的研究基金支持。

参考文献

[1] Mahmood TA, Arulkumaran S. *Obesity:A Ticking Time Bomb for Reproductive Health*. Oxford, UK:Newnes; 2013.

[2] Ma R et al. Maternal obesity and developmental priming of risk of later disease. *Obesity:A Ticking Time Bomb for Reproductive Health*. Oxford, UK:Newnes;. 2013; Volume 1:193–212.

[3] Dobbs R et al. *Overcoming Obesity:An Initial Economic Analysis*. Boston, MA:McKinsey Global Institute; 2014.

[4] Kanagalingam MG et al. *BJOG*. 2005;112(10):1431–1433.

[5] Kiran TU et al. *BJOG. Int J Obstet Gynaecol*. 2005;112(6):768–772.

[6] Heslehurst N et al. *BJOG*. 2007;114(2):187–194.

[7] Devlieger R et al. *Eur J Obstet Gynecol Reprod Biol*. 2016;201:203–208.

[8] Huda SS et al. *Semin Fetal Neonatal Med*. 2010;15(2):70–76.

[9] Flegal KM et al. *Int J Obes Relat Metab Disord*. 1998;22(1):39–47.

[10] Yang L, Colditz GA. *JAMA Intern Med*. 2015;175(8):1412–1413.

[11] Kim SY et al. *Obesity*. 2007;15(4):986–993.

[12] Feinleib M et al. *Am J Epidemiol*. 1977;106(4):284–285.

[13] Stunkard AJ et al. *N Engl J Med*. 1986;314(4):193–198.

[14] Maes HH et al. *Behav Genet*. 1997;27(4):325–351.

[15] Stunkard AJ et al. *N Engl J Med*. 1990;322(21):1483–1487.

[16] Bouchard C et al. *N Engl J Med*. 1990;322(21):1477–1482.

[17] Hainer V et al. *Int J Obes Relat Metab Disord*. 2001;25(4):533–537.

[18] Zhang Y et al. *Nature*. 1994;372(6505):425–432.

[19] Bultman SJ et al. *Cell*. 1992;71(7):1195–1204.

[20] Tartaglia LA et al. *Cell*. 1995;83(7):1263–1271.

[21] Naggert JK et al. *Nat Genet*. 1995;10(2):135–142.

[22] Huszar D et al. *Cell*. 1997;88(1):131–141.

[23] Ollmann MM et al. *Science*. 1997;278(5335):135–138.

[24] Krude H et al. *Nat Genet*. 1998;19(2):155–157.

[25] Jackson RS et al. *Nat Genet*. 1997;16(3):303–306.

[26] Clement K et al. *Nature*. 1998;392(6674):398–401.

[27] Montague CT et al. *Nature*. 1997;387(6636):903.

[28] Yeo GS et al. *Nat Genet*. 1998;20(2):111–112.

[29] Rankinen T et al. *Obesity*. 2006;14(4):529–644.

[30] Louwen F et al. *Obesity Reviews*. 2018;19(7):888–904.

[31] Friedman MA, Brownell KD. *Psychol Bull*. 1995; 117(1):3–20.

[32] Tuthill A et al. *QJM*. 2006;99(5):317–325.

[33] van der Merwe MT. *Int J Obes (Lond)*. 2007; 31(suppl 2):S14–S18; discussion S31–S32.

[34] Gibbons LM et al. *Obesity*. 2006;14(S3):70S–76S.

[35] Connolly BS et al. *Nutr Cancer*. 2002;44(2):127–138.

[36] Chouraki V et al. *Eur J Cardiovasc Prev Rehabil*. 2008;15(6):625–630.

[37] Welborn TA, Dhaliwal SS. *Eur J Clin Nutr*. 2007;61(12):1373–1379.

[38] Bigaard J et al. *Int J Obes (Lond)*. 2005;29(7):778–784.

[39] Ashwell M, Hsieh SD. *Int J Food Sci Nutr*. 2005;56(5):303–307.

[40] Huxley R et al. *Eur J Clin Nutr*. 2010;64(1):16.

[41] Heslehurst N et al. *Int J Obes (Lond)*. 2010;34(3):420–428.

[42] Lewis G. Saving mothers' lives:The contribution of the confidential enquiries into maternal deaths to improving maternal health in the UK. In:Daryl Dob, Anita Holdcroft, Griselda Cooper, eds. *Crises in Childbirth—Why Mothers Survive*. Boca Raton, FL:CRC Press/Taylor and Francis Group; 2018:1–18.)

[43] Metwally M et al. *Fertil Steril*. 2008;90(3):714–726.

[44] Turner MJ et al. *Eur J Obstet Gynecol Reprod Biol*. 2010; 151(2):168–170.

[45] Callaway LK et al. *Med J Aust*. 2006;184(2):56–59.

[46] Martin KE et al. *Diabetes Res Clin Pract*. 2015; 108(3):508–513.

[47] Weiss JL et al. *Am J Obstet Gynecol*. 2004;190(4):1091–1097.

[48] Federation ID. *IDF Diabetes Atlas*. 8th ed. Brussels, Belgium; 2017. http://www.diabetesatlas.org/

[49] Catalano PM et al. *Diabetes Care*. 2012;35(4):780–786.

[50] Athukorala C et al. *BMC Pregnancy Childbirth*. 2010;10:56.

[51] Mbah AK et al. *BJOG*. 2010;117(8):997–1004.

[52] O'Brien TE et al. *Epidemiology*. 2003;14(3):368–374.

[53] Ovesen P et al. *Obstet Gynecol*. 2011;118(2 Pt 1):305–312.

[54] Thangaratinam S et al. *Health Technol Assess*. 2012;16(31):iii–iv, 1–191.

[55] World Health Organization. WHO recommendations for prevention and treatment of pre-eclampsia and eclampsia. Geneva, Switzerland:WHO; 2011.

[56] Knight M. *BJOG*. 2008;115(4):453–461.

[57] Royal College of Obstetricians and Gynaecologists. *Reducing*

the Risk of Thrombosis and Embolism during Pregnancy and the Puerperium. Green-top guideline No. 37a. London, UK:RCOG; 2015.

[58] Norman SM et al. *Obstet Gynecol*. 2012;120(1):130–135.

[59] Vahratian A et al. *Obstet Gynecol*. 2004;104(5 Pt 1):943–951.

[60] Ellekjaer KL et al. *BMC Pregnancy Childbirth*. 2017;17(1):222.

[61] Boulvain M, Irion O, Dowswell T, Thornton JG. *Induction of labour at or near term for suspected fetal macrosomia*. Cochrane Database Syst Rev. 2016;(5):CD000938.

[62] Chu SY et al. *Obes Rev*. 2007;8(5):385–394.

[63] Wloch C et al. *BJOG*. 2012;119(11):1324–1333.

[64] Smid MC et al. *Am J Perinatol*. 2015;32(14):1336–1341.

[65] Stamilio DM, Scifres CM. *Obstet Gynecol*. 2014; 124(2 Pt 1):227–232.

[66] Dresner M et al. *BJOG*. 2006;113(10):1178–1181.

[67] Mhyre JM. *Int Anesthesiol Clin*. 2007;45(1):51–70.

[68] Ungern-Sternberg V et al. *Anaesthesia*. 2004;59(8):743–749.

[69] Fyfe EM et al. *BMC Pregnancy Childbirth*. 2012; 12(1):112.

[70] Blomberg M. *Obstet Gynecol*. 2011;118(3):561–568.

[71] Dodd JM et al. *Aust N Z J Obstet Gynaecol*. 2011;51(2):136–140.

[72] Sebire NJ et al. *Int J Obes Relat Metab Disord*. 2001;25(8): 1175–1182.

[73] Amir LH, Donath S. *BMC Pregnancy Childbirth*. 2007;7:9.

[74] Rasmussen KM, Kjolhede CL. *Pediatrics*. 2004;113(5): e465–e471.

[75] Turcksin R et al. *Matern Child Nutr*. 2014;10(2):166–183.

[76] Molyneaux E et al. *Obstet Gynecol*. 2014;123(4):857.

[77] Cnattingius S et al. *N Engl J Med*. 1998;338(3):147–152.

[78] Rasmussen SA et al. *Am J Obstet Gynecol*. 2008;198(6):611–619.

[79] Stothard KJ et al. *JAMA*. 2009;301(6):636–650.

[80] Ornoy A et al. *Birth Defects Res C Embryo Today*. 2015;105(1): 53–72.

[81] Wang F et al. *Am J Obstet Gynecol*. 2015;213(2):125–134.

[82] Chung JH et al. *J Matern Fetal Neonatal Med*. 2012;25(10): 1945–1949.

[83] Correa A, Marcinkevage J. *Nutr Rev*. 2013;71 (suppl 1):S68–S77.

[84] Abenhaim HA et al. *Arch Gynecol Obstet*. 2007;275(1):39–43.

[85] Cedergren M. *Int J Gynaecol Obstet*. 2006;93(3):269–274.

[86] Hull HR et al. *Am J Obstet Gynecol*. 2008;198(4):416.e1–416.e16.

[87] Sewell MF et al. *Am J Obstet Gynecol*. 2006;195(4):1100–1103.

[88] American College of Obstetricians and Gynecologists, Society for Maternal-Fetal Medicine, Caughey AB et al. *Am J Obstet Gynecol*. 2014;210(3):179–193.

[89] Sandmire HF. *Obstet Gynecol*. 1993;82(5):860–862.

[90] Torloni MR et al. *J Matern Fetal Neonatal Med*. 2009;22(11): 957–970.

[91] Ehrenberg HM et al. *Obstet Gynecol*. 2009;113(1):48–52.

[92] Shaw GM et al. *Paediatr Perinat Epidemiol*. 2014;28(4):302–311.

[93] McLean M et al. *Diabet Med*. 2006;23(11):1213–1215.

[94] Boney CM et al. *Pediatrics*. 2005;115(3):e290–e296.

[95] Ma RC et al. *Prog Biophys Mol Biol*. 2015;118(12):55–68.

[96] Kapur A et al. *Gynecol Endocrinol*. 2018;34(1):1–3.

[97] Kapur A et al. *BJOG:Int J Obstet Gynaecol*. 2017; 1–2. doi:10.1111/1471-0528.14659

[98] Nakabuye B et al. *BMC Res Notes*. 2017;10(1):174.

[99] Waters TP et al. *Diabetes Care*. 2016;dc161194; 39(12):2204–2210.

第 9 章　孕产妇健康：妊娠期与近期、远期并发症

Maternal health Immediate, short-, and long-term complications following pregnancy

Gil Gutvirtz　Omri Zamstein　Eyal Sheiner　**著**

刘梦桐　杨慧霞　**译**

一、概述

妊娠是女性身体发生巨大变化的时期，因为母亲的生理需要迅速适应以维持胎儿的生长。在适应妊娠状态的各种生理过程中，心血管系统和代谢的变化可能是最为明显的，这可能导致孕产妇后续发生疾病，因此妊娠被认为是对母体的"压力测试"。

人们普遍认为，女性的生理功能在分娩后不久就会恢复到孕前状态，但越来越多的证据表明，妊娠，特别是妊娠期代谢和心血管并发症，如高血压和糖尿病，可能对孕产妇未来的健康产生重要影响。

目前尚不清楚的是，妊娠期间表现出的母亲潜在疾病最终会导致慢性疾病，还是妊娠本身会对母亲健康造成长期影响。不管是什么原因，妊娠可以被看作是孕产妇远期健康的一个窗口。

在这一章中，笔者回顾了妊娠合并血管和代谢并发症（如高血压和糖尿病）后，母体未来健康的最新数据。

二、胎盘综合征

妊娠早期胎盘形成是一个复杂的过程，会发生许多血管的改变，使得适当量的母体血液流向胎盘。这个过程涉及许多细胞因子和其他抗炎介质，为生长中的胎盘准备一个可接纳的血管床。据推测，胎盘功能不全，尤其是在子痫前期和宫内生长受限（IUGR）[1]中首次描述的缺陷深部胎盘形成，可能与"产科大综合征"（the great obstetrical syndromes）有关，也称为"胎盘综合征"（placental syndromes），包括如子痫前期、宫内生长受限、胎死宫内及早产[2]。目前正在研究这些综合征与母体远期血管疾病风险增加的关系。

一般来说，妊娠合并"胎盘综合征"的母亲早期全死因死亡风险增加，患慢性高血压和心脑血管疾病的终生风险增加。

一些流行病学数据表明，这些女性未来心血管疾病发病率或死亡率的风险增加可归因于潜在的遗传因素和两种疾病共同的风险因素[3]。妊娠是心血管疾病的压力测试，对于未来糖尿病的发生同样是一种压力测试。妊娠期间的胎盘综合征，特别是高血压疾病，也有可能诱发与心血管疾病（CVD）相关的生理和代谢变化，如内皮功能障碍[4]、胰岛素抵抗、交感神经过度活动、促炎症活动和脂肪异常分布等[5]，并在分娩后仍然存在，导致远期心血管疾病[6]和其他相关疾病。

1. 妊娠期高血压病

高血压［定义为收缩压 ≥ 140mmHg 和（或）舒张压 ≥ 90mmHg］可能是妊娠期最常见的疾病，使 10% 的妊娠复杂化[7]。妊娠期高血压病（hypertensive disorders during pregnancy，HDP）一般分为四类：①慢性高血压（妊娠 20 周前血压升高或持续至产后 12 周以上）；②子痫前期（妊娠 20 周后新发血压升高并伴有蛋白尿或终末器官功能障碍）；③子痫前期合并慢性高血压；④妊娠期高血压（gestational hypertension，GH）（在妊娠 ≥ 20 周时新发高血压但不符合子痫前期诊断标准者）[8]。

妊娠期高血压病与围产期发病率和死亡率增加有关，主要是因为该类产妇需要进行选择性早产，并且疾病本身会导致子宫胎盘功能不全使胎儿血流受损[9]。

2. 妊娠期高血压病的母体结局

患有妊娠期高血压病的妇女早期全死因死亡率和某些特定原因死亡率［缺血性心脏病（ischemic heart disease，IHD）、脑卒中、糖尿病］的风险似乎有所增加[10]。该风险与子痫前期的严重程度、发病时的孕龄（通常定义早发为妊娠 < 34 周）和疾病复发次数有关[11]。重要的是，重型通常起病较早，并伴有胎盘形成不良和胎儿生长受限，从而导致更大的风险和不良的母体结局。

3. 妊娠期高血压病的即刻和短期（10 年内）影响

母体妊娠期高血压病的即刻和短期后果通常是良性的，因为产后母体症状和体征通常完全缓解，有些症状（如头痛）很快消失，其他症状（如蛋白尿）也可能会在持续数周或数月后消失。产后第一周或第二周，高血压情况可能恶化，但大多数女性可以在产后 4 周内恢复正常[12]。然而，分娩后仍可能有病情严重进展和子痫的发生，11%～44% 的子痫病例发生在产后[13]，大多数产后子痫病例发生在产后 48h 内，但仍有些病例在 48h 后发生，最晚可至产后 23d[13]。

在短期内，即使症状完全缓解，心血管疾病发病的风险也会增加。子痫前期孕妇产后心血管系统的恢复可能同时影响动、静脉系统，因为患子痫前期的孕妇在产后 1 年内无症状左心室收缩舒张功能障碍可能持续存在[14]。

各种研究证实，HDP 患者后续患高血压的风险会在分娩后的几年内增加。Black 等[15]研究了近 6000 名孕前血压正常的妇女，发现与血压正常的女性相比，患 HDP 的女性在产后一年出现高血压前期和患高血压的风险高出 2 倍以上。一年后，Behrens 等报道，患妊娠期高血压病的女性在分娩后一年的高血压发病率比正常妊娠的女性高 12～25 倍[16]。产后 1～10 年内，这一比例仍高达 10 倍。最近，Egeland 等公布了他们在挪威人群中的研究结果，发现分娩后 10 年内药物治疗高血压的风险在子痫前期和 GH 人群中与普通人群比较分别增加了 6 倍和 7 倍[17]。

患妊娠期高血压病的女性在分娩后 5 年内患心血管疾病的风险也增加了。Cain 等对 30 多万名女性进行了回顾性研究，发现即使考虑了多种因素，包括先前存在的心血管疾病风险因素、行为及社会人口学因素，妊娠期患子痫前期或子痫的女性患心血管疾病（如冠心病、脑血管病、外周动脉疾病或充血性心力衰竭）的风险仍较正常高出 42%[18]。仅患 GH 的女性患心血管疾病的风险也高出 18%，但调整后其意义减弱。此外，与血压正常的妇女相比，有 HDP 病史的妇女在分娩后 3 年内因心血管疾病因住院的调整住院概率约高出 2.4 倍[19]。

4. 妊娠期高血压病的远期影响

(1) 心血管疾病：母体未来的心血管疾病可能是研究最多的 HDP 远期结果，多个对照研究的系统回顾评估了是否有 HDP 病史的女性发生晚期心血管事件的风险[20-23]。值得注意的是，在所有的妊娠期高血压病中，子痫前期与未来心血管疾病风险之间的联系最为明显。表 9-1 总结了这些研究的主要发现。

表 9-1　有子痫前期病史（PET）的女性未来心血管健康的 Meta 分析主要发现

心血管结局	作者	说明	包含研究	子痫前期女性数量	无子痫前期女性数量	相对风险（95%CI）
高血压	Bellamy 等[20]		13（10RC, 3PC）	3658	16 086	3.70（2.70~5.05）
	Brown 等[23]		30RC	40 544	782 011	3.13（2.51~3.89）
心血管疾病 a	Bellamy 等[20]	包括 MI、CABG、CAD、和 HF	8（7RC, 1PC）	121 487	2 187 112	2.16（1.86~2.52）
	Mcdonald 等[21]	包括 IHD、CAD、MI、CHF	4CC	583	1932	2.47（1.22~5.01）
			10RC	118 407	2 257 644	2.33（1.95~2.78）
	Brown 等[23]	包括 MI、CAD、IHD	4CC	254	1919	2.57[b]（1.49~4.45）
			11RC	99 528	1 908 955	2.24[b]（1.80~2.80）
			全部			2.28[b]（1.87~2.77）
	Wu 等[22]	包括 HF 和 CHD	HF 7	2 764 824 名女性		3.62[c]（2.25~5.85）
			CHD 10	3 239 797 名女性		2.11[c]（1.60~2.77）
脑血管意外	Bellamy 等[20]		4（3RC, 1PC）	64 551	1 568 629	1.81（1.45~2.27）
	Mcdonald 等[21]		6RC	86 787	1 779 574	2.03[d]（1.54~2.67）
			1CC	71	770	2.6（1.5~4.3）
	Brown 等[23]		3CC	211	1877	2.46[b]（1.35~4.49）
			4RC	62 024	1 362 376	1.60[b]（1.48~1.74）
			全部			1.77[b]（1.43~2.21）
	Wu 等[22]		9	4 906 182 名女性		1.71（1.38~2.11）
死亡率	Bellamy 等[20]	全因死亡率	4	49 049	745 413	1.49（1.05~2.14）
	Mcdonald 等[21]	CVD 和 CVA 死亡率	5RC	44 943	731 598	2.29（1.73~3.04）
	Wu 等[22]	CHD 死亡率 e	4	677 378 名女性		2.10（1.25~3.51）
		CVD 死亡率 f	4	2 614 180 名女性		2.21（1.83~2.66）

CC. 病例对照研究；CVA. 脑血管意外；CVD. 心血管病；PC. 预期队列；RC. 回顾性队列

a. 不同研究中的定义通常包括缺血性 / 冠状动脉心脏病（IHD/CHD），心肌梗死（MI）和心力衰竭（HF）

b. OR 为比值比

c. 调整了各种混杂因素的研究其相对风险（RR）更大［HF 4.19（2.09~8.38）；CHD 2.50（1.43~4.37）］

d. 队列研究中的 CVA 定义包括因 CVA 死亡

e. CHD 死亡率包括与 IHD、冠状动脉疾病（CAD）、心绞痛和 MI 有关的死亡

f. CVD 死亡率综合包括与心脏、脑血管和周围血管疾病的相关的死亡

2007 年，Bellamy 等[20]发表了一篇关于子痫前期患者未来心血管发病风险的系统回顾和 Meta 分析。他们分析了 25 项研究，包括 300 多万女性，其中约 5% 有子痫前期病史，其高血压的相对风险（relative risk，RR）为 3.70［95% 可信区间（CI）2.70～5.05］，IHD 为 2.16（95%CI 1.86～2.52），脑卒中为 1.81（95%CI 1.45～2.27），静脉血栓栓塞为 1.79（95%CI 1.37～2.33）。在他们的分析中，子痫前期病史后总死亡率的 RR 为 1.49（95%CI 1.05～2.14）。

一年后，McDonald 等[21]发表了包括病例对照和队列研究的 Meta 分析，发现病例对照研究中心脏病的比值比（OR）为 2.47（95%CI 1.22～5.01），队列研究中的 RR 为 2.33（95%CI 1.95～2.78）。他们还报道了脑血管病（RR=2.03，95%CI 1.54～2.67）和心血管死亡率（RR=2.29，95%CI 1.73～3.04）的风险增加。

Brown 等 2013 年发表了一篇涵盖 50 篇文章的综述，其中对 43 篇符合条件的文章进行了 Meta 分析，以评估和量化与子痫前期相关的心血管疾病、脑血管事件和高血压的风险。他们的研究结果与 "Bellamy 和 McDonald" 的研究结果相似，他们得出的结论是，子痫前期病史患者患心血管疾病和脑血管疾病的概率增加了大约 2 倍，高血压的风险增加了 3 倍[23]。

最近，在 2017 年 Wu 等[22]分析了 22 项研究，涉及 640 多万女性，包括 258 000 多名子痫前期患者。调整潜在的混杂因素如年龄、BMI 和糖尿病（diabetes mellitus，DM）后，证明子痫前期与未来心力衰竭（RR=4.19，95%CI 2.09～8.38）、冠心病（RR=2.50，95%CI 1.43～4.37）、心血管疾病死亡（RR=2.21，95%CI 1.83～2.66）和脑卒中（RR=1.81，95%CI 1.29～2.55），再次强调了对有子痫前期病史的女性进行心血管危险因素终身监测的重要性。

这些数据的力度已经使得美国心脏协会（American Heart Association，AHA）在 2011 年将子痫前期或妊娠期高血压病史视为 CVD 发生的主要危险因素[24]。美国妇产科学会（American College of Obstetricians and Gynecologists，ACOG）与 AHA 共同发表了一份建议报道，为未足月（< 37 周）或反复发作的子痫前期患者的心血管疾病危险因素筛查提供了具体建议[25]。ACOG 建议这组女性每年筛查血压、血脂、空腹血糖和 BMI。这项建议只涉及未足月或复发性子痫前期的妇女，因为她们的心血管死亡率最高，而对足月子痫前期的女性如何筛查的问题并没有得到解决。

ACOG 在足月子痫前期和未足月子痫前期之中所做的观察很重要，使得先前的发现在高血压疾病发生的严重程度、复发率和胎龄中得到了进一步强调。

5. 早发型与迟发型子痫前期

与迟发型子痫前期相比，有早发型子痫前期病史的女性患血管疾病的风险明显更高（图 9-1）。一项基于挪威人群的 626 272 例分娩队列研究发现，有子痫前期病史的女性其长期死亡风险比没有子痫前期的女性高 1.2 倍（95%CI 1.02～1.37）。按足月或未足月分层时，由于未足月子痫前期可能更严重，因此，与足月分娩的正常女性相比，对患子痫前期的早产女性其长期死亡风险高 2.71 倍（1.99～3.68）。此外，患子痫前期的早产女性因心血管原因死亡的风险比足月分娩且血压正常的女性高 8.12 倍（4.31～15.33），而患子痫前期的足月分娩女性心血管死亡的风险仅高 1.6 倍（1.01～2.7）[26]。同样，在加利福尼亚州健康与发展研究中，子痫前期发作时 < 34 周的女性与血压正常的孕妇相比，心血管死亡风险增加了 9.5 倍，而先前报道的迟发性子痫前期女性的心血管死亡风险是 2.1 倍[27]。几年后在另一项挪威研究中报道了类似的结果，与血压正常妊娠相比，未足月子痫前期（< 37 周）相关的心血管死亡的风险比（hazard ratio，HR）高 3.7 倍，但在足月子痫前期的女性中仅高 1.6 倍[28]。

6. 子痫前期的严重程度

在子痫前期的严重程度和CVD的长期风险之间观察到剂量反应关系（图9-2）。在2015年，Kessous等[11]也报道了子痫前期与心血管疾病之间的显著相关性，并显示了子痫前期的严重程度（无子痫前期、轻度子痫前期、重度子痫前期和子痫）与未来心血管疾病的风险之间存在线性关系（分别为2.75%、4.5%、5.2%、5.7%；$P=0.001$）。在早期研究中[29, 30]报道过类似的结果，并且在先前提到McDonald等的Meta分析中也发现，轻度、中度和重度子痫前期未来发展为CVD的RR值分别为2.00、2.99和5.36[21]。

7. 子痫前期的复发

Kessous等发现，先前并发子痫前期妊娠的次数与未来发生CVD的风险之间存在显著的线性相关[11]（图9-3）。来自丹麦的"基于注册表的"队列研究也报道了这种关联[30]，其中两次妊娠并发子痫前期的多产女性与血压正常的多产妇女相比，未来发生CVD的风险增加了2.8倍（2.3～3.4），而增加的风险较只有一次怀孕并发子痫前期的风险降低了1.3倍（1.1～1.5）。需要注意的是，本研究女性发生脑卒中的相应RR为1.5和1.2。

8. 终末期肾脏疾病

子痫前期的女性在以后的生活中罹患终末期肾病（end-stage renal disease，ESRD）的风险也可能增加，但绝对风险很小。挪威的一项回顾性研究发现，与没有子痫前期的女性相比，首次妊娠患子痫前期的女性将来患ESRD的风险增加了四倍（RR=4.7，95%CI 3.6～6.1），但20年内

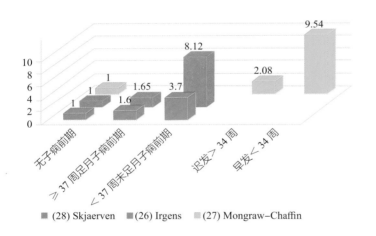

◀ 图9-1 足月、未足月子痫前期与心血管相关的死亡风险

■ (28) Skjaerven ■ (26) Irgens ■ (27) Mongraw-Chaffin

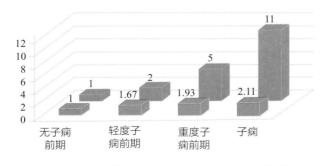

◀ 图9-2 基于严重程度，有或无子痫前期的女性发生心血管疾病住院的风险
（经许可转载，引自参考文献 [11]）

■ 与心血管相关的住院个案 ■ 与肾脏相关的住院个案

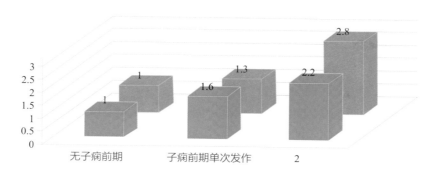

▲ 图 9-3　基于子痫前期复发次数的心血管疾病风险

患 ESRD 的绝对风险低于 1%[31]。同样，Kessous 等[11] 发现有子痫前期病史的女性在生命后期罹患肾脏疾病的风险增加也与子痫前期的严重程度相关（无子痫前期、轻度子痫前期、重度子痫前期和子痫），尽管总患病率很低（分别为 0.1%、0.2%、0.5%、1.1%；P=0.001）。ESRD 可能是妊娠期亚临床肾病的结局，但也可能是已有危险因素使这些女性同时易患子痫前期和 ESRD，就像这些妇女罹患其他心血管疾病的风险增加一样。

9. 眼病

研究认为由子痫前期引起的微血管病变也可能使女性长期处于患眼科并发症的风险中，例如糖尿病性视网膜病和视网膜脱离。Beharier 等研究了超过 100 000 例分娩，其中 8.1% 并发子痫前期，并发现妊娠前子痫前期病史与较高的眼病发病率独立相关，后者也与子痫前期严重程度相关（无子痫前期，轻度子痫前期，重度子痫前期和子痫）（分别为 0.2%、0.3%、0.5%、2.2%；P < 0.001）。他们提出子痫前期和眼科疾病之间的共同机制与缺氧诱导因子 -1（hypoxia-inducible factor-1，HIF-1）水平升高促进了新生血管状态的改变有关[32]。

10. 其他胎盘综合征

如前所述，胎盘缺氧的常见机制会导致其他产科综合征，增加母体未来患病的风险。

11. 宫内生长受限（IUGR）

最早报道出生体重与随后的母亲发病率之间相关性研究在 1997 年发表。Davey Smith 等[33] 在他们的队列研究中表明，后代的出生体重与 CVD 的总死亡率成反比，但该研究的主要局限性在于其结果与其他常见危险因素（如该次妊娠中的子痫前期或早产）无关。从那时起，积累了很多关于分娩小于胎龄儿（SGA）与心血管和非心血管原因导致的孕产妇死亡之间关联的证据[34-36]。除死亡率外，研究还表明，分娩 SGA 婴儿的女性发生心血管疾病的风险增加。在这组女性中，冠心病、脑血管事件和心力衰竭更为普遍[37-39]。Pariente 等[40] 追踪了有 SGA 婴儿分娩史 20 年以上的女性，发现她们的心血管死亡风险大约比正常高 3 倍[40]。他们还发现，这些女性患肾脏病的风险也增加了，如慢性肾衰竭、肾脏移植和高血压肾脏疾病[41]。

12. 胎盘早剥

尽管胎盘早剥被认为是胎盘综合征的一种，但它经常与其他并发症［如子痫前期或胎膜早破（premature rupture of membranes，PROM）］一起发生。因此，除非与其他胎盘综合征相关联，否则大多数研究都无法证实胎盘早剥与远期母体心血管风险之间存在独立关联[36]。尽管如此，Ray 等研究了有胎盘综合征（GH、子痫前期、胎盘早剥和胎盘梗死）妊娠史女性的早发 CVD 风险，当挑选出有胎盘早剥或梗死病史的患者，发现他们的心血管疾病校正 HR 为 1.7（95%CI 1.3～2.2）[42]。2013 年下半年，Pariente 等关注仅在一次妊娠中经历过胎盘早剥的女性，发现其与长期心血管疾病死亡率有关（OR=6.6，95%CI 2.3～18.3）。胎盘早剥组的心血管疾病死亡率为 13%，而对照组仅为 2.5%（$P < 0.001$）[43]。最近的研究发现了类似的结果。Deroo 等来自斯堪的那维亚人种（挪威和瑞典）的研究发现，与从未经历过胎盘早剥的女性相比，任意一次妊娠患胎盘早剥女性的 CVD 死亡率增加了 1.8 倍（95%CI 1.5～2.2）[44]。而 Ananth 等（丹麦）发现，在妊娠并发胎盘早剥后的 18 年里，IHD、急性心肌梗死（myocardial infarction，MI）、高血压心脏病和充血性心力衰竭的风险增加[45]。

13. 早产

早产（preterm delivery，PTD）可以在没有易感因素的女性中自发发生，但通常是先前讨论过的使妊娠复杂化的胎盘综合征之一发生后的结果。无论是自发的还是有指征的，PTD 在许多研究中已被证明是未来孕产妇发病的危险因素。Kessous 等发现，有早产史的女性心血管疾病相关住院率更高。既往 PTD 的次数与未来心血管疾病相关住院风险之间存在线性关系（≥ 2 次 PTD 为 5.5%；1 次为 5%，而对照组为 3.5%），自发性和选择性 PTD 的关联均很显著[46]。这些结果在几次系统评价中得到了证实。Robbins 等在 2014 年发表的综述分析了 10 项评估 PTD 与随后 CVD 发病率或死亡率之间关系的研究[47]。这篇综述提示了相似的结果，因为有 PTD 病史的女性患 IHD［调整后的危险比（adjusted hazard ratio，aHR）为 1.3～2.1］，患动脉粥样硬化（aHR=4.1）和脑卒中（aHR=1.7）的风险更高。有两次或两次以上 PTD 病史的女性，其 CVD 相关的并发症和死亡（定义不同）的风险高于至少有两次分娩但仅一次发生 PTD 的女性[47]。在 2016 年，Heida 等发表了关于对自发性 PTD 的综述，发现自发性 PTD 是 IHD、脑卒中和整体 CVD 发生的独立危险因素[48]。关于该研究的最新系统综述和 Meta 分析[49]囊括了 21 项研究，涉及 580 万名女

性，其中 333.8 万名有早产病史的女性。校正潜在混杂因素后 Meta 分析显示，早产与母亲未来 CVD 患病（RR=1.43，95%CI 1.18～1.72）、CVD 相关死亡（RR=1.78，95%CI 1.42～2.21）、冠心病患病（RR=1.49，95%CI 1.38～1.60）、冠心病相关死亡（RR=2.10，95%CI 1.87～2.36）和脑卒中患病（RR=1.65，95%CI 1.51～1.79）的风险增加相关，且当早产发生在妊娠 32 周之前或有医学指征时，以上风险最高。

Pariente 等研究了 PTD 与未来孕妇肾脏疾病之间的关联[50]。他们报道了先前的 PTD 次数、早产时胎龄与未来肾脏相关疾病住院的风险之间存在显著的剂量反应关系。在该队列中，出现自发性或选择性 PTD 的女性发生肾脏疾病相关住院的风险分别是正常的 2 倍和 3 倍。

14. 复发性流产和死胎

宫内胎儿死亡（intrauterine fetal demise，IUFD）与其他胎盘综合征（如胎盘早剥、子痫前期和 IUGR）密切相关，使其发生概率增加了 7 倍[51]。Kharazmi 等研究了妊娠流产与随后的母亲发生 MI 或脑卒中风险之间的关系。报道称，即使排除了许多混杂因素，经历死胎的女性发生 MI 的风险也高出 3.4 倍（95%CI 1.53～7.72）。他们还发现，反复流产对后续发生 CVD 构成重大风险，但这仅在发生 3 次以上事件的患者中显著[52]。在队列研究中，死胎史和脑卒中风险之间没有显著关联。Pariente 等研究了死胎史与长期母体动脉粥样硬化发病之间的关系。死胎后，患者的心血管和肾脏疾病发病率的累积发生率显著升高，死胎次数与未来心血管疾病发病风险之间呈显著的逐步上升趋势[53]。Kessous 等研究了反复流产女性的动脉粥样硬化发生率。他们还发现这些女性的心血管和肾脏疾病的累积发病率更高[54]。

15. 合并胎盘综合征

尽管超出了本章的范围，但必须强调的是，当出现上述胎盘综合征中的任何并发症时，未来产妇患病的风险会受到很大影响。Ray 等对患有

孕妇胎盘综合征（GH、子痫前期和胎盘早剥/梗死）的女性进行了研究，发现无论所研究的孕妇胎盘综合征的亚型如何，CVD 的未来风险仍然很大，并且与正常女性相比，其在患有胎盘综合征并伴有胎儿生长不良或胎死宫内的女性中风险最高（aHR 分别为 2.0、3.3 和 4.4）[42]。该团队后续研究了母体由于心律失常或心力衰竭住院的风险，发现在患有母体胎盘综合征（maternal placental syndromes, MPS）并伴有早产史和胎儿生长不良的女性中尤为显著（aHR=2.42，95%CI 1.25~4.67）[55]。2016 年，Cain 等还表明，患有多于一种胎盘综合征的女性发生 CVD 的风险最高，尤其是同时伴有 PTD 或 SGA 时[18]。

三、妊娠期糖尿病

妊娠期糖尿病（GDM）是当看似有能力的胰腺无法适应致糖尿病的环境时发生的妊娠常见代谢紊乱。GDM 的发生率受筛查方法、种族和肥胖率等因素的影响而变化，据估计，这种情况使全球多达 6% 的妊娠复杂化[56]，并且由于孕产妇年龄的增长和肥胖的全球流行，这一数字还在继续增长[57]。尽管传统上将妊娠期糖尿病定义为在妊娠期间首次出现的糖耐量异常，但现在已经认识到，某些 GDM 病例是在妊娠前未被诊断出的 2 型糖尿病的漏诊病例。GDM 的常见危险因素包括个人的糖耐量异常或 GDM 病史、糖尿病家族史、种族（非高加索妇女的危险性升高）、孕前 BMI > 30kg/m² 和高龄[58]。GDM 筛查在妊娠 24~28 周进行，采用 1~2 种方法。尽管诊断通常需要两个以上的葡萄糖值升高，但是 ACOG 实践指南的最新修订版提出仅基于一个升高的值就可以诊断。GDM 的治疗主要包括营养改善和体育锻炼，无法达到血糖控制目标时需要使用药物治疗以进行充分控制[59]。对 GDM 的认识和适当管理有助于降低孕产妇和新生儿的并发症，包括妊娠期高血压病、巨大儿和肩难产的风险。在

本章中，笔者重点关注 GDM 对母体健康的影响，包括即刻、近期到远期影响。

1. GDM 的产后和近期影响

GDM 使患者在妊娠和剖宫产期间发生高血压疾病的风险增加。GDM 与子痫前期之间相关性的关键证据来自 10 多年前发表的高血糖和不良妊娠结局（HAPO）研究[60]，研究人员调查了超过 23 000 名参与者的妊娠结局，发现母亲高血糖与子痫前期之间有很强的关联，其 OR 值为 1.21~1.28。这种联系的潜在机制包括糖尿病引起的内皮损伤和血管功能不全，以及失衡肥大的胎盘相对缺血[61]。HAPO 研究团队后来发现有趣的是，调整孕妇的空腹 C 肽后，这种关系有所减弱，强化了除葡萄糖水平升高外胰岛素抵抗也会促使子痫前期发展的观点[62, 63]。重要的是，美国预防性工作组在对几项试验的回顾分析中发现，适当管理 GDM 可使子痫前期发病率显著降低（从 11.7% 降至 7.2%）[64]。尽管缺乏对疑似大体重胎儿分娩途径的明确建议，但患有 GDM 的女性剖宫产的风险也会增加，因此面临相关手术并发症[60]。关于降低剖宫率的治疗效果存在争论。在一项包括 958 例轻度 GDM 的随机临床试验中，即使排除了异常先露、前置胎盘、羊水过少和既往剖宫产史的病例，治疗组的剖宫产率也较低（26.9% vs. 33.8%）[65]。相反，Falavigna 等在系统综述中得出的结论是，尽管 GDM 的治疗可能会降低巨大儿的发生率，但几乎没有证据表明其临床相关的剖宫产率会降低[66]。

2. 远期产妇健康影响和预后

与 GDM 相关的孕产妇风险已超出妊娠期，包括各种各样的代谢、心血管和恶性疾病，以及后续妊娠疾病复发的风险增加。表 9-2 总结了评估 GDM 与母体发病率之间关系的主要文献。

3. 复发

尽管 GDM 通常与妊娠期胰岛素抵抗的良性发展过程平行，即在妊娠晚期达到高峰并在分娩

后恢复。但预计有 40% 以上受影响的女性在未来的妊娠中患妊娠期糖尿病[67]。与复发相关的显著因素包括产妇高龄、孕期体重增加、高出生体重以及既往妊娠合并 GDM[68]。Schwartz 等研究了种族的影响，他们发现尽管无法量化区分不同人群的非遗传因素的贡献，但与非西班牙裔白人相比，西班牙裔、非裔美国人和亚裔女性的 GDM 复发率更高（56% vs. 38%）[69]。一旦受到 GDM 的影响，应鼓励妇女在随后的怀孕中进行早期（即第一次产检时）的筛查[56]。

4. 糖代谢改变与 2 型糖尿病

产后的几周内，以空腹血糖受损（impaired fasting glucose，IFG）和糖耐量受损（impaired glucose tolerance，IGT）形式出现的糖代谢异常在 GDM 女性中更为常见[70]。此外，受影响的女性罹患 2 型糖尿病的风险增加，这一联系的有力证据来自几项大型观察性研究。Bellamy 等对 20 项研究进行了全面的系统回顾和 Meta 分析，包括 675 455 名女性，其中 10 859 名患有 2 型糖尿病。报道称，发生 GDM 的女性与妊娠期正常血糖的

表 9-2 评估 GDM 与孕产妇发病率之间关系的主要文章总结

远期风险	主要发现
复发	
Getahun 等[67]	先前患有 GDM 的妇女在随后妊娠中复发的风险为 41.3%；如果有不止一次妊娠并发 GDM 史，则风险进一步增加
Schwartz 等[69]	合并的 GDM 复发率为 48%，非西班牙裔白人和初产妇的复发率较低
2 型糖尿病	
Bellamy 等[71]	与妊娠时血糖正常的女性相比，异常患者后续罹患 2 型糖尿病的风险增加了 7.43 倍
Kim 等[73]	2 型糖尿病的转化率为 2.6%~70%，且在分娩后的 5 年内更为明显
心血管疾病	
Kessous 等[77]	未来发生心血管疾病的风险增加，包括无创性心脏诊断程序、简单的心血管事件和总心血管疾病住院
Retnakaran 等[78]	在 12 年的随访期内，心血管疾病未来发展的风险增加
Tobias 等[79]	调整生活方式风险因素后，未发展为 2 型糖尿病的女性患心血管疾病的风险不显著（HR=1.20，95%CI 0.91~1.58）
肾功能不全	
Beharier 等[81]	未来肾脏疾病和相关住院的风险增加呈剂量反应关系
Rawal 等[82]	产后发展为显性糖尿病的 GDM 女性在产后 9~16 年内 eGFR、尿白蛋白 / 肌酐值升高
恶性疾病	
Fuchs 等[84]	GDM 与女性恶性肿瘤之间的独立关联（HR=1.3，95%CI 1.2~1.6），包括卵巢癌，子宫癌和乳腺癌
Sella 等[85]	在大约 5 年的短期随访中，胰腺癌和血液系统恶性肿瘤（尤其是非霍奇金淋巴瘤）的风险增加
眼病发病率	
Beharier 等[86]	GDM 是长期眼病的重要危险因素，例如青光眼，糖尿病性视网膜病变和视网膜脱离
抑郁症	
Hinkle 等[87]	GDM 相关产后抑郁症风险增加 4.62 倍

CI. 置信区间；eGFR. 估计的肾小球滤过率；GDM. 妊娠期糖尿病

女性相比其患 2 型糖尿病的风险高出 7 倍[71]。另一项为期 10 年的随访研究对 11 270 名患有 GDM 的女性进行研究，发现与没有 GDM 的女性相比，其产后患糖尿病的风险高出 8 倍[72]，并且风险在该次妊娠后逐年增加，在产后约 30 年达到 GDM 向 2 型糖尿病转化的最高转化率 70%[73]。与糖尿病发展有关的主要危险因素包括肥胖和需使用胰岛素控制 GDM[72]。尽管在病理生理上有相似之处，但发现在这些高风险的妊娠期糖尿病患者群中，普通人群中糖尿病的常规危险因素（如非裔美国人、高龄和糖尿病家族史）对未来糖尿病的预测性较低。通过加强生活方式干预（主要是减重和体育锻炼）影响可改变的风险因素，可能会延迟 GDM 进展为显性糖尿病[74]。

5. 心血管疾病的发病率

有 GDM 病史的女性患心血管疾病的风险更高。关于心血管疾病的常见预测因素，GDM 患者更可能有致动脉粥样硬化特征的血脂、血压升高、代谢综合征和血浆 C 反应蛋白（慢性炎症的标志物）水平升高[75]。此外，有 GDM 病史的女性通常表现为动脉硬化增加、血管内皮和平滑肌功能受损[76]。所有这些血管和代谢紊乱加上 2 型糖尿病的高患病率可能增加心血管疾病的风险。在一项随访 10 年以上的人群研究中，Kessous 等发现 GDM 与心脏诊断程序、简单心血管事件和心血管疾病相关住院之间存在独立相关性[77]。Retnakaran 等报道了类似研究结果，对 13 888 名 GDM 女性进行了平均 12 年的随访，作者发现，相较于血糖正常女性，这些女性由于急性心肌梗死、冠状动脉旁路手术、冠状动脉血管成形术、脑卒中或颈动脉内膜切除手术住院的 HR 值为 1.66。2 型糖尿病的因素调整减弱了 GDM 和心血管发病率之间的关系，提示其过度风险主要在于显性糖尿病的发展。尽管如此，作者们还认为，考虑到相对低风险人群和糖尿病对脉管系统的长期影响，可以认为心血管疾病与糖尿病同时发生而非随之发生[78]。根据这些复杂的

发现，调整了 CVD 其他生活方式危险因素（如不健康饮食、体重增加、缺乏体育活动和吸烟）后的"护士健康研究"显示，既往患 GDM 而没有发展为 2 型糖尿病的女性其心血管疾病患病率没有增加（HR=1.20，95%CI 0.91～1.58），表明不健康的生活方式也可能是造成这种关系的原因[79]。总的来说，现有数据表明，尽管多个中间介质和混杂因素的相对影响值得进一步研究，妊娠期糖尿病与未来心血管疾病发病率的增加仍是相关的。

6. 肾功能不全

GDM 与肾功能不全、蛋白尿和慢性肾脏病的发展有关。在一项对超过 37 000 名女性参与者的研究中，与血糖正常参与者相比，GDM（随后未发展为 2 型糖尿病）成为蛋白尿和慢性肾脏病 1～2 期的独立危险因素。她们的风险已经达到了患显性糖尿病女性的水平，并且在肥胖和非裔美国人女性中更高[80]。另有 Beharier 等报道称，患有 GDM 的女性未来患肾病的风险与先前妊娠并发 GDM 的次数呈线性正相关[81]。相反，最近的一项前瞻性研究得出的结论是，尽管在产后 16 年内估计肾小球滤过率（estimated glomerular filtration rate，eGFR）水平（预示早期肾损害）较高，但只有后来发展为糖尿病的 GDM 女性在临床上表现出明显的肾损伤[82]。

7. 恶性肿瘤

一些研究调查了 GDM 与未来癌症发展之间的关联，但结果并不一致。关于乳腺癌，对 7 项研究的系统回顾显示，有 GDM 病史的女性发生恶性肿瘤的风险不显著（OR=1.01，95%CI 0.87～1.17）[83]。相反，Fuchs 等进行的一项随访长达 11 年的基于人群的大型研究，确实发现有 GDM 病史女性中乳腺癌及其他妇科恶性肿瘤（卵巢癌和子宫内膜癌）的发病率更高，这表明暴露时间延长是证明相关性的关键[84]。至于其他类型的恶性肿瘤，在 11 264 名有 GDM 病史的女性队列研究中观察到胰腺癌和血液系统恶性肿瘤

的风险升高，尽管对于后者而言需要在 5 年或更长时间的随访中才能证明关系的显著性[85]。鉴于 GDM 与 2 型糖尿病之间的病理生理相似性，以及后者通过不受控制的细胞增殖对某些癌症的发展所起的作用，GDM 可能增加了恶性转化的风险。

8. 其他发病率

在第一项评估 GDM 对未来孕妇眼病发病率影响的研究中，Beharier 等发现与正常血糖女性相比，有 GDM 病史的女性其青光眼、糖尿病视网膜病变和视网膜脱落的患病率明显更高。此外，与仅有 GDM 的女性相比，同时发生子痫前期进一步增加了眼部并发症的风险[86]。其他一些研究证实了 GDM 和产后抑郁症状之间的关系，在产后 6 周对患病妇女进行评估后发现，她们患抑郁症的风险升高 4 倍[87]。

四、结论

妊娠发生在女性生命周期的相对早期，通常在临床 CVD 发病之前。因此，伴有胎盘综合征或 GDM 的复杂妊娠可以作为未来 CVD 风险的早期特异指标，并可以为启动有意义的降低风险策略提供机会。最近，ACOG 发布了优化产后护理的建议[88]，并指出所有女性最好在产后 3 周内联系产妇护理保健，以个体化和以女性为中心的特点解决产后常见的问题、全面随访，最晚不应超过产后 12 周。作为妇产科医师，重要的是告知患有 PTD、GDM 或 HDP 的孕产妇，这些疾病可能与母体心血管代谢疾病终生风险有较强关系。尽管迄今为止，仅有很少的证据表明降低风险的干预措施存在长期有效性[89, 90]，但是产后是采取适当措施控制风险的一个机会，例如，改变生活方式（控制体重、锻炼、戒烟）和控制心血管代谢危险因素（血压、血糖、血脂、BMI），可能有助于减轻这些女性未来 CVD 的发展。

参考文献

[1] Brosens IA et al. *Obstet Gynecol Annu.* 1972;1:177–191.

[2] Brosens I et al. *Am J Obstet Gynecol.* 2011; 204(3):193–201.

[3] Magnussen EB et al. *BMJ.* 2007;335(7627):978.

[4] Chambers JC et al. *JAMA.* 2001;285(12):1607–1612.

[5] Hermes W et al. *Obstet Gynecol Surv.* 2012;67(12):793–809.

[6] van Rijn BB et al. *Obstet Gynecol.* 2013;121(5):1040–1048.

[7] Hutcheon JA et al. *Best Pract Res Clin Obstet Gynaecol.* 2011;25(4):391–403.

[8] Gynecologists ACoOa, Pregnancy TFoHi. *Obstet Gynecol.* 2013;122(5):1122–1131.

[9] Backes CH et al. *J Pregnancy.* 2011;2011:214365.

[10] Theilen LH et al. *Am J Obstet Gynecol.* 2018;219(1):107. e1–107.e6.

[11] Kessous R et al. *Heart.* 2015;101(6):442–446.

[12] Podymow T, August P. *Hypertens Pregnancy.* 2010;29(3):294–300.

[13] Sibai BM. *Obstet Gynecol.* 2005;105(2):402–410.

[14] Melchiorre K et al. *Circulation.* 2014;130(8):703–714.

[15] Black MH et al. *J Hypertens.* 2016;34(4):728–735.

[16] Behrens I et al. *BMJ.* 2017;358:j3078.

[17] Egeland GM et al. *J Am Heart Assoc.* 2018;7(10).

[18] Cain MA et al. *Am J Obstet Gynecol.* 2016;215(4):484.e1–484.e14.

[19] Jarvie JL et al. *Heart.* 2018;104(14):1187–1194.

[20] Bellamy L et al. *BMJ.* 2007;335(7627):974.

[21] McDonald SD et al. *Am Heart J.* 2008;156(5):918–930.

[22] Wu P et al. *Circ Cardiovasc Qual Outcomes.* 2017;10(2).

[23] Brown MC et al. *Eur J Epidemiol.* 2013;28(1):1–19.

[24] Mosca L et al. *J Am Coll Cardiol.* 2011;57(12):1404–1423.

[25] Brown HL et al. *Circulation.* 2018;137(24):e843–e852.

[26] Irgens HU et al. *BMJ.* 2001;323(7323):1213–1217.

[27] Mongraw-Chaffin ML et al. *Hypertension.* 2010; 56(1):166–171.

[28] Skjaerven R et al. *BMJ.* 2012;345:e7677.

[29] Kestenbaum B et al. *Am J Kidney Dis.* 2003;42(5):982–989.

[30] Lykke JA et al. *Hypertension.* 2009;53(6):944–951.

[31] Vikse BE et al. *N Engl J Med.* 2008;359(8):800–809.

[32] Beharier O et al. *Am J Perinatol.* 2016;33(7):703–707.

[33] Davey Smith G et al. *BMJ.* 1997;315(7117):1189–1193.

[34] Manor O, Koupil I. *Int J Epidemiol.* 2010;39(5):1264–1276.

[35] Li CY et al. *Int J Epidemiol.* 2010;39(4):1082–1090.

[36] Lykke JA et al. *Paediatr Perinat Epidemiol.* 2010; 24(4):323–330.

[37] Bonamy AK et al. *Circulation.* 2011;124(25):2839–2846.

[38] Bukowski R et al. *PLOS ONE.* 2012;7(3):e33047.

[39] Ngo AD et al. *Heart Lung Circ.* 2015;24(7):696–704.

[40] Pariente G et al. *Int J Gynaecol Obstet*. 2013;123(1):68–71.

[41] Almasi O et al. *J Matern Fetal Neonatal Med*. 2016;29(17): 2861–2864.

[42] Ray JG et al. *Lancet*. 2005;366(9499):1797–1803.

[43] Pariente G et al. *Paediatr Perinat Epidemiol*. 2014;28(1):32–38.

[44] DeRoo L et al. *Eur J Epidemiol*. 2016;31(5):501–511.

[45] Ananth CV et al. *Paediatr Perinat Epidemiol*. 2017;31(3): 209–218.

[46] Kessous R et al. *Am J Obstet Gynecol*. 2013;209(4):368. e1–368.e8.

[47] Robbins CL et al. *Am J Obstet Gynecol*. 2014;210(4):285–297.

[48] Heida KY et al. *Eur J Prev Cardiol*. 2016;23(3):253–263.

[49] Wu P et al. *J Am Heart Assoc*. 2018;7(2).

[50] Pariente G et al. *J Matern Fetal Neonatal Med*. 2017;30(9): 1102–1107.

[51] Al-Kadri HM, Tamim HM. *Arch Gynecol Obstet*. 2012; 286(5):1109–1116.

[52] Kharazmi E et al. *Heart*. 2011;97(1):49–54.

[53] Pariente G et al. *Am J Obstet Gynecol*. 2014;211(4):416. e1–416.e12.

[54] Kessous R et al. *Am J Obstet Gynecol*. 2014;211(4):414. e1–414.e11.

[55] Ray JG et al. *Heart*. 2012;98(15):1136–1141.

[56] Bulletins—Obstetrics CoP. *Obstet Gynecol*. 2018; 131(2):e49–e64.

[57] Willis K et al. *Curr Diab Rep*. 2016;16(4):21.

[58] Farahvar S et al. *Expert Rev Endocrinol Metab*. 2019;14(1):63–74.

[59] Klein J et al. *Expert Opin Pharmacother*. 2015;16(3):357–368.

[60] Metzger BE et al. *N Engl J Med*. 2008;358(19):1991–2002.

[61] Dekker GA. *Clin Obstet Gynecol*. 1999;42(3):422–435.

[62] Yogev C et al. *Am J Obstet Gynecol*. 2010;202(3):255.e1–255.e7.

[63] Seely EW, Solomon CG. *J Clin Endocrinol Metab*. 2003; 88(6):2393–2398.

[64] Hartling L et al. *Ann Intern Med*. 2013;159(2):123–129.

[65] Landon MB et al. *N Engl J Med*. 2009;361(14):1339–1348.

[66] Falavigna M et al. *Diabetes Res Clin Pract*. 2012;98(3):396–405.

[67] Getahun D et al. *Am J Obstet Gynecol*. 2010;203(5):467. e1–467.e6.

[68] Schwartz N et al. *Endocrine*. 2016;53(3):662–671.

[69] Schwartz N et al. *Am J Obstet Gynecol*. 2015;213(3):310–317.

[70] Noctor E et al. *Eur J Endocrinol*. 2016;175(4):287–297.

[71] Bellamy L et al. *Lancet*. 2009;373(9677):1773–1779.

[72] Chodick G et al. *Diabet Med*. 2010;27(7):779–785.

[73] Kim C et al. *Diabetes Care*. 2002;25(10):1862–1868.

[74] Kim C. *Diabet Med*. 2014;31(3):292–301.

[75] Brewster S et al. *J Am Coll Cardiol*. 2013;62(8):677–684.

[76] Jensen LA et al. *Diab Vasc Dis Res*. 2016;13(3):170–182.

[77] Kessous R et al. *Heart*. 2013;99(15):1118–1121.

[78] Retnakaran R, Shah BR. *CMAJ*. 2009;181(67):371–376.

[79] Tobias DK et al. *JAMA Intern Med*. 2017;177(12):1735–1742.

[80] Bomback AS et al. *Diabetes Care*. 2010;33(12):2586–2591.

[81] Beharier O et al. *J Clin Endocrinol Metab*. 2015;100(4):1412–1416.

[82] Rawal S et al. *Diabetes Care*. 2018;41(7):1378–1384.

[83] Tong GX et al. *Asian Pac J Cancer Prev*. 2014;15(10):4265–4269.

[84] Fuchs O et al. *Arch Gynecol Obstet*. 2017;295(3):731–736.

[85] Sella T et al. *Cancer Causes Control*. 2011;22(11):1513–1520.

[86] Beharier O et al. *Arch Gynecol Obstet*. 2017;295(6):1477–1482.

[87] Hinkle SN et al. *Diabetologia*. 2016;59(12):2594–2602.

[88] ACOG Committee. *Obstet Gynecol*. 2018;131(5):e140–e150.

[89] Berks D et al. *Pregnancy Hypertens*. 2012;2(3):192–193.

[90] Janmohamed R et al. *J Obstet Gynaecol Can*. 2015;37(4):330–337.

第 10 章　胎儿与新生儿的即时、短期及长期影响

The fetus and the neonate Immediate, short-, and long-term impact

Umberto Simeoni　Elie Saliba　著

刘彩霞　译

一、概述

越来越多的胎儿于早产、胎儿生长受限（FGR）、围产期炎症感染、母体高血糖（HIP）及妊娠期肥胖 - 超重暴露后存活。尽管低收入及中低收入国家仍然需要在预防与治疗方面做出更大努力，但是由于指南的广泛采用、系统筛查、母体血糖的控制，使得早期检测 HIP 成为可能，这使糖尿病孕产妇的后代预后得到了明显改善[1]。在大样本数据对比中，极端早产的短期及中期预后正在改善[2]，一项来自瑞典的研究显示，积极主动地处理极端早产带来了明显更好的预后[3]。在富裕国家，足月的 FGR 越来越少，这要归功于孕期的定期筛查，然而 FGR 作为早产的并发症频繁出现，影响大约 30% 的极早产儿（妊娠 < 32 周）。在低收入国家，低出生体重依然是高新生儿死亡率的重要影响因素。然而，全球人口和出生数量稳步增加，存活胎儿不断增加，导致妊娠合并症发病率不断上升，从而引发了对婴儿进行短期和长期随访的具体需求。因为这些存活胎儿具有神经认知障碍、感觉障碍和行为发育障碍，以及成年后慢性非传染性疾病（noncommunicable diseases，NCD），如高血压或 2 型糖尿病的风险。然而想要理解早期妊娠合并症的决定因素还有很多工作要做，包括解决目前的限制，研究手段的定制程度和发展创新、具有精确战略的系统生物学、多组学和信息技术，如根据患者的生活方式和环境生成数据，以开辟创新、预防或早期介入的方法。

二、精准医学改善健康状况的方法

虽然我们每个人在生物学上都是独一无二的，但是目前医疗保健领域流行的模式在疾病预防、诊断和治疗方面对所有人都采用相同的措施。除了基因组成，我们的环境和生活方式也是独一无二的，它们不断改变，并同时对健康状况产生重大影响。这些因素对于糖尿病和心血管疾病等慢性非传染性疾病的影响尤为直观，同时这类 NCD 也是过早死亡和疾病负担的主要原因，在全世界范围内流行病的占比越来越高。全球学龄前儿童超重和肥胖的发生率和趋势也在日益增加，令人高度担忧。预防和个人健康监测在对抗这些隐匿但却致残的疾病中非常有效，因为生活方式因素，如营养、身体活动，以及压力和睡眠模式可以单独进行调整，以适配预先确定的遗传和后天获得的生物倾向。

在出生前后对胎儿及其母亲的健康进行投资，是促进人口健康、福祉和终身预防疾病的关键。早期预防和生活方式管理具有最高的健康经济效益。有可信证据表明，众多 NCD 在基因和环境之间相互作用的编程效应中有着共同的早期起源。在妊娠高敏感性的关键时期，尤其是妊娠期和婴儿期（出生后前 1000d），由于表观遗传

印记和微生物等其他因素，环境刺激产生了终身的、持久的、可遗传的深远影响。有关生活方式干预的临床试验表明，生活方式的改变，特别是备孕期夫妇、孕妇和婴儿的营养和体育活动的改变可以产生作用。然而，这些试验表明，不同参与者通过改变生活方式的获益程度不同，个性化的干预措施将极大改善预期结局。

系统生物学和信息技术的进步使人们能够获得新的数据，如个人"组学"方法和自我更新的交互式患者数据，通过机器学习技术的优化整合可以辅助执行个体化的行为监测和指导。重大的产科并发症，如妊娠期糖尿病、子痫前期、早产、宫内生长迟缓及炎症，目前已发现不仅会导致短期的发病和死亡，而且还是子代发育过程编程性改变的重大原因。此外，妊娠期糖尿病和子痫前期与母亲未来患 2 型糖尿病或高血压的风险增加相关。在妊娠期采取系统的管理手段将能够确定环境对无并发症妊娠产生影响的精准模式，以及确定妊娠向日后健康或慢性疾病转变的精确模式，以寻找早期检测的代表性指标。由于这种个体化的、系统的方法，需要生成大量的数据，并且要在准确且通用的规则下进行处理、集成和共享。这反过来又在向精准医学时代过渡的过程

中提出了一个重大的新挑战。

三、重大产科并发症的子代成年后长期慢性疾病的远期风险

过去几十年在系统生物学和信息技术方面取得的重大进展为从以一刀切的方法为基础的大众医学模式演变为精准和个体化的诊断、治疗和预防提供了绝佳的机遇。流行病学和动物研究发现，成年期 NCD（如心血管和代谢性疾病）的风险与妊娠期和婴儿期的基因—环境相互作用存在关联[4]。除基因外，营养、生活方式因素，以及围产期并发症不仅在妊娠和分娩过程中，还在终身健康中发挥着重要的持续作用（图 10-1）。

NCD 和妊娠期 / 婴儿早期作为全球性的健康挑战，都将导致不可接受的高死亡率和高成本，但生活方式的改变可以改善这种情况。预防和个人健康监测在与这些疾病的斗争中可以非常有效，因为生活方式因素，如营养、身体活动，以及压力和睡眠模式可以单独调整，以适应预先确定的遗传和后天生物易感性倾向。

妊娠期会产生正常的生理改变，为发育中的胎儿提供营养和环境，并为分娩做好准备。对于

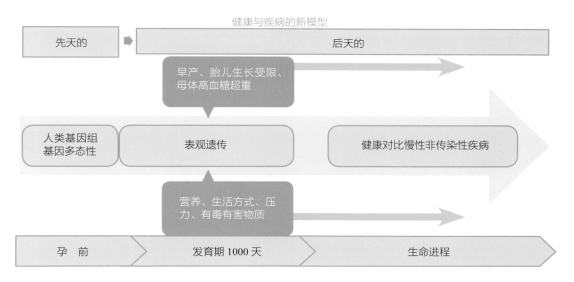

▲ 图 10-1　涉及早期环境的成年期慢性疾病早期易感性概念，包括暴露于围产期并发症和重大产科综合征

大多数无并发症妊娠的妇女来说，这些改变会在妊娠结束后逐渐恢复且不会产生严重后遗症[5]。了解正常的生理变化是很重要的，这将有助于区分生理性改变和病理性改变，并对常见的妊娠合并症进行管理，如高血压、妊娠期糖尿病、贫血和甲状腺功能亢进等。

除了基本的遗传多样性，妊娠期的生理性改变会加重个体间对药物敏感性的差异[6]。不幸的是，许多医生由于信息缺失而停止或推迟了重要的药物治疗。应通过生活方式矫正和（或）适应性治疗，评估母体和婴儿的个体化特征，以促进健康。由妊娠期间发生的生理改变导致严重的医学问题，被称为"重大产科综合征"（great obstetrical syndromes），包括超重、妊娠糖尿病/妊娠期高血糖（gestational diabetes mellitus / hyperglycemia in pregnancy，GDM/HIP）、子痫前期、FGR、危险性早产和围产期炎症，这些都是导致孕产妇新生儿死亡和发病率增加的原因。高患病率的子痫前期（8%）和 GDM/HIP（18%）是妊娠期的主要并发症。GDM/HIP 普遍与母体的超重肥胖有关，并且将增加母亲和婴儿患 2 型糖尿病、高血压和其他 NCD 的远期风险[7]，形成恶性循环。此外，母亲孕前异常代谢状态和肥胖增加了不孕症[8, 9]的风险和辅助生殖技术（assisted reproductive technologies，ART）的使用。在瑞士，超过 1.5%的新生儿是通过辅助生殖治疗出生的[10]。严重的是，ART 与新生儿不良结局的高风险相关联[11]，包括新生儿死亡、早产、先天性异常、多胎妊娠和低出生体重的高风险[12, 13]。这些都会为 NCD（如心血管疾病[14]）增加独立的风险因素，当与致肥胖环境结合时，其作用会更加显著[15]。因此，不孕症和 ART 导了 NCD 的额外增长。

人们已经认识到，从围孕期开始到妊娠期、分娩和婴儿期的这段时期是基因和环境相互作用的关键敏感性窗口期，随着胎儿通过发育可塑性而形成其长期调节能力，这段时期将产生终身影响[16]。在此期间，环境和行为因素[17, 18]（如营养、生活方式、运动不足、睡眠改变、压力、烟草、酒精、不健康饮食、空气、水和食物污染物）和风险因素（如高血压、高血糖等）可能产生严重的代际及跨代后果[19]。健康和疾病的潜在机制涉及多种因素。

虽然基因组在个体间相对保守，但人类微生物组的表观基因组和宏基因组原则上可以变化得更多，因此被形容为环境和健康之间的桥梁。对维持健康的微生物组特征的分析，以及这些特征在健康人群中的正常范围，似乎是识别和纠正与疾病有关的微生物构型的重要的第一步[20]。在表观遗传调控中，包括微小 RNA（microRNA、miRNA）在内的非编码 RNA 尤为引人注目。微小 RNA 作为敏感的生物标记物[21]，已经应用于诊断、预后和评价治疗效果方面的创新性和无创性检测[22-24]。

四、妊娠合并症及 NCD 的健康经济学：早期、跨代预防的优势

NCD 是过早死亡（70 岁以前）的主要原因，预计到 2030 年将成为主要疾病负担[25]。根据瑞士联邦统计局的数据，2011 年瑞士 74.6%的男性和 75.9%的女性死于 NCD，导致了日益增加的巨额公共卫生费用。2011 年，NCD 占据了瑞士 80%的医疗相关费用，接近 650 亿瑞士法郎。除此之外，估计每年因无法工作、家庭成员提供照料和提前退休而产生的间接费用约为 300 亿瑞士法郎。预防 NCD 具成本效益[26, 27]。根据世界卫生组织（WHO）的统计，以人群为基础和以个人为基础相结合的 NCD 最佳购买干预措施及其潜在风险因素相结合，在 2011—2025 年累计费用达 1700 亿美元，平均每年为 114 亿美元。这相当于低收入国家的年人均投资不到 1 美元，中低收入国家为 1.5 美元，中高收入国家为 3 美元。从公共卫生的角度来看，每年人均投资 1～3 美元对于大幅减轻 NCD 的效果而言是十分划算的。

根据最新的生物医学数据，有研究表明，随机分配接受治疗的贫困儿童在 30 多岁时心血管和代谢疾病的危险因素的患病率明显降低。因此，在儿童早期项目中，干预生命的最初几年，可以改善健康状况，减轻医疗费用负担。一项持续 5 年、耗资 67 000 美元（2002 年）的干预措施产生了持续和实质性的健康效益[28]。因此，针对妊娠前、妊娠和婴儿时期的卫生政策是具有广阔前景且值得探索的。

五、针对母亲、父亲和婴儿的个性化、参与性、预防性药物

1. 在妊娠结局、并发症检测和治疗方面的挑战

由于妊娠期间的生理变化很大，如何发现导致不理想或病理性妊娠的变化仍然是一个挑战。例如，由于诊断的非特异性，涉及母体和胎儿/胎盘因素的子痫前期病理生理学诊断往往过迟。子痫前期最可靠的预测策略包括多参数方法，该方法结合使用各种个体参数。因此，利用多种生物标志物设计预测集是势在必行的[29]。GDM/HIP 存在很大的个体差异。生活方式干预是 GDM 女性的主要治疗策略，接受生活方式干预的妇女患产后抑郁症风险更低，更易实现产后体重目标，婴儿出生时超重的风险更低，避免新生儿肥胖[30]。即使接受孕前护理的糖尿病妇女在怀孕期间血糖控制得到改善，与未接受孕前护理的妇女相比，妊娠合并症更少，许多妇女却仍然没有接受此项干预[31]。在提供和（或）接受孕前护理方面存在许多障碍，包括对怀孕前疾病的忽视、缺乏孕前护理、医疗保健覆盖面不全、地理隔离，以及社会和经济挑战。因此，至关重要的是，必须确定新的、早期的、单一的或复合的生物标志物，以预测在健康和疾病之间转换基础上的个性化疾病风险。

2. 个性化用药与妊娠

已经有一些旨在识别基因组变异的项目做

出了成绩。全基因组相关研究（genome-wide association studies，GWAS）已经确定了导致 NCD 易感性的基因位点。然而，以 T_2D 为例，目前已鉴定的约 100 个位点约占最终变异的 10%，显示了这些方法在妊娠结局和 NCD 易感性方面的局限性。尽管个人生活方式、行为、营养、环境暴露不同，可能存在不同的生物敏感性，忽略了妊娠特有生理，但这些研究提出的广义预防和治疗方法已被实验性地应用于人群和患者。

近来对血糖浓度进行监测和个性化干预的尝试取得了成功，表明对不同膳食摄入量的反应是个性化的，膳食咨询应提高个性化程度[32]。

在 GDM/HIP 的背景下，高血糖和不良妊娠结局（Hyperglycemia and Adverse Pregnancy Outcome，HAPO）研究探索了超过 25 000 例非糖尿病妊娠的孕妇血糖与不良妊娠结局之间的关系，这些妇女来自位于 9 个不同国家的 15 个中心。这项研究显示，在健康妊娠和导致 GDM/HIP 的妊娠之间，血糖浓度存在连续变化[33]。越来越多的人认识到，患者和全体民众本人参与到自身健康的管理中，是早期诊断和治疗疾病并促进公共卫生的关键因素。4P（预测性、预防性、个性化、参与性）医学的概念将这些发展结合成一种综合性、系统性的医学方法。

根据对中国巨大儿的系统回顾和 Meta 分析，这些方法是有效的[34]。个性化的营养指导能显著降低巨大儿的出生率。通过移动设备收集数据以促进卫生的信息和通信技术（information and communication technologies，ICT）正变得越来越普遍，与纸面方法相比，ICT 在数据收集质量和效率方面具有优势。目前已经有了确保电子数据收集质量的方法（验证松弛法）[35]。现在的育龄人口习惯于应用互联网和社交媒体。个性化移动健康平台（www.slimmerzwanger.nl）基于在线应用，允许通过算法生成与个人辅导计划[36]相关联的个人风险简介。这使用户能够根据个人的风险因素和条件，如妊娠状态，采用更健康

的生活方式[37-39]。

在这种情况下，备孕、妊娠和分娩就成为采用生命过程方法进行研究的最佳起点，该方法涉及正常妊娠的特征，以及妊娠合并症和 NCD 的易感性。

六、结论

系统生物学、生物技术，以及信息和通信技术的发展为个性化预防、诊断和治疗妊娠合并症提供了新方法，这些方法基于个体的生物学组分（遗传、表观遗传、代谢组学、微生物组群等）、行为、生活方式和环境（物理、化学因素等）。大数据生成和生物信息学方面的进展，使我们能够基于集成数据模式和为早期个性化、预防性、预测性和参与性方法定义新的生物标志物，描述健康和疾病之间的过渡，这对于有重大产科并发症暴露史的胎儿来说是有利的。

参考文献

[1] Hod M et al. *Int J Gynaecol Obstet.* 2015;131(suppl 3):S173–S211.

[2] Ancel PY et al. *JAMA Pediatr.* 2015;169(3):230–238.

[3] Serenius F et al. *JAMA Pediatr.* 2016;170(10):954–963.

[4] Yzydorczyk CLN et al. *Scientific Reports.* 2017;7:12911.

[5] Soma-Pillay P et al. *Cardiovas J Africa.* 2016;27(2):89–94.

[6] Quinney SK et al. *Semin Perinatol.* 2014;38(8):534–540.

[7] Ullmo S et al. *Eur Heart J.* 2007;28(11):1319–1325.

[8] Bellver J et al. *Reprod Biomed Online.* 2006;12(5):562–568.

[9] Pasquali R et al. *Curr Opin Endocrinol Diabetes Obes.* 2007;14(6):482–487.

[10] De Geyter C. *Swiss Med Wkly.* 2012;142:w13569.

[11] Valent AM et al. *Obstet Med.* 2016;9(1):34–39.

[12] Sauber-Schatz EK et al. *Am J Epidemiol.* 2012;176(10):886–896.

[13] Allen VM, Genetics Committee, Reproductive Endocrinology and Infertility Committee et al. *J Obstet Gynaecol Can.* 2006;28(3):220–250.

[14] Valenzuela-Alcaraz B et al. *Circulation.* 2013;128(13):1442–1450.

[15] Ramirez-Perez FI et al. *PLOS ONE.* 2014;9(11):e112651.

[16] Vassallo PF et al. *Blood.* 2014;123(13):2116–2126.

[17] Siddeek B et al. *Epigenomics.* 2016;8(11):1459–1479.

[18] Boubred F et al. *Pediatr Res.* 2016;79(1–1):22–26.

[19] Boubred F et al. *J Transl Med.* 2016;14(1):331.

[20] Lloyd-Price J et al. *Genome Med.* 2016;8(1):51.

[21] Zhao C et al. *PLOS ONE.* 2011;6(8):e23925.

[22] Rupaimoole R, Slack FJ. *Nat Rev Drug Discov.* 2017;16(3):203–222.

[23] Kehler L et al. *Biomed Rep.* 2015;3(6):869–873.

[24] Luyckx VA et al. *Lancet.* 2017;390(10092):424–428.

[25] Norheim OF et al. *Lancet.* 2015;385(9964):239–252.

[26] Nugent R, Brouwer E. *Glob Heart.* 2015;10(4):319–321.

[27] Rachel N. Benefits and costs of the non communicable disease targets for the post-2015. Development Agenda Post-2015 Consensus.

[28] Campbell F et al. *Science.* 2014;343(6178):1478–1485.

[29] Zhou X et al. *Am J Transl Res.* 2016;8(5):1920–1934.

[30] Brown J et al. *Cochrane Database Syst Rev.* 2017; 5:CD011970.

[31] Janz NK et al. *Diabetes Care.* 1995;18(2):157–165.

[32] Zeevi D et al. *Cell.* 2015;163(5):1079–1094.

[33] Group HSCR et al. *N Engl J Med.* 2008;358(19):1991–2002.

[34] Ge J et al. *Cell Biochem Biophys.* 2015;72(3):669–674.

[35] Kenny A et al. *J Med Internet Res.* 2017;19(8):e297.

[36] Van Dijk MR et al. *JMIR Mhealth Uhealth.* 2016;4(2):e53.

[37] Steegers-Theunissen RPM. *Placenta.* 2017;60:115–118.

[38] van Dijk MR et al. *BMC Pregnancy Childbirth.* 2017;17(1):46–47.

[39] Gilmore LA et al. *J Women's Health.* 2017;26(7):719–727.

第 11 章　非传染性疾病相关的妊娠合并症成本与处理干预措施的成本效益分析

Cost of pregnancy complications related to noncommunicable diseases and cost effectiveness of interventions to address them

Anil Kapur　Jon Hyett　H. David Mcintyre　著

孟伊琳　刘彩霞　译

一、卫生经济学与成本效益分析简介

成本和成本效益分析（cost and cost-effectiveness analysis，CEA）是一种健康经济工具，用于衡量健康状况的成本和与实施成本相关的干预措施的货币化健康效益。

健康状况的成本计算有几个组成部分和层次。第一层也是最简单的一层，是估计疾病的直接成本：诊断和治疗疾病的成本是多少？这通常包括医疗咨询、实验室和其他诊断测试的费用，以及包括药物、咨询会议和监测访问在内的治疗费用。疾病成本的第二层是疾病的间接成本，包括生产力损失（疾病造成的工作日损失）、伤残补偿金、社会保障、税收损失等。疾病成本的第三层是无形成本，包括较难货币化的心理社会因素，如由于疾病或其治疗而产生的总体生活质量下降、缺乏享受、歧视、痛苦、焦虑、抑郁、孤立等。由于建模和评估经济价值的复杂性，通常只估算疾病的直接成本和干预成本。这些估算往往不足以做出信息全面的公共卫生政策决定，特别是当干预措施在生命过程中产生连锁效应，甚至产生跨代影响时，如与妊娠有关的干预措施。从健康经济学研究的社会角度来评估妊娠干预措施是非常重要的，这一章后面会讲到。

干预是否具有成本效益是通过确定成本效益比（cost-effectiveness ration，CER）来计算的，计算公式如下。

$$CER = \frac{干预的成本 - 干预避免的成本}{干预的收益}$$

干预收益可以用不同的方式来衡量，例如避免了不良后果或并发症，或者获得了质量调整生命年（quality-adjusted life-year，QALY）或预防了伤残调整生命年（disability-adjusted life-year，DALY）。

根据世界卫生组织（WHO）的 CHOICE 分析，对于给定国家的任何干预措施而言，当其干预成本低于该国人均年国内生产总值（gross domestic product，GDP）时，均具有很高的成本收益；如果其成本在人均 GDP 的 1~3 倍，则具备成本效益；如果超过人均 GDP 的 3 倍，则不具有成本效益[1]。

需要认识到的是，卫生干预不是孤立进行的，同一目标的不同干预措施可能有不同的成本和结果，这取决于与卫生系统其他要素的相互作用。为了评估哪种干预措施更为有益，对不同干预措施与基本情况进行了成本效益比较分析，即如果存在现有实践，则执行当前实践；如果不存在现有实践，则不进行干预。这种分析称为增量 CEA，它表示为一种称为增量成本 – 效果比（incremental lost–effectiveness ratio，iCER）的比值。其定义为两种干预措施的成本差异除以两种干预措施的效益差异。

$$iCER = \frac{干预措施\ 1\ 总成本 - 干预措施\ 2\ 总成本}{干预措施\ 1QALY/DALY - 干预措施\ 2\ QALY/DALY}$$

当使用人们观察到或陈述的偏好的估值（如支付意愿）以货币形式对收益进行估值时，CEA 被称为成本效用分析。

1. 视角

对成本效益的看法因作出判断的人的视角而异。因此，任何成本效益或成本效用评估都必须描述这种视角。这种视角可以是来自患者或其家人、医院 / 诊所、医疗系统或社会的。因此，虽然从个人的角度来看，特定的干预措施可能是有成本效益的，但从社会的角度来看，却不一定。例如，一般的 CEA 显示，用直接的短程观察治疗法治疗结核病是具有高成本效益的，从社会角度来看，为酒精性肝硬化患者提供肝移的成本效益是很低的 [2]，但对患者或其家庭来说，这是完全合理的。因此，基于适当视角的 CEA 有助于制定资源分配政策。

对社会的干预：大量新增的 CEA 评估研究，都是将预期的干预措施与现行措施进行对比，从而评估特定干预措施的成本和健康影响的。这种类型的分析没有明确地从部门或社会的角度来比较所有可能的干预措施的成本和效果，以便在给定的一组资源限制条件下，选择能使整个人口健康利益最大化的组合。这些研究通常将单个拟议的新干预措施的估计成本效益与文献中报道过的一组现有干预措施的成本效益进行比较，或与代表假定的社会愿意为额外医疗单位支付费用的固定价格截止点进行比较。但患者需要从一个卫生干预部门向另一个部门转移时产生的隐性额外资源需求却很少被谈及 [2]。这些隐性成本都需要计算在机会成本内。另一方面，有

些干预措施可能会将一系列进一步的干预措施串联到其他卫生部门。在个人的生命过程中，有时甚至在下一代的生命过程中创造健康效益，例如与母婴健康和未来非传染性疾病（NCD）有关的干预措施预防。如果由于区块分割而没有考虑到今后从这些行动中获得的健康利益，那么最初的干预可能会显得价值较低，从而错过了从长期社会角度创造总体健康利益和节省成本的机会。

2. 机会成本

传统意义上，投资于医疗干预的机会成本是对其他可能采取的医疗计划和干预措施（因新计划的引入而被取代）带来的健康效益的估计。最好的计算标准是，如果把钱花在下一个最好的替代性医疗干预措施上，可以实现健康效益。在前面提到的母婴健康和 NCD 的例子中，由于着眼于短期利益的视角有限，未能投资特定的干预措施，可能会由于未能获得未来的健康利益而导致非常高的机会成本。

3. 贴现

在成本效益分析的背景下，重要的是要理解，当下发生的成本和效益通常比将来发生的成本和效益更重要。在 CEA 中，这是通过贴现来计算的。贴现健康福利反映了社会对当前而非未来福利的偏好。贴现成本反映了社会对当前成本的偏好，而不是未来。为确保成本效益分析具有可比性，必须使用标准贴现率。标准方法是使用 WHO 的选择建议，成本和健康效益的贴现率均为 3%。在敏感性分析中，结果的敏感性可以按 0% 的健康影响贴现率和 6% 的成本贴现率进行测试 [2]。

4. 建模及其局限性

成本效益分析使用数学模型进行，其中投入成本基于直接资源的实际消耗，普通人力和物力资源的分配成本以实际利用为基础（activity–based costing，即作业成本法）。收益是根据已发表的研究及其在给定背景下的适用性来估计的。现有

证据的质量、在特定背景下的适用性、对证据的权重及对共同资源成本的分摊，都会导致 CEA 不可避免的偏倚和某种程度上的缺陷。数据收集方法的标准化和应用敏感性分析可以纠正其中的一些偏倚。尽管如此，CEA 应主要与其他信息来源一起使用，以做出决策。

5. 成本效益平面

成本效益平面（CE 平面）（图 11-1）是直观呈现 CEA 的重要工具。它说明了不同策略在成本和效果上的差异。CE 平面通过可视化地展示策略的相对价值，帮助观察者评估多个策略并做出明智的选择。CE 平面由四象限图组成，其中 X 轴表示结果的有效性增量，Y 轴表示实现该结果的额外总成本。例如，在 X 轴上越向右移动，结果越有效。重要的是，X 轴还允许在图的左侧表示不太有效的干预。同样，越往 Y 轴移动，成本越高。成本低的干预措施位于图表的下半部分。

当同时考虑这两个参数时，CE 平面可以确定相对成本和相对效益。用四个象限代表可能结果的所有组合是很重要的，因为敏感性分析将产生可能跨越多个象限的结果集。事实上，结果的分布是了解 iCER 的一个重要方面，因为它能够度量 iCER 的不确定性程度。这就是为什么 CE 平面是作为可视化工具具有如此高价值的一个原因，因为它提供了 iCER 分布的快速可视化简图，

并总结了成本和预后可能的表现。比对照基准干预措施更有效、成本更低的干预措施被称为优势干预措施，具有令人信服的实施理由。成本略高于对照基准干预措施但相对更有效的干预措施，以及效益稍低但成本相当低的干预措施也具有成本效益。与其他干预措施相比，成本更高、效果更差的干预措施被称为劣势干预措施。当某一特定治疗方案的替代方案的 iCER 高于下一个更有效替代方案的 iCER（即这一治疗方案相比于由两个替代方案的组合处于优势地位）时，该治疗方案称为扩展优势方案，不应使用替代方案。

二、非传染性疾病和妊娠合并症相关费用

在全球每年约 1.3 亿例活产的孕妇中，估计有 2100 万人受到高血糖的影响，700 万~800 万人受到高血压的影响，约 4200 万孕产妇超重或肥胖，2600 万孕产妇营养不良，5600 万孕产妇贫血[3]。这些情况不仅增加了不良妊娠结局的风险，增加了围产期的并发症和死亡率，而且还导致了孕产妇及其子女未来患糖尿病、肥胖、高血压、心血管疾病（CVD）和脑卒中的风险极高。

出血、子痫前期、败血症和难产直接导致极高的孕产妇发病率和死亡率。母亲营养不良、超重和肥胖、高血压和妊娠期高血糖显著增加了孕产妇的死亡风险。同时，它们也会影响胎儿生长［宫内生长受限（IUGR）、小于胎龄（SGA）、巨大儿和大于胎龄（LGA）］，并增加出生时早产、死产、先天畸形、产伤、呼吸窘迫、低血糖等的风险。此外，间接导致的，包括因怀孕而恶化的医疗条件，如肥胖、糖尿病、心血管疾病等，目前占全世界孕产妇死亡原因的 28% 以上[4]。与 NCD 相关的妊娠合并症的经济成本可能很高，但却没有充足的研究和记录。妊娠期超重和肥胖不仅会导致其自身负面效果，还会增加高血糖、高血压和子痫前期的风险；同样，妊娠高血糖

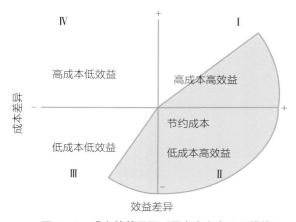

▲ 图 11-1　成本效益平面（原点为参考干预措施）

（HIP）也会增加高血压和子痫前期的风险，从而导致妊娠结局恶化。虽然有针对个别 NCD 费用的研究，但尽管存在明显的联系，对于 NCD 引起妊娠合并症和增加费用方面的综合影响的研究很少。

此外，在怀孕期间出现的不良情况是孕产妇和子代未来受 NCD 影响高度可靠的预测指标。因此，没有妊娠期糖尿病或妊娠期高血压的超重或肥胖孕妇在未来生活中仍然是 2 型糖尿病、高血压和 CVD 的高危人群。同样，患有妊娠期糖尿病的妇女，除了有很高的 2 型糖尿病风险外，还有很高的高血压和 CVD 风险，患有妊娠期高血压和子痫前期的孕产妇也是如此。此外，受到这些 NCD 的影响，孕产妇的后代也有肥胖和心脏代谢异常的风险。目前尚不清楚孕期治疗是否能预防或减少长期母婴风险，需要经过良好设计的长期干预研究数据支持。尽管如此，识别出"高危"母亲和子女能够为其提供有针对性的早期预防。因此，针对妊娠期 NCD 的干预措施对于孕产妇和其子代都是十分有益的，这种益处不仅体现在短期内还是长期持续着的，特别是在伴随了终止妊娠后额外的低成本预防措施情况。由于通过生活方式的改变可以同时实现肥胖、高血压、2 型糖尿病和 CVD 的预防，在怀孕期间发现以上情况中的任何一个都为解决其他所有问题提供了机会。仅着眼于短期的成本效益分析无法抓住未来长期效益的全部价值。

三、非传染性疾病成本效益模型

如前所述，卫生经济学研究，特别是成本效益分析，使用基于决策树的数学模型。一个全面的筛查和综合护理成本效益模型，在成本方面，必须考虑到确定病情的成本、妊娠期干预的成本和产后预防措施的成本；在效益方面，节约成本

是由于短期内并发症的减少，以及从长期来看，从消除或预防疾病和减少并发症方面实现的贴现节约成本。

图 11-2 显示了投入成本和健康效益模型的各种要素，这些要素必须包括在基于某种特定疾病（如 HIP）的干预措施模型中，并考虑到不同的视角——包括基于孕产妇与儿童健康的短期视角，基于 NCD 和健康系统的长期视角，以及基于社会整体的视角 [5]。

（1）筛查和诊断：这是一项关键的投入成本，而公共卫生项目筛选和正确识别最有利于治疗的妇女（妊娠期糖尿病）的有效性是一个关键因素。所需的标准、技术和人力资源，测试的特异性和敏感性，正确识别所有可能受益于拟议干预措施的妇女的临界值，以及特定人群中疾病的流行率是决定这一成本的重要因素。

（2）治疗：需要不同类型治疗的不同程度高血糖的妇女比例、治疗效果、确保血糖正常和预防母婴并发症所需的监测和随访水平决定了下一套投入成本。

围产期并发症的预防提供了干预的直接健康效益和由此节省的费用。

一个将自身局限于短期的模型，CE 分析仅限于这个时间点。

（3）生命历程法：在一个综合模型中，使用生命历程法，包括产后和（或）孕期。在这里，除了前面描述的成本和效益外，额外的投入成本还包括产前和（或）产后筛查，以及预防母亲糖尿病和心血管疾病的生活方式 / 药物干预，以及预防或延迟 2 型糖尿病 / 代谢综合征的适当咨询和后代随访。成本取决于干预措施的类型、强度和有效性，收益是根据从糖尿病 / 心血管病中获得的 QALY 或避免的 DALY 以及其在母亲和后代中的衰弱和昂贵的并发症计算的。这些成本和收益在干预期间以适当的利率贴现 [5]。

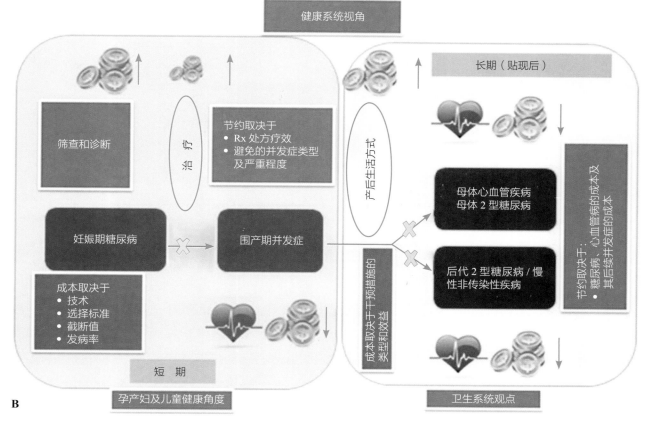

▲ 图 11-2 投入成本和健康效益模型的各种要素
A. 仅从孕产妇和儿童健康的短期角度；B. 长期卫生系统角度

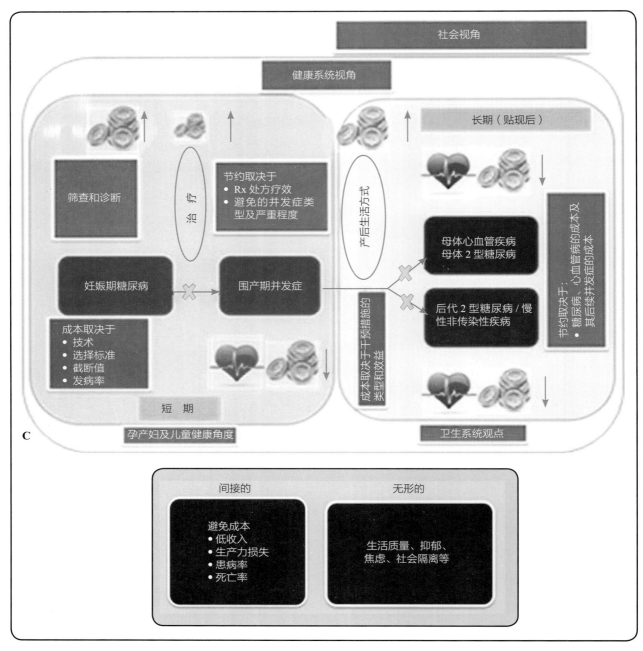

▲ 图 11-2 （续）投入成本和健康效益模型的各种要求
C. 长期的社会角度

四、妊娠合并症常见非传染性疾病的成本与成本效益研究

1. 超重和肥胖

在全球范围内，育龄妇女的超重和肥胖率正在上升。据估计，全球每年有 4200 万孕妇受到母亲超重或肥胖的影响，受影响的比例地区差异很大，从南亚的约 20% 到美洲北部和中部、北非和南非及西亚的 65% 以上[6]。育龄妇女超重的人数现已超过体重不足的妇女[7]。

妊娠期超重和肥胖的并发症包括高血压疾病、凝血障碍、GDM、呼吸系统异常，以及胎儿并发症，如 LGA 婴儿、先天畸形、死产和肩难产。超重妇女孕早期发生子痫前期的风险增加了 2~3 倍[8]。肥胖与子痫前期［调整比值比（aOR）4.46］、引产（aOR=1.97）、产后出血（aOR=3.04）、重症监护入院（aOR=3.86）、GDM（aOR=7.89）、血栓形成（aOR=∞）、肩难产（aOR=1.89）、剖宫产（aOR=3.50）[9]、产褥感染（aOR=3.35）、住院时间延长（aOR=2.84）和器械辅助分娩（aOR=1.17）[10]的风险增加有关。

母亲超重和肥胖（BMI > 25kg/m²）是高收入国家死产最重要的可调整危险因素，每年造成大约 8000 例死产（妊娠 22 周）[11]。在发展中国家，除了死产之外，并发症还会导致巨大儿发生风险增加 2~3 倍，需要机构辅助分娩。如果不能提供这些服务，产妇的并发症和死亡率可能会显著升高[12]。

考虑到与超重和肥胖相关的妊娠合并症的额外风险，可以肯定地认为，这类妊娠需要额外的检查、门诊和更高水平的护理，从而导致额外的费用。评估与妊娠相关的超重和肥胖的经济成本的研究却很少。英国的一项研究估计，即使只考虑额外的产妇护理需求，超重、肥胖或严重肥胖妇女的成本［平均值（95%CI），调整分析］也分别为 59.89 英镑（41.61~78.17 英镑）、202.46 英镑（178.61~226.31 英镑）和 350.75 英镑（284.82~416.69 英镑）。据估计，与 BMI 正常的孕妇相比，患有 GDM 的超重和肥胖孕妇的总费用在妊娠期和分娩后 2 个月内分别增加了 23% 和 37%[13, 14]。

超重和肥胖的孕产妇成本不仅生育成本更高，而且婴儿保健成本与母亲 BMI 之间存在着很强的相关性。这是因为住院患者的就诊次数和持续时间明显增加，全科医师的就诊次数也增加。英国国家卫生服务局（NHS）的一项研究中，与健康体重母亲的婴儿[15]相比，超重母亲的婴儿的总平均额外资源成本估计为 65.13 英镑，肥胖母亲的婴儿为 1138.11 英镑。

2. 高血压与子痫前期

高血压是导致妊娠相关并发症的重要因素。它可以表现为妊娠期高血压、子痫前期、慢性高血压或慢性高血压合并子痫前期。虽然世界各地的发病率各不相同，但总的来说，近 10% 的血压正常的妇女，在怀孕期间的某个时候血压会异常升高。妊娠期高血压病（HDP）发生于 5%~10% 的妊娠，并且随着育龄妇女超重、肥胖、糖尿病和代谢紊乱患病率的上升而增加[16]。

在世界范围内，伴或不伴蛋白尿的高血压都是孕产妇发病率和死亡率的主要原因[17]，HDP 占低 / 中等收入国家孕产妇死亡原因的 10%~15%[18-20]，同时还会由于并发的早产和胎儿生长不良等导致围产期胎儿发病率和死亡率增加。子痫前期是一种多系统疾病，通常发生于 2%~5% 的孕妇，是孕产妇和胎儿发病和死亡的主要原因之一，尤其是在发病早的情况下[21, 22]。全球每年有 7.6 万名妇女和 50 万名婴儿死于这种疾病[23]。此外，与发达国家相比，发展中国家妇女患子痫前期的风险更高[24]。

妊娠期间患妊娠期高血压和子痫前期的妇女在晚年患 CVD 和 2 型糖尿病的风险更高[25]。尽管如此，她们仍缺少长期随访[26]、咨询，或风险因素分层和评估。

与正常妊娠相比，与子痫前期相关的费用在任何地区都要高得多，对母亲和新生儿都是如此。这是由于它的严重性和危及生命的性质导致需要先进的重症监护。2011 年，加利福尼亚州无并发症阴道分娩的成本估计约为 4500 美元[27]，妊娠合并高血压病的平均额外增加成本估计为 8200 美元，相当于加州全部分娩的额外成本为 2 亿美元。那些患有需要提前分娩（妊娠 < 34 周）严重疾病的妇女的费用最高。在这个特殊的队列中，每胎增加的费用是 70 100 美元[27]。

在爱尔兰，尽管与加利福尼亚相比，正常分娩的成本较低（3000 美元），但受子痫前期影响的妊娠的成本上升幅度相似（增加 3300 美元）[28]。

成本增加的主要原因是早产儿的新生儿护理[29]。妊娠 32 周前分娩的产妇护理费用增加了 2.7 倍，而新生儿护理费用增加了 35 倍。

2012 年，美国子痫前期的年度财务负担，包括分娩后 12 个月的母婴护理，为 21.8 亿美元，其中孕产妇 10.3 亿美元，婴儿 11.5 亿美元。每个婴儿的费用负担取决于胎龄，从 26 周龄的 15 万美元到 36 周龄的 1311 美元不等[30]。

在 Magpie 试验的经济评估中，对使用硫酸镁预防子痫前期妇女患子痫的成本效益进行了评价[31]。采用回归模型对按国民总收入（gross national income，GNI）分高、中、低三类国家的成本效益进行了估算。在敏感性分析中探讨了不确定度。需要服用硫酸镁预防一次子痫发作的子痫前期患者在高 GNI 组为 324 例（95%CI 122～∞），在中等 GNI 组为 184 例（95%CI 91～6798），在低 GNI 组为 43 例（95%CI 30～68）。每位接受硫酸镁治疗的妇女的额外医院护理费用分别为 65 美元、13 美元和 11 美元。预防一次子痫发作的增量成本，高 GNI 组为 21 202 美元，中等 GNI 组为 2473 美元，低 GNI 组为 456 美元。对重度子痫前期行保守治疗将使预计费用降低到 12 942 美元、1179 美元和 263 美元[31]。

采用决策分析模型，评估了三种使用硫酸镁预防子痫前期妇女惊厥的策略：不治疗、重度子痫前期患者的选择性预防和所有子痫前期患者的普遍预防。选择性预防可避免 21% 的子痫发作。每次预防子痫发作的预计费用为 3333 美元，每次避免死亡的费用为 166 667 美元。普遍预防措施避免了 35% 的子痫发作，每预防 1 次子痫发作需要 6024 美元，每避免 1 例死亡需要 301 205 美元。在对这两种战略进行成本效益比较时，普遍预防的增量成本估计为每预防一次额外的子痫发作是 9994 美元，每避免一次额外的死亡是 469 000 美元[32]。

荷兰一项研究评估了妊娠期高血压或轻度子痫前期妇女在足月进行预期监测或引产的健康和经济效益。报道称，由于产前资源使用的差异，引产的成本低于预期监测。在不增加剖宫产率的情况下，引产也可减少病情恶化。在这项研究中，临床和经济方向研究结果都支持这类孕产妇的引产[33]。

使用低剂量阿司匹林预防高危妇女子痫前期是得到了公认的，ASPRE 试验证明了它在预防早期子痫前期方面的价值。ASPRE 是一项多中心、随机、安慰剂对照的试验，研究对象为通过早期妊娠筛查确定早期子痫前期高风险的单胎妊娠的孕妇。从妊娠 11～14 周直到妊娠 36 周每天服用 150mg 阿司匹林的组别早期子痫前期发病率显著低于安慰剂组。在其他妊娠合并症发生率或不良胎儿或新生儿结局方面，组间差异无统计学意义[34]。然而，服用阿司匹林可使新生儿重症监护室的住院时间缩短约 70%。这主要是由于预防了早期子痫前期，孕周 < 32 周的出生率下降所致。这一发现对短期和长期医疗成本，以及婴儿存活率和残疾率都有重要意义[35]。

利用决策分析模型，模拟和测试了基于胎儿医学基金会理论的预测早发型子痫前期，在高危人群中早期（< 16 周）使用低剂量阿司匹林的早期筛查方案的临床和经济效益，与加拿大现行的预防措施进行比较[36]。在加拿大每年平均分娩的 387 516 名婴儿中，如果实行孕早期筛查和使用阿司匹林的预防措施，预计早期子痫前期患病率将下降 1.5 倍，降至 705 例，而按照现行的预防措施，则为 1801 例。每避免一例预计节省 13 130 加元，每年预计节约 1439 万加元。普遍实施子痫前期早期筛查计划，并对子痫前期高危妇女进行阿司匹林早期干预，将有可能避免大量子痫前期早期发病，为加拿大的医疗系统节省大量成本[37]。

尼泊尔的一项研究[38]表明，除了现有的预防子痫前期 / 子痫的做法外，通过公共部门向孕妇提供产前保健补钙的试点项目具有成本效益。

根据避免 DALY 对母亲和新生儿的影响来进行计算。使用决策树模型来评估通过公共部门提供的三种策略的成本效益：①除了现有使用硫酸镁治疗子痫的标准临床实践之外进行钙补充以预防子痫；②标准临床实践使用硫酸镁治疗子痫；③不治疗。除了硫酸镁之外，在项目中引入钙的成本估计为 44 804 美元，而支持正在进行的项目实施的成本为 72 852 美元。每人每年的总费用是 0.44 美元。与单用硫酸镁治疗相比，钙补充计划对应的社会成本为 25.33 美元（25.22～29.50 美元）。主要的成本影响因素包括配套设施、住院相关成本，以及发生子痫前期 / 子痫的可能性。钙补充带来的成本与收益增加都比较轻微，成本效益超过 40 美元支付意愿阈值的概率为 84%。研究得出结论，为孕妇补充钙以预防子痫前期 / 子痫，同时补充硫酸镁以治疗，有望降低尼泊尔与子痫前期 / 子痫相关的孕产妇和新生儿并发症和死亡率。这项研究的结果与其他为南亚推荐的低成本、高度优先的干预措施相比是更加有利的[38]。

一项使用决策分析模型的成本效益研究将以色列早期子痫前期的筛查策略与不筛查进行了比较[39]。筛查策略的每例成本为 112 美元，假阳性率为 10%，假阴性率为 23%。干预措施包括小剂量处方阿司匹林和（或）钙。该策略使在子痫前期患病率为 1.7% 的人群中的子痫前期病例减少了 18%。避免每例子痫前期的费用为 67 000 美元，相当于 19 000 美元 /QALY，总体来看具有成本效益。当使用 3% 的子痫前期患病率的人群进行研究时，成本效益进一步提高。

英国一项从医疗付款人的视角进行的研究比较了在 NHS 体系中添加磷脂酰肌醇多糖生物合成 F 类蛋白（PlGF）和可溶性 fms 样酪氨酸激酶 –1（sFlt–1）用于评估高血压患者子痫前期风险的干预措施与现行的标准诊断检测治疗措施的成本效益[36]。增加的检测费用为 31.13 英镑，假阳性率为 5%，假阴性率为 18%。标准实践中也包括筛选，但使用的检测精度较差。模型人群子痫前期发生率为 4%。这一新方法为每胎节省了 945 英镑的费用，可以认为是具有成本效益的[36]。其他几个小组还研究了使用高阴性预测值的生物标记物来区分妊娠期高血压或子痫前期的健康经济原理[40-42]。

这些最近的研究还应与 2008 年国家卫生研究所卫生技术评估（HTA）的研究结果进行比较，后者公布了与筛查子痫前期相关证据的详细审议情况[43]。该研究小组评估了 27 项潜在筛查试验的准确性，并与 Cochrane 协作组织合作，对 16 项潜在干预措施的有效性进行了检验。与其他经济评估一样，它使用模型来评估干预措施对子痫前期低风险人群（2.5%）的成本效益。与其他建模不同，它系统地考虑了所有当时可能采取的各种不同的筛查和干预手段，并形成不同的组合策略，而不是单一的某种措施。尤其是讨论了在不采取任何筛查情况下应用治疗的策略（"无筛查 / 全部治疗"）。结果得出结论，降低子痫前期最具成本效益的方法是为所有未经筛查的母亲提供有效、负担得起且安全的干预措施（如，口服低剂量阿司匹林）。

从短期来看，当干预的成本低于测试的成本，并且假设所有可以从干预中受益的妇女都能够接受干预时，"不筛查 / 全部治疗"的策略将始终是最有效的。"筛查 / 治疗"的策略只有在筛查的灵敏度为 100% 时才能与之匹配。关键的限制条件是，干预措施需要没有不良反应，且孕妇需要在未被确认为高风险的情况下自愿接受干预（无论多么安全和低成本）。现有的最佳证据表明，只有 70% 的高危妇女接受低剂量阿司匹林治疗[44]。此外，尽管阿司匹林具有一般的安全性，但在怀孕期间由于任何指征使用阿司匹林（不一定是低剂量）与脑瘫患病率的小幅度增加[45]有关。因此，阿司匹林用于子痫前期可能更应该限制在真正有早期子痫前期风险的妊娠中。此外，如果考虑到子痫前期的长期影响，如未来 CVD 和 2 型糖尿病的高风险，"不筛查 / 全部治疗"的策略可能存在缺陷，因为它将无法识别出那些需要进行密集的产后随访和生活方式干预的高风险妇女。

在资源缺乏的环境下，因为受到渠道、资源、能力、健康意识和文字能力等因素的限制，即使通过简单的病史和临床检查评估风险也可能难以执行，"不筛查 / 全部治疗"策略可能有用。即使在这些环境下，预防早期子痫前期的"不筛查 / 全部治疗"策略仍可能由于产前保健覆盖不广和第一次产前检查延迟的原因存在问题。

3. 妊娠期高血糖

糖尿病在全球范围内是一个严重的公共卫生问题，所有年龄组的患病率都在上升。据国际糖尿病联合会（International Diabetes Federation）估计，糖尿病影响全球约 4.15 亿人，预计到 2040 年将增至 6.42 亿人。糖尿病前期患者的负担也同样沉重，约 3.18 亿人，到 2040 年可能增至 4.81 亿人[46]。

糖尿病前期和糖尿病的发病年龄正在下降，影响到了更多的育龄期年轻人。与此同时，生育年龄却在增加。因此，存在 HIP 危险因素的妊娠期妇女人数正在增长。此外，具有低出生体重或超重肥胖问题的孕产妇及胎儿患 HIP 的风险较高。

超过 1/3 的糖尿病患者和大多数有糖尿病前期的患者仍然没有得到诊断[46]，尤其是年轻人和妇女。由于人们误认为糖尿病只影响老年人，所以这些人群通常根本不接受检测。

高血糖是目前妊娠期最常见的疾病。据国际糖尿病联合会（IDF）估计，有 2100 万活产，其中 1/6（16.8%）来自于在患有某种类型的 HIP 的孕产妇[46]，其中 2.5% 为糖尿病合并妊娠。另外 14.3%（总数的 1/7）是由于 GDM 引起的，GDM 可能反映了预先存在的糖尿病前期，也可能是由于妊娠激素变化而产生的仅限于妊娠期的疾病。

HIP 显著增加了妊娠合并症的风险，如高血压、子痫前期、死产、早产、大 / 小胎婴儿、难产、产后出血、感染、产伤、先天畸形，以及由围产儿呼吸问题、低血糖等引起的新生儿死亡并发症（表 11-1）。

现有证据表明，HIP 与孕产妇围产期发病和死亡的高风险及不良妊娠结局有关[47-49]。研究还表明，有 GDM 病史的女性未来患糖尿病和心血管疾病的风险很高[50-52]，而且为这些妇女提供的产后生活方式干预和治疗可以预防或延缓糖尿病和 CVD 的发生[53-55]。这为这些疾病的一级预防提供了独特的机会。此外，妊娠期糖尿病的后代有很高的代谢风险[56, 57]，包括早发型 2 型糖尿病[58]。

虽然孕妇糖尿病的治疗有望降低这些风险，但高质量研究的证据仍然有限[59, 60]。

GDM 筛查和综合护理成本效益模型必须考虑到前面描述的所有因素。

只有少数研究评估了综合 GDM 筛查和护理方法的成本效益，其中也包括产后预防部分。大多数研究评估的成本效益有一个筛选策略，例如，选择性筛选与普遍筛查或 2009 年世卫组织标准基础上的妊娠期间糖尿病研究的国际协会团体（IADPSG）标准或美国糖尿病协会（ADA）/ 美国妇产科学院（ACOG）标准。其中一些研究在表 11-2 中进行了总结并随后进行了描述。

Marseille 等使用决策分析工具（GeDiForCE）

表 11-1　妊娠期高血糖相关风险

胎儿风险	母体风险
• 自然流产、宫内死亡和死产 • 致死或致残的先天性畸形 • 肩难产和分娩损伤 • 新生儿低血糖症 • 新生儿呼吸窘迫综合征（IRDS）	• 羊水过多 • 妊娠期高血压和子痫前期 • 产程延长、难产、助产、剖宫产 • 宫缩乏力及产后出血、感染 • 视网膜病变进展

第 11 章　非传染性疾病相关的妊娠合并症成本与处理干预措施的成本效益分析

Cost of pregnancy complications related to noncommunicable diseases and cost effectiveness of interventions to address them

表 11-2　妊娠期糖尿病的成本效益研究总结

研　究	评　语	iCER
Marseille 等[61]	考查了筛查费用和相应妊娠期糖尿病费用、患病率、不良事件风险、干预效益	每个 DALY 1626 美元（印度）和 1830 美元（以色列）
Moss 等[65]	ICE 来自 ACHOIS 试验的数据；严重围产期并发症定义为下列一项或多项：死亡、肩难产、骨折、神经麻痹	每个围产期并发症省 27 503 澳元；每个围产期死亡节省 60 506 澳元；每个生存年节省 2988 澳元
Mission 等[63]	比较治疗与不治疗 5 类 HAPO 患者的决策模型；包括子痫前期、分娩方式、产妇死亡、巨大儿、肩难产、臂丛损伤（永久性和暂时性）、低血糖、高胆红素血症和新生儿死亡	每个 QALY 44 203 美元
Ohno 等[64]	比较治疗和不治疗轻度妊娠期糖尿病；孕产妇结局包括子痫前期、肩难产、剖宫产、阴道分娩和产妇死亡；新生儿结局包括巨大儿（> 4000g）、臂丛损伤（永久性或暂时性）、低血糖、NICU 入院、高胆红素血症和新生儿死亡	每个 QALY 20 412 美元
Werner 等[62]	比较三种策略：不筛查；目前的做法（24～28 周 1h/50g GCT 及 3h/100g OGTT）；根据 IADPSG 标准筛查	IADPSG 的建议在包含潜在的长期产妇收益时，每个 QALY 中 iCER 为 20 336 美元

DALY. 伤残调整寿命年；GCT. 糖耐量检测；HAPO. 高血糖和不良妊娠结局；IADPSG. 国际糖尿病及妊娠研究协会；ICE. 增量成本效益；iCER. 增量成本效益比；NICU. 新生儿重症监护室；QALY. 质量调整生命年；ACHOIS. 澳大利亚孕妇糖类耐受不良研究

评估在特定人群中进行 GDM 筛查和干预的全部成本和收益[61]。来自印度和以色列的报道数据表明，干预在印度和以色列都具有很高的成本效益。该项目每 1000 名孕妇的国际美元成本在印度为 259 139 美元，在以色列为 259 929 美元。经避免的疾病调整后净费用分别为 194 358 美元和 76 102 美元。避免的每年指标费用在印度为 1626 美元，在以色列为 1830 美元。

Werner 等报道的另一项决策分析建模研究[62]。从美国相比的成本效用三种策略来识别 GDM：①没有筛选；②当前筛选实践（1h/50g 葡萄糖耐量测试 24～28 周，3h/100g 葡萄糖耐量试验时显示）；③筛查 IADPSG 提出的实践。本研究的假设包括：①诊断为 GDM 的妇女接受额外的产前监测，以降低子痫前期、肩难产和分娩损伤的风险；②GDM 妇女有机会进行产后强化咨询和行为矫正，以降低未来患糖尿病的风险。主要的结果测量是 ICER。每 10 万名接受筛查的妇女可获得 6178 个质量调整生命年，费用为 125 633 826 美元。与当前标准相比，IADPSG 策

略的 iCER 为每质量调整生命年获得 20 336 美元。当产后护理没有完成时，IADPSG 策略不再具有成本效益。这些结果在敏感性分析中是可靠的。

Mission 等[63] 使用决策分析模型来比较在美国治疗 GDM 患者和不治疗 GDM 患者的成本效益。他们考虑了高血糖和不良妊娠结局（HAPO）5 类（空腹血糖最高 3%～12%）患者，这与 IADPSG 推荐的边缘患者的诊断是一致的。子痫前期、分娩方式、孕产妇死亡、巨大儿、肩难产、臂丛神经损伤（永久性和暂时性）、低血糖、高胆红素血症和新生儿死亡被纳入孕产妇和新生儿结局。治疗被认为是有成本效益的，每 QALY 的成本为 44 203 美元。一项单因素敏感性分析表明，当达到所报道疗效的 64% 时，治疗仍具有成本效益。

Ohno 等[64] 从社会角度比较治疗和不治疗的轻度妊娠期糖尿病。孕产妇结局包括子痫前期、肩难产、剖腹产和阴道分娩，以及产妇死亡；新生儿预后包括巨大儿（> 4000g）、臂丛损伤（永久性或暂时性）、低血糖、入院新生儿重症监护室、高胆红素血症和新生儿死亡。在基本病例分

析中，发现治疗的成本效益为每 QALY 20 412 美元，低于支付意愿阈值 10 万美元。敏感性分析显示，当治疗的增量成本低于 3555 美元或报道的疗效至少为 49%（以基线成本计算）时，治疗仍具有成本效益。

Moss 等[65]在澳大利亚进行了一项研究，从健康系统的角度比较了轻度妊娠期糖尿病患者的饮食建议、血糖监测，以及必要时的胰岛素治疗和常规妊娠护理。根据澳大利亚孕妇糖类耐受不良研究（ACHOIS）试验的数据，预防围产期并发症（定义为以下一种或多种并发症：死亡、肩难产、骨折、神经麻痹）的增量成本估计为 27 503 澳元。围产期死亡预防的增量成本计算为每个生命年节省 60 506 澳元和 2988 澳元。

来自中国的一项研究[66]使用 GeDiForCE 模型评估了 GDM 筛查与无 GDM 筛查的成本效益，比较了成本和避免的 DALY。模型的输入，如 GDM 筛查和产前护理的成本、GDM 患病率，以及围产期不良反应（PAE）的成本，是基于来自中国不同城市的 6 个三级医院的实际评估。产后护理费用的计算是基于已发表的文献或中国已发表的研究。PAE-DALY、产后 T_2DM 的终生费用，以及干预措施的有效性均基于已发表的文献。长期效益评估中年度贴现率为 3%。对一些关键指标进行了单向敏感性分析。GDM 筛查组每 1000 名孕妇的 GDM 筛查、干预和终身预防护理的总成本为 7 092 398 美元，与未筛查组相比，节省了 1 329 671 美元。筛查组避免了 277.4 例 DALY，主要是由于预防 2 型糖尿病的产后护理。敏感性分析证明了结果的稳健性。采用 IADPSG 方案进行 GDM 筛查和干预是中国城市环境下的成本节约。作者的结论是，由于 DALY 的避免主要来自于 T_2DM 的预防，中国应该在未来更多地关注为 GDM 妇女提供产后护理[66]。

另一项来自中国的研究[67]报道，2015 年中国妊娠合并 GDM 的平均成本为人民币 6677.37 元（约合 1929.87 美元），比无 GDM 妊娠相比高了 95%，包括妊娠和分娩过程中的额外支出：GDM 诊断和治疗人民币 4421.49 元，母体并发症人民币 1340.94 元（+26%）和新生儿并发症人民币 914.94 元（+52%）。在中国，2015 年有 1650 万婴儿出生[62]。在 GDM 患病率为 17.5% 的中国，2015 年估计有 290 万孕妇受到 GDM 的影响。因此，每年 GDM 的直接短期成本估计为 193.6 亿人民币（约合 55.9 亿美元）[67]。敏感性分析证实了结果的可信度。

对产妇超重、GDM 和相关巨大儿的直接健康 - 经济负担的估计表明，相关的医疗支出是巨大的。GDM 预算影响的分析，基于保守的方法，使用模型中的美国成本数据，表明每年的直接成本负担超过 18 亿美元，这个算法还没有包括远期成本[68]。

美国最近的一项研究报道说，每例 GDM 患者的医疗支出增加 5800 美元。GDM 仅略微增加了新生儿的医疗成本（平均每名新生儿 40 美元），但极大增加了母亲的妊娠和分娩相关成本（平均每名母亲 5760 美元）。费用增加的细目包括住院费（3140 美元）、处方药（1200 美元）、门诊（1140 美元）和急诊（280 美元）[69]。与未确认和未经治疗的 GDM 相关的总体健康和经济成本无疑将增加数倍，这突出了筛查和管理 GDM 的重要性。

一项评估与美国孕前患有糖尿病者妊娠（pregestational diabetes mellitus, PGDM）相关的不良分娩结果的可预防健康和成本负担的研究报道称，美国 2.2% 的分娩产妇为 PGDM。在被诊断为糖尿病的妇女中，普遍的孕前护理（preconception care, PCC）每年可避免 8397 例[90% 预测区间（prediction interval, PI），5252~11 449 例]早产，3725 例（90%PI，3259~4126 例）出生缺陷和 1872 例（90%PI，1239~2415 例）围产期死亡[70]。相关受影响的儿童贴现成本高达 43 亿美元（90%PI，34 亿~51 亿美元）（2012 年美元）。患有未经诊断糖尿病妇女的 PCC（包括糖尿病筛查）可产生额外的 12 亿美元（90%PI，9.51 亿~14 亿美元）的避免成本[70]。

前瞻性研究证据表明，生活方式和药物干预预防糖尿病在 GDM 女性和无 GDM 但糖耐量（IGT）受损的女性和 IGT 男性[53-55]中同样有效。最近的一项研究表明，二甲双胍治疗糖尿病不仅在随机化糖尿病预防项目（Diabetes Prevention Program，DPP）和糖尿病预后研究（Diabetes Prevention Program Outcomes Study，DPPOS）后 15 年继续发挥其预防效果，而且相比于无 GDM 史的 IGT 女性〔HR 值为 0.94，风险差异（risk difference, RD）为 20.38 例 /100 人年〕，它对于有 GDM 史的 IGT 女性效果更为显著（HR=0.59，RD=24.57 例 /100 人年）[71]。

据报道，母乳喂养超过 10 个月，有 GDM 病史的妇女在产后 2 年患糖尿病的风险降低了 57%[72]。

鉴于生活方式干预或使用药物预防糖尿病的危险人群[73-78]和 GDM 的治疗成本有效预防围产期并发症[63-65]在不同的研究中被视为高成本效益，直观看来，筛查和全面照顾 GDM 整体成本效益目前没有更多的数据支持[68]。

五、处理 NCD 相关的妊娠合并症方面的挑战与机遇

从系统的角度来看，在有效改善妊娠结局方面存在两个关键挑战，尤其是对于低收入和中低收入国家。首先，卫生系统要有能力对妇女进行筛查，以了解导致妊娠合并症的常见疾病（妊娠前、妊娠早期），从而确定需要治疗和预防护理的妇女。其次是要有跟踪和随访分娩后患有 NCD 相关妊娠合并症妇女的能力，并持续参与和敦促"有风险"的母子采取适应健康的生活方式[77]。如果不充分重视产后保健，在怀孕期间筛查和治疗常见 NCD 的战略效果将大打折扣。仅从短期内降低产妇和围产期并发症和死亡率的角度来考虑问题，并不能获得对成人健康、预期寿命、生活质量和人力资本积累具有长期影响的结果[78]。妊娠提供了孕产妇保健服务的机会，不仅可以减少传统上已知的产妇和围产期并发症和死亡率指标，而且也可以在两代人之间预防若干慢性病[79]。然而，多重障碍阻碍了这些目标的实现。例如，已经有系统综述描述了与 GDM 相关的障碍[80]，应该努力减少这些障碍以实现整体目标。

柳叶刀 2007 年的一篇论著[81]指出，在占全球 NCD 负担 80% 的 23 个低收入和中等收入国家中，男性和女性的年龄标准化的预计死亡率估计分别比高收入国家高 54% 和 86%。

柳叶刀 2014 年的另一篇著作[82]描述了对妇女和儿童健康投资将如何获得高额的健康、社会和经济回报。如果 74 个高负担国家将卫生支出每年每人增加 5 美元，到 2035 年将产生高达 9 倍的经济和社会效益。这些效益包括通过提高生产力实现更大的国内生产总值增长，并到 2035 年为止避免 1.47 亿儿童死亡、3200 万死产和 500 万妇女死亡。这些收益可以通过每年 300 亿美元的额外投资来实现，相当于在当前支出的基础上增加 2%。

柳叶刀 2018 年的一项研究[83]指出，在选定的 20 个国家中，每年人均 1.5 美元的额外投资将避免 1500 万人死亡、800 万起缺血性心脏病和 1300 万起脑卒中事件。收益成本比率由干预措施的选择和国家收入水平而产生差异，平均的经济回报比率为 5∶6，但如果包括社会回报，则比率为 10∶9。在 NCD 预防方面的投资是实现 SDG 目标 3.4（将 NCD 的过早死亡率降低 1/3）和实现 SDG 目标 3.8（实现全民健康覆盖）不可或缺的组成部分。

在妇幼保健和 NCD 预防和护理方面的支出，有经济学证据清晰地支持，它们不是成本，而是具有高回报率的投资。在综合卫生系统中将孕产妇健康与 NCD 预防联系起来可能会进一步提高回报率。

综上所述，归纳如下。

- 孕产妇和儿童健康与 NCD 及其危险因素密切相关，特别是产前营养不良和出生体重过低。这些因素叠加在一起，就会导致日后的肥胖、高血压、心脏病和糖尿病。因此，妊娠期如母体存在超重和肥胖、妊娠期高血压、子痫前期和妊娠期糖尿病等情况，则孕产妇及其子代将具有类似的风险。

- 孕产妇营养不良、超重和肥胖、妊娠期高血压和子痫前期及 HIP 是重大的公共卫生挑战，对孕产妇、新生儿和儿童健康产生不利影响，并将加重全球的肥胖、2 型糖尿病和心脏代谢紊乱远期负担。

- 妊娠为将妇幼保健服务与健康促进和 NCD 预防结合起来提供了独特的机会，从而为在初级保健一级创建更综合的服务提供了桥梁。

- 因此，任何预防和控制 NCD 的努力都必须从重视怀孕前、产前和产后健康开始。

- 在孕产妇和儿童保健中增加公共卫生支出，并在过程中将其与 NCD 预防和护理联系起来，这是一种低成本、高回报的投资方式。

参考文献

[1] World Health Organization. Choosing interventions that are cost effective (WHO-CHOICE):Costeffectiveness thresholds. 2011. http://www.who.int/ choice/costs/CER_thresholds/en/

[2] Tan-Torres Edejer T et al. *Making Choices in Health:WHO Guide to Cost-Effectiveness Analysis*. Geneva, Switzerland:World Health Organization; 2003.

[3] Kapur A. *Best Pract Res Clin Obstet Gynaecol*. 2015;29:32–42.

[4] Trends in Maternal Mortality:1990 to 2013— Estimates by WHO, UNICEF, UNFPA, The World Bank and the United Nations Population Division. http://www.who.int/reproductivehealth/publications/ monitoring/maternal-mortality-2013/en/

[5] Kapur A. *J Clin Diabetology*. 2015;2(2):7–12.

[6] Chen C et al. *PLOS ONE*. 2018;13(8):e0202183.

[7] Mendez MA et al. *Am J Clin Nutr*. 2005;81:714–721.

[8] Sibai BM et al. *Am J Obstet Gynecol*. 1995;172:642–648.

[9] Heslehurst N et al. *Obes Rev*. 2008;9:635–683.

[10] Knight M et al. *Obstet Gynecol* 2010;115:989–997.

[11] Flenady V et al. *Lancet*. 2011;377:1331–1340.

[12] Koyanagi A et al. *Lancet*. 2013;381:476–483.

[13] Denison FC et al. *BJOG*. 2014;121:72–82.

[14] Gillespie P et al. *Diabetes Care*. 2013;36(5):1111–1116.

[15] Morgan KL et al. *BMJ Open*. 2015;5:e008357.

[16] Hutcheon JA et al. *Best Pract Res Clin Obstet Gynaecol*. 2011;25:391–403.

[17] HMSO. *Report on Confidential Enquiries into Maternal Deaths in the United Kingdom 1988–1990, in Department of Health Welsh Office, Scottish Office Home and Health Department, Department of Health and Social Security*. Northern Ireland:HMSO; 1994.

[18] Moodley J. *Cardiovasc J Afr*. 2007;18:358–361.

[19] Moodley J. *Best Pract Res Clin Obstet Gynaecol*. 2008;22:559–567.

[20] Chhabra S, Kakani A. *J Obstet Gynaecol*. 2007; 27:25–29.

[21] Villar J, Say L, Gulmezoglu AM et al. Eclampsia and pre-eclampsia:A health problem for 2000 years. In:Critchly H, MacLean A, Post L, Walk J, eds. *Pre- Eclampsia*. London, UK:RCOG Press; 2003:189–207.

[22] Ronsmans C, Graham WJ. *Lancet*. 2006;368:1189–1200.

[23] Kuklina EV et al. *Obstet Gynecol*. 2009;113:1299–1306.

[24] Poon LC et al. *IJGO*. 2019;144(suppl 2):1–35.

[25] Savitz DA et al. *Am J Epidemiol*. 2014;180:41–44.

[26] Cusimano MC et al. *Am J Obstet Gynecol* 2014;210:e431–e439.

[27] Pourat N, Martinez AE, Jones JM et al. *Costs of Gestational Hypertensive Disorders in California:Hypertension, Preeclampsia, and Eclampsia*. Los Angeles, CA:UCLA Center for Health Policy Research; 2013.

[28] Fox A et al. *Hypertension*. 2017;70:1243–1249.

[29] Phibbs CS et al. *J Pediatr*. 2019;204:118–125.e14.

[30] Stevens W et al. *Am J Obstet Gynecol*. 2017;217:237– 248.e16.

[31] Simon J et al. *BJOG*. 2006 Feb;113(2):144–151.

[32] Blackwell SC et al. *Prenat Neonatal Med*. 2001;6:310–317.

[33] Vijgen SM et al. *BJOG*. 2010;117(13):1577–1585.

[34] Rolnik DL et al. *N Engl J Med Overseas Ed*. 2017;377:613–622.

[35] Wright D et al. *Am J Obstet Gynecol*. 2018;218:612. e1–612.e6.

[36] Hadker N et al. *J Med Econ*. 2010;13:728–737.

[37] Ortved D et al. *Ultrasound Obstet Gynecol*. 2019;53:239–244.

[38] Feldhaus S et al. *Cost Eff Resour Alloc*. 2016;14:13.

[39] Shmueli A et al. *Prenat Diagn*. 2012;32:29–38.

[40] Frusca T et al. *J Matern Fetal Neonatal Med*. 2017; 30(18):2166–2173.

[41] Schlembach D et al. *BMC Health Serv Res*. 2018; 18(1):603.

[42] Figueira SF et al. *Pregnancy Hypertens*. 2018;13:30–36.

[43] Shanmugalingam R, Wang XS, Chau K et al. A cohort study

utilising a biochemical assessment of aspirin compliance vs resistance in high-risk pregnant women. *Pregnancy Hypertens.* 2018;13:S82–S83.

[44]　Meads CA et al. *Health Technol Assess.* 2008;12:5–285.

[45]　Petersen TG et al. *Int J Epidemiol.* 2018;47(1):121–130.

[46]　International Diabetes Federation. *IDF Diabetes Atlas*, 8th edn. http://www.diabetesatlas.org/

[47]　O'Sullivan EP et al. *Diabetologia.* 2011;54:1670–1675.

[48]　Wendland EM et al. *BMC Pregnancy Childbirth.* 2012;12:23.

[49]　Koyanagi A et al. *Lancet.* 2013;381:476–483.

[50]　Bellamy L et al. *Lancet.* 2009;373:1773–1779.

[51]　Retnakaran R, Shah BR. *CMAJ.* 2009;181:371–376.

[52]　Kessous R et al. *Heart.* 2013;99:1118–1121.

[53]　Ratner RE et al. *J Clin Endocrinol Metab.* 2008;93:4774–4779.

[54]　Bao W et al. *JAMA Intern Med.* 2014;174:1047–1055.

[55]　Aroda VR, Christophi CA, Edelstein SL et al. *J Clin Endocrinol Metab.* 2015:jc20143761. [Epub ahead of print]

[56]　Dabelea D et al. *Diabetes Care.* 2008;31:1422–1426.

[57]　Clausen TD et al. *Diabetes Care.* 2008;31:340–346.

[58]　Pettitt DJ et al. *Diabetes Care.* 2008;31:2126–2130.

[59]　Hillier TA et al. *Diabetes Care.* 2007;30:2287–2292.

[60]　Donovan LE, Cundy T. *Diabet Med.* 2015;32:295–304.

[61]　Marseille E et al. *J Matern-Fetal Neonatal Med.* 2013;26:802–810.

[62]　Werner EF et al. *Diabetes Care.* 2012;35:529–535.

[63]　Mission J et al. *Am J Obstet Gynecol.* 2012;206:S126–S127.

[64]　Ohno MS et al. *Am J Obstet Gynecol.* 2011;205:282–287.

[65]　Moss JR et al. Australian Carbohydrate Intolerance Study in Pregnant Women Group. *BMC Pregnancy Childbirth.* 2007;7:27.

[66]　Zhang L et al. *Value Health.* 2015;18:A607–A608.

[67]　Xu T et al. *BMJ Open.* 2017;7:e018893.

[68]　Lenoir-Wijnkoop I et al. *Front Pharmacol.* 2015; 6:103.

[69]　Dall TM, Yang W, Gillespie K et al. The economic burden of elevated blood glucose levels in 2017:Diagnosed and undiagnosed diabetes, gestational diabetes, and prediabetes. *Diabetes Care.* 2019; dc181226. https://doi.org/10.2337/dc18-1226

[70]　Peterson C et al. *Am J Obstet Gynecol.* 2015;212(1):74. e1–74.e9.

[71]　Diabetes Prevention Program Research Group. *Diabetes Care.* 2019;42(4):601–608.

[72]　Gunderson EP et al. *Ann Intern Med.* 2015;163:889–898.

[73]　Ramachandran A et al. *Diabetes Care.* 2007;30:2548–2552.

[74]　Diabetes Prevention Program Research Group. *Diabetes Care.* 2012;35:723–730.

[75]　Colagiuri S, Walker AE. *Health Aff (Millwood).* 2008;27:256–268.

[76]　Zhang YL et al. *Diabet Med.* 2012;29:e425–e429.

[77]　Kapur A. *Int J Gynecol Obstet.* 2011;115:S50e1.

[78]　Gluckman PD et al. *Lancet.* 2009;373:1654e7.

[79]　World Diabetes Foundation, *Int J Gynecol Obstet.* 2009;104: S46–S50.

[80]　Nielsen KK et al. *BMC Pregnancy Childbirth.* 2014; 14:41.

[81]　Abegunde DO et al. *Lancet.* 2007;370:1929–1938.

[82]　Stenberg K et al. *Lancet.* 2014;383:1333–1354.

[83]　Bertram MY et al. *Lancet.* 2018;391:2071–2078.

下 篇
预测与预防
Towards Prediction and Prevention

New Technologies and Perinatal Medicine
Prediction and Prevention of Pregnancy Complications
围产医学新技术
妊娠合并症预测与预防

第 12 章 利用整合系统生物学方法解决胎儿医学问题

Integrated system biology approaches to fetal medicine problems

Jezid Miranda　Fátima Crispi　Eduard Gratacós　**著**
张卫社　**译**

一、概述

妊娠是一种生理状态，需要多种相互联系的分子和细胞系统进行复杂而及时的调节及适应，包括激素、免疫、代谢和生理的适应。在过去的几十年里，通过使用广泛的实验室技术对特定的生物标志物进行分析，使生理和病理妊娠中涉及分子通路的研究取得了进展。然而，"组学"技术的引入给研究的可能性带来了一场革命。研究的范围扩大了，这些方法提供了从更广泛的角度了解调节细胞、组织和器官的分子途径的手段。组学技术的前景是从根本上提高对生理妊娠的理解，提高对大多数主要产科综合征的潜在不良适应过程的认识，最终使得在临床前期、主要妊娠合并症症状出现前进行针对性的干预。

然而，"基于组学的研究"也伴随着新的挑战，包括需要新的统计方法来解释大量可用数据，以及更复杂的洞察力来探索比我们原本想象更加复杂的现实情况。由于这些原因，在过去 20 年中，假说驱动的方法已经成为许多组学技术的研究特点，这并未使我们更深入地理解妊娠合并症的发病或生物分子机制。现在已经出现了新一代的统计方法，其中包括生物信息学、机器 / 深度学习方法。有证据表明，这项研究有时更多地掌握在统计学家和系统生物学家手中，而并非临床医师。或者说如果要在理解正常和异常的母体适应和胎儿发育机制方面取得真正的进展，至少需要科学家们的紧密合作。在本章中，笔者简要回顾了组学在妊娠主要并发症研究中的应用实例，并总结了一些评论和结论。这一章的笔者是临床医师，因此，这里的内容不能也不打算阐述或澄清任何关于使用这些方法的技术上的见解，而是为了说明对妊娠合并症进行整合研究的可能性和在此过程中的注意事项。

二、主要的"组学"方法及其在妊娠合并症研究中的应用

图 12-1 描述了基于采用的"组学"技术可以回答的不同问题。在接下来的段落中，我们将描述每种重大产科综合征研究中应用这些技术的成功经验，以及可以从他们的方法中学到的教训。

1. 转录组学

转录组是指任何特定状态下，从细胞基因组中产生的全部 RNA 转录产物的集合。转录组学技术是用来描述在特定的组织中信使 RNA（mRNA）的总体表达情况，提供基因如何被调控的信息，获得哪些细胞过程活跃、哪些休眠的信息。在这个领域两种主要的技术处于领先地位：微阵列，可以量化一组预先设定的序列；RNA 测序（RNA

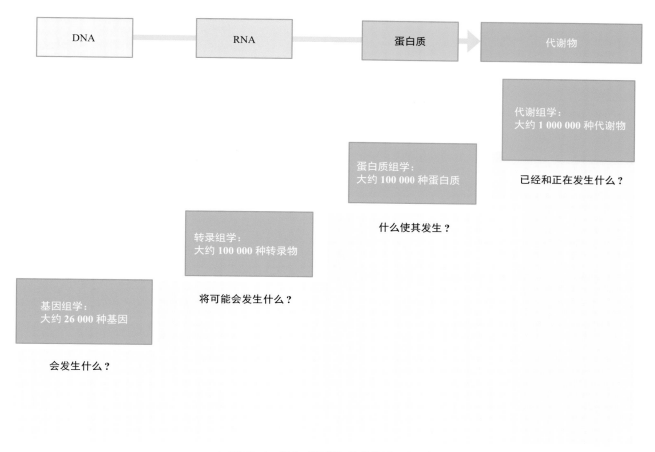

DNA → RNA → 蛋白质 → 代谢物

代谢组学：
大约 1 000 000 种代谢物

已经和正在发生什么？

蛋白质组学：
大约 100 000 种蛋白质

什么使其发生？

转录组学：
大约 100 000 种转录物

将可能会发生什么？

基因组学：
大约 26 000 种基因

会发生什么？

▲ 图 12-1　每个"组学"技术的原理和目标

基因编码蛋白质与环境因素相互作用，产生细胞、组织或生物液体的代谢物；同时，"转录组学"和"蛋白质组学"的目的分别是检测整个系统的 mRNA 和蛋白质组成（经许可转载，引自参考文献 [55]）

sequencing，RNA-seq），通过高通量测序来捕获所有的序列 [1]。在过去的 10 年中，RNA 测序与计算分析相结合使人们认识到不同的调控性非编码 RNA［微小 RNA（microRNA、miRNA）、长链非编码 RNA（long noncoding RNA、lncRNA）、环状 RNA（circular RNA、circRNA）］的相互作用，及其与调控蛋白相互作用修饰基因表达，与 mRNA 一起调控蛋白翻译。转录组分析已被用来评估妊娠合并症（如子痫前期、胎儿生长受限和早产）的胎盘发育和功能障碍 [2-4]。需要强调的是，作为对少数生物样本孤立研究的替代方案，Meta 转录组学分析通过对既往子痫前期转录组研究中的病例对照数据进行分析 [5-7]，已经确定了子痫前期临床表现的已知介质一致改变，如 FLT1、内皮糖蛋白、转录因子 ⅡH、ATF3，以及其他参与缺氧调控和血管发育的基因作为子痫前期的驱动因素，其优点是可以有效地消除与相对较小的研究样本量、平台可变性、患者特征、统计学方法相关的假阳性结果。然而，在分析和解释 Meta 转录组学研究时应考虑以下几点：在羊水转录组学分析中发现的 RNA 组织起源无法追踪；男性和女性胎盘在发育过程中可能具有不同的基因表达 [8]；基于微阵列的 Meta 分析是可行的，但也有一些局限性。另一个有趣的方法是利用活胎的羊水无细胞上清液进行 RNA 转录组分析来揭示胎儿发育 [9, 10]，这也有助于描述胎儿状态分子通路的改变，如常见的常染色体非整倍体 [11, 12]、X 染色体单体 [13]、胎儿生长受限 [14]、双胎输血综合征 [15]、开放性脊髓脊膜膨出 [16]。表 12-1 描述了应用转录组学研究的各种胎儿疾病。

表 12-1　应用转录组学研究胎儿疾病中描述最一致的生物标志物总结

文　献	妊娠合并症	样本来源	方　法	鉴定的候选基因
Tarui 等 [16]	开放性脊髓脊膜膨出	羊水游离 RNA	微阵列	*PRICKLE2*、*GLI3*、*RAB23*、*HES1*、*FOLR1*、*GAP43*、*ZEB1*、*ACAP1*；通路分析显示出炎症反应对疾病的重要性，以及 Wnt 信号通路的广泛影响（Wnt1、Wnt5A、ITPR1）
Slonim 等 [11]	唐氏综合征	羊水游离 RNA	微阵列	在 21 三体和整倍体样本中发现了两组不同的基因；通路分析显示氧化应激、离子转运、G 蛋白信号通路、免疫和应激反应、循环系统功能、细胞结构、感观知觉和几个发育过程在唐氏综合征中均被破坏
Massingham 等 [13]	Turner 综合征	羊水游离 RNA	微阵列	确定了 470 种明显差异表达的基因，其中以与血液 / 免疫系统和其他与心脏和骨骼系统相关的基因最多；XIST 被显著下调；已确定的可能具有病理意义的基因包括 *NFATC3*、*IGFBP5* 和 *LDLR*
Hui 等 [15]	双胎输血综合征	羊水游离 RNA	微阵列	801 种基因差异表达（472 种基因表达下调，329 种基因表达上调），极大地丰富了神经系统疾病和心血管系统相关通路
Cho 等 [14]	胎儿生长受限	羊水游离 RNA	微阵列	411 种基因差异表达（95 种基因表达下调，316 种基因表达上调）；表达上调的基因和代谢过程，以及蛋白合成高度相关；胎儿生长受限患者 LRP10 和 IGF2 表达明显上调（分别为 6 倍和 17 倍）
Vora 等 [43]	早产	脐血	RNA 测序	早产新生儿脐血中 148 种差异表达基因；早产新生儿中两条通路，即细胞周期 / 代谢和免疫 / 炎症信号通路是主要的表达明显不同的通路

RNA. 核糖核酸

2. 蛋白质组学

蛋白质组是指在细胞、组织或有机体中由既定基因组表达或能够表达的一整套蛋白质。蛋白质组学是研究蛋白质组及其功能的科学。随着人们认识到蛋白质远比基因产物多（迄今已发现的人类蛋白质超过 10 万个），人们对蛋白质组学的研究兴趣大大增加[17]。具体来说，在妊娠期间，蛋白质组学分析可用于检测孕妇血液、胎盘组织、滋养细胞、羊水和宫颈阴道液体（表 12-2）。蛋白质在细胞内的表达取决于其生理或病理状态，是一个高度复杂和动态的系统，这也是蛋白质组研究面临的最重要的挑战。此外，翻译后修饰，以及糖基化、氧化和硝化等化学损伤也增加了蛋白质组的多样性和异质性。

最近 Romero 等对妊娠 8～40 周的正常孕妇进行了一项纵向研究，评估超过 1125 种血浆蛋白的丰度，确定了 112 种表达不同的参与血管生成、胚胎形成和妊娠期间遵循特定模式的免疫调节的蛋白质[18]。此外，相互作用网络和功能分析发现，妊娠期间变化最大的蛋白质参与了先天免疫反应、生殖细胞迁移和蛋白水解过程[18]。关于蛋白质组学在主要产科综合征研究中的潜力，一个典型的例子是早产。自发性早产是母胎医学的一大挑战，也是全世界导致 5 岁以下儿童死亡的主要原因[19]。2014 年 Kacerovsky 等对应用蛋白质组学的早产研究进行系统性回顾，包含 8 项研究，报道了 64 种失调的蛋白质作为危险指标或者分娩的机制。但作者发现，只有少数蛋白质在多个研究中被报道（14-3-3 蛋白 σ、膜联蛋白 A5、S100-A8、S100-A12、间 - α - 胰蛋白酶抑制剂重链 H4），而且由于抽样类型和分析平台的异质性，没有一个生物标记物成为可靠的预测早产的指标[20]。

有一些非常有趣的研究将蛋白质组学应用于动物模型中，并在人类进行了后期验证。Gravett 等使用表面增强激光解析电离 / 飞行时间质谱、凝胶电泳和串联质谱来描述恒河猴在实验性羊膜腔内感染前后其羊水肽特征[21]；随后，在 33 名早产妇女队列中检测了鉴定出的肽段，确定了钙粒蛋白 B 和胰岛素样生长因子结合蛋白 1（IGFBP1）片段作为早期检测羊膜内感染有效的生物标志物[21]。后来，同一研究组分析了实验诱导羊膜腔内感染的灵长类动物宫颈 - 阴道液的蛋白质组，并识别出钙粒蛋白 A 和 B、IGFBP1、天青杀素（azurocidin）、脂质运载蛋白和膜联蛋白 Ⅱ[22]。Buhimschi 等在相同的研究对象中不同的一组羊膜腔内炎症患者中报道了的类似结果，发现中性粒细胞防御素 -1 和中性粒细胞防御素 -2、钙粒蛋白 A 和钙粒蛋白 C 是最重要的失调蛋白[23-25]。此外，通过这些生物标记物的质谱评分能够识别哪些患者更容易发生真菌感染和新生儿败血症[26]，以及作为胎儿炎症反应综合征[27]的证据（表 12-2）。

3. 代谢组学

代谢组是存在于感兴趣的样本中的所有代谢物的集合，例如血液或其他体液、组织或细胞[28]。代谢组学的目的是描述机体、组织、细胞或体液中发现的最大数量的代谢物。体液的代谢组代表了疾病的一个敏感和多因素的表型特征，使我们深入了解基因表达的最终下游产物、环境因素的影响，以及两者之间复杂的相互作用。代谢变化可以用来监测相对风险，了解病理生理机制，并监测治疗的反应。代谢组学最常用的两种分析工具是磁共振波谱和质谱。

代谢组学首先要注意的是，即使在最简单的生物体中也没有分析工具可以检测所有的代谢产物。一般来说，代谢组学中有两种互补的方法，即靶向分析和非靶向分析。靶向分析，包括定量检测一组确定的代谢物，这些分析具有典型的敏感性、特异性和可重复性[29, 30]。非靶向分析同时检测生物标本中尽可能多的不同代谢物，而不考虑代谢物的化学类别。多元方法分为监督法和非监督法。在多元分析监督法中，标签被用来识别

与临床表型相关的特征或特征的组合。多元分析非监督法用于通过识别与实验和（或）生物变量相关的模式来总结数据。

代谢组学研究主要方法——磁共振波谱及质谱法：^{1}H- 磁共振（^{1}H-nuclearmagnetic resonance，^{1}H-NMR）波谱依赖于原子核的磁性。^{1}H-NMR 波谱的优点是采集速度快，是一种高重复性和非破坏性的方法，不需要或只需要最少的样本[31]。然而 ^{1}H-NMR 波谱的局限性包括灵敏度低，产生的波谱中有许多重叠的信号，并且不能检测少量小分子[31]。质谱法允许获取生物液体、细胞或组织样本的质谱特征，光谱处理用于量化最终具有量化特征的数据集。可以通过多元分析法分析光谱数据，同时分析所有代谢组学特征并确定它们之间的关系。

代谢组学研究已广泛应用于胎儿医学，以增加对胎盘功能不全的理解。胎儿的生长可能会受到胎盘功能不良或母体条件的影响，这两种情况都会影响营养和氧气从母体向发育中的胎儿转移。笔者和其他学者之前已经研究了宫内生长受限胎儿的代谢组学特征[32-35]（表 12-3）。具体地说，对早发和晚发型胎儿宫内生长受限（IUGR）患者的脐带血进行代谢组学分析，早发和晚发 IUGR 患者的必需氨基酸存在显著差异，且两者均存在脂质代谢异常，尤其是以不饱和脂肪酸为主[34]。Favretto 等报道了 IUGR 胎儿中苯丙氨酸、色氨酸和谷氨酸上调[33]，而 Ivorra 等报道了 IUGR 胎儿脐血中 5 种氨基酸浓度存在显著差异（脯氨酸、谷氨酰胺和丙氨酸含量减少，苯丙氨酸和瓜氨酸含量增加[32]）。作者报道了对妊娠合并 IUGR 患者脐血和母血样本的基于 NMR 的代谢指纹谱分析，显示妊娠合并 IUGR 母体和胎儿均存在实质性脂质代谢紊乱，表现为 IUGR 孕妇和对照组相比，血浆中胆固醇 - 中密度脂蛋白（intermediate-density lipoprotein，IDL）、三酰甘油 -IDL 和高密度脂蛋白（high-density lipoprotein，HDL）的浓度较低，而且 IUGR 胎

表 12-2 早产和胎儿生长受限应用蛋白质组学研究中描述最为一致的生物标记物总结

文　献	妊娠合并症	样本来源	蛋白质组学	候选蛋白 / 蛋白表达改变
Pereira 等[44]	早产	宫颈阴道液	2D-PAGE "Shotgun 法"蛋白质组学	在宫颈阴道液中有 34 个生物标志物含量丰富，在早产临产和自发性早产来源的样本中存在差异，包括钙粒蛋白、膜联蛋白、S-100 钙结合蛋白 A7、表皮脂肪酸结合蛋白，这样的情况还有血清蛋白 α₁- 抗胰蛋白酶、α₁- 酸性糖蛋白、结合珠蛋白、血清转铁蛋白和维生素 D 结合蛋白
Butt 等[45]	早产	胎盘组织	2D-PAGE	通过串联质谱法确定了 11 种蛋白质，分为三个不同的功能类别：结构 / 细胞骨架组成成分、具有酶或者伴侣功能的内质网腔蛋白和有抗凝特征的蛋白
Cobo 等[46]	早产	羊水	靶向十二烷基硫酸钠电泳，蛋白质印迹法	白介素 -6 和蛋白质组学候选生物标志物是早产、胎膜完整患者羊膜腔内感染的预测因子
Stella 等[47]	早产	母体血浆	2D-PAGE，质谱分析法	比较最终早产的早产临产和最终足月产的早产临产，CM10、IMAC30 和 H50 表面在 7781 和 3164m/z 的峰值明显不同
Bujold 等[48]	早产	羊水	2D-LC，蛋白水平	羊膜腔内感染或者炎症的患者中，纤维蛋白肽 B、转铁蛋白、Ⅰ型 MHC 链相关 A 抗原片段、转录延长因子 A、性别决定区 Y（SRY）盒蛋白 5、唐氏综合征决定域蛋白 2、IGFBP-1、人类肽 8 等过表达
Gravett 等[21]	早产和绒毛膜羊膜炎	羊水	2D SELDI-TOF MS	IGFBP-1、钙粒蛋白 B
Buhimschi 等[25]	早产	羊水	SELDI-TOF ELISA	HNP-1 和 HNP-2、钙粒蛋白 A 和钙粒蛋白 C
Buhimschi 等[24]	早产	羊水	SELDI-TOF	差异化 10～14kDa 谱和 2D-DIGE 衍生识别
Rüetschi 等[49]	早产	羊水、宫颈阴道液	SELDI-TOF，MS	HNP-1、HNP-2、HNP-3 钙蛋白 A 和钙蛋白 B
Romero 等[50]	早产	羊水	SELDI-TOF	用一组测试和训练样本分析出 39 种潜在的能够区分早产和羊膜腔炎症的生物标志物
Wölter 等[51]	胎儿生长受限	脐带血	MALDI-TOF 质谱	胎儿生长受限病例和对照组之间最佳差异蛋白是 C-Ⅲ₀
Wölter 等[52]	胎儿生长受限	母体全血	MALDI-TOF 质谱分析	胎儿生长受限胎儿的母体两种最佳差异蛋白是载脂蛋白 C-Ⅱ 和载脂蛋白 C-Ⅲ₀；连同三个稳健表达的蛋白质（蛋白质变体），载脂蛋白前体 C-Ⅱ、载脂蛋白 C-Ⅲ₁ 和载脂蛋白 C-Ⅲ₂
Lynch 等[53]	早产	母体全血	SOMA 扫描蛋白质组分析	抗凝因子 IX ab 和 IX、因子 B、PECAM-1、补体因子 H、VEGF SR2、组织蛋白酶 Z、GHR、纤胶凝蛋白 3 和钙黏着蛋白
Ezrin 等[54]	早产	母体全血中微粒	LC-MS	α₁- 抗胰蛋白酶、抗凝血酶Ⅲ、α₂- 巨球蛋白、α₁B- 糖蛋白、白蛋白、载脂蛋白、血清转铁蛋白、IGHM2、补体因子

DIGE. 差异凝胶电泳；ELISA. 酶联免疫吸附法；GHR. 生长激素 R；HNP. 人中性粒细胞蛋白；IGFBP. 胰岛素样生长因子结合蛋白；LC-MS. 液相色谱 - 质谱法；MALDI-TOF. 基质辅助激光解析 / 电离飞行时间质谱法；MHC. 主要组织相容性复合体；MS. 质谱法；PAGE. 聚丙烯酰胺凝胶电泳；SELDI-TOF. 表面增强激光解析电离飞行时间；2D. 二维；VEGF. 血管内皮生长因子

儿脐血血浆胆固醇低密度脂蛋白（low-density lipoprotein，LDL）、IDL 和极低密度脂蛋白（very-low-density lipoprotein，VLDL）的浓度明显升高。并且在 IUGR 患者中观察到血浆甲酸、组氨酸、异亮氨酸和柠檬酸浓度变化[36]（表 12-3）。

三、大数据分析面临的挑战：潜在的策略

发现生物标志物在医学中扮演着重要的角色，它被定义为生物样本或系统中"信号"事件的指标。现在很清楚的是妊娠合并症如子痫前期或自发性早产是多因素疾病，由于其复杂的病因，没有单一的生物标志物可以在人群水平上预测这些疾病的风险。也许经典方法和计算生物学之间最大的区别是，从假说导向性研究转向与临床信息和组学技术产生的大数据结合的假说生成性研究（图 12-1）。然而，我们需要考虑这种方法的几个挑战。

目前的研究仅处于发现阶段，病例和对照组之间基因、蛋白质或代谢物的浓度变化或表达不同通常被错误地标识为"生物标志物"。然而，它们应该被称为"候选生物标志物[37]"。病例和对照组之间在蛋白表达或代谢物浓度方面的差异也可能是疾病的结果，在生物学或医学上几乎没有预测相关性[38]。为了在该领域取得进展，在将结果考虑用于临床检测前，为了说明妊娠期快速的生理变化，检测候选生物标志物的纵向验证性研究模型是必需的。

生殖医学中的大多数组学研究都是对组学数据（如基因组学、转录组学或蛋白质组学）进行单独评价。然而，即将面临的挑战之一是通过适当的计算方法整合来自基因组、转录组、蛋白质组、代谢组和其他数据源的数据，从而最佳地利用数据的维度和相关性，同时避免过度拟合。一个很好的例子是 Aghaeepour 等的研究，该研究描述了在母体全血中使用一种基于细胞的高度多路复用的试验方法，该方法揭示了人类妊娠"免疫时钟"的存在，可以预测孕周[39]。随后，对母体游离 RNA[40]和同时测定 1310 种血浆蛋白的蛋白质组学特征研究的纵向分析[41]也支持了这些结果。这些发现的重要性怎么强调都不过分，因为在妊娠期建立时间精确的血浆蛋白质组学变化和其偏离常规时间顺序是妊娠相关疾病早期诊断

表 12-3　关于胎儿生长受限应用代谢组学研究中描述的最为一致的生物标记物总结

文　献	样　本	技　术	结　果
Ivorra 等[32]	新生儿尿液	NMR- 光谱	尿液代谢谱中的鉴别主要来自于某些代谢物的显著差异，如肌醇、肌氨酸、肌酸和肌酸酐
Favretto 等[33]	脐带血	LC-HRMS	区分 IUGR 和对照组的最佳预测因子为苯丙氨酸、色氨酸和谷氨酸
Horgan 等[35]	母体全血和脐带动静脉血	质谱法	只有两例 IUGR 出生诊断 VLBW；早熟与脂肪酸作为能量来源的使用增加有关
Sanz-Cortez 等[34]	脐血	^{1}H-NMR	早发和晚发 IUGR 样本中不饱和脂肪和 VLDL 水平升高，早发 IUGR 中葡萄糖水平降低，丙酮水平升高；早发 IUGR 谷氨酰胺和肌氨酸水平明显增加，而在早发和晚发血管扩张 IUGR 的患者中苯丙氨酸和酪氨酸的含量都有所下降
Miranda 等[36]	母血和脐带血	^{1}H-NMR	与对照组相比，IUGR 组母亲血浆中胆固醇 -IDL、三酰甘油 -IDL 和高密度脂蛋白的浓度较低；相反，IUGR 胎儿血浆中胆固醇 LDL、IDL 和 VLDL 的浓度明显升高，VLDL 颗粒的种类也增加；在 IUGR 中还观察到血浆甲酸、组氨酸、异亮氨酸和柠檬酸浓度变化

IDL. 中密度脂蛋白；IUGR. 宫内生长受限；LC-HRMS. 液相色谱高分辨质谱；LDL. 低密度脂蛋白；NMR. 磁共振；VLBW. 极低出生体重；VLDL. 极低密度脂蛋白

的关键步骤，从而有助于研究自发和医源性早产。在最近的另一项研究中，这种多组学方法已被应用于胎盘功能不全，研究基于分子网络的方法结合了子痫前期妇女胎盘和母体循环的转录组学、表观遗传学、蛋白质组学[42]。分析发现，子痫前期存在明显的母体和胎盘疾病通路，提示子痫前期存在多种表型，这与临床、流行病学和免疫学证据表明子痫前期具有不同的临床表型相一致[42]。

四、最后的思考：母胎医学研究中应用组学方法的挑战

尽管努力应用了组学方法大量研究母胎医学，但仍缺乏将其转化为临床应用的解决方案。正如本章前文所提到的，获取大量数据——这一可能性的出现带来了同样的新挑战。在相同条件下各种研究的结果往往相互矛盾，导致更多的混杂而非清晰。作者认为，未来的研究可以考虑两个可能改善这种情况的主要概念。

首先，现在临床特征对数据和结论的质量更加重要。主要产科综合征，即子痫前期、胎儿生长受限或早产，并不是单一的情况，而是多种途径的共同标志，这些途径导致妊娠的主要生理现象向病理态偏移，包括母体血流动力学适应性变化、胎儿生长或子宫静止。近 20 年的临床研究表明，在早产或胎儿生长受限的一般定义下，存在明显不同的表型。使用系统生物学方法在患者群体中获取大量数据需要在这些研究的设计中使用严格的定义。如果不使用定义明确的临床标准，就不可能在研究之间进行比较，在特征不明确的病例中使用大量信息将导致不一致甚至更多困惑。

其次，产生大量数据需要新的分析工具，这些工具超出了大多数研究小组有时甚至是研究机构的现有能力范围。基因组学方法的使用对传统研究小组的结构和管理提出了新的挑战。必须创建新的跨学科空间，使临床、技术和数据分析知识能够融合。为了产生有意义的研究数据，这些不同努力的结合是同样必需的，这样的数据可以产生真正的临床解决方案。作者认为，有效利用组学来产生真正解决方案的主要挑战不在于获取所需知识，而在于研究领导者创造一个不同的思维模式、在一个共同目标下协同工作的空间能力。积累的经验和周围有多少大型研究小组仍在工作，这些都表明实现上述目标多么困难。但作者相信，在这一计划下努力研究的那些小组将在今后几年中取得最大的进展。

参考文献

[1] Shirley N et al. *PLOS Comput Biol*. 2017;13:e1005457.

[2] Gu Y et al. *Am J Physiol Metab*. 2013;304:E836–E843.

[3] Romero R et al. *BJOG*. 2006;113:118–135.

[4] Cox B et al. *Am J Obstet Gynecol*. 2015;213:138–151.

[5] Moerland PD et al. *PLOS ONE*. 2013;8:e68991.

[6] Vaiman D et al. *PLOS ONE*. 2013;8:e65498.

[7] Moslehi R et al. *Sci Rep*. 2013;3:2407.

[8] Walker MG et al. *Placenta*. 2012;33:568–571.

[9] Hui L et al. *Obstet Gynecol*. 2011;119:111–118.

[10] Hui L et al. *Obstet Gynecol*. 2013;121:1248–1254.

[11] Slonim DK et al. *Proc Natl Acad Sci*. 2009;106:9425–9429.

[12] Koide K et al. *Hum Genet*. 2011;129:295–305.

[13] Massingham LJ et al. *Hum Genet*. 2014;133:1075–1082.

[14] Cho HY et al. *Medicine*. 2018;97:e9572.

[15] Hui L et al. *Prenat Diagn*. 2013;33:873–883.

[16] Tarui T et al. *Am J Obstet Gynecol*. 2017;217:587.e1– 587.e10.

[17] Tambor V et al. *Physiol. Res*. 2010;59:471–497.

[18] Romero R et al. *Am J Obstet Gynecol*. 2017;67.e1–67.e21.

[19] Chawanpaiboon S et al. *Lancet Glob Health*. 2019;7:e37–e46.

[20] Kacerovsky M et al. *Reprod Sci*. 2014;21(3):283–295.

[21] Gravett MG et al. *JAMA*. 2004;292:462–469.

[22] Klein LL et al. *Am J Obstet Gynecol*. 2005;193:1302–1306.

[23] Buhimschi CS et al. *PLOS Med*. 2007;4(1):e18.

[24] Buhimschi IA et al. *BJOG*. 2005;112(2):173–181.

[25]　Buhimschi IA et al. *Clin Vaccine Immunol*. 2005:837–844.

[26]　Buhimschi CS et al. *Pediatr Res*. 2007;61(3):318–324.

[27]　Buhimschi CS et al. *BJOG*. 2009;116(2):257–267.

[28]　Psychogios N et al. *PLOS ONE*. 2011;6(2):e16957.

[29]　Ilkayeva O et al. *Diabetes*. 2009;58:2429–2443.

[30]　Lowe WL, Karban J. *Diabet Med*. 2014;31:254–262.

[31]　Griffin JL et al. *Nat Rev Cardiol*. 2011;8:630–643.

[32]　Ivorra C et al. *J Transl Med*. 2012;10:142.

[33]　Favretto D et al. *Anal Bioanal Chem*. 2012;402:1109–1121.

[34]　Sanz-Cortés M et al. *PLOS ONE*. 2013;8:e80121.

[35]　Horgan RP et al. *J Proteome Res*. 2011;10:3660–3673.

[36]　Miranda J et al. *Sci Rep*. 2018;8:13614.

[37]　Law KP et al. *Int J Mol Sci*. 2015;16:10952–10985.

[38]　Koulman A et al. *Anal Bioanal Chem*. 2009;394:663–670.

[39]　Aghaeepour N et al. *Sci Transl Med*. 2017;2(15):eaan2946.

[40]　Pan W et al. *Clin Chem*. 2017;63:1695–1704.

[41]　Aghaeepour N et al. *Am J Obstet Gynecol*. 2018;218(3):347.e1–347.e14.

[42]　Than NG et al. *Front Immunol*. 2018;9:1661.

[43]　Vora NL et al. *AJP Rep*. 2019;9:e60–e66.

[44]　Pereira L et al. *J Proteome Res*. 2007;6:1269–1276.

[45]　Butt RH et al. *J Proteome Res*. 2006;5:3161–3172.

[46]　Cobo T et al. *Am J Obstet Gynecol*. 2009;200:499.e1–499.e6.

[47]　Stella CL et al. *Am J Obstet Gynecol*. 2009;201:387.e1–387.e13.

[48]　Bujold E et al. *J Matern Neonatal Med*. 2008;21:697–713.

[49]　Rüetschi U et al. *J Proteome Res*. 2005;4:2236–2242.

[50]　Romero R et al. *J Matern Neonatal Med*. 2008;21:367–388.

[51]　Wölter M et al. *Electrophoresis*. 2012;33:1881–1893.

[52]　Wölter M et al. *J Proteomics*. 2016;149:44–52.

[53]　Lynch AM et al. *Am J Obstet Gynecol*. 2016;214:517.e1–517.e8.

[54]　Ezrin AM et al. *Am J Perinatol*. 2015;32:605–614.

[55]　Gracie S et al. *BMC Pregnancy Childbirth*. 2011;11:71.

第 13 章　组学与女性生殖

Omics and female reproduction

Galia Oron　**著**

张卫社　**译**

一、概述

不孕与不育影响着约 15% 的育龄夫妇。辅助生殖技术（ART）可能有助于达到妊娠的目的，活产是最终更好的结局[1]。虽然 ART 的有效性和效率大大提高，但成功率远未达到最高[2, 3]。2015 年美国疾病控制与预防中心辅助生殖技术国家总结报道中的数据说明了美国的技术现状。2015 年，全国有 91 090 个使用新鲜的、非捐赠卵子或胚胎的 ART 周期；80 644 个（88.5%）启动周期进入卵子提取阶段；59 336 个启动周期（65%）进入胚胎移植阶段。这表明卵子提取和受精步骤在大多数但不是所有的周期中都是成功的。不幸的是，只有 26 708 个（29%）启动周期达到妊娠，21 771 例（24%）活产[4]。

考虑每个治疗周期的巨大情绪压力和其本身的破坏性，这显然还有改进的空间。决定移植成功的可能性依赖于 ART 的关键组成部分，包括子宫内膜厚度，尤其是内膜容受性和人为胚胎分级以选择最优势的胚胎进行移植，挑选植入成功可能性最高的胚胎通常根据细胞数量、细胞对称性、分裂和其他物理特征进行的详细的形态学评估[5-7]。然而，这些严格的形态学参数仍然受制于观察者之间和观察者内部的差异性。安装在延时监测系统中的预测性计算机算法为胚胎提供了更客观的评分，并通过记录胚胎发育过程中事件发生的时间和间隔的长短，进行持续的形态变化评估，帮助胚胎学家进行选择[8-11]。然而，目前尚未证明延时监测系统能改善妊娠率和活产率[12]。ART 领域将受益于新的定量诊断和治疗工具，以进一步提高植入、妊娠和活产率[13]。

随着表观基因组学、基因组学、转录组学、蛋白质组学等新组学技术的出现，胚胎选择的研究进入新的分子方法学领域成为可能，从而定义了生殖细胞、胚胎和子宫内膜的最佳分子特征。从更广阔的角度看待复杂的生物系统，可以进一步扩展基因型与表型相互作用的复杂背景，以确定参与生殖的细胞和组织的最佳分子特征[14]。

本章主要介绍组学技术在女性生殖目标细胞和组织中的应用。组学技术在精子和精浆研究中的应用对男性不育的影响超出了本章的范围。

二、卵母细胞

卵母细胞质量是 ART 成功的主要因素之一，了解卵母细胞发育和成熟的步骤对治疗成功至关重要[15]。大量的研究关注于选择高质量卵母细胞的标准，这将带来更高的受精率、早期胚胎发育和健康的后代[16, 17]。卵丘细胞在卵母细胞成熟过程中起着重要作用，它们彼此之间及卵母细胞通过共享双向分子相互作用的缝隙连接进行通讯，进行代谢物交换和分泌生物标志物，从而反映卵母细胞的优势水平[18]。组学技术可以提供更多关于卵丘细胞功能、卵母细胞质量及其相互作用的信息[19]。

1. 转录组学

透明带的形态学评估是大多数 ART 机构选择卵母细胞的金标准，但这种方法受到精度界限的限制。研究表明，相较于未致妊娠的、成功妊娠的卵母细胞的卵丘/颗粒细胞中，差异表达候选基因分别过表达和低表达[20, 21]。透明带特性变化与卵丘/颗粒细胞基因表达的差异有关，但透明带形态与转录组基因模式有关，而该模式与已知的卵母细胞发育基因标志物没有直接关系。为了确定与透明带形态学标准高度相关的合适基因，来增强卵母细胞选择的准确性，并可能增加 ART 的成功率，需要对更多的候选标志物进行进一步研究[19]。

2. 代谢组学

卵泡液是卵母细胞发育的体内微环境，含有卵母细胞和颗粒细胞分泌的代谢产物，是卵泡生长和卵母细胞成熟所必需的。卵母细胞卵泡液的代谢情况理论上反映了卵母细胞的质量，并与胚胎的生殖潜能相关。关于用光谱分析代谢物来预测胚胎植入的研究仍然存在争议，因为这些研究存在很多局限性，如卵泡液和冲洗介质的混合物包含自身的代谢产物，来自于先前抽吸的卵泡的滤泡液污染，以及为了将卵泡液的代谢分析与导致胚胎种植的卵母细胞相关联，需要行单胚胎移植[22-24]。

三、胚胎

1. 基因组学

植入前遗传学筛查（preimplantation genetic screen，PGS）是通过从一个八细胞胚胎中取出 1～2 个卵裂球，或从一个囊胚期胚胎中取出若干滋养外胚层细胞来识别染色体畸形的胚胎。与植入前遗传学诊断（preimplantation genetic diagnosis，PGD）相比，PGS 患者不存在先天性遗传性疾病，

而且 PGS 最常用于高龄产妇、多次种植失败、反复流产和严重男性因素不孕的病例。

近年来，新的阵列技术被引入到 PGS 中，包括比较基因杂交（comparative genetic hybridization，CGH）、单核苷酸多态性（single nucleotide polymorphism，SNP）阵列[25]、新一代测序（next-generation sequencing，NGS）[26, 27]等。在 CGH 中，胚胎和对照 DNA 样本分别使用荧光标记的全基因组扩增方法进行扩增（胚胎 DNA 为绿色，对照 DNA 为红色），然后将其混合以竞争互补序列杂交。计算机计算出绿－红荧光的比例，红色表示胚胎 DNA 缺陷，绿色提示胚胎 DNA 中该区域出现额外拷贝。基于 CGH 的技术不能检测多倍体，如三倍体、平衡易位或倒位、点突变基因内插入或缺失或三核苷酸重复，主要用于诊断染色体非整倍体和非平衡易位。

SNP 可以用来区分同一个体中的一条染色体与另一条染色体，以及一个人与另一个人的区别。因为 SNP 是基因组中的一个区域，在这个区域中，序列中的单个核苷酸在群体中是不同的。SNP 阵列评估胚胎遗传每个染色体的拷贝数。CGH 和 SNP 阵列均可用于选择健康的整倍体胚胎，以改善体外受精（in vitro fertilization，IVF）的结局[28-30]。人们曾寄希望于常规的 PGS 移植可以增加胚胎着床率，增加活产率，并降低流产率。然而，目前的文献[31]仍然不支持这一观点。一种解释是滋养外胚层嵌合导致丢弃了那些如果被移植有可能正常妊娠的胚胎[32]。CGH、SNP 阵列和定量聚合酶链式反应（quantitative polymerase chain reaction，qPCR）缺乏在单个滋养外胚层活检中检测嵌合的能力，NGS 的引入允许对胚胎嵌合现象进行评估，这项技术是否会改变 ART 的生殖现状还有待观察[26, 27]。

研究证实，玻璃化过程中获得的存在于囊胚腔液中的可扩增 DNA，为未来进行胚胎基因检

测提供了一种有前景的 DNA 替代来源的可能性，而无须从发育的胚胎中真正移除细胞[33-35]。

2. 代谢组学

对存在于细胞 / 囊胚内的代谢物所对应的内代谢组进行研究需要侵入性操作。然而，外代谢组或分泌代谢组则是评估来自细胞外环境的代谢物，如卵泡液或卵母细胞 / 胚胎培养基。D'alessandro 等尝试使用质谱技术描述冷冻前囊胚腔内抽出的囊胚腔液的代谢组学特征，目的是提供代谢物信息以帮助评估胚胎植入[36]。

四、培养基

1. 基因组学

Shamonki 等首先在扩展的培养基基质中发现胚胎游离 DNA 的存在，这些基质收集自第 3d 卵裂阶段到第 5/6d 囊胚阶段的胚胎[37]。虽然遗传筛查由于无侵入性的胚胎细胞取样，消除了任何损伤胚胎的风险，使其前景具有吸引力，但由于孕产妇 DNA 的高度污染及滋养外胚层嵌合问题，培养基内细胞游离 DNA 和滋养外胚层活检之间的一致性较差[38-40]。

2. 转录组学

有研究报道，从易收集的囊胚胚胎培养基中定量提取微小 RNA 作为一种无创评估及新选择胚胎生物标志物的潜在作用。推测微小 RNA 是非编码的小 RNA 序列，可充当负性内源性基因表达调节剂，可能通过将信息从胚泡直接传递到周围的子宫内膜细胞而改变胚胎的植入潜能。一组研究胚泡周围培养基中与胚胎非整倍体相关的微小 RNA 含量与妊娠结局之间的关系的研究发现，微小 RNA-191 在非整倍体胚胎培养基中更为高度集中。高水平 miR-372 和 IVF 失败周期与 IVF 失败有关，但与胚胎非整倍体畸形无关[41]。另一研究发现，与未植入胚泡的培养基相比，植入的培养基中 miR-20a 和 miR-30c 含量明显更为丰富[42]。最近的一项研究尝试通过使用 NGS 和逆转录 RT-PCR 分析来探索染色体正常和异常胚胎中微小 RNA 丰度的差异，然而并未发现两者之间存在差异，这表明微小 RNA 是来自商业培养基而不是由胚胎本身分泌的[43]。

3. 蛋白质组学

分泌蛋白质组是由细胞产生的由发育中的胚胎分泌的蛋白质，通过自身受内外刺激的相互作用而不断变化。利用质谱（mass spectrometry，MS）对分泌蛋白质进行蛋白质组分析可以提供一种无创的胚胎评估方法，并可能有助于揭示反映发育里程碑和胚胎发育能力的分泌因子[44, 45]。其中第一个被鉴别的分子是可溶性因子 1-o- 烷基 -2- 乙酰 -SN- 甘油 -3- 磷酸胆碱（1-o-alkyl-2-acetyl-sn-glycero-3-phosphocholine，PAF），由哺乳动物胚胎产生分泌，在胚胎发育过程中具有自分泌存活功能[46]。蛋白芯片发现，与未植入胚泡相比，植入胚泡的条件培养基中粒细胞 - 巨噬细胞集落刺激因子（granulocyte-macrophage colony-stimulating factor，GM-CSF）、CXCL13 水平降低，可溶性肿瘤坏死因子 - 受体 1（soluble tumor necrosis factor-receptor1，sTNFr1）和白细胞介素（interleukin，IL）-10 水平升高[47]。

最近研究较多的其他一些生物标志物包括载脂蛋白 -A、hCG 和瘦素。其中，瘦素被认为在胚胎植入过程中在胚胎和子宫内膜之间启动并建立了一种分子对话，而优势囊胚向培养基中分泌的瘦素水平高于休眠囊胚。此外，人类囊胚释放的一种未知的可溶性因子使 HOXA10 表达上调，参与胚胎 - 子宫内膜相互作用，同时影响胚胎发育和植入。关于胚胎成功植入后可溶性人白细胞抗原 G（soluble human leukocyte antigen G，sHLA-G）在胚胎培养基中存在的相关性，报道结果不一致[45]。

退化的胚胎显示出与发育中的胚泡不同的蛋白表达谱，然而胚胎形态不完全与其生理相关，尚不可能为了可靠地预测胚胎植入将发育中胚泡的特定蛋白质组与其形态联系起来[48]。我们有理由认为，预测胚胎的发育能力和植入潜力需要一个以上的因素。最近的研究报道尝试将蛋白质组分析和延时技术相结合，开发一种用于胚胎选择的生化 / 形态动力学诊断工具[46, 49, 50]。

4. 代谢组学

代谢组学可以在生殖技术中评估胚胎活力，主要通过识别发育中胚胎的关键培养基中生物标志物，帮助选择有植入潜力的可行胚胎。为了通过提高 ART 的有效性和减少多胎妊娠来最大限度地提高妊娠率，代谢组学可以提供当前生物学功能的即时快照，反映最新的事件，从而描述可选择胚胎的概况[51, 52]。使用近红外（near-infrared，NIR）光谱资料来描述包括—CH、—NH和—OH 的氧化应激生物标志物浓度的差异，显示导致妊娠和未妊娠的胚胎的培养基之间存在明显差异，其灵敏度为 76.5% 和 83.3%，特异度分别为 86% 和 75%[53, 54]。质子磁共振（^{1}H–NMR）波谱通过谷氨酸和丙氨酸 / 乳酸值的加权系数预测了胚胎植入和最终完成分娩胚胎的生存能力，敏感度为 88.2%，特异度为 88.2%[55]。电喷雾电离质谱（electrospray ionization mass spectrometry，ESI–MS）利用特定的生化特征来处理胚胎培养基样品的化学指纹数据，从而预测胚胎植入潜力[56]。

然而，最近的随机对照研究发现，仅在标准胚胎形态上添加胚胎培养基的代谢组学分析并不能提高存活妊娠的概率。此外，非整倍体畸形很可能对代谢组谱没有影响，却无疑对胚胎的植入潜能有影响[57]。

蛋白质组学和代谢组学的主要障碍仍然是技术上的困难，包括有限的模板、低蛋白质含量、平台敏感性缺乏、有限的蛋白质数据库信息，以及由于所使用的培养基类型不同、ART 机构采用了多种胚胎移植方法，结果可重复性差。

五、子宫内膜

1. 基因组学和转录组学

子宫内膜是一个动态组织，具有反复生长、分化、脱落和更新的特点，所有这些都受雌激素和孕酮，以及自分泌 / 旁分泌 / 近分泌因子（如细胞因子和趋化因子）的周期变化调节。子宫内膜的作用是为胚胎植入提供一个精确的时间支持，使胚胎植入发生在分泌期一个空间和时间上受到限制的接受期，这个时期称为"植入窗"（window of implantation，WOI）[58]。分子机制尚不清楚，也缺乏可靠的诊断标志物，说明了进一步研究和应用新技术来客观诊断子宫内膜容受性的必要性。

迄今为止，人们尝试过客观地识别和诊断在WOI 期间和容受性子宫内膜相关的基因表达谱和转录组特征，以确定胚胎移植的日期，特别是在重复种植失败的患者中希望得以应用[59-61]。

虽然用于子宫内膜时期确定的形态学标准在预测子宫内膜容受性方面有很大的局限性，但分泌中期差异表达的容受性相关基因的研究，重叠性较弱，子宫内膜容受性的确切机制仍未能完全了解[62, 63]。

2. 代谢组学和蛋白组学

子宫内膜组织和液体的代谢组学研究用于检测子宫内膜在月经周期不同时间点的功能变化，试图识别与子宫内膜容受性相关的生物标志物，这些生物标志物可显著影响寻求 ART 治疗的患者妊娠率[57]。子宫内膜活检（用于基因组和代谢组学评估）的主要问题之一是必须等到下一个周期才能转移胚胎。非侵袭性子宫内膜液吸入术可以观察子宫内膜在 WOI 期间发生的功能变化，其优点是可以在评估子宫内膜的同一周期内移植胚胎。Vilella 等报道称，子宫内膜液在 WOI 期抽吸时，前列腺素 E_2 和 F_{2a} 水平升高，这可能有助于解释胚胎成功植入的原因[64]。

六、结论

总之，最近的 Cochrane 综述认为，仍然需要从研究代谢组学评估卵母细胞质量、胚胎发育能力和子宫内膜容受性对活产率和流产率影响的随机对照试验中获得有力证据[65]。这通常适用于生殖组学领域。尽管取得了长足的进步，但在实际临床实施之前还需要进一步的研究，从而提高 ART 成功率。

致谢：感谢 Lina Salman 博士对数据收集的帮助和 Debby Mir 博士对本章节提出的建设性评论。

参考文献

[1] Beim PY et al. *Reprod Biomed.* 2012;27:611–623.

[2] Pandian Z et al. *Cochrane Database Syst Rev.* 2012;(4):CD003357.

[3] Farquhar C et al. *Cochrane Database Syst Rev.* 2014;12;CD010537.

[4] Centers for Disease Control and Prevention, Society for Assisted Reproductive Technology, U.S. Department of Health and Human Services, Editors. *2015 Assisted Reproductive Technology National Summary Report.* Atlanta, GA; 2017.

[5] Ebner T et al. *Hum Reprod Update.* 2003;9:251–262.

[6] Scott L. *Hum Reprod Update.* 2003;9:237–249.

[7] ALPHA Scientists in Reproductive Medicine, ESHRE Special Interest Group Embryology. *Reprod Biomed Online.* 2011;22:632–646.

[8] McCallie B et al. *Fertil Steril.* 2013;100:412–419.

[9] Kirkegaard K et al. *Hum Reprod.* 2012;27:1277–1285.

[10] Meseguer M et al. *Hum Reprod.* 2011;26:2658–2671.

[11] Rubio I et al. *Fertil Steril.* 2014;102:1287–94.e5.

[12] Armstrong S et al. *Cochrane Database Syst Rev.* 2018;5: CD011320.

[13] Seli E et al. *Fertil Steril.* 2010;94:535–542.

[14] Silvestri E et al. *J Biomed Biotechnol.* 2011;2011:810242. doi:10.1155/2011/810242

[15] Krisher RL. *J Anim Sci.* 2004;82(E-suppl):E14–E23.

[16] Sirard MA et al. *Theriogenology.* 2006;65:126–136.

[17] Carpintero N et al. *J Hum Reprod Sci.* 2014;7:187.

[18] Uyar A et al. *Fertil Steril.* 2013;99:979–997.

[19] Assidi M et al. *BMC Genomics.* 2015;16(suppl 1):S9.

[20] Gebhardt KM et al. *Fertil Steril.* 2011;96:47–52.e2.

[21] Wathlet S et al. *Hum Reprod.* 2011;26:1035–1051.

[22] Petro EM et al. *Hum Reprod.* 2012;27:1025–1033.

[23] Wallace M et al. *Fertil Steril.* 2012;97:1078–84.e1-8.

[24] Xia L et al. *Int J Clin Exp Pathol.* 2014;7:7220–7229.

[25] Harper JC, Harton G. *Fertil Steril.* 2010;94:1173–1177.

[26] Palmerola KL et al. *J Assist Reprod Genet.* 2019; 36(1):153–157.

[27] Cinnioglu C et al. *Methods Mol Biol.* 2019;1885:85–102.

[28] Hellani A et al. *Reprod Biomed Online.* 2008;17:841–847.

[29] Brezina PR et al. *Fertil Steril.* 2011;95(1786):e5–e8.

[30] Scott RT Jr et al. *Fertil Steril.* 2012;97(4):870–875.

[31] Gleicher N, Orvieto R. *J Ovarian Res.* 2017;10:2.

[32] Kushnir VA et al. *Reprod Biol Endocrinol.* 2018;16:6.

[33] Palini S et al. *Reprod Biomed Online.* 2013;26:603–610.

[34] Gianaroli L et al. *Fertil Steril.* 2014;102:1692–1699.

[35] Zhang Y et al. *J Assist Reprod Genet.* 2016;33:637–645.

[36] D'Alessandro A et al. *Mol Biosyst.* 2012;8:953–958.

[37] Shamonki M et al. *Fertil Steril.* 2016;106:1312–1318.

[38] Xu J et al. *Proc Natl Acad Sci USA.* 2016;113(42):11907–11912.

[39] Vera-Rodriguez M et al. *Hum Reprod.* 2018;33:745–756.

[40] Ho JR et al. *Fertil Steril.* 2018;110:467–475.

[41] Rosenbluth EM et al. *Fertil Steril.* 2014;101:1493–1500.

[42] Capalbo A et al. *Fertil Steril.* 2016;105:225–35.e1-3.

[43] Sánchez-Ribas I et al. *Reprod Sci.* 2019;26(2):214–222.

[44] Hathout Y. *Expert Rev Proteomics.* 2007;4:239–248.

[45] Katz-Jaffe MG, McReynolds S. *Fertil Steril.* 2013; 99:1073–1077.

[46] O'Neill C. *Hum Reprod Update.* 2005;11:215–228.

[47] Domínguez F et al. *Hum Reprod.* 2008;23:1993–2000.

[48] Katz-Jaffe MG et al. *Fertil Steril.* 2006;85(1):101–107.

[49] Dominguez F et al. *Fertil Steril.* 2015;104:908–914.

[50] Gardner DK, Balaban B. *Mol Hum Reprod.* 2006; 22:704–718.

[51] Botros L et al. *Mol Hum Reprod.* 2008;14:679–690.

[52] Nagy ZP et al. *Reprod Biomed Online.* 2009;18:219–225.

[53] Seli E et al. *Fertil Steril.* 2007;88:1350–1357.

[54] Scott RT et al. *Fertil Steril.* 2008;90:77–83.

[55] Seli E et al. *Fertil Steril.* 2008;90:2183–2189.

[56] Cortezzi SS et al. *Reproduction.* 2013;145:453–462.

[57] Bracewell-Milnes T et al. *Hum Reprod Update.* 2017;23:723–736.

[58] Harper MJ. *Baillieres Clin Obstet Gynaecol.* 1992; 6:351–371.

[59] Ruiz-Alonso M et al. *Fertil Steril.* 2013;100:818–824.

[60] Gómez E et al. *Cold Spring Harb Perspect Med.* 2015;5: a022996.

[61] Suhorutshenko M et al. *Hum Reprod.* 2018;33:2074–2086.

[62] Díaz-Gimeno P et al. *Int J Dev Biol.* 2014;58:127–137.

[63] Altmäe S et al. *Sci Rep.* 2017;7:10077.

[64] Vilella F et al. *Fertil Steril.* 2013;99:1100–1106.

[65] Siristatidis CS et al. *Cochrane Database Syst Rev.* 2018;3:CD011872.

第 14 章　母体基因组与妊娠结局

Maternal genome and pregnancy outcomes

Nagendra K. Monangi　Ge Zhang　Mikko Hallman　Kari Teramo　Bo Jacobsson　Louis J. Muglia **著**

吴　琳　刘兴会 **译**

一、概述

妊娠的结局受母体的心理、生理特征，以及环境暴露影响[1]。随着可获得的母—胎基因型比对信息越来越多，人类基因组学不仅包含了传统的人类遗传学，还发展为对基因组组成和基因功能进行整合研究，从而为研究妊娠的过程提供了得天独厚的条件，它可以探讨妊娠过程中母体环境或胎儿基因型是如何影响妊娠结局的[2]。

分析哪些基因变异会引起妊娠不良结局是很困难的，因为妊娠的不良结局是由多个因素引发的，是具有个体差异性的，而且是由两个基因组表型（母体和胎儿的基因组）共同参与决定的。"遗传冲突"假说描述了母亲和婴儿在妊娠结局和妊娠特征方面可能存在着相互竞争，而进化中的选择过程就是对这些竞争中的优先顺序进行平衡[3]。许多妊娠特征，以及基因组印记本身的进化，都与这一理论相一致。

最近有几篇综述总结了目前已知的与妊娠不同结局有关的候选基因。总体而言，目前还没有找到令人信服的证据来证明某种基因对各种不良妊娠结局起到了实质上的推动或保护作用。由于采用靶向筛选方法的进展有限，一些团队进行了高通量全基因组研究。在本篇综述中，作者阐述了现有的母体遗传因素影响各种妊娠结局的证据，以及人类遗传和基因组高维数据研究的结果。

二、基因组学与流行病学的结合：孟德尔随机化

妊娠是一个很复杂的过程，其中受多种因素的影响。妊娠结局受各种高危因素影响，并且表型具有多样性。比如，有研究发现胎儿出生体重和早产与孕妇身高[4]、体重[5]、身高体重指数（BMI）[6]、血压[7]，以及环境暴露[8]有关。研究人员已经提出了很多可能的机制来解释这些相关性（图 14-1）。

孟德尔随机化可以明确各种暴露因素与妊娠结局之间的因果关系，而非简单的关联，因此可以用来细致地探讨这些机制[9]。但是，图 14-1所示，母体等位基因的传递让这种方法的应用变得困难起来。为了解决这个问题，Zhang 等[4]对这种方法进行了新的扩展，将未传递的等位基因当作检测母体环境的有效手段，从而避免了基因因素传递的干扰。采用母体未传递的单倍型来区别母体环境和胎儿基因的影响，这种方法的改进为我们提供了一种新的思路。研究者通过这种方法，利用影响成年人身高的大约 700 个单核苷酸多态性（SNP）的总体遗传评分，发现母体的身高及其所形成的宫内生长环境决定了妊娠的维持时间。相反，其他人用同样的高度相关的多态性进行研究，得出的结论是通过直接传递给胎儿，并在其体内发挥作用，从而决定了胎儿出生时的体重和身长。

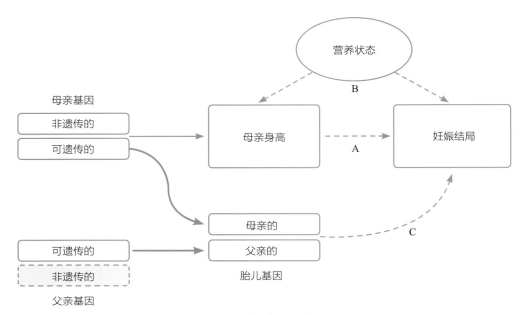

▲ 图 14-1　母体表型影响妊娠结局的可能机制

A. 母体表型与妊娠结局的直接因果关系；B. 社会及营养的混杂因素：同时作用于母体表型和妊娠结局；C. 胎儿基因直接影响妊娠结局（经许可转载，引自参考文献 [4]）

三、人类早产的遗传学

早产是指妊娠不足 37 周的分娩，是导致婴儿死亡的主要原因。早产的发生可能是由多种分子通路参与的生理和病理过程 [10, 11]。已有多个证据表明，遗传学在早产的发生中起着重要的作用。既往有早产病史的妇女再次发生早产的风险增加了 4 倍 [12]。流行病学研究还显示，自己出生时为早产或有姐妹出生时为早产的妇女，妊娠时发生早产的风险增加 [13]。对双胞胎的研究和家系性状的分离分析数据表明，大约有 30% 妊娠维持时间的变化是由遗传因素引起的 [14]。基于大规模出生登记数据的定量研究结果显示，大多数遗传影响是由母体基因引起的 [15]。据估计，21% 的妊娠时限变异是由母体遗传因素引起的，胎儿遗传因素仅占 13% [16]。

基因组技术的进步使人们能够对早产及妊娠时限的遗传机制展开研究。然而，与其他复杂的人类特征相似，分娩时机可能受到多种遗传变异的影响，而每一种遗传变异只产生细微的影响。要想检测出这些细微的影响，需要大量的样本并仔细评估人群的亚群结构，以避免由祖先造成的混杂影响。

1. 候选基因

目前有许多关于候选基因的研究，主要的研究目标是能影响早产通路的基因，例如，免疫与炎症、组织模型、孕激素信号通路、血管生成、代谢与胎盘功能 [17]。目前已经筛查了数百种基因的变异，也找到了一些具有启发性的发现 [18]。但是，这些变异要么不能被复制，要么仅在基因组研究中存在有名无实的联系。

2. 全基因组的研究方法

全基因组关联研究（genome-wide association studies，GWAS）是一种非常强大并且客观的研究方法，通常包含病例对照设计，可以筛选出与疾病相关的 SNP、识别复杂疾病中共同感兴趣的基因座。全基因组由 31 亿对碱基对组成，全外显子包含 18 万外显子，3500 万碱基对和 22 000 个基因（约占 1.2% 的全基因组序列）。这种无须假设的方法可以系统地筛选整个基因组，而无须事先优先选择特定区域或基因 [19]。

最早发表的关于自发性早产的 GWAS 研究采用了丹麦国家出生队列，对产妇及胎儿的基因组进行了研究[20]。筛选出的可能的基因座在验证研究中全部无法重复[1]。这项研究仅纳入了 1000 个病例及 1000 个对照，样本量相对较小，可能不足以检测到真正的关联。

为了克服这种局限性，科学家进行了一项大型的两阶段 GWA 研究，纳入了 43 568 名欧洲血统的妇女，这些妇女是 23andMe 的研究项目参与者。该研究将妊娠维持时间作为连续性状，将足月分娩和早产作为二分法结果[21]。当筛选出具有显著意义的 GWA 或者可能有相关性的基因座后，复制基因座的检验采用了来自三个北欧数据集的样本（从丹麦、挪威和芬兰收集的约 8000 个样本）。这项 GWAS 研究发现母体基因组中 *EB1*、*EEFSEC*、*AGTR2*、*WNT4*、*ADCY5* 和 *RAP2C* 基因座的变异与妊娠时限和（或）早产相关（图 14–2）[21]。母—胎基因型比对的结果表明，所有

的关联均来自母体。

以前的研究还没有将这些基因座的功能与早产联系起来，但是，以前发现的它们在孕产妇营养、血管调节和子宫发育中的功能证明了它们在控制分娩中所起到的作用（表 14–1）。虽然这些基因座的作用强度不大，但这些研究成果是以前未曾发现的，它们探讨了一些潜在的可干预途径。

3. 稀有变异分析

随着 DNA 二代测序技术的进步，用全基因组关联研究寻找全新突变或稀有突变的效率更高、更容易[22]。由于高通量测序的成本在过去几年中有所降低，因此在极端表型家族或大型队列中进行的全外显子测序（WES）或全基因组测序（WGS）可能会在经历多个早产或低出生体重儿的家族中发现很多稀有变异。

对自发性早产家族进行的首个全外显子测序联合信号通路分析发现，补体和凝血级联通路富

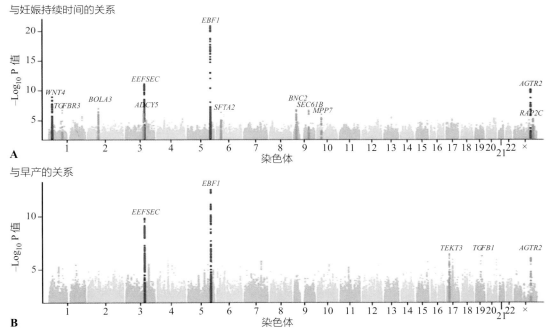

▲ 图 14–2　发现阶段全基因组关联研究的结果（彩图见书末）

A. 与妊娠时限相关的 12 个基因座（P<1.0×10⁻⁶），其中 4 个与全基因组意义相关（P<5.0×10⁻⁸）；B. 5 个与早产相关的基因座，其中 2 个与全基因组意义相关；与妊娠时限相关的前三个基因座（*EBF1*、*EEFSEC* 和 *AGTR2*）也与早产相关（6 个复制基因座的名称以粗体突出显示）（经许可转载，引自参考文献 [21]）

表 14-1　与妊娠时限和早产相关的基因座

基因座	染色体	已知的全基因组关联	机　制
EBF1	5	• 血压 • 儿童肥胖	• 调节脂肪细胞的分化与发育 [9] • 参与免疫系统发育
EEFSEC	3	• 月经初潮 • 前列腺癌	• 硒代谢 • 早产与硒浓度降低有关 [43]
WNT4	1	• 子宫内膜异位症 • 骨密度	• 女性生殖系统发育 • 与子宫内膜异位症有关 [44]
AGTR2	X	• 肺囊性纤维化的严重程度	• 血管紧张素Ⅱ受体 • 调节子宫胎盘血循环 [45]
ADCY5	3	• 糖尿病、肥胖、出生体重	• 膜结合腺苷酸环化酶 • 细胞能量、代谢 [46]
RAP2C	X	—	—

集了许多罕见的变异 [23]。其中一个基因座即补体受体 1（CR1），具有一个更常见的外显子变异，该变异导致芬兰人口中核心家庭的早产风险增加。全基因组筛选确定了 IGF1 是与早产相关的候选变异基因 [24]。随后的研究涉及单倍型域和选定外显子组的测序，目的是确定信号通路和候选基因。另一项针对芬兰家庭的 WES 研究发现了雌激素和糖皮质激素受体信号通路的多种变异，将这一通路在都具有早产史的丹麦姐妹对家庭中进行复制，其中有几个家庭都发现了 HSPA1L，即一种核激素受体伴侣的稀有变异 [25]。

4. 线粒体遗传学

迄今为止，已有不少研究集中在细胞核基因组的基因上，考虑早产似乎主要通过母体基因组遗传，而线粒体也可能是一个遗传模型 [26]。Velez 等在对约 400 名白种人妇女的病例对照研究中发现，线粒体基因组中 A491G 和 T4216C 的非同义突变可能通过与吸烟相互作用而在影响早产中发挥潜在作用 [27]。线粒体的锰超氧化物歧化酶（MnSOD）可清除活性氧并防止炎症，对基因表达谱芯片的分析数据表明，线粒体基因的 MnSOD 表达量在足月分娩样本中增加了 2.6 倍 [28]。2012 年 Alleman 等对两个斯堪的纳维亚国

家队列进行病例对照关联研究，通过检测 SNP 来分析线粒体在影响早产中的潜在作用。在该研究中，这些被查询的 SNP 都没有显著意义，表明线粒体基因组中的常见变异可能与母系起源的早产无关 [29]，不过这些在相应的线粒体单倍群中的变异还没有得到解释。

5. 微小 RNA（mRNA）和早产

表观遗传修饰可能在早产中起着重要的作用，而微小 RNA（mRNA）的调节可能就代表了表观遗传机制。微小 RNA 是一类单链非编码 RNA，它们通过与 mRNA 结合，从而降解 mRNA 或阻断翻译机制，使得 mRNA 不能被翻译成相应的蛋白。微小 RNA 被认为是对基因表达进行微调，在胚胎发育及疾病病理学的分子机制中有着很重要的作用 [30]。

对足月分娩和早产的绒毛膜羊膜上的微小 RNA 表达谱的研究发现，在总的 455 个微小 RNA 中，有 39 个在足月组和早产组之间的表达存在差异。一些研究者证实磷脂酶 A2（PLA2G4B），（一个关键的分娩基因），是其中一个表达有差异的微小 RNA，即 miR-338 的靶基因 [31]。与非临产的妇女相比，三种微小 RNA（miR-223、miR-34 和 miR-34c）在临产妇女的宫颈组织中差异表达

和上调[32]。在妊娠期间，宫颈结缔组织的重塑发生在 4 个相互重叠但又有各自独特的调节机制的阶段（软化、成熟、扩张和修复）[33]。最近的研究发现，足月妊娠和早产的宫颈微小 RNA 表达谱图具有明显差异，其中 99 种微小 RNA 存在差异性表达[34]。这项研究建立了一种 "RNA PAP" 技术，与巴氏涂片类似，在不同孕期用宫颈细胞学刷收集宫颈细胞。对这些宫颈细胞的微小 RNA 基因组进行分析，根据微小 RNA 表达谱就可能筛查出有早产风险的妇女。

四、遗传学与出生体重

出生体重是一个复杂的特征，是宫内环境暴露和新生儿健康的有力指标。新生儿低出生体重（< 2500g）或超重（> 4000g）的婴儿，以及出生体重与孕周不符的婴儿，有可能出现不良的围产结局及后期健康问题，死亡率也可能增加[35]。有证据表明，低出生体重儿成年后极易因心血管问题死亡，而巨大儿一定程度增加患癌风险[36]。因此，最佳出生体重可以在整个生命周期内最大限度地提高健康和生存率，但是我们对决定胎儿体重的遗传学知识知之甚少。

除了环境暴露外，母体和胎儿的遗传均可影响出生体重。当出生体重或其他人体测量学表型表示为 z 分数（平均出生体重的标准差，SD）时，它们反映了与正常胎儿生长的偏差。GWAS 研究正在寻找胎儿基因组的常见变异效应，已经确定了大约 60 个与之密切相关的基因座[37]。然而，母体基因组对新生儿出生体重的影响尚不十分明确。

一些基于双胞胎和家族或母—胎基因型比对的研究，所得到的全基因组通用变异数据被用来评估胎儿或母体遗传因素所解释的出生体重差异。这些研究均表明，母体的基因对胎儿出生体重的影响是明确的，但较胎儿遗传因素的影响小。母体的基因影响率为 3%～22%，而胎儿遗

传学为 24%～69%[37, 38]。出生体重的遗传率在孕 25 周时约为 38%，随着孕周的增加而降低，在孕 42 周时只有 15%[39]。

对欧洲足月（> 37 周）出生的 38 214 例新生儿出生体重进行 GWAS Meta 分析，结果表明，出生体重与胎儿基因的基因型［亮氨酸、谷氨酸和赖氨酸丰富蛋白 1（LEKR1）/ 细胞周期蛋白 L1（CCNL1）基因区（rs900400），以及腺苷酸环化酶 5（ADCY5）基因（rs9883204）］有高度的统计相关性。但是，没有发现单独的母体基因型和出生体重有任何关联[40, 41]。

最近，在 GWAS 的 Meta 分析中，使用结构方程模型（SEM）方法，发现来自早期生长遗传学（EGG）联盟和英国生物银行的欧洲血统的 86 577 名女性中约有 870 万个 SNP，这一结果表明母体的 10 个基因座（MTNR1B、HMGA2、SH2B3、KCNAB1、L3MBTL3、GCK、EBF1、TCF7L2、ACTL9、CYP3A7）的 SNP 与后代出生体重具有基因组意义上的相关性[42]。在这项研究中，10 个关联中的至少 7 个与母体基因型通过子宫内环境发挥作用的作用是一致的，与胎儿基因组无关，这表明出生结局主要由妊娠维持时间决定；因此，应该对这些表型进行联合分析。这些基因座中某些基因座的变异与葡萄糖耐受性（MTNR1B、GCK 和 TCF7L2）、性激素水平（CYP3A7）和妊娠时限（EBF1）相关（表 14-2）。未来需要做进一步的遗传、机制和因果分析，使人们更好地了解决定宫内胎儿生长和出生特征的母体因素，从而降低与出生体重过重或过轻相关的发病率和死亡率。

五、结论

高通量基因分型联合大样本量的基因组研究来识别常见和稀有变异，再加上人类基因组已知变异的大型公共数据库，展现了一种很有前景的基因组研究方法，并将揭示更多相关的基因组

表 14-2　母体遗传位点与出生体重相关及已知全基因组相关研究（GWAS）

基因座	染色体	已知的全基因组关联	机　制
MTNR1B	11	• 空腹血糖水平	• 编码褪黑素受体 [47]
GCK	7	• 2 型糖尿病	• 调节胰腺 B 细胞中的葡萄糖激酶 [48]
TCF7L2	10		• 调节人和小鼠胰岛素分泌 [49]
HMGA2	12	• 成人身高 • 肺癌和乳腺癌	• 在脂肪形成和间充质分化中的作用 [50]
SH2B3	12	• 血压 • 免疫功能	• 细胞因子信号的负调控因子 [51]
KCNAB1	3	—	—
L3MBTL3	6	• 成人身高 • 髓母细胞瘤	• 招募组蛋白去甲基化酶 KDM1A 抑制 Notch 靶基因表达 [52]
EBF1	5	• 血压 • 儿童肥胖	• 调节脂肪细胞的分化和发育 • B 细胞编程 [9]
ACTl9	19	• 过敏性皮炎 • 扁桃体切除 • 免疫功能	• 自然杀伤细胞的调节 [53]
CYP3A7	7	• 性激素水平 • 肺癌和乳腺癌	• 调节代谢内源性激素和药物的酶 [54]

位点和整体妊娠结局的遗传结构。随着更多强有力且客观的基因组研究的开展，对已识别基因组位点功能的进一步分析，以及这些数据与其他组学研究的结合，将继续帮助我们更深入地了解各种妊娠结局的关键途径和生理过程。了解这些因素及其相互作用可能会对健康产生重大且积极的影响，并在诊断、预防和治疗不良妊娠结局（包括早产和低出生体重）方面取得重大进步。

参考文献

[1] Monangi NK et al. *Semin Perinatol*. 2015;39(8):574–583.

[2] Zhang G et al. *Best Pract Res Clin Obstet Gynaecol*. 2018;52:33–47.

[3] Haig D. *Q Rev Biol*. 1993;68(4):495–532.

[4] Zhang G et al. *PLOS Med*. 2015;12(8):e1001865.

[5] Dougherty CR, Jones AD. *Am J Obstet Gynecol*. 1982; 144(2): 190–200.

[6] Hong X et al. *Nat Commun*. 2017;8:15608.

[7] Steer PJ et al. *BMJ*. 2004;329(7478):1312.

[8] Strauss RS. *Br Med Bull*. 1997;53(1):81–95.

[9] Tyrrell J et al. *JAMA*. 2016;315(11):1129–1140.

[10] Romero R et al. *Science*. 2014;345(6198):760–765.

[11] Howson CP et al. *Reprod Health*. 2013;10(suppl 1):S1.

[12] Winkvist A et al. *Int J Epidemiol*. 1998;27(2):248–254.

[13] Bhattacharya S et al. *Obstet Gynecol*. 2010;115(6):1125–1133.

[14] Bezold KY et al. *Genome Med*. 2013;5(4):34.

[15] Lunde A et al. *Am J Epidemiol*. 2007;165(7):734–741.

[16] York TP et al. *Am J Epidemiol*. 2013;178(4):543–550.

[17] Dolan SM et al. *Public Health Genomics*. 2010; 13(7–8):514–523.

[18] Uzun A et al. *Database (Oxford)*. 2012;2012:bar069.

[19] Manolio TA. *N Engl J Med*. 2010;363(2):166–176.

[20] Zhang H et al. *Genet Epidemiol*. 2015;39(3):217–226.

[21] Zhang G et al. *N Engl J Med*. 2017;377(12):1156–1167.

[22] Cirulli ET, Goldstein DB. *Nat Rev Genet*. 2010;11(6):415–425.

[23] McElroy JJ et al. *Hum Genet*. 2013;132(8):935–942.

[24] Uzun A et al. *Genomics*. 2013;101(3):163–170.

[25] Huusko JM et al. *PLOS Genet*. 2018;14(7):e1007394.

[26] Poole JC et al. *Biol Chem*. 2010;391(10):1115–1130.

[27] Velez DR et al. *Mitochondrion*. 2008;8(2):130–135.

[28] Than NG et al. *J Matern Fetal Neonatal Med*. 2009;22(11):1000–1013.

[29] Alleman BW et al. *Pediatr Res*. 2012;72(5):539–544.

[30] Mouillet JF et al. *Birth Defects Res A Clin Mol Teratol*. 2011;91(8):737–743.

[31] Montenegro D et al. *J Pathol*. 2009;217(1):113–121.

[32] Hassan SS et al. *Am J Obstet Gynecol*. 2010;202(1):80.e1–8.

[33] Word RA et al. *Semin Reprod Med*. 2007;25(1):69–79.

[34] Elovitz MA et al. *Am J Obstet Gynecol*. 2014;210(3):221.e1–11.

[35] Lawn JE et al. *Lancet*. 2014;384(9938):189–205.

[36] Risnes KR et al. *Int J Epidemiol*. 2011;40(3):647–661.

[37] Horikoshi M et al. *Nat Genet*. 2013;45(1):76–82.

[38] Eaves LJ et al. *Behav Genet*. 2014;44(5):445–455.

[39] Gielen M et al. *Behav Genet*. 2008;38(1):44–54.

[40] Freathy RM et al. *Nat Genet*. 2010;42(5):430–435.

[41] Ryckman KK et al. *J Pediatr*. 2012;160(1):19–24 e4.

[42] Beaumont RN et al. *Hum Mol Genet*. 2018;27(4):742–756.

[43] Rayman MP et al. *CMAJ*. 2011;183(5):549–555.

[44] Mafra F et al. *J Assist Reprod Genet*. 2015;32(9):1359–1364.

[45] Tower CL et al. *Reproduction*. 2010;140(6):931–942.

[46] Carecchio M et al. *Parkinsonism Relat Disord*. 2017;41:37–43.

[47] Dupuis J et al. *Nat Genet*. 2010;42(2):105–116.

[48] Voight BF et al. *Nat Genet*. 2010;42(7):579–589.

[49] Gloyn AL et al. *Diabetes*. 2009;58(4):800–802.

[50] Wu J et al. *Cancer Lett*. 2016;376(2):284–292.

[51] Maslah N et al. *Leukemia*. 2017;31(8):1661–1670.

[52] Xu T et al. *EMBO J*. 2017;36(21):3232–3249.

[53] Roederer M et al. *Cell*. 2015;161(2):387–403.

[54] Johnson N et al. *Cancer Res*. 2016;76(6):1485–1493.

第 15 章　胎盘发育与组学
Placental development and omics

Sylvie Hauguel–De Mouzon　Gernot Desoye　Silvija Cvitic　著

吴　琳　刘兴会　译

大多数关于糖尿病对人胎盘的影响的研究最初都集中在胎盘结构和功能的改变，以此了解胎盘对胎儿表型的影响。虽然已经有了一些重大的发现，但是胎盘功能的复杂性和多样性仍要求更广泛的研究方法被应用进来。不断发展的技术允许我们使用无目标性研究，即一般的组学方法进行研究。组学的优势在于可以利用生物信息学工具来帮助识别糖尿病环境影响胎盘的新方法和新途径。它的缺点是胎盘复杂的细胞成分可能会对整个组织水平的数据产生不同的影响，因此在作任何机制的推理甚至因果推论时都必须谨慎小心。近年来，单细胞技术的发展及能整合多组学数据的精密生物信息学工具的出现，可能有助于人们从整体组织的变化中探测出胎盘不同类型的细胞组成。

在这一章，笔者将讨论目前已经发表的关于正常妊娠和糖尿病妊娠胎盘组织应用组学技术的相关研究结果，同时总结应用液体活检技术从母体血液中获得胎盘来源分子的最新进展。一个主要的研究焦点就是胎盘外泌体，它们是从细胞和组织释放出的特殊囊泡，可能在母胎界面的组织间的信息传递中发挥着作用。本章节将有助于为今后的研究提供信息，并展示这些新的研究方法的潜力和局限性。

一、应用组学技术的研究方法

组学技术可通过测量组织和细胞中蛋白质、代谢物、mRNA 和 DNA 的修饰来研究不同层面的调控（图 15-1）。在不同的时间段对基因和蛋白质进行调控可以引起表达的差异。此外，单个基因还可以编码特定蛋白质的几种分子形式。因此，要想充分阐明细胞功能的调控机制，必须在不同的分子水平上获取全面的信息并进行综合分析。多组学可以将多种研究方法联合起来以获得特定的生物学信息，也可以在单细胞水平进行研究[1]。

生物组织标本采集的困难度使分子的研究受到了限制。足月孕的胎盘组织可以获得很多，但在孕早期和孕中期获得胎盘标本的数量却很有限。在妊娠第 5~11 周自愿要求终止妊娠的孕妇中，大部分是无并发症的正常妊娠，可以由此获得滋养细胞组织。在妊娠 12 周后终止妊娠的原因更多的可能是严重的母体和（或）胎儿疾病，而这些疾病可能直接或间接影响胎盘的发育。虽然胎盘在调控妊娠的生理变化中起着重要的作用，但是前面所列出的局限性阻碍了我们对胎盘随着妊娠推移而动态发育的认识。

二、甲基化组

越来越多的证据表明，妊娠期的宫内环境对母体及其后代未来罹患疾病风险存在长期的影响，而胎盘也在其中扮演了重要的角色。因此人们对这些影响背后可能的表观遗传学机制产生了兴趣。目前的研究焦点是 DNA 甲基化，它这种

收集的标本 / 离体标本	来　源	组学方法	工　具

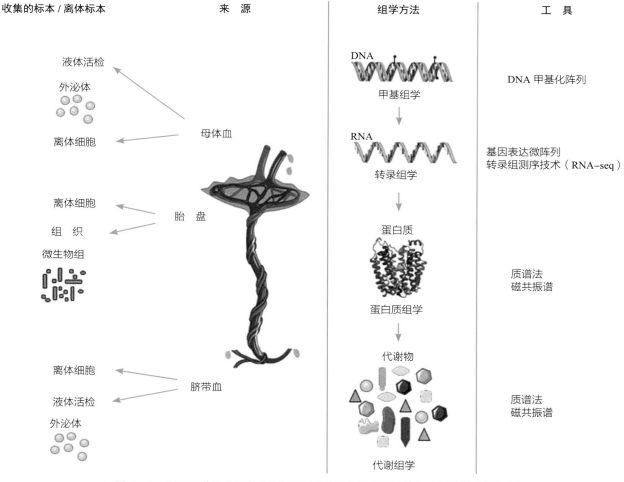

液体活检

外泌体

离体细胞

母体血

离体细胞

组　织

微生物组

胎　盘

离体细胞

液体活检

脐带血

外泌体

DNA

甲基组学

DNA 甲基化阵列

RNA

转录组学

基因表达微阵列
转录组测序技术（RNA-seq）

蛋白质

蛋白质组学

质谱法
磁共振谱

代谢物

代谢组学

质谱法
磁共振谱

▲ 图 15-1　利用组学技术研究母体环境对胎儿胎盘表型影响的生物材料及其评价方法

分子水平的变化具有可遗传性，从而使子代细胞能够对宫内环境暴露的影响产生记忆。一般认为，妊娠早期特别的"发育窗口期"对宫内环境的暴露最为敏感，这包括受精后的一段时间。在这段时间内，基因组 DNA 甲基化的标记物被删除，再在囊胚阶段以谱系特异性的遗传方式重新建立。此后，与内细胞团来源的细胞相比，滋养外胚层来源的细胞保持着相对低的甲基化状态[2]，从而使胚外组织（包括胎盘）的基因组 DNA 甲基化水平低于胚胎的体细胞[3]。这种差异可能导致基因组"可塑性"的调节和（或）基因的调节，需要作进一步的研究。

因为胎盘是易于获得的胎儿组织，并可能提供与其他胎儿组织相关的信息，所以与妊娠期糖尿病（GDM）相关的甲基化改变已成为最近几个研究的焦点。一个最著名的例子就是通过表观遗传学标记将血糖特征与 2 型糖尿病联系起来[4]。此外，在胎盘中也发现了与 GDM 相关的甲基化改变[5-7]，这与其他病理妊娠如子痫前期的甲基化改变是不同的[7]。目前已有大量强有力的证据表明，GDM 与胎盘基因组 DNA 的高甲基化有关，且不受已确定的其他危险因素的影响[8]。特别要强调的是，GDM 与胎盘中及病态肥胖的成年人血液中母系印记的中胚层特异性转录因子（mesoderm specific transcript，MEST）甲基化减少有关[5]。在脐带血循环中的细胞内也发现了 GDM 相关的甲基化改变[5, 6]。有两个独立的队列研究发现，位于维 A 酸受体启动子的一个独特的 CpG 甲基化与 9 岁时儿童的脂肪量相关[9]。重要的是，与 GDM 相关的甲基化变化在整个组织水平[10] 和胎盘不同的细胞类型[11] 中都表现出性别差异。

关注早孕期胎盘甲基化的研究不多。研究者发现 DNA 甲基化和受胎龄影响的基因表达之间大多存在着非线性关联。这些结果表明胎盘的发育受到了复杂的表观遗传学调控[12]。此外，每个独立的滋养层细胞群体都具有独特的 CpG 甲基化模式，这对滋养层细胞的正确分化有着非常重要的意义[13]。

三、转录组

基因组测序技术的进步促进了使用微阵列技术和下一代测序技术（如转录组测序技术，RNA-seq）对转录组（所有表达的 RNA 集合）的研究。研究人员已经应用这些技术识别到了 RNA 的新种类，如微小 RNA、非编码 RNA 和环状 RNA（综述[14]）。人体胎盘表现出独特的外显子剪接模式，并且包含有 800 多个基因，其丰富程度比人体其他组织的 4 倍还多[15]。有很大比例的胎盘转录组根据不同的共表达基因被分成不同的模块，其中一些在妊娠期间被保存下来[16]。足月妊娠中，由母体糖尿病修饰的两个主要基因簇所编码的蛋白质能够调节代谢 / 能量传感和炎症[17]。在这些代谢基因簇中，大部分（67%）的修饰影响了脂质途径中的基因，只有一小部分（9%）的修饰会影响葡萄糖途径。糖尿病引起的胎盘促炎症基因上调与巨噬细胞激活（细胞因子和趋化因子）和天然免疫途径有关，包括可识别能量底物和脂多糖（lipopolysaccharide，LPS）的 Toll 样受体（toll-like receptor，TLR）家族[17]。这些基因簇在妊娠合并 1 型糖尿病及 GDM 的胎盘中都有富集，在这两种病理妊娠之间只有些细微的差异。与 GDM 相比，1 型糖尿病引起的脂质修饰较少，但糖基化和酰化途径增强[17-19]。基因调控的幅度受病程长短、肥胖、产次、血糖水平和药物（如二甲双胍）的影响[20]。

早孕期的胎盘转录组与足月妊娠的胎盘相比有显著差异[21]。目前还没有关于糖尿病环境在早孕期对基因图谱产生影响的相关信息。然而，对早孕期滋养层细胞进行体外培养的研究发现，早孕期胎盘对胰岛素的作用是敏感的。与正常胰岛素水平相比，超生理浓度胰岛素孵育的细胞表现出线粒体功能障碍和能量代谢降低[22]。重要的是，妊娠早期胎盘的转录组具有由胎儿性别决定的独特特征[23]。

四、蛋白质组

胎盘蛋白质组学是对由胎盘基因组表达的所有蛋白质的系统分析，目前仍处于研究的初级阶段，还面临着诸多挑战。这主要是由于蛋白质的数量随时间波动，加上翻译后蛋白质修饰的高度多样性，以及缺乏一个可以全面覆盖所有蛋白质的分析平台。因此，目前研究重点不是在于整个胎盘的蛋白质组，而是放在分析已明确的亚蛋白质组（如合体滋养细胞）[24] 或探查疾病组（如 GDM）和对照组之间的差异。Lappola 等研究发现，即使母体血糖水平轻微升高，也会引起蛋白质的修饰，比如糖基化。糖化蛋白在 GDM 标本中可以检测到，但在对照组中检测不到[25]。在血糖控制满意的 GDM 孕妇的胎盘上，只有少量蛋白质表现出组织水平上的改变。由于研究方法和研究队列存在差异，对不同蛋白质发生的共同变化的识别受到了阻碍[26, 27]。要想进一步确定蛋白质变化的特征，技术方法的敏感性要更高，胎盘应来源于血糖控制不佳甚至未曾控制血糖的 GDM 患者，队列研究的人数也需要更多。

五、微生物组

微生物组是微生物群基因组的整体。有学者

认为胎盘拥有自己独特的微生物菌群[28]，与人类口腔和肠道微生物菌群[29]相似。然而，最近的一些研究对上述学说提出了质疑，比如胎盘自身的微生物菌群能定植于胎盘这一观点就存在着争议。造成结果不一致的一个原因是微生物组分析中实验设计和方案的敏感性，包括采样、存储和DNA 提取方法等[30]。在精心设计实验方案并做好质控的前提下对来自口腔、阴道和胎盘部位的样本进行检测，结果显示在口腔和阴道样本中检测到了独特的微生物特征，然而胎盘中的微生物菌群与污染的对照组并无差异[31]。未来的研究方向是确定胎盘微生物组存在的可能性，如果真的存在，将确定其相关性。

六、外泌体组学

"细胞外囊泡"是各种组织中由细胞释放到细胞外腔室、具有膜包围的囊泡结构的统称，其直径为 40nm～5mm，包含外泌体、非编码 RNA、蛋白质、聚糖和脂质，可以发挥生理功能或致病作用。胎盘外泌体根据其大小、内容物和生物学起源特征被分属为细胞外囊泡的一个亚群[32]。早在妊娠第 6 周即可在母体血液中检测到胎盘来源的外泌体，其浓度随着妊娠的进展而逐渐升高[33]。胎盘外泌体主要来源于合体滋养细胞[33]，将胎盘信号传递给母体器官并介导细胞间信号通讯。

1. 外泌体在正常妊娠和病理性妊娠中的作用

母体血循环中的外泌体有 12%～25% 来源于胎盘，外泌体的释放数量与胎盘重量有关。胎盘外泌体的生物活性随孕龄的变化而变化，并且与母体 BMI 呈负相关[34]。在孕中晚期会发展成为妊娠期糖尿病的孕妇，在其孕早期胎盘来源的外泌体含量已有所增加[32, 35]。GDM 孕妇的外泌体可显著激活内皮细胞释放促炎细胞因子[35]。

从母体血液中分离出循环的胎盘外泌体是一种无创液体活检方法[36]。由于血液的成分极为复杂，其包含了多种来源的外泌体（血小板、红细胞、白细胞、内皮细胞、脂肪组织等）和可溶性物质，因此需要用专门的分离和检测方法来靶向分离胎盘来源的外泌体。外泌体可通过差速离心法和浮力离心法分离，然后通过纳米颗粒跟踪分析、量子点结合 PLAP 和 CD63 抗体和电子显微镜对其大小、分布和形态进行表征[37]。还可以通过结合免疫反应性 PLAP 分选的流式细胞术来分辨胎盘来源和非胎盘来源的外泌体[33]。

2. 外泌体的研究展望

外泌体的提取仍面临着技术性的挑战。人为的应激压力可显著影响外泌体的生物活性。例如，妊娠终止后获得孕早期胎盘组织，这可能会引起机械应激。阐明正常妊娠和糖尿病妊娠的外泌体信号通路，可能有助于研发可靠的孕早期诊断方法及靶向治疗。

七、胎盘来源的微小 RNA

微小 RNA（miRNA）是一种小的非编码 RNA，长 18t～25t，与靶基因 mRNA 的 3′- 非翻译区结合（3UTR）[38]。它们通过切割特定的 mRNA 并抑制其翻译或激活其转录调控来调节基因的表达。研究发现在滋养细胞中存在特异性表达的微小 RNA，称为滋养细胞 miR。最丰富的滋养细胞 miR 是由位于 19 号染色体上的基因簇表达，也称为 19 号染色体微小 RNA 簇（C19MC），其跨越了基因组 DNA 100kb 并表达了 58 种微小 RNA[39]。胎盘微小 RNA 位于细胞内，可通过外泌体、凋亡小体或微泡等分泌至细胞外[40]。与外泌体相似，母体血循环的胎盘来源的微小 RNA 有助于母胎界面的细胞间通信。

微小 RNA 通过调节蛋白编码基因，维持着关键的细胞过程，包括胰岛素信号通路主要元件，如胰岛素敏感性、糖耐量和胰岛素分泌[41]，这表明微小 RNA 可能在维持葡萄糖稳态方面发挥了作用。miR-155 是糖尿病病理机制中最具特征性的微小 RNA 之一。miR-155 在单核 / 巨噬细胞中高表达，可通过协调调控胰岛素信号通路的负向调控因子（如 C/EBPβ、HDAC4 和 SOCS1 等）来提高胰岛素的敏感性[42]。在人体胎盘中，miR-155 可调控白细胞介素 -1 受体相关激酶 M（interleukin-1 receptor-associated kinase M，IRAKM）并活化 NFκB 信号通路[43]。母血中的胎盘来源微小 RNA 可作为 GDM 潜在的无创生物标志物[44]。GDM 与 C19 微小 RNA 的表达异常[45]、母血中 miR-330 和 miR-503 表达增加相关，这两个微小 RNA 可参与调控 B 细胞增殖，胰岛素分泌及 mTOR 信号通路[43]。有人在 GDM 中观察到胎盘微小 RNA 在胎儿—胎盘内皮细胞中的释放和表达具有性别特异性[46, 47]。miR-143 的下调调节介导了 GDM 胎盘从氧化磷酸化到有氧糖酵解的代谢转换[48]，而胰岛素能升高、葡萄糖能降低母体淋巴细胞中 miR-340 表达[49]。虽然有些微小 RNA 可以作为各种类型糖尿病的特定生物学标记，但在所有与妊娠相关的代谢和炎症性疾病中也有共同的微小 RNA 表型[50]。

若微小 RNA 应用于临床实践，需要监测母体循环中的胎盘特异性微小 RNA[51]。由于微小 RNA 的表达随着孕周的变化而变化，因此从胎盘微小 RNA 中获得的信息关键取决于孕周。此外，微小 RNA 检测的可靠性和准确性取决于实验条件、所使用的平台（如微阵列或 RNA-seq）和表达的截断值等。

八、组学技术的挑战与新方向

人类胎盘是一个结构复杂、细胞种类繁多的器官。它由绒毛组成，外层是覆盖在绒毛细胞滋养层上的多核合胞体滋养细胞，内核由成纤维细胞、胎儿巨噬细胞和毛细血管网组成[52]。由于敏感性的原因，表达研究一直局限于"整个组织"的活检，导致表达谱被"平均"到样本中所有的细胞类型上。因此，整个绒毛组织的表达谱可以被人为地添加到数量最多的细胞（如滋养层细胞）。单细胞组学技术可以通过分析数百个单个细胞的基因表达来克服这种偏差。有学者利用微流控单细胞转录组技术和 RNA-seq 研究人类妊娠早期胎盘的转录组异质性[53]。将多组学技术与单细胞分离相结合的研究方法则更为理想。与在不同的细胞中分别测量每个分子类型相比，从相同的细胞中同时测量多个分子类型的优势在于可以更准确地判断基因型与表型的相关性。

在有关生殖方面的研究包括胎盘研究中，结果呈现出的"性别两分法"已有共识，也就是说转录的产物取决于胎儿的性别和细胞类型[54]。糖尿病相关的胎盘改变也取决于胎儿的性别[47]，但几乎所有的研究都没有把这一点作为一个混淆因素来考虑，更不用说单独研究糖尿病的性别特异性影响了。

除了细胞异质性和胎儿性别差异，其他各种混杂因素也可能对实验结果造成影响。至少要对孕龄[55] 和母亲身体成分 /BMI[56] 进行适当的校正，才能帮助我们更好地理解胎盘如何通过母亲环境影响胎儿表型。此外，大多数组学研究面临的问题在于样本量小、缺乏对多重假设检验的验证，以及有效的实验来重复探索性假设。

近年来组学技术已取得了巨大的进展，我们可以考虑将这些技术的进展应用于胎盘功能的研究，从而更加全面地了解糖尿病对母胎界面的影响。

参 考 文 献

[1] Macaulay IC et al. *Trends Genet*. 2017;33(2):155–168.

[2] Lepikhov K et al. *Int J Dev Biol*. 2010;54(11–12):1565–1574.

[3] Christensen BC et al. *PLOS Genet*. 2009;5(8):e1000602.

[4] Muka T et al. *Nutr Metab Cardiovasc Dis*. 2016; 26(7):553–566.

[5] El Hajj N et al. *Diabetes*. 2013;62(4):1320–1328.

[6] Nomura Y et al. *Reprod Sci*. 2014;21(1):131–137.

[7] Liu L et al. *Cell Physiol Biochem*. 2014;34(6):1877–1889.

[8] Reichetzeder C et al. *Clin Epigenetics*. 2016;8:82.

[9] Godfrey KM et al. *Diabetes*. 2011;60(5):1528–1534.

[10] Alexander J et al. *PLOS ONE*. 2018;13(2):e0190698.

[11] Knabl J et al. *Reprod Sci*. 2015;22(12):1488–1495.

[12] Lim YC et al. *PLOS ONE*. 2017;12(7):e0181155.

[13] Gamage T et al. *Biol Open*. 2018;7(8).

[14] Cox B et al. *Am J Obstet Gynecol*. 2015;213(4)(suppl):S138–S151.

[15] Majewska M et al. *Funct Integr Genomics*. 2017; 17(5):551–563.

[16] Buckberry S et al. *BMC Genomics*. 2017;18(1):10.

[17] Radaelli T et al. *Am J Obstet Gynecol*. 2009;201(2):209. e1–209.e10.

[18] Enquobahrie DA et al. *Am J Obstet Gynecol*. 2009;200(2):206. e1–206.e13.

[19] Magee TR et al. *J Diabetes Complications*. 2014; 28(4):448–459.

[20] Evangelista AF et al. *BMC Med Genomics*. 2014;7:28.

[21] Uuskula L et al. *PLOS ONE*. 2012;7(11):e49248.

[22] Lassance L et al. *Am J Obstet Gynecol*. 2015;212(5):647. e1–647.e11.

[23] Gonzalez TL et al. *Biol Sex Differ*. 2018;9(1):4.

[24] Vandre DD, Ackerman WEt, Tewari A, Kniss DA, Robinson JM. *Placenta*. 2012;33(3):207–213.

[25] Lapolla A et al. *Eur J Mass Spectrom (Chichester)*. 2013;19(3): 211–223.

[26] Liu B et al. *PLOS ONE*. 2012;7(9):e44701.

[27] Roverso M et al. *Eur J Mass Spectrom (Chichester)*. 2016; 22(2):71–82.

[28] Aagaard K et al. *Sci Transl Med*. 2014;6(237):237ra65.

[29] Gomez-Arango LF et al. *Sci Rep*. 2017;7(1):2860.

[30] D'Amore R et al. *BMC Genomics*. 2016;17:55.

[31] Lauder AP et al. *Microbiome*. 2016;4(1):29.

[32] Mitchell MD et al. *Am J Obstet Gynecol*. 2015;213(4) (suppl): S173–S181.

[33] Sarker S et al. *J Transl Med*. 2014;12:204.

[34] Elfeky O et al. *Placenta*. 2017;50:60–69.

[35] Salomon C et al. *Diabetes*. 2016;65(3):598–609.

[36] Tannetta D et al. *Placenta*. 2017;52:134–138.

[37] Ouyang Y et al. *Placenta*. 2016;47:86–95.

[38] Lai EC. *Nat Genet*. 2002;30(4):363–364.

[39] Donker RB et al. *Mol Hum Reprod*. 2012;18(8):417–424.

[40] Valadi H et al. *Nat Cell Biol*. 2007;9(6):654–659.

[41] Hashimoto N, Tanaka T. *J Hum Genet*. 2017; 62(2):141–150.

[42] Lin X et al. *PLOS Genet*. 2016;12(10):e1006308.

[43] Xue P et al. *Placenta*. 2013;34(8):650–656.

[44] Zhao Z et al. *Clin Biochem*. 2013;46(10–11):953–960.

[45] Hromadnikova I et al. *PLOS ONE*. 2015;10(9):e0138383.

[46] Wander PL et al. *Diabetes Res Clin Pract*. 2017;132:1–9.

[47] Strutz J et al. *Clin Sci (Lond)*. 2018;132(22):2437–2449.

[48] Muralimanoharan S et al. *Clin Sci (Lond)*. 2016; 130(11):931–941.

[49] Stirm L et al. *Sci Rep*. 2018;8(1):1366.

[50] Collares CV et al. *BMC Res Notes*. 2013;6:491.

[51] Chim SS et al. *Clin Chem*. 2008;54(3):482–490.

[52] Gude NM et al. *Thromb Res*. 2004;114(5–6):397–407.

[53] Vento-Tormo R et al. *Nature*. 2018;563(7731):347–353.

[54] Cvitic S et al. *PLOS ONE*. 2013;8(10):e79233.

[55] Mikheev AM et al. *Reprod Sci*. 2008;15(9):866–877.

[56] Group HSCR, Metzger BE et al. *N Engl J Med*. 2008;358(19): 1991–2002.

第 16 章　肥胖妊娠的胎盘代谢组学研究

Placental metabolomics in obese pregnancies

Irene Cetin　Chiara Novielli　Chiara Mandò　著

丁依玲　刘阳　译

一、概述

肥胖症是全世界最具挑战性的健康负担之一，在过去 10 年中患病率呈上升趋势[1, 2]。妊娠期肥胖对母亲和胎儿都有短期和长期的不良后果，包括遗传和表观遗传学的变化[3-5]。肥胖会增加产科并发症和妊娠病理的风险，如妊娠期糖尿病（GDM）和子痫前期[6-8]，同时患有妊娠期体重过度增加的可能性增加，以后的生活中发展成为代谢综合征的机会进一步增高[9]。肥胖妇女的子代产科发病率和死亡率增加[10]。据报道，肥胖妇女的子代有肥胖和代谢功能障碍的长期风险，提示胎儿胎盘间存在表观遗传、代谢和内分泌改变[3, 11-14]。值得注意的是，肥胖妊娠妇女有几种胎盘改变的报道[3, 12, 14, 15]。事实上，肥胖孕妇的代谢和内分泌改变，以及她们的宫内脂毒性环境已被证明能够特异性影响胎盘的发育和功能，可能导致营养感知途径、胎儿发育和胎儿程序化改变[3, 12, 14-16]。最近也有研究报道，胎儿性别在胎盘功能、生物测定和表观遗传上的特征性变化与母体体重指数（BMI）有关[15, 17-19]。因此，根据孕妇体重指数和孕期体重的增加来对胎盘代谢特征进行更广泛和更深入的表征，能够更好地理解孕产妇肥胖的长期不良后果所涉及的机制。

在过去的 10 年中，高通量技术的迅速发展为疾病机制提供了新的见解，近期也提倡在妊娠期间应用该技术[5, 20-25]。代谢组学是最有前途的"组学"技术之一。高通量平台，即质谱（MS）和磁共振（NMR）光谱，可以识别任何质量小于 1kDa 的分子，这些分子代表转录 / 转录后调控的最终产物，以及复杂生物细胞通路中蛋白质之间相互作用的最终产物。这提供了细胞动态过程的快照，从而为疾病的发病和严重程度提供了新的见解。因此，代谢组学的整体方法可以代表一种有效的方法，用于表征有不良结局的孕妇的胎盘表型的辨别[26]，特别是提高对肥胖症的病理生理学认识。

迄今为止，大多数妊娠代谢组学研究都是在生物液中进行的，如血液、尿液或羊水[24, 26-29]。代谢组学通过分析鉴定特定的体液生物标记物，具有可能改善妊娠早期病理的预测、筛选和诊断的潜力。与非妊娠期糖尿病（GDM）肥胖妇女相比，肥胖的 GMD 妇女妊娠期表现出不同的血液代谢特征，包括至少在口服糖耐量试验诊断为 GDM 之前 10 周就出现的夸张的血脂异常[28]。最近还报道了与未经筛选的普通孕妇相比，肥胖妇女在整个妊娠期间的血液代谢变化，脂蛋白和三酰甘油的增加幅度更大[29]。

尽管如此，胎盘代谢组学的研究是揭示胎盘发生功能障碍从而导致胎儿程序化改变和长期后果的发病机制的重要工具。到目前为止，只有少数最近的研究使用 MS 或 NMR 光谱评估了胎盘代谢物[23, 30-35]。其中一项研究了母体肥胖的大鼠模型中胎盘代谢组学的变化[31]。近期很少有专门关注人类肥胖女性的怀孕相关研究[32, 36-37]。采用气相色谱和液相色谱（LC）与质谱相结合的方法，检测大鼠胎盘中母体高脂饮食后代谢状况的变化[31]。具体地说，通路分析显示胎盘不饱和脂肪酸的生物合成，以及必需脂肪酸亚油酸和 α- 亚麻酸的代谢发生了变化，这两种脂肪酸都被转化为长链多不饱和脂肪酸（LC-PUFA）。这些脂质的失衡可以促进炎症过程，并对胎盘和胎儿发育产生负面影响[38-41]，从而表明，在存在母体肥胖的情况下，胎盘中涉及脂肪酸代谢途径的变化可能是导致不良妊娠结局的机制改变的一部分。

最近也有报道称，肥胖女性妊娠时胎盘脂肪酸也会产生变化[36]。Fattuoni 等使用气相色谱 - 质谱（GC-MS）平台进行非靶向性代谢组分析发现，与正常体重的孕妇相比，肥胖孕妇的胎盘中棕榈酸水平升高，硬脂酸、长链多不饱和脂肪酸衍生物 DHA（二十二碳六烯酸）和花生四烯酸水平下降，这些孕妇通过选择性剖宫产分娩从而避免了分娩引起的分子改变。这些结果证实了先前的观察结果，即在人类肥胖妇女的妊娠中，生理性长链多不饱和脂肪酸胎盘生物放大作用受到破坏[38-39]。这导致胎儿对花生四烯酸和 DHA 的可获得性降低，对胎儿发育、胎儿不良结局和未来疾病的风险产生重要影响[42-43]。这项研究还显示，与正常体重的女性相比，肥胖女性胎盘中提取的亲水相的代谢物范围更广泛。也就是说，肥胖孕妇的胎盘中的核酸碱基（尿嘧啶、次黄嘌呤）、6- 磷酸葡萄糖、3- 磷酸甘油酸酯、甘油、烟酰胺，以及酪氨酸、异亮氨酸、苯丙氨酸、亮氨酸和丝氨酸的水平较高。还可检测到较低水平的氨基酸赖氨酸、牛磺酸、天冬氨酸和谷氨酰胺，以及核苷肌苷和鸟苷（一种肌醇异构体）和葡萄糖酸。多种氨基酸水平的显著变化可能是胎盘代谢紊乱的结果。此外，肥胖孕妇胎盘中许多改变的亲水性代谢物都参与支持核苷酸产生、抗氧化防御和脂质合成的代谢途径。总体而言，这些数据表明肥胖孕妇普遍倾向于较高的胎盘（新陈）代谢水平。

最近的另一项使用 LC-MS/MS 技术的研究描述了肥胖孕妇的胎盘脂质滴的组成[37]。胎盘脂质滴参与母体 / 胎儿的脂质转移，该研究报道指出，对肥胖妇女的生活方式进行干预有可能改变胎盘中的脂质储存并产生有益的影响。接受特定生活方式干预的肥胖女性的胎盘脂质滴中长链多不饱和脂肪酸双高 γ- 亚麻酸（DGLA）的比例较低。这种脂肪酸与肥胖和胰岛素抵抗有关，可能会在以后的生活中导致肥胖。此外，有学者用 LC-MS 分析了肥胖孕妇胎盘甘油磷脂（GPL）谱的差异[32]。该研究发现肥胖孕妇与瘦弱孕妇的相比，肥胖孕妇胎盘中的磷脂酰胆碱 [(18：0) vs. (20：3)] 和磷脂酰乙醇胺 [(18：1) vs. (18：1) 和 (18：1) vs. (20：3)] 的含量明显较少，脐带血中的脂肪酸与胎盘甘油磷脂的种类之间也存在特定的关系。

进一步的研究报道了妊娠病理在胎盘中的代谢组学数据，分析人群中也包括肥胖女性。的确，孕产妇肥胖通常与产科并发症有关，如子痫前期、妊娠期糖尿病、胎龄与胎儿大匹配及早产[8]。

例如，Dunn 等进行了超高效液相色谱 - 质谱（UPLC-MS）来比较无妊娠合并症和子痫前期患者（均为阴道分娩）的胎盘代谢物[35]。观察到几种代谢产物的差异，其中大部分表现为在子痫前期患者胎盘组织中的减少，即 14 种脂肪酸及其相关代谢物中有 8 种，8 种酰基甘油酯中有 7 种，3 种氨基酸相关代谢物中有 3 种，3 种维生素 D 相关代谢物中有 2 种。反之，子痫前期患者胎盘组织中 19 种磷脂中有 14 个增加。据报道，其中 2 种异戊二烯和 2 种类固醇也发生了变化。有趣的是，这些代谢变化中的一些数据表明了维生素 D 代谢的潜在变化，氧化和硝化应激的增加，以及线粒体脂肪酸 β 氧化的减少。最近，一项代谢组学研究集中在经剖宫产分娩的重度子痫前期患者胎盘中的线粒体[44]方面。作者通过 GC-MS 观察到较高的脂肪酸含量且脂肪酸分解代谢是降低的，推测这可能会减弱 β 氧化的作用。然而，没有根据母亲的 BMI 进行的分析。因此，无法评估孕产妇肥胖是否，以及在何种程度上影响了结果。

值得注意的是，一些关于胎盘代谢组学的研究没有明确说明分娩与否，也没有明确分析阴道分娩的胎盘。胎盘代谢物可能在分娩前的分娩过程中受到很大影响，因此在分娩发作时很难获得可靠的数据[27, 35]。因此，未来的研究应该区分选择性剖宫产和自然临产时的胎盘，以避免可能的数据误解。

此外，在研究肥胖及相关的分子变化的研究中，如何区分健康与非健康的肥胖是一个新的重要课题[1]。肥胖症是由 BMI 来定义的，BMI 是一个不直接测量肥胖量的指标。在过去的几年中已经描述了一种更健康的肥胖表型，即没有心血管和代谢性并发症，如胰岛素抵抗、高血压和血脂异常，以及较低程度的全身炎症[1]。虽然新陈代谢健康的肥胖者与正常体重的健康人相比，仍然存在更高的心血管疾病风险[45]，但在研究肥胖者时值得考虑这种代谢差异。

另一个值得考虑的重要问题是胎儿性别在不同条件下对胎盘代谢物的可能存在的作用。由于宫内不利环境而产生的性别特异性反应可能导致肥胖孕妇的女性和男性胎儿的胎盘的代谢谱不同。最近的研究表明，不同的胎儿性别有不同的

功能、代谢和表观遗传胎盘特征[15, 17–19, 46–47]。例如，据报道，肥胖妇女胎盘中一组微小 RNA 的表达发生了变化[18]，而相对于推荐增加体重的孕妇，肥胖孕妇的胎盘功能降低[15]，但该结果仅存在于在有孕妇妊娠为女性胎儿的情况下。尽管越来越多的证据表明胎儿性别在对不利环境的代谢反应中具有相关性，但依赖于胎儿性别的代谢组学数据报道很少[48]，这为未来的代谢组学研究铺平了道路。

二、结论

在过去的 10 年中，肥胖孕妇的胎盘出现了多种表观遗传学、内分泌和功能改变。代谢组学分析可以提供源于这一情景的一般代谢谱的重要线索。到目前为止，很少有胎盘代谢组学的相关研究，提示母亲肥胖时的特定代谢特征可能反映了宫内代谢环境的潜在变化。需要通过在更大和特征良好的肥胖孕妇群体中获得的更多的研究来证实最初的数据[49]。但一些问题仍然需要解决，例如胎儿性别差异会在多大程度上影响对由于妊娠孕妇肥胖而导致的不利环境的代谢反应。

因此，对于肥胖妊娠中特定的胎盘表型的鉴定，即使在最佳产前护理和妊娠结局的背景下，也需要进一步的研究揭示这种疾病的特征性病理机制。

参考文献

[1] Iacobini C et al. *Metabolism*. 2019;92:51–60.

[2] Hruby A, Hu FB. *Pharmacoeconomics*. 2015;33(7):673–689.

[3] Catalano PM, Shankar K. *BMJ*. 2017;356:j1.

[4] Rohde K et al. *Metabolism*. 2019;92:37–50.

[5] Moen GH et al. *Eur J Endocrinol*. 2017;176(5):R247–R267.

[6] Catalano PM. *Obstet Gynecol* 2007;109:419–433.

[7] Schaefer-Graf U et al. *Diabetologia*. 2018;61(5):1012–1021.

[8] Mission JF et al. *Obstet Gynecol Clin N Am* 2015;42(2):335–353.

[9] Institute of Medicine (U.S.) and National Research Council (U.S.) Committee to Reexamine IOM Pregnancy Weight Guidelines, Rasmussen KM, Yaktine AL, eds. *Weight Gain During Pregnancy:Reexamining the Guidelines*. Washington, DC:National Academies Press; 2009.

[10] Aune D et al. *JAMA*. 2014;311:1536–1546.

[11] Boney CM et al. *Pediatrics*. 2005;115:e290–e296.

[12] Howell KR, Powell TL. *Reproduction*. 2017;153(3):R97–R108.

[13] Pauwels S et al. *Clin Epigenetics*. 2017;9:16.

[14] Mandò C et al. *Oxid Med Cell Longev*. 2018;2018:2378189.

[15] Mandò C et al. *Placenta*. 2016;38:1–7.

[16] Saben J et al. *Placenta*. 2014;35(3):171–177.

[17]　Myatt L, Maloyan A. *Semin Reprod Med*. 2016;34(1):42–49.

[18]　Tsamou M et al. *Sci Rep*. 2017;7(1):5548.

[19]　House JS et al. *Front Cell Dev Biol*. 2018;6:107.

[20]　McKeating DR et al. *Nutrients*. 2019;11(1).

[21]　Nobakht M, Gh BF. *Syst Biol Reprod Med*. 2018;64(5):324–339.

[22]　Parfieniuk E et al. *Expert Rev Proteomics*. 2018;15(10):809–816.

[23]　Leite DFB et al. *BMJ Open*. 2018;8(12):e022743.

[24]　McCabe CF, Perng W. *Curr Diab Rep*. 2017;17(8):57.

[25]　Mao X et al. *Clin Chim Acta*. 2017;475:116–127.

[26]　Fanos V et al. *Biomed Res Int*. 2013;2013:720514.

[27]　Delhaes F et al. *Placenta*. 2018;69:118–124.

[28]　White SL et al. UPBEAT Consortium. *Diabetologia*. 2017;60(10):1903–1912.

[29]　Mills HL et al. *BMC Med*. 2019;17(1):15.

[30]　Kawasaki K et al. *Hypertension*. 2019;73(3):671–679.

[31]　Mumme K et al. *Metabolomics*. 2016;12:83.

[32]　Uhl O et al. *Diabetes Res Clin Pract*. 2015;109(2):364–371.

[33]　Korkes HA et al. *PLOS ONE*. 2014;9(10):e110747.

[34]　Chi Y et al. *J Proteome Res*. 2014;13(2):934–945.

[35]　Dunn WB et al. *Metabolomics*. 2012;8:579.

[36]　Fattuoni C et al. *Placenta*. 2018;61:89–95.

[37]　Gázquez A et al. *Biochim Biophys Acta Mol Cell Biol Lipids*. 2018;1863(9):998–1005.

[38]　Cetin I et al. *Pediatr Res*. 2002;52:750–755.

[39]　Cetin I et al. *J Dev Orig Health Dis*. 2012;3(6):409–414.

[40]　Uauy R et al. *Lipids*. 2001;36:885–895.

[41]　Simopoulos AP. *World Rev Nutr Diet*. 2011;102:10–21.

[42]　Mennitti LV et al. *J Nutr Biochem*. 2015;26(2):99–111.

[43]　Berti C et al. *Crit Rev Food Sci Nutr*. 2016;56(1):82–91.

[44]　Zhou X et al. *Exp Cell Res*. 2017;359(1):195–204.

[45]　Caleyachetty R et al. *J Am Coll Cardiol*. 2017;70:1429–1437.

[46]　Batistel F et al. *J Nutr*. 2019;149(1):6–17.

[47]　Muralimanoharan S et al. *Autophagy*. 2016;12(5):752–769.

[48]　O'Neill K et al. *Int J Mol Sci*. 2018;19(9).

[49]　Chen Q et al. *J Diabetes Complications*. 2018;32(5):512–523.

第 17 章　甲基化与表观遗传学标记

Methylome and epigenetic markers

Skevi Kyriakou　Marios Ioannides　George Koumbaris　Philippos Patsalis　著

丁依玲　杨梦媛　译

一、DNA 甲基化机制

DNA 甲基化是一种主要的表观遗传机制，是哺乳动物中最具特征性的化学修饰，它涉及 CpG 二核苷酸中胞嘧啶残基的碳 5 上的甲基共价加成 [1, 2]。覆盖人类基因组 60%～80% 的 CpG 二核苷酸都被甲基化，位于管家基因启动子区域的 CpG 位点除外 [3]。后者保持未甲基化状态，作为激活转录的先决条件。DNA 甲基化可以通过限制转录因子进入基因启动子区域来直接抑制转录。事实上，在胚胎形成和配子发育过程中，基因调控和染色质组织是受 DNA 甲基化影响的 [4]。

DNA 甲基化是由 DNA 甲基转移酶（DNA methyl transferases，DNMT）介导的，DNA 甲基转移酶负责催化、识别、添加和去除甲基。它们分为两大类：写入和清除。前者负责催化甲基添加到胞嘧啶残基上，后者则与甲基团的修饰和去除有关。具体地说，DNMT1 负责维持胞嘧啶残基上的可遗传甲基，并优先选择 DNA 复制产生的半甲基化 CpG 位点 [5]。DNMT3a 和 DNMT3b 是从头甲基转移酶，负责 DNMT1 遗漏的 CpG [6, 7]。当需要 DNA 去甲基化时，可发生主动或被动去甲基化过程。被动去甲基化包括在细胞分裂时细胞复制过程中抑制 DNMT1。激活 DNA 去甲基化包括从胞嘧啶残基中去除甲基的酶反应，它在分裂和非分裂的细胞中都会发生 [8]。这一机制通过控制基因在特定时间和组织中的表达来实现胚胎发育。

二、DNA 甲基化的基础方法

目前有三种主要的方法来检测和分析基因组的甲基化模式。第一种方法，利用甲基化敏感的限制性内切酶，该酶的限制位点用于富集特定的甲基化区域。这种方法有两个主要缺点：它仅限于包含限制位点的区域，并且由于 DNA 的不完全消化而极易出现假阳性结果 [9]。第二种方法是以亚硫酸氢钠为基础的检测，包括将未甲基化的胞嘧啶转化为尿嘧啶，使甲基化的胞嘧啶保持不变。亚硫酸氢盐转化被认为是 DNA 甲基化分析的金标准，因为它可以在单碱基对的分辨率下绘制甲基化位点的图谱 [10]。然而，由于 DNA 的化学处理，它可能导致 DNA 的大量降解和未甲基化的胞嘧啶不完全转化为尿嘧啶，从而导致假阳性结果 [11]。第三种方法涉及通过亲和力分析富集甲基化 DNA，包括使用针对甲基位点的特异性抗体，即甲基化 DNA 免疫沉淀（MeDIP）或甲基结合蛋白（MBD）[12, 13]。

上述所有方法都已广泛应用于甲基化组分析和生物标记物的发现，并结合其他技术来评估甲基化富集，如微阵列 [14]、定量聚合酶链反应（qPCR）[15] 和测序 [16, 17]。

三、DNA 甲基化与疾病

由于其与基因表达的不可分隔的关系，DNA

甲基化与几种常见疾病的发生发展密切相关。

基因组印记是一种表观遗传现象，它以亲本来源的特异性方式控制基因的表达。基因组印记遗传是独立于孟德尔遗传的，发生在胚胎发育的过程中。因此，由于缺失、突变或单亲二倍体（uniparental disomy，UPD）导致的印迹丢失可导致一系列疾病，如 Prader-Willi 综合征、Angelman 综合征和 Beckwith-Wiedemann 综合征[18]。

正常 DNA 甲基化的破坏也与癌症有关。据报道，癌组织 DNA 甲基化的缺失（低甲基化）通过癌基因的转录激活从而启动了肿瘤的发生[19, 20]。相反，肿瘤抑制基因（TSG）启动子区的 DNA 甲基化（超甲基化）可导致基因沉默和染色体不稳定。因此，除了基因遗传突变外，启动子甲基化等转录位点的表观遗传现象也会导致启动子抑制。虽然两者都有相同的效果，但 DNA 超甲基化导致的表观遗传沉默可能是潜在的可逆事件。一些与癌症相关的基因已被报道存在启动子超甲基化，如卵巢基因 OPCML、BRCA1、p16 和 TMS1。因此，关于肿瘤抑制基因甲基化状态的信息对临床医师是有用的，因为它可以潜在地成为癌症的无创早期诊断的一个有前途的工具[21, 22]。针对这种表观遗传修饰的药物也正在进行白血病的临床试验中[23]。

除了基因组印记和癌症外，DNA 甲基化还与常见的人类疾病有关，包括自身免疫性疾病，以及代谢和神经系统疾病。

类风湿关节炎、系统性红斑狼疮和多发性硬化症等自身免疫性疾病与疾病相关基因的 DNA 甲基化改变有关，突显了 DNA 甲基化在疾病发展和进程中的关键作用[24-26]。

研究还将 DNA 甲基化与基因表达异常而导致的高血糖、1 型和 2 型糖尿病及肥胖联系在一起。随着全世界数百万人遭受这些疾病的困扰，全面描述相关基因甲基化模式对公共卫生和医疗体系具有重要影响[27-29]。

当负责与甲基化 DNA 结合的 MeCP2 基因与自闭症谱系障碍（ASD）和 Rett 综合征相关时，观察神经系统疾病与 DNA 甲基化的相关性[30-32]。对 MeCP2 的亲和力研究表明，蛋白结合亲和力的改变可控制与自闭症[33] 和 Rett 综合征[34] 相关基因的表达。

四、表型遗传信息作为生物标志物

在过去的 30 年里，大量的出版物报道了表观遗传生物标记物在疾病监测和诊断中的重要性。最近的研究为许多疾病提供了新颖的表观遗传生物标记物，如癌症、代谢、神经系统疾病和其他疾病，然而在临床中的应用却是有限的。

在无创诊断领域，表观遗传生物标记物在评估疾病严重程度和预后方面显示出较好的结果。谷胱甘肽 S- 转移酶 P1（GSTP1）基因主要在前列腺癌中表达，在尿液和血清中均被鉴定为高甲基化[35-38]。同样，在前列腺癌患者的生物液中也检测到 APC、RASSF1、Ptgs2 和 MDR1 等高甲基化的基因。研究表明，结合这些表观遗传生物标记物，前列腺癌检测的敏感性和特异性为 100%[35]，而仅使用部分生物标志物可能有较低的敏感性和特异性[36]。大肠癌患者血浆中检测出 APC、MGMT、RASSF2 和 WIF1 基因甲基化水平升高，其检测的敏感性和特异性分别为 87% 和 92%[39]。在胶质母细胞瘤患者中还检测到 MGMT 启动子区域的甲基化，这有助于使用灵敏度为 95%，特异度为 60% 的 MGMT 表观遗传生物标记物从患者血清中检测胶质母细胞瘤，并将这种表观遗传生物标记物与患者的癌症进展和生存联系起来[40]。

总体而言，利用生物液中 DNA 甲基化的变化进行无创性癌症检测可能成为一种很有前途的诊断工具。然而，一些潜在的表观遗传生物标记物显示出较低的特异性，导致假阳性结果。此外，甲基化水平的个体差异使得表观遗传生物标记物在临床中的使用具有挑战性[41]。

DNA 甲基化也与组织特异性有关，组织特异性选择在胎盘来源的胎儿 DNA 和母体 DNA 之间发现新的差异甲基化区域（DMR）。这些标记物在无创性产前检测（NIPT）的应用中做出了巨大的贡献。具体地说，胎儿特异性差异甲基化区域的发现集中在检测孕妇血液中 13、18、21 号染色体的非整倍性，它们分别与 Patau 综合征、Edward 综合征和 Down 综合征相关。旨在减少有创性检查，如绒毛活检术和羊膜穿刺术等，因为这些检查与自发性流产有关。

胎儿和母体组织之间的第一个 DMR 是在 2005 年发现的，它鉴定出胎儿组织中的低甲基化 SERPINB5。利用 MeDIP 结合高分辨率寡核苷酸阵列，对 13、18、21、X 和 Y 染色体上胎儿特异性 DMR 的进行了全面的研究，在每条染色体上鉴定了 2000 多个 DMR。大多数 DMR 位于非基因区域和 CG 贫乏区域，而仅有 1%～11% 位于 CpG 富集区 [15]。这导致了新型 NIPT 的发展，该 NIPT 利用位于 21 号染色体上的 DMR 的子集，以

及 MeDIP 和 qPCR 相结合来检测唐氏综合征 [42]。

新一代测序（NGS）的发展改变了该领域的面貌。最初，利用单核苷酸多态性（SNP）从母体血浆中无创性地恢复胎儿甲基化基因组（SNP）[17]，从而在胎盘来源的胎儿 cfDNA 中鉴定出超过 40 000 个低甲基化和 3000 个高甲基化位点。采取另一种方法用于鉴定胎儿组织和非妊娠血浆样本之间的全基因组 DMR。通过利用 MeDIP 结合靶向 NGS，发现了 300 多个胎儿特异性 DMR（图 17-1）[43]。在随后的研究中，同一小组成功地将该方法用于无创检测胎儿非整倍性，具有 100% 的特异性和敏感性，说明需要利用大量的生物标志物以最小化可能存在的技术和生物学偏差，如个体间甲基化差异 [44]。

一些研究已经发现 DNA 甲基化在妊娠合并症中的作用。与子痫前期等妊娠合并症相关的表观遗传生物标记物可能会改善疾病的检测和临床治疗。SERPINA3 的启动子区域是检测子痫前期的一个很有前途的候选标记，在子痫前期患者的

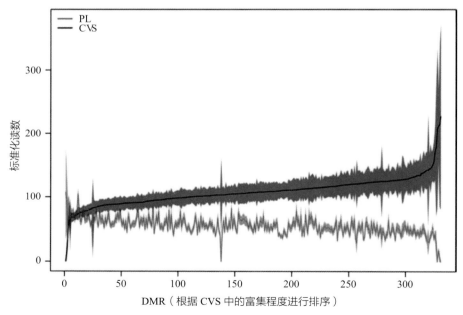

▲ 图 17-1 用 MeDIP 结合靶向 NGS 对 CVS（蓝色）和女性非妊娠血浆样本（橙色）之间的胎儿特异性差异甲基化区域（DMR）进行富集分析（彩图见书末）
300 多个 DMR 在 x 轴上按 CVS 中甲基化水平递增的顺序出现，表明这两个组织的甲基化水平有统计学上的显著差异；DMR. 差异甲基化区域；CVS. 绒毛取样；NGS. 新一代测序（经许可转载，引自参考文献 [44]）

胎盘中发现它是低甲基化的 [45]。在一项更大的研究中，在子痫前期的胎盘中发现了 34 个 DMR，在宫内生长受限的病例中发现了 5 个 DMR[46]，而另外 4 个基因 CAPG、GLI2、KRT13 和 TIMP3 也被证实为子痫前期胎盘中的 DMR[47]。虽然有相当多的证据表明胎盘衍生的表观遗传学修饰在子痫前期中存在，但仍需要更多的研究来描述甲基化状态，并发现信息丰富的 DMR，以便将来在临床诊断试验中使用。

五、结论

在过去的 10 年中，表观遗传学的研究表明甲基化与基因表达高度相关，并与发育和分化的过程有关。此外，独特的表观遗传模式为各种疾病状态提供了合理的解释，而表观遗传生物标记物也被研究用于疾病进展和预后的临床应用中。虽然，DNA 甲基化和表型之间的确切联系仍不清楚，但如 NGS 等高精度技术的引入提供了宝贵的全基因组甲基化数据，扩展了我们在该领域的知识，将特定的甲基化模式与表型联系起来，从而识别出几种表观遗传候选生物标志物。然而，需要进一步的研究生物标记物来提高它们在疾病检测、疾病预后及疾病监测方面的性能。

参考文献

[1] Jones PA, Takai D. *Science*. 2001;293(5532):1068–1070.
[2] Kaneda M et al. *Nature*. 2004;429(6994):900–903.
[3] Bird AP. *Nature*. 1986;321:209–213.
[4] Goll MG, Bestor TH. *Annu Rev Biochem*. 2005; 74(1):481–514.
[5] Pradhan S et al. *J Biol Chem*. 1999;274(46):33002–33010.
[6] Gowher H, Jeltsch A. *J Mol Biol*. 2001;309(5):1201–1208.
[7] Chen T et al. *Mol Cell Biol*. 2003;23(16):5594–5605.
[8] Mayer W et al. *Nature*. 2000;403(6769):501–502.
[9] Laird PW. *Nat Rev Genet*. 2010;11(3):191–203.
[10] Fouse SD. Genome-scale DNA methylation analysis review. 2010;2:105–117.
[11] Darst RP, Pardo CE, Ai L, Brown KD, Kladde MP. Bisulfite sequencing of DNA. *Curr Protoc Mol Biol*. 2010;(July):Chapter 7:Unit 7.9.1–17.
[12] Rebhan M, Weber M, Hellmann I et al. Distribution, silencing potential and evolutionary impact of promoter DNA methylation in the human genome. 2007;39(4):457–466.
[13] Weber M et al. *Nat Genet*. 2005;37(8):853–862.
[14] Yalcin A et al. *Leuk Res*. 2013;37(1):102–111.
[15] Papageorgiou EA et al. *Am J Pathol*. 2009;174(5):1609–1618.
[16] Down TA et al. *Nat Biotechnol*. 2008;26(7):779–785.
[17] Lun FMF. *Clin Chem* 2013;15(11):1583–1594.
[18] Isles AR, Holland AJ. *Early Hum Dev*. 2005;81(1, theme issue):73–77.
[19] Feinberg PW, Vogelstein B. *Nature*. 1983;301:89–92.
[20] Ehrlich M. *Oncogene*. 2002;21:5400–5413.
[21] Makarla PB et al. *Clin Cancer Res*. 2005; 11(15):5365–5369.
[22] Teodoridis JM et al. *Cancer Res*. 2005;65(19):8961–8967.
[23] Griffiths EA, Gore SD. *Semin Hematol*. 2008; 45(1):23–30.
[24] Sun ZH et al. *Inflammation*. 2017;40(5):1497–1508.
[25] Chung SA et al. *PLOS ONE*. 2015;10(7):1–16.
[26] Li X et al. *Mol Neurobiol*. 2017;54(6):4049–4059.
[27] Wu Y et al. *Oncotarget*. 2017;8(43):73964–73973.
[28] Dick KJ et al. *Lancet*. 2014;383(9933):1990–1998.
[29] Heude AA et al. *BMC Med Genet*. 2015;16(1):1–10.
[30] Iossifov I et al. *Nature*. 2014. 13;515(7526):216–221.
[31] Cuddapah VA et al. *J Med Genet*. 2014;51(3):152–158.
[32] Chen L et al. *Proc Natl Acad Sci*. 2015;112(17):5509–5514.
[33] Liu Z et al. *Nature*. 2016;530(7588):98–102.
[34] Jin X-R et al. *Front Mol Neurosci*. 2017;10(October):1–11.
[35] Yegnasubramanian S et al. *Cancer Res*. 2004;64:1975–1986.
[36] Bastian P et al. *Clin Cancer Res*. 2005;4(3):2005.
[37] Padar A et al. *Clin Cancer Res*. 2003;9:4730–4734.
[38] Galm O, Herman JG. *Methods Mol Med*. 2005; 113:279–291.
[39] Lofton-Day C et al. *Clin Chem*. 2008;54:414–423.
[40] Balañá C et al. *Clin Transl Oncol*. 2011;13:677–685.
[41] Ioannides M et al. *Mol Cytogenet*. 2014;7(1):73.
[42] Papageorgiou EA et al. *Nat Med*. 2011;17(4):510–513.
[43] Keravnou A et al. *Genet Res (Camb)*. 2016;98:e15.
[44] Keravnou A et al. *PLOS ONE*. 2018;13:e0199010.
[45] Chelbi ST et al. *Hypertension*. 2007; 49(1):76–83.
[46] Dadelszen P Von et al. *Eur J Hum Genet*. 2010; 18(9):1006–1012.
[47] Higuchi T et al. *Endocrinology*. 1995;136(11):4973–4981.

第 18 章　微生物群与妊娠合并症
Microbiome and pregnancy complications

Maria Carmen Collado　Omry Koren　著

王少帅　冯　玲　译

一、概述

妊娠期母体的免疫系统和内分泌系统发生了许多生理变化，机体的代谢也发生了调整，从而给胎儿的提供一个最佳的宫内环境，促进胎儿生长[1]。这样的变化也反映在母体的微生物群中[2]。母体微生物群是胎儿和婴儿产前和产后最重要的微生物来源。然而，尽管相关知识在不断增多，可目前影响妊娠期母体微生物群的不同产前因素仍不清楚。本章笔者首先介绍在正常妊娠期间，阴道、肠道和口腔微生物群的变化，接着介绍与如妊娠期糖尿病（GDM）、子痫前期、早产和胎膜早破（PPROM）等妊娠合并症相关的母体微生物群变化的文献（图 18-1）。

二、妊娠期间的微生物群

1. 阴道微生物群

女性生殖道含有多达 200 种的复杂微生物环境，其中乳杆菌属在大多数女性中是优势菌属，其次是普雷沃菌属、链球菌属、阿托波菌属、加德纳菌属和韦荣球菌属[3, 4]。乳杆菌对维持阴道健康有着关键作用，它除了分泌独特的代谢物[3, 5]外，还通过维持较低的 pH 来抑制病原体的生长。越来越多的证据表明，乳杆菌可能作为阴道健康的生物标志物[6]。根据乳杆菌属在阴道中的组成和优势度，将阴道微生物群划分为五种"群落状态类型"（community state type，CST）：卷曲乳杆菌（CST I）、加氏乳杆菌（CST II）、惰性乳杆菌（CST III）、詹氏乳杆菌（CST V），以及一组包含低丰度的乳杆菌属的多样化群落（CST IV）[5]。在特定女性群体中，阴道微生物菌群类型随月经周期的变化而不同[7]。此外，不同菌群类型的组成还与种族血统有关。例如，据报道，非裔美国人和西班牙裔妇女中 CST IV 的丰度较高[8]。然而，其他因素包括遗传、饮食和生活方式的潜在影响，以及阴道菌落类型在短期和长期内与健康的相关性仍是未知的[9]。

在妊娠期间阴道微生物群会发生变化，并从一种乳杆菌主导的群落状态类型转移到另一种，但几乎不会转移到 CST IV[10]。这些变化证明了乳杆菌在妊娠期间的重要性，因为乳杆菌引起的低 pH 可保护生殖道免受感染，而感染可引起早产（稍后详述）。据近期一项宏基因组研究报道，在妊娠期间细菌负荷增加，成分稳定性增加，同时伴随着细菌丰度和多样性的下降，支原体和脲原体的丰度降低，而惰性乳杆菌的相对丰度增加[3, 10-13]。与这些报道的变化相反，Digiulo 等的研究未发现在妊娠期间阴道微生物群有任何变化，但在产后发现了这种微生物群的变化[14]。

2. 肠道微生物群

在妊娠早期，肠道微生物群的组成成分保持稳定且与非妊娠妇女相似。随着妊娠的进展，肠

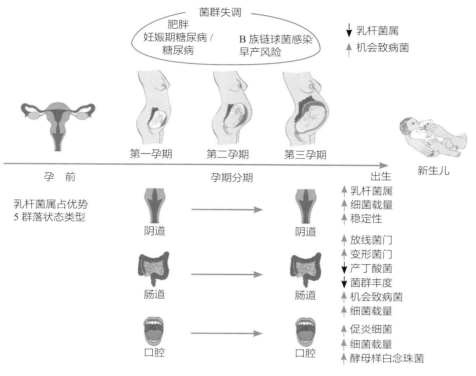

▲ 图 18-1　可能相关的妊娠合并症

道微生物群的组成发生了根本性的变化[15]。据报道，妊娠期间肠道微生物群的变化更多地反映出了一种促炎的特征，这种变化与在代谢综合征中观察到的改变类似[15, 16]。然而，与代谢综合征不同的是，这种炎症状态是对妊娠的代谢适应，有利于正常的妊娠，也因此有利于后代的发育[15]。这些变化主要表现为放线菌门和变形杆菌门的丰度增加，而产丁酸菌减少，肠道菌群多样性下降[15]。与阴道微生物群相似，在妊娠期间肠道微生物群也观察到细菌负荷增加[17]。然而，其他研究表明妊娠期肠道微生物群未见明显变化[14]，这表明需要进一步研究来阐明怀孕对肠道微生物群的影响。

3. 口腔微生物群

口腔微生物群是一个包含 600 多种细菌菌种的极其多样化的栖息地[2]。妊娠改变了口腔微生物群的组成和多样性[18, 19]。与未妊娠妇女相比，妊娠妇女的口腔发生了特殊的变化。一般来说，口腔微生物群在妊娠期间表现出更高的稳定性，具有更多的活菌载量，同时伴随着特定细菌水平的增加，如牙龈卟啉单胞菌、伴放线聚集杆菌，以及酵母样白色念珠菌[20-22]。这些观察结果表明，口腔细菌与炎症之间存在潜在联系，并可能解释与妊娠相关的牙周病发病率更高的原因。

4. 关于胎盘微生物群的争论

近年来，胎盘微生物群是否存在一直是个激烈争论的话题。1900 年，法国儿科医师 Henry Tissier 提出了子宫无菌法则，即胎儿胎盘单位是无菌的，在出生时是第一次接触细菌[23]。这一说法随后遭受了质疑，尤其是在过去 10 年，实施了高灵敏度的培养方法和非培养方法（子代测序）来鉴定细菌种类。2014 年，Aagaard 等发现了一种由变形杆菌门主导的独特的胎盘微生物群，其组成成分与口腔微生物群最为相似，表明存在一种口腔—胎盘传播途径[24]。然而，Aagaard 等对胎盘微生物群真实存在的说法受到了质疑，因为基于非培养方法鉴定的是 DNA 而不是活的细菌细胞[25]。另一个质疑点在于是否存在 DNA 提取试剂盒的细菌污染，这在处理低生物量样本时属于常见问题[26]。目前几个大的学会正在进行大规模试验来确定胎盘微生物群是否存在及其潜在的生物学作用。

三、妊娠合并症与微生物群

菌群失调（微生物群组成的变化）与几种妊娠合并症有关，尽管大多数情况下尚不清楚这种变化是因是果。接下来，笔者将详细介绍这些并发症及其与微生物群的关系。

1. 子痫前期

迄今为止，很少有研究调查子痫前期与微生物群之间的关系，但有报道将菌尿、尿路感染等其他感染与子痫前期相关[27]。除了将颇有争议的胎盘微生物群（见前述）的变化与子痫前期联系起来的研究外，口腔微生物群与子痫前期相关的研究最多。最近的一项研究也调查了中国正常妊娠或患有子痫前期的妇女的肠道微生物群，报道了健康孕妇和患有子痫前期的孕妇肠道微生物群的差异。患有子痫前期的女性布雷德菌和产气荚膜梭菌丰度较高，而产生丙酸的尖锐粪球菌丰度降低，这三种菌都属于厚壁菌门[28]。当研究口腔微生物群（主要是口腔感染）的变化及其对子痫前期的影响时，一种称为口腔—胎盘途径的关联已被确认，在文献中还有其他报道。牙周炎与子痫前期之间有明确的相关性。Contreras 等报道了口腔中牙龈卟啉单胞菌、福赛斯坦纳菌、侵蚀艾肯菌的水平与子痫前期之间的显著相关性[27]。还有其他几项研究也证实了口腔感染与子痫前期的关联[29, 30]。

2. 早产

近期几篇综述均强调了子宫共生菌、生育能力和妊娠合并症之间的联系[31, 32]。越来越多的证据表明，妊娠期阴道微生物群发生了失调，早产的风险增加[33]，这种紊乱最早发生在怀孕的前3个月[34]。进一步研究表明，有反复尿路感染病

史的妇女早产风险增加。足月分娩和早产后的阴道微生物群在组成、稳定性和多样性方面存在差异[2]。以低水平乳杆菌属，高水平其他菌种，如阿托波菌、加德纳菌、脲原体及白色念珠菌为特征的菌落均与早产有关[33, 35-37]。据报道，妊娠期间惰性乳杆菌水平增加与早产相关，而卷曲乳杆菌数量占优势则是早产的保护性因素。

3. 妊娠期糖尿病

与健康对照组相比，糖尿病妇女的宫颈阴道微生物群的变化以念珠菌属增加为特征[38]。同一项研究表明，糖尿病妇女中与早产高风险相关的病原体的患病率较高，包括衣原体和脲原体/支原体。此外，妊娠期和哺乳期的肠道微生物群受妊娠期糖尿病（GDM）状态的影响[39, 40]，这对新生儿微生物群也有着重要影响[41]。

妊娠早期肠道微生物群的变化先于 GDM 的发展，一项研究报道了妊娠早期（孕 12 周）瘤胃球菌科菌群增加的妇女而后进展为 GDM[42]。最近的一项研究报道了 GDM 妇女中孕期至晚孕期 α- 多样性（物种丰度）的变化，伴随着厚壁菌门相对丰度增加，拟杆菌门、放线菌门相对丰度减少[43]。在多元回归模型中，粪杆菌属与空腹血糖水平显著相关，柯林斯菌属（直接相关）和布鲁菌属（反向相关）与胰岛素水平与稳态模型评估胰岛素抵抗显著相关，而萨特菌属与 C 反应蛋白水平相关[43]。GDM 改变了孕妇晚孕期的肠道菌群，并且使差异维持至产后 8 个月[39]。妊娠期糖尿病孕妇体内有较高丰度的放线菌门，以及罗斯菌属、柯林斯菌属、梭菌属（狭义）、韦荣球菌属、脱硫弧菌属等特定菌群，同时粪杆菌属和厌氧棍状菌属丰度降低。还有研究发现，GDM 母亲新生儿的胎粪中普雷沃菌和乳杆菌相对丰度和 α- 多样性降低[44]。

4. 胎膜早破

胎膜早破（PPROM）是指发生在妊娠 37 周前的胎膜破裂。它发生在 3% 的妊娠中，是约 1/3 的早产的主要原因[45]。阴道微生物群的改变，

尤其是乳杆菌属的缺失，已被证实与 PPROM 有关 [45]。孕期阴道感染的高患病率也被证明增加了 PPROM 的发病风险 [46]。还有研究显示，属于 CST Ⅳ（低丰度乳杆菌属）的宫颈微生物群与较强的宫颈炎症反应和较高的羊水细菌感染率有关 [47]。据我们所知，目前还没有关于肠道和口腔微生物群与 PPROM 的研究，这表明在针对预防和治疗的研究方面存在潜在差距。

5. 肥胖与代谢综合征

最近的研究表明，母体肥胖使阴道普雷沃菌增加，也增加了阴道微生物群的多样性 [48]。笔者的研究结果揭示了宿主遗传学对阴道微生物群的影响及其与阴道 / 非阴道健康的关系。妊娠期肠道菌群受孕前体重指数（BMI）和孕期增重的调节 [17, 49, 50]。与消瘦妇女相比，肥胖孕妇和孕期增重过多的孕妇中双歧杆菌属的丰度较低 [17]。另一项研究报道了与孕期体重情况相关的类似的变化，在超重孕妇中，拟杆菌属丰度较低而葡萄球菌属和大肠杆菌属丰度较高 [49]。

四、孕期母体微生物群能被调节吗

对微生物群的调节有几种干预措施，其中包括饮食变化、益生菌（有益细菌）和益生元（促进益生菌生长的膳食化合物），甚至抗生素。最近有研究表明，孕期母亲饮食对母婴微生物群都有重要影响 [51-53]。饮食干预对于妊娠期糖尿病和肥胖患者极为重要。

关于益生菌对早产风险影响的数据尚不充足 [54]。最近有研究人员证明，在晚孕期服用组合益生菌能够显著降低早产的风险 [55]。由于已有研究显示孕期口服微生物群与早产风险有关，孕期使用益生元 [56] 和益生菌 [57, 58] 可能有潜在益处，虽然目前还没有证据证明这一影响。

在最近一项 70 149 名孕妇参与的研究中 [55]，在妊娠晚期服用益生菌（嗜酸乳杆菌（LA-5）、

乳双歧杆菌（Bb12）和鼠李糖乳杆菌 GG（LGG））后，孕妇患子痫前期的风险显著降低。

此外，鼠李糖乳杆菌 GG 和乳双歧杆菌 BB12 联合饮食已被证明可预防 GDM，降低血糖浓度，提高胰岛素敏感性 [59, 60]。另一种益生菌鼠李糖乳杆菌 HN001 能够降低 GDM 的患病率 [61]。一项近期的 Meta 分析显示 [62]，益生菌可降低胰岛素抵抗指数 HOMA-IR 水平，但对空腹血糖和胆固醇水平没有影响。最近的一篇包含 30 多项孕期研究的综述表明，益生菌干预对改善血糖控制、降低极低密度胆固醇和三酰甘油，以及降低炎症反应标志物有潜在的作用 [63]

抗生素治疗是另一种预防妊娠合并症的措施。抗生素在怀孕期间被广泛使用 [64]，它们对女性微生物群的影响才刚刚开始显现。Azad 等证明，围产期应用抗生素可以影响婴儿的微生物群长达 3 个月 [65]，Arboleya 等报道在孕期接受抗生素治疗的母亲所生婴儿中肠杆菌科数量有所增加 [66]。由于越来越多的文献报道了抗生素对常驻微生物群的影响及孕期微生物群的重要性，在孕期开具处方使用抗生素时应慎重考虑。

五、结论

妊娠已被证实可影响女性身体的所有器官，我们必须考虑到"被遗忘的器官"——微生物群的变化。不仅是微生物群受到怀孕的影响，而且正如我们所述，母体微生物群的变化与身体健康和妊娠合并症均相关。未来的研究将有助于阐明微生物群参与作用的机制，并可能将微生物群变化作为妊娠合并症的预测性生物标记物，或者使用微生物群诊断和治疗某些疾病。

利益冲突： 作者声明本文出版不存在任何利益冲突。

参考文献

[1] Wahlqvist ML et al. *Ann N Y Acad Sci.* 2015;1347:1–28.

[2] Nuriel-Ohayon M et al. *Front Microbiol.* 2016;7:1031.

[3] Aagaard K et al. *PLOS ONE.* 2012;7:e36466.

[4] Mendling W. *Adv Exp Med Biol.* 2016;902:83–93.

[5] Ravel J et al. *Proc Natl Acad Sci USA.* 2011; 108(suppl 1):4680–4687.

[6] Petrova MI et al. *Front Physiol.* 2015;6:81.

[7] Gajer P et al. *Sci Transl Med.* 2012;4:132ra152.

[8] Stout MJ et al. *Am J Obstet Gynecol.* 2017;217:356.e1–356.e18.

[9] Witkin SS. *BJOG.* 2018;126:359.

[10] Romero R et al. *Microbiome.* 2014;2:4.

[11] Goltsman DSA et al. *Genome Res.* 2018;28:1467–1480.

[12] Freitas AC et al. *Sci Rep.* 2017;7:9212.

[13] MacIntyre DA et al. *Sci Rep.* 2015;5:8988.

[14] DiGiulio DB et al. *Proc Natl Acad Sci USA.* 2015;112:11060–11065.

[15] Koren O et al. *Cell.* 2012;150:470–480.

[16] Pitlik SD, Koren O. *Microbiome.* 2017;5:64.

[17] Collado MC et al. *Am J Clin Nutr.* 2008;88:894–899.

[18] Borgo PV et al. *J Appl Oral Sci.* 2014;22:528–533.

[19] Adriaens LM et al. *J Periodontol.* 2009;80:72–81.

[20] Fujiwara N et al. *J Investig Clin Dent.* 2017;8.

[21] Zi MY et al. *Front Public Health.* 2014;2:290.

[22] Offenbacher S et al. *Obstet Gynecol.* 2006;107:29–36.

[23] Tissier H. *Recherches sur la flore intestinale des nourrissons: état normal et pathologique.* Paris, G. Carré et C. Naud:1900.

[24] Aagaard K et al. *Sci Transl Med.* 2014;6:237ra265.

[25] Hornef M, Penders J. *Mucosal Immunol.* 2017;10:598–601.

[26] Lauder AP et al. *Microbiome.* 2016;4:29.

[27] Contreras A et al. *J Periodontol.* 2006;77:182–188.

[28] Liu J et al. *Eur J Clin Microbiol Infect Dis.* 2017;36:713–719.

[29] Boggess KA et al. *Obstet Gynecol.* 2003;101:227–231.

[30] Cota LO et al. *J Periodontol.* 2006;77:2063–2069.

[31] Power ML et al. *Reprod Sci.* 2017;24:1482–1492.

[32] Prince AL et al. *J Reprod Immunol.* 2014;104–105:12–19.

[33] Bretelle F et al. *Clin Infect Dis.* 2015;60:860–867.

[34] Haque MM et al. *Sci Rep.* 2017;7:16145.

[35] DiGiulio DB et al. *Am J Reprod Immunol.* 2010;64:38–57.

[36] Farr A et al. *Acta Obstet Gynecol Scand.* 2015;94:989–996.

[37] Hyman RW et al. *Reprod Sci.* 2014;21:32–40.

[38] Lukic A et al. *Eur Rev Med Pharmacol Sci.* 2017;21:2303–2315.

[39] Crusell MKW et al. *Microbiome.* 2018;6:89.

[40] Kuang YS et al. *Gigascience.* 2017;6:1–12.

[41] Wang J et al. *Gut.* 2018;67:1614–1625.

[42] Mokkala K et al. *Acta Diabetol.* 2017;54:1147–1149.

[43] Ferrocino I et al. *Sci Rep.* 2018;8:12216.

[44] Su M et al. *PLOS ONE.* 2018;13:e0205695.

[45] Brown RG et al. *BMC Med.* 2018;16:9.

[46] Genovese C et al. *Eur Rev Med Pharmacol Sci.* 2016;20:3336–3343.

[47] Kacerovsky M et al. *PLOS ONE.* 2015;10:e0126884.

[48] Si J et al. *Cell Host Microbe.* 2017;21:97–105.

[49] Santacruz A et al. *Br J Nutr.* 2010;104:83–92.

[50] Collado MC et al. *Am J Clin Nutr.* 2010;92:1023–1030.

[51] Barrett HL et al. *Nutrients.* 2018;10(7).

[52] Mandal S et al. *Microbiome.* 2016;4:55.

[53] Lundgren SN et al. *Microbiome.* 2018;6:109.

[54] Othman M et al. *Cochrane Database Syst Rev.* 2007;24: CD005941.

[55] Nordqvist M et al. *BMJ Open.* 2018;8:e018021.

[56] Gueimonde L et al. *Food Funct.* 2016;7:1601–1609.

[57] Schlagenhauf U et al. *J Clin Periodontol.* 2016;43:948–954.

[58] Toiviainen A et al. *Clin Oral Investig.* 2015;19:77–83.

[59] Laitinen K et al. *Br J Nutr.* 2009;101:1679–1687.

[60] Okesene-Gafa KAM et al. *Cochrane Database Syst Rev.* 2018;(2):CD012970.

[61] Wickens KL et al. *Br J Nutr.* 2017;117:804–813.

[62] Taylor BL et al. *Nutrients.* 2017;9(5).

[63] Dallanora S et al. *Arch Gynecol Obstet.* 2018;298:477–485.

[64] Kuperman AA, Koren O. *BMC Med.* 2016;14:91.

[65] Azad MB et al. *BJOG.* 2016;123:983–993.

[66] Arboleya S et al. *J Pediatr.* 2015;166:538–544.

第 19 章 短链非编码 RNA 作为妊娠合并症的生物标志物

Small noncoding RNAs as biomarkers for pregnancy complications

Liron Yoffe Meitar Grad Avital Luba Polsky Moshe Hod Noam Shomron 著

王少帅 冯玲 译

一、小分子 RNA

短链非编码 RNA（non-coding RNA，ncRNA）是由小于 200 个核苷酸组成的多样化非编码 RNA 分子家族[1, 2]。研究最广泛的短链非编码 RNA 包括微小 RNA（microRNA，miRNA）、核仁小 RNA（small nucleolar RNA，snoRNA）、核内小 RNA（small nuclear RNA，snRNA）和转运 RNA（transfer RNA，tRNA）[3]。越来越多的短链非编码 RNA 被发现在基因表达调控和 RNA 加工中发挥重要作用[4]。近期有研究发现，短链非编码 RNA 的失调与人类许多疾病具有功能相关性，包括癌症[5]、神经系统疾病和心血管疾病[6]。因此，短链非编码 RNA 在诊断和治疗这些疾病中可能具有重要作用[7, 8]，尤其是针对 miRNA 在多种疾病中的识别和诊断作用已有大量研究。本章重点介绍 miRNA 在妊娠期糖尿病和子痫前期两种常见妊娠合并症中的作用。

二、微小 RNA

微小 RNA（miRNA）是一类长度约为 22 个核苷酸的短链非编码 RNA，据估计可下调 60% 以上的蛋白质编码基因的表达[6, 9]。miRNA 在多种生理功能中发挥关键的转录后调控作用，其与信使 RNA（messenger RNA，mRNA）3' 非翻译区（UTR）结合，并启动 mRNA 降解或翻译抑制[9, 10]。miRNA 通常由 RNA 聚合酶 II 从特定的 miRNA 基因位点转录，或在宿主基因外显子之间剪接非常短的内含子（mirtron）而来[6, 9, 11, 12]。两种转录过程均可产生 miRNA 的初级前体（pri-miRNA），然后由核糖核酸酶 III（RNase III）家族的 Drosha 和 Dicer（以及其他酶和辅助蛋白参与）加工形成前体 miRNA（pre-miRNA），最后形成成熟的 miRNA[6, 9, 11, 12]。成熟的 miRNA 随后被加载到 RNA 诱导的沉默复合体（RISC）中下调 mRNA 翻译[6, 9, 11, 12]。单个 miRNA 可以调节多种生物学通路的数十至数百个下游基因[13]，还可以与其他 miRNA 相互作用以调节基因表达[6]。因此，一些 miRNA 被认为是细胞增殖、分化、凋亡和发育等生物学过程的主要调控因子[6, 9]。

据报道，特定 miRNA 的表达变化与多种疾病有关，包括糖尿病[14]、癌症[15, 16]、神经系统疾病[17, 18]和心血管疾病[19]。除此之外，miRNA 的表达谱会因，如吸烟、杀虫剂和空气污染等急性或慢性环境暴露因素而改变[20, 21]。

三、小分子 RNA 作为生物标志物

近年来进行了许多研究，以寻找可作为判断某些疾病是否存在的天然存在的分子，即生物标

志物 [3, 10]。理想情况下，这些生物标志物应该以一种可靠且具有经济效益的、无创性方法，用于早期识别疾病或评估其风险，使医生能够实施预防性治疗来延缓或阻止疾病进展 [20]。短链非编码RNA 是一类很有前景的生物标志物。最近的研究表明，可以从血浆纯化出循环中足够数量的、不依赖细胞的短链非编码 RNA，以进行准确的鉴定和定量，这意味着它们可能成为多种疾病无创性诊断的潜在生物标志物 [3, 20]。血浆中的 miRNA水平相对稳定 [22]，并且在同一物种的不同个体之间具有一致性 [8, 10]。研究表明，患者血浆中异常的细胞外循环 miRNA 表达谱可指示生理功能的改变 [23-25]。Gilad 等的研究证明，孕妇血清中胎盘源性的 microRNA 水平升高与妊娠阶段有关 [23]。可想而知，生物标志物可能给各种疾病的诊断和治疗带来革命性的变化，且研究表明血浆中的 miRNA 可能具有作为多种疾病的无创性诊断生物标志物的潜力。

四、妊娠期糖尿病

孕期血糖升高绝大多数（84%）由妊娠期糖尿病（GDM）引起 [26, 27]。GDM 为孕期首次发生的葡萄糖耐量异常 [28]。GDM 可导致孕产妇多种疾病发病风险增加，包括随后进展为糖尿病和心血管疾病，围产期和新生儿发病率也随之增加 [26]。GDM 的发病原因是母体胰腺不能产生和分泌足够多的满足胎儿需要的胰岛素 [26]。尽管胎儿—胎盘—母体间相互作用增加胰岛素抵抗是已知的，GDM 的确切发病机制仍然是一个谜 [10]。

尽管 GDM 的患病率很高，但尚无标准的检测方法 [29]。最常用的筛查和诊断方法是孕24～28 周进行的口服葡萄糖耐量试验 [10, 26]，但通常会推迟到 32 周进行 [30]。由于检测时间相对较晚，被筛查出 GDM 患病风险增加的孕妇几乎没有时间采取预防措施以减轻症状，甚至防止疾病

发作 [29]。Sovio 等近期一项研究发现，目前 GDM筛查和诊断措施并不能减少对胎儿的某些不良后果（如儿童期肥胖），这表明疾病在胎儿中的发作可能比现有检测手段发现的发病时间要早得多 [31]。疾病的早期发作可能性暗示着应该在更早的孕期进行检测。

尽管西方人群 GDM 发病率相对较高（1.7%～11.6%）[32]，但糖尿病宣教和对危险因素（如年龄、BMI 和种族）的认识仍然不足 [26]。中低资源国家检测的灵敏度较低，但他们仍倾向于根据已知的风险因素进行选择性检测 [26]。然而，针对每个风险组进行调整的复杂测试方案通常会导致医师和孕妇的依从性降低 [26]。GDM 的高患病率和各种以风险因素为导向的检测手段导致大量非标准化的检测结果，增加了假阴性诊断的可能 [26]。因此为了测试和结果的一致性和统一性，需要一种更为简单可靠的诊断方法。

多年来，人们一直在尝试寻找一种可靠的生物标志物来检测 GDM 并且已经确定了几个有潜力的生化标记物 [33-36]。然而，这些研究中使用的患者亚组太少，不足以证明临床上有足够的诊断阳性率 [10]。因此，开发一种新型的准确的方法来进行 GDM 的早期检测非常重要。

五、妊娠期糖尿病的生物标志物

细胞外循环 miRNA 已成为用于诊断 1 型和 2型糖尿病的潜在生物标志物 [31, 37]，并与多种糖尿病发病机制相关 [38-40]。近年来，人们对细胞外循环 miRNA 在 GDM 患者血液中的表达及其作为GDM 诊断生物标志物的潜力进行了研究 [29, 41-43]，但是所有的研究都集中在怀孕的中后期（中孕期早期至足月妊娠），而非早孕期。

Zhao 等首先研究了 miRNA 作为 GDM 诊断生物标志物的潜在作用 [42]。该研究收集了孕16～19 周妇女的血清样本，发现在后来确诊为GDM 的患者中，miRNA（miR-132、miR-29a

和 miR-222）与未患病对照组相比表达水平显著降低[42]。然而，由于样本量小（每组 24 例），该研究获得的敏感性（66.7%）和特异性（63.3%）不足以清楚地区分妊娠期糖尿病患者和健康孕妇[44]。

2015 年，Zhu 等评估了孕 16~19 周孕妇血浆中 miRNA 的表达，发现与正常孕妇相比，5 种 miRNA（miR-16-5p、miR-17-5p、miR-19a-3p、miR19b-3p 和 miR-20a-5p）在 GDM 孕妇中表达上调[29]。但是这项研究的样本量非常小（每组 10 例），因此需要进一步研究才更具说服力。

近期 Wander 等[43]的研究发现，在早孕期至中孕期（7~23 周），与妊娠合并症（如 GDM 和子痫前期）相关的循环 miRNA 水平与 GDM 相关。但是这种关联只在已确定风险组（如孕前超重/肥胖）或潜在风险组（如胎儿性别为男性）中才有显著性[43]。这种局限性可能是由于评估的是已知的与肥胖和 2 型糖尿病相关通路中的 miRNA，所以排除了它们单独作为 GDM 的生物标志物的可能性。此外，与 Zhao 等的结论相反，Wander 等发现 miR-29a 在 GDM 患者中上调。

已发表的研究中有很多结果相互矛盾，或研究步骤有偏移，因此有待进一步研究以找到特定的 miRNA 作为 GDM 早期诊断生物标志物。此外，尽管一些特定的 miRNA 作为可靠的生物标志物还没有得到充分的验证，它们仍然可以激发新的研究方向，以更好地阐明 GDM 的病理生理学机制。

六、子痫前期

子痫前期（preeclampsia，PE）是一种多系统疾病，影响 3%~8% 的妊娠过程，是全球孕产妇和新生儿发病率和死亡率的主要原因[45]。PE 通常在孕 20 周后确诊，表现为高血压并伴有蛋白尿或至少一种严重特征（血小板减少、肾功能不全、肝功能受损、肺水肿、脑或视觉症状）[30,46]。

一小部分子痫前期妇女可发生子痫，一种表现为危及生命的癫痫发作的进展性疾病[46]，并可能进展为 HELLP 综合征（溶血、肝酶升高和血小板减少）[47]。PE 可分为早发型（< 34 周）和晚发型（> 34 周），前者母婴严重不良妊娠结局的风险增加[48]。

PE 经常被称为"理论的疾病"，反映人们对其发病机制缺乏了解[3,46]。已有几种子痫前期的病理生理机制被提出，包括内皮功能障碍[49]、炎症反应[50,51]、氧化应激[52]和血管生成因子失调[53]。通常认为子痫前期是由胎盘形成异常引起的，包括胎盘的血液供应不足，从而导致缺氧环境[54-56]。在子痫前期妊娠 20 周后，胎盘缺氧发展成为胎盘缺血和氧化应激，胎盘微小颗粒释放到母体循环中，并最终表现出典型的母体 PE 症状[57]。目前尚无有效可靠的方法在母体出现症状之前进行 PE 的诊断[3,10]。

识别患者子痫前期风险是否增加主要通过对孕妇人口统计学特征（如高龄、肥胖、加勒比黑种人或南亚人种族起源）和病史（如慢性高血压、糖尿病、PE 个人史或家族史、通过体外受精受孕）的评估[58]。但这种方法未能预测超过 50% 的 PE 病例，并且还有 10% 的假阳性率[59]。在过去的 10 年中，有大量的研究致力于对 PE 进行更准确的筛查。这些研究旨在通过临床干预来预防高危患者的疾病进展[30,49]，并最大限度地减少已患病者的围产期不良事件[50]。已有许多研究尝试找到相对无创的 PE 生物标志物[10]，但是大多数潜在的生物标志物检出率低且不能在妊娠早期（早孕期）进行诊断[60]。

最近的一项研究表明，孕 11~14 周服用小剂量阿司匹林可使子痫前期的发病率较安慰剂组降低[61]。此外，Roberge 等的研究发现在妊娠 16 周之前或孕 16 周时开始服用小剂量阿司匹林预防 PE 的效果最佳[62]。这些研究表明，在早孕期检测 PE 发病风险升高是至关重要的。

七、子痫前期的生物标志物

PE 的早期诊断可带来更有效的医学干预和管理，从而改善母婴结局。根据 PE 源于胎盘形成不良的假说，人们普遍认为 PE 的发病起源较早（即在妊娠早期）。因此，即使 PE 的临床症状在妊娠中晚期出现，我们也可以在妊娠早期（可能在孕 10～14 周）对其进行检测[3, 59, 63]。已有部分研究报道了用于早期检测 PE 的潜在生化标志物和 mRNA 标志物[64]，但尚无研究证明可以有效地预测 PE[3, 57]。

近年来，有研究显示 PE 患者胎盘标本中 miRNA 种类丰富且与对照组相比具有表达差异[65-67]。在整个孕期和孕后的胎盘[65, 68]和母体血浆[65, 69, 70]中，都观察到了几种 miRNA 表达模式的动态变化。这为寻找新的有效的生物标志物进行 PE 的早期诊断和监测提供了可能。此外，在母亲血液中发现了与子痫前期发病风险相关的细胞外循环 miRNA，但这些循环 miRNA 只能在中晚孕期，且只能在出现 PE 症状之后才能被检测到[65, 71-76]。

多项研究提出 miR-210 参与了 PE 的发病[66, 68, 77]。例如，Anton 等发现 miR-210 在中孕期血清中的表达与随后发展成 PE 的相关性[72]。2017 年，Hromadnikova 等发现 miR-517-5p、miR-518b 和 miR-520h 在孕 10～13 周随后发展为 PE 的妇女的血浆样本中上调[70]。但是这项研究是在 1105 名白种人中进行的，因此在临床上将这些 miRNA 应用于早期诊断 PE 之前，应进行大规模的、具有异质性患者的队列研究。总之，尽管该领域的研究逐渐增多，但尚未发现在出现 PE 症状之前可用于早期诊断的有效且可靠的生物标志物。

近期 Yoffe 等发现循环中短链非编码 RNA 在 PE 的早期检测中具有相当大的潜力[3]。Yoffe 等应用下一代测序技术（NGS）研究早孕期血浆中循环短链非编码 RNA 的表达差异（35 例进展为

早发型子痫前期和 40 例正常妊娠作为对照）。该研究发现了 25 个在 PE 组具有表达差异的转录本。其中 7 个在线粒体中编码的 tRNA 和 rRNA 表达上调，12 个 miRNA，4 个基因间长链非编码 RNA（lincRNA），1 个核糖体 RNA，1 个是经过加工的非编码转录本（不属于 Ensembl 数据库中的任何类别）。

大部分差异表达的 miRNA 已被证实参与 PE 发病机制的多种过程，如血管生成（miRNA-10[78]、miRNA-143[79]、miRNA-221[80, 81]和 miRNA-182[77]）、炎症反应（miRNA-221[82]）、缺氧（miR-99[83]和 miR-151a[84]）、血压调节（miR-143[85]），以及细胞分化、凋亡和迁移/重构（miR-143[86]、miR-191[87]、miR-182[77]、miR-25[88]和 let-7 家族[89]）。此外，miRNA-4433b 还被发现与子痫前期母体的两个临床参数，即子宫动脉搏动指数和平均动脉压相关，提示该 miRNA 具有评估预后的价值[3]。有趣的是，其中一个具有表达差异的转录本，一个名为 LINC-HELLP 的长链非编码 RNA，被证实和 HELLP 综合征（与 PE 和子痫有关的妊娠合并症）相关[90, 91]。

研究小组继续对 PE 相关的短链非编码 RNA 在早孕期和中孕期之间的差异变化进行研究，但并未发现在早孕期和中孕期间的差异。在早孕期观察到的表达倍数的变化，在中孕期 PE 症状出现后保持不变，进一步支持了短链非编码 RNA 可作为 PE 早期检测生物标志物的观点但应当注意的是，该研究是在 40 名妇女（20 名 PE 和 20 名对照）的亚组中进行的，需要进一步在早中孕期进行更大样本量的研究以验证这一发现。

在此研究中每个 ncRNA 在 PE 和对照组之间的差异表达都显示出可变的表达模式，因此 Yoffe 等建立了一个基于机器学习的 PE 样本分类流水线，采用多个转录本协同区分样本的多变量模型。该分类程序仅基于短链非编码 RNA 就获得了 0.86 的曲线下面积（AUC），这也表明了循环 ncRNA 在早孕期的预测价值。

这项研究显示了循环中短链非编码 RNA 的诊断价值，并证明了其在妊娠早期 PE 检测中的应用潜力。因此，Yoffe 等提出了循环中短链非编码 RNA 作为准确的、可被检测生物标志物的潜力，并为生产一种新型的、早期的、无创性的 PE 诊断工具奠定了基础。这一进展为临床医师提供足够的时间进行早期干预，从而降低 PE 相关的危及生命的母儿风险。

综上所述，在短链非编码 RNA 领域的最新进展提供了一个新型的潜在的疾病生物标志物。尤其是细胞外循环 miRNA 的差异表达、普遍性和较高的稳定性为研究人员提供了一个独特的机会，可开发一种新颖的、无创性的方法来鉴定出有变化的生理特征。但是，为了建立一种可以在临床上实施的、有效而可靠的诊断方法，未来的研究应集中在更大规模的队列研究和疾病的早期检测上。这种研究还可能进一步揭示某些目前尚不清楚的妊娠合并症的生物学机制。

参考文献

[1] Alexander RP et al. *Nat Rev Genet*. 2010;11(8):559–571.
[2] Mattick JS. *EMBO Rep*. 2001;2(11):986–991.
[3] Yoffe L et al. *Sci Rep*. 2018;8(1):3401.
[4] Ghildiyal M, Zamore PD. *Nat Rev Genet*. 2009;10(2):94–108.
[5] Pavon-Eternod M et al. *Nucleic Acids Res*. 2009;37(21):7268–7280.
[6] Esteller M. *Nat Rev Genet*. 2011;12(12):861–874.
[7] Matin F et al. *Clin Chem*. 2016;62(10):1318–1333.
[8] Chen X et al. *Cell Res*. 2008;18(10):997–1006.
[9] Vinther J et al. MicroRNAs and their antagonists as novel therapeutics. In:Erdmann VA, Barciszewski J, eds. *From Nucleic Acids Sequences to Molecular Medicine*. Berlin, Heidelberg:Springer Berlin Heidelberg; 2012:503–523. (RNA Technologies).
[10] Pillar N et al. *Best Pract Res Clin Obstet Gynaecol*. 2015;29(2):176–182.
[11] Dey SK et al. The diverse active sites in splicing, debranching, and microRNA processing around RNA phosphodiester bonds. In:Erdmann VA, Barciszewski J, eds. *From Nucleic Acids Sequences to Molecular Medicine*. Berlin, Heidelberg:Springer Berlin Heidelberg; 2012:475–501. (RNA Technologies).
[12] Lin S, Gregory RI. *Nat Rev Cancer*. 2015;15(6):321–333.
[13] Hu Z et al. *J Clin Oncol Off J Am Soc Clin Oncol*. 2010;28(10):1721–1726.
[14] Ling H-Y et al. *Clin Exp Pharmacol Physiol*. 2009;36(9):e32–e39.
[15] Calin GA, Croce CM. *Nat Rev Cancer*. 2006;6(11):857–866.
[16] Gilam A et al. *Breast Cancer Res Treat*. 2013;138(3):753–760.
[17] Provost P. *Brain Res*. 2010;1338:58–66.
[18] Mor E et al. *Neurobiol Dis*. 2013;55:1–10.
[19] Cheng Y, Zhang C. *J Cardiovasc Transl Res*. 2010;3(3):251–255.
[20] Rubio M et al. *PLOS ONE*. 2018;13(3):e0193527.
[21] Vrijens K et al. *Environ Health Perspect*. 2015;123(5):399–411.
[22] Balzano F et al. *Molecules*. 2015;20(10):19030–19040.
[23] Gilad S et al. *PLOS ONE*. 2008;3(9):e3148.
[24] Reclusa P et al. *Cancer Transl Med*. 2017;3(2):53–57.
[25] Hakimzadeh N et al. *PLOS ONE*. 2015;10(9):e0137035.
[26] Hod M et al. *Int J Gynecol Obstet*. 2015;131(S3):S173–S211.
[27] Aguiree F et al. *IDF Diabetes Atlas*. 6th ed. International Diabetes Federation; 2013. http://dro.deakin.edu.au/view/DU:30060687
[28] Hod M et al. *Textbook of Diabetes and Pregnancy*, 3rd ed. Boca Raton, FL:CRC Press; 2016.
[29] Zhu Y et al. *Int J Gynecol Obstet*. 2015;130(1):49–53.
[30] American College of Obstetricians and Gynecologists, Task Force on Hypertension in Pregnancy. *Obstet Gynecol*. 2013;122(5):1122–1131.
[31] Sovio U et al. *Diabetes Care*. 2016;dc160160.
[32] Schneider S et al. *JPME*. 2012;40(5):511–520.
[33] Ferreira AFA et al. *Clin Chem*. 2011;57(4):609–613.
[34] Stein RG et al. *Med Sci Monit Int Med J Exp Clin Res*. 2014;20:54–58.
[35] Rasanen JP et al. *Obstet Gynecol*. 2013;122(3):586.
[36] Donovan BM et al. *PLOS ONE*. 2018;13(7):e0201319.
[37] Sebastiani G et al. *J Endocrinol Invest*. 2017;40(6):591–610.
[38] Guay C, Regazzi R. *Biochim Biophys Acta BBA Mol Cell Biol Lipids*. 2016;1861(12, Part B):2121–2129.
[39] Sebastiani G et al. *Acta Diabetol*. 2015;52(3):523–530.
[40] Ventriglia G et al. *BioMed Res Int*. 2015;2015:749734.
[41] Tagoma A et al. *Gene*. 2018;672:137–142.
[42] Zhao C et al. *PLOS ONE*. 2011;6(8):e23925.
[43] Wander PL et al. *Diabetes Res Clin Pract*. 2017;132:1–9.
[44] Guarino E et al. *Int J Endocrinol*. 2018;2018:6380463.
[45] Duley L. *Semin Perinatol*. 2009;33(3):130–137.
[46] Harapan H. MicroRNA—Preeclampsia. https://www.mendeley.com/viewer/?fileId=1d050ef1-b4e7-ed29-5e06-5697f580f37c&documentId=79161e48-e332-3582-9b07-55dee33c63d5
[47] Zhao Z et al. *Clin Biochem*. 2013;46(10–11):953–960.
[48] von Dadelszen P et al. *Hypertens Pregnancy*. 2003; 22(2):143–148.
[49] Kita N, Mitsushita J. *Curr Med Chem*. 2008;15(7):711–715.
[50] Sargent IL et al. *J Reprod Immunol*. 2003;59(2):153–160.

[51] Collier AY et al. *Am J Obstet Gynecol.* 2018;218(1) (suppl):S195–S196.

[52] Hubel CA. *Proc Soc Exp Biol Med.* 1999;222(3):222–235.

[53] Wang A et al. *Physiology.* 2009;24(3):147–158.

[54] Kinzler WL, Vintzileos AM. *Curr Opin Obstet Gynecol.* 2008;20(2):125.

[55] Maynard SE et al. *J Clin Invest.* 2003;111(5):649–658.

[56] Pallotto EK, Kilbride HW. *Clin Obstet Gynecol.* 2006;49(2):257.

[57] Black KD, Horowitz JA. *Nurs Res.* 2018;67(3):242–251.

[58] Wright D et al. *Am J Obstet Gynecol.* 2015;213(1):62.e1–62.e10.

[59] O'Gorman N et al. *Am J Obstet Gynecol.* 2016;214(1):103. e1–103.e12.

[60] Levine RJ et al. *N Engl J Med.* 2006;355(10):992–1005.

[61] Rolnik DL et al. *N Engl J Med.* 2017;377(7):613–622.

[62] Roberge S et al. *Am J Obstet Gynecol.* 2017;216(2):110–120.e6.

[63] Smets EM et al. *Clin Chim Acta Int J Clin Chem.* 2006;364(1–2):22–32.

[64] Anderson UD et al. *Placenta.* 2012;33:S42–S47.

[65] Laganà AS et al. *J Matern Fetal Neonatal Med.* 2018;31(6):817–821.

[66] Enquobahrie DA et al. *Am J Obstet Gynecol.* 2011;204(2):178. e12–178.e21.

[67] Bounds KR et al. *Front Cardiovasc Med.* 2017;4:60.

[68] Zhang Y et al. *J Cell Mol Med.* 2012;16(2):249–259.

[69] Chim SSC et al. *Clin Chem.* 2008;54(3):482–490.

[70] Hromadnikova I et al. *PLOS ONE.* 2017;12(2):e0171756.

[71] Gunel T et al. *Genet Mol Res GMR.* 2011;10(4):4034–4040.

[72] Anton L et al. *Am J Pathol.* 2013;183(5):1437–1445.

[73] Hromadnikova I et al. *Mediators Inflamm.* 2013; 2013:186041.

[74] Wu L et al. *Reproduction.* 2012;143(3):389–397.

[75] Yang Q et al. *Clin Chim Acta.* 2011;412(23):2167–2173.

[76] Li H et al. *BioMed Res Int.* 2013;2013:970265.

[77] Pineles BL et al. *Am J Obstet Gynecol.* 2007;196(3):261. e1–261.e6.

[78] Hassel D et al. *Circ Res.* 2012;111(11):1421–1433.

[79] He J et al. *Toxicol Sci.* 2013;134(1):26–38.

[80] Suárez Y, Sessa WC. *Circ Res.* 2009;104(4):442–454.

[81] Poliseno L et al. *Blood.* 2006;108(9):3068–3071.

[82] Chou W-W et al. *Cell Physiol Biochem Int J Exp Cell Physiol Biochem Pharmacol.* 2013;32(1):127–137.

[83] Cross CE et al. *BioMed Res Int.* 2015;2015:257090.

[84] Tal R. *Biol Reprod.* 2012;87(6):134.

[85] Rangrez AY et al. *Circ Cardiovasc Genet.* 2011;4(2):197–205.

[86] Wu D et al. *Mol Med Rep.* 2013;8(2):626–630.

[87] Nagpal N, Kulshreshtha R. *Front Genet.* 2014;5:99.

[88] Zhang H et al. *Oncol Rep.* 2012;27(2):594–598.

[89] Seabrook JL et al. *Biol Reprod.* 2013;89(4):95.

[90] van Dijk M et al. *J Clin Invest.* 2012;122(11):4003–4011.

[91] van Dijk M et al. *Hum Mol Genet.* 2015;24(19):5475–5485.

第 20 章　尿液代谢组学与蛋白质组学在产前健康中的应用

Urine metabolomics and proteomics in prenatal health

Daniela Duarte　Maria Do Céu Almeida　Pedro Domingues　Ana M. Gil　**著**

龚　娥　漆洪波　**译**

一、主要产前疾病及临床诊断面临的挑战

妊娠相关疾病由母体疾病和胎儿疾病组成，两种疾病的临床诊断与管理仍然面临着各种挑战。表 20-1 列出了主要的妊娠期疾病及其特征。而关于这些疾病的临床特点本文不再详述，如需了解，可查阅其他资料[1, 2]。为了提高产前疾病及后续相关并发症的临床诊断水平，已有大量研究人员尝试寻找具有早期预测性、高敏感性、高特异性的生物标志物（表 20-1）。由于微创式诊断和随访备受青睐，越来越多的研究选择生物流体（主要是血液）为研究样本，包括尿液和唾液在内的其他无创性生物基质的研究也随之增加。

在产前健康的研究中，组学研究大多应用在疾病预诊断前期，且常属于小型横断面队列研究。但由于人类生物体液具有个体差异，还需要开展更加大型的纵向队列研究，以便发现具有个体内反应性的潜在生物标志物。此外，有必要对不同地区的生物标志物队列研究进行评估，进而说明地区差异的表型效应。再者，各项研究中通常采用不同的组学分析是面临的另一挑战；因此，各组学间的相关性研究将是一个有待探索的开放性领域。

二、代谢组学和蛋白质组学在产前健康中的综合应用

代谢组学是对生物流体、组织和细胞中代谢物的整体分析[17]，目的是研究生理病理改变（如疾病）导致的生物反应。代谢组学常用磁共振（NMR）光谱或串联质谱（MS）方法进行分析（图 20-1）。NMR 更适合全面的非靶向研究，而 MS 因其更高的灵敏度（低于 NMR 中的 mmolar）通常用于特定化合物的靶向研究，所以 NMR 和 MS 两种方法具有互补性[18]。基于 NMR 和 MS 产生的数据量非常复杂，需要采用多变量分析（MVA）串联单变量统计分析，多变量分析要么是无监督式方法，如主成分分析（PCA）；要么是监督式方法，如偏最小二乘法判别分析（PLS-DA）；最后，对所有分析结果须进行统计学验证[19]。代谢组学生成假设性的代谢通路后，还需在代谢组学分析的后期进行生物学验证。图 20-2 显示不同产前疾病的代谢组学研究及每年发表的论文数量（图 20-2A）与不同样本类型的论文数量（图 20-2B）。从图中可明显看出妊娠期糖尿病（GDM，妊娠期糖耐量不耐受）与早产（PTB，妊娠 37 周之前出生）是研究最广泛的疾病，其中约 40% 的研究采用的是母体血液样本，接近 20% 的研究采用的是尿液样本（图 20-2B）。

蛋白质组学是研究细胞、组织或生物体在

表 20-1　妊娠相关并发症：定义、发病和诊断时间、发病率、近远期并发症

疾病类型	定义或症状	妊娠时间 (g.w.)	发病率 (%)	并发症		参考研究
				近　期	远　期	
GDM	糖耐量不耐受	9~14: FPG 24~28: OGTT	13.9	母亲：PE、代谢综合征；胎儿和新生儿：出生创伤；胎儿高胰岛素血症，巨大儿，死产，低血糖症、高胆红素血症	2 型糖尿病	Metzger 等[3]、Cho 等[4]
PTB	37 周前分娩	<37	9~12	呼吸窘迫、黄疸	脑瘫、感知障碍、学习障碍、呼吸系统疾病	Beck 等[5]、Chawanpaiboon 等[6]
PE	妊娠 20 周后出现高血压、蛋白尿和水肿	EO-PE: <34 LO-PE: >34	2.7~8.2	EO-PE 母亲：HELLP 综合征、早产；胎儿和新生儿：IUGR、LBW、VLBW	高血压、抽搐、静脉血栓栓塞	Abalos 等[7]、Tranquili 等[8]
PROM	宫缩之前胎膜自然破裂	不适用	8~10	脐带脱垂、脐带挤压、胎盘早剥		Hannah[9] Mersenstein 和 Weisman[10]
IUGR	未能达到应有的生长速率	不适用	7~15	酸中毒、低血糖症、低体温症、凝血功能异常、免疫缺陷	慢性肺部疾病、坏死性直肠结肠炎、身材矮小、认知延迟、神经系统疾病	Cetin 和 Alvino[11]、Bamfo 和 Odibo[12]
SGA	出生体重低于第 10 个百分位	不适用	8.6~9.6			Nam 和 Lee[13]
LGA	出生体重高于第 90 个百分位	不适用	11.7	新生儿：低血糖症	肥胖	Dessi 等[14]、Chivaroli 等[15]
巨大儿	出生体重> 4000g	不适用	10			Dessi 等[14]
FM	结构异常	不适用	2~3	身体缺陷或可能心智异常		Edwards 和 Hui[16]
CD	染色体异常	不适用	0.5	外观变化不明显，重度发育障碍		Hacker 等[1]

CD. 染色体疾病;EO-PE. 早发型子痫前期;FM. 胎儿畸形;FPG. 空腹血糖;GDM. 妊娠期糖尿病;g.w.. 孕周;HELLP. 血管内溶血，肝酶升高和血小板减少;IUGR. 宫内生长受限;LBW. 低出生体重;LGA. 大于孕龄儿;LO-PE. 迟发型子痫前期; NB. 新生儿;OGTT. 口服葡萄糖耐量试验;PE. 子痫前期;PROM. 胎膜早破;PTB. 早产;SGA. 小于孕龄儿;VLBW. 极低出生体重。

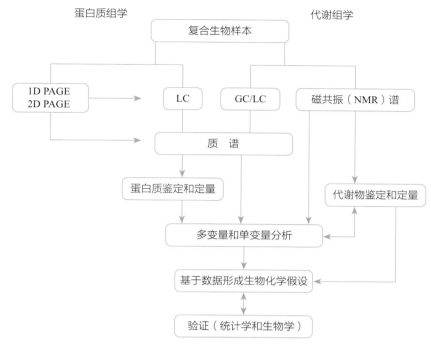

▲ 图 20-1　代谢组学和蛋白质组学研究的一般工作流程
GC. 气相色谱；LC. 液相色谱；MS. 质谱；NMR. 磁共振；1D/2D PAGE. 单维 / 二维聚丙烯酰胺凝胶电泳

特定时间和特定条件下蛋白质组表达的科学[20]。蛋白质组学的分析步骤如下：首先，需将蛋白质混合物从其他样品中分离出来；随后进行蛋白质分解，通常使用胰蛋白酶，偶尔也使用凝胶来分离；其次，采用线上高效液相色谱 – 质谱（HPLC–MS）将分解后的蛋白质进行肽分离，分别使用 MS 和 MS–MS 进行定量和鉴定（图 20–1）；然后，使用生物信息学工具对产生的数据进行处理，最后生成假设并验证假设。与代谢组学相比，蛋白质组学研究在产前健康方面应用相对较少，主要涉及子痫前期（PE）和染色体疾病（chromosomal disorder，CD）（图 20–3A）。蛋白质组学与代谢组学研究一样，母体血液也是首选的生物基质（论文数量约占总量的 50%）。迄今为止，蛋白质组学研究对尿液的关注很少（图 20–3B）。

三、尿液代谢组学在产前健康中的应用

尿液和唾液等无创生物流体已日益成为疾病组学的研究热点。在产前研究中，母体尿液分析研究大约有 30 个（图 20–2B），其中大多数都与产前常见疾病有关（表 20–1），只有少部分是研究其他疾病，例如自发性流产、妊娠期肝内胆汁淤积症、孕妇肥胖及孕期污染物暴露等。表 20–2 总结了已有研究的主要特征，并进行了相对全面的阐述，包括队列介绍、分析技术，以及每种疾病的代谢组学变化等。NMR 和 MS 在不同的研究中也有相似的应用，图 20–4 显示了尿液样本在 NMR 和 MS 检测前的超高效液相色谱（UPLC）的经典记录范例。

1. 妊娠期糖尿病（GDM）

大多数 GDM 尿液代谢组学研究的目的是为了寻找预测性代谢生物标志物，用于预测是否会发生 GDM；其中，有两项研究涉及多个孕期访视点，这两个研究中有一个是纵向队列研究[31]（表 20–2）。在一项初步研究中[21]，研究人员将预诊断 GDM 组与其他疾病组［未足月胎膜早破（PPROM）、PTB、胎儿畸形（fetal malformation，FM）和染色体疾病］进行了比较。研究发现，在

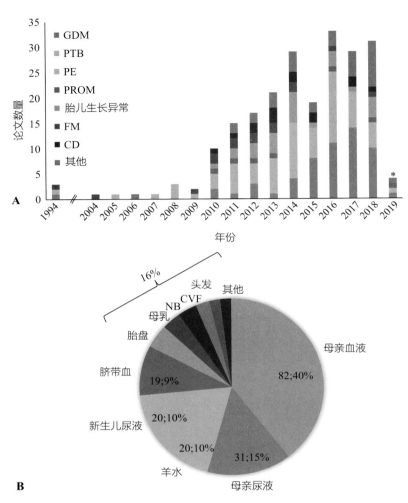

▲ 图 20-2　代谢组学在产前健康研究中的应用（彩图见书末）

A. 每年发表产前疾病代谢组学研究的论文数量；B. 不同样本类型的论文数量及百分比；所有数据来自于科学网（www.webofknowledge. com）、PubMed（https://www.ncbi.nlm.nih.gov/pubmed/），以及本文引用的部分参考文献（* 更新至 2019 年 1 月）。CD. 染色体疾病；CVF. 宫颈阴道分泌物；FM. 胎儿畸形；GDM. 妊娠期糖尿病；NB. 新生儿血液；PE. 子痫前期；PROM. 胎膜早破；PTB. 早产。其他并发症包括妊娠肝内胆汁淤积症、支气管肺发育不良、流产、孕妇肥胖、羊膜内感染、人巨细胞病毒、黄疸、产前污染物暴露。其他类型的样本包括支气管肺泡灌洗液和胎粪

GDM 诊断前，3- 羟基异戊酸（3-HIVA）和 2- 羟基异丁酸（2-HIBA）有明显上调，表明生物素水平可能有下降。所有疾病组都表现出胆碱、N- 甲基 -2- 吡啶 -5- 羧胺（2-Py）和 N- 甲基烟酰胺（NMND）水平升高（可能是应激作用产生的结果）。一项规模更大的队列研究[25] 显示，在 GDM 诊断前，胆碱、葡萄糖（可能是血糖）、NMND 和木糖水平升高，4- 羟基苯乙酸（4-HPA）和马尿酸水平降低，这也反映了肠道菌群在 GDM 发病过程中的重要性[25]。与以前的研究相比，该队列研究除了发现常见的胆碱增加，还发

现了新的观察结果，这说明队列的规模对于代谢组学结果的可靠性具有至关重要的作用。这一结论也在另一项多种族队列研究中得到了证实，该研究除了发现柠檬酸水平随着高血糖严重程度的增加而增加外，未能证实还存在任何其他用于预测 GDM 的代谢生物标志物[22]。基于 MS 的非靶向研究发现，在 GDM 诊断之前，患者的胆碱、丙二酸乙酯和丙酮酸水平升高，脂酸水平降低[23, 26]。近来，一项纵向队列的 MS 研究[31] 发现，在整个妊娠过程中，GDM 组存在多个代谢物改变（表20-2）；而通路分析结果提示色氨酸代谢是受影响

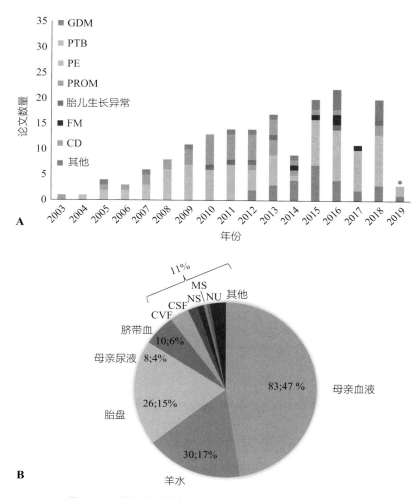

▲ 图 20-3　蛋白质组学在产前健康研究中的应用（彩图见书末）

A. 每年发表产前疾病蛋白质组学研究的论文数量；B. 不同样本类型的论文数量及百分比；所有数据来自于科学网（www.webofknowledge.com）、Pubmed（https://www.ncbi.nlm.nih.gov/pubmed/），以及本文引用的部分参考文献；数据更新至 2019 年 1 月（*）。CVF. 宫颈阴道分泌物；CSF. 脑脊液；MS. 母亲唾液；NS. 新生儿唾液；NU. 新生儿尿液；PTB. 早产；CD. 染色体疾病；FM. 胎儿畸形；GDM. 妊娠期糖尿病；PE. 子痫前期；PROM. 胎膜早破；其他并发症包括羊膜内感染、人巨细胞病毒、呼吸窘迫、多发性硬化和产前污染物暴露；其他类型的样本包括羊膜细胞、脂肪组织、骨骼肌、初乳和胎儿心脏组织

最大的通路（图 20-5）。此外，日本的队列研究发现，乙醇胺下调和 1, 3- 二磷酸甘油酸上调可能是潜在的 GDM 预测标志物[33]。

据报道，已有 5 项关于 GDM 诊断的尿液代谢组学研究[27-30, 32]。研究观察到肉碱含量降低、多种氨基酸的含量普遍升高。在最近的研究中[30, 32]，多种激素和相关化合物水平出现明显变化（表 20-2），但经过多重比较校正后，部分变化已无实质意义[32]。

此外，磁共振（NMR）可用于评估 GDM 患者饮食或胰岛素治疗后的代谢反应[29]。这项研究认为不同代谢物受反应性或抵抗性代谢通路的影响，而且还认为 GDM 治疗可能产生代谢不良反应。对 GDM 治疗后代谢组反应的研究，揭示了在个性化治疗方案中进行监测治疗的可能性。

2. 早产（PTB）

据文献报道，PTB 代谢组学研究主要是基于尿液样本寻找预测性生物标志物（表 20-2），且大部分研究属于小型队列研究。NMR 结果显示 2-HIBA、3- 甲基组氨酸和胆碱水平升高，以及 4-HPA 水平降低后（其他产前疾病也观察到了 4-HPA 水平降低），氨基酸和胆碱代谢出现紊

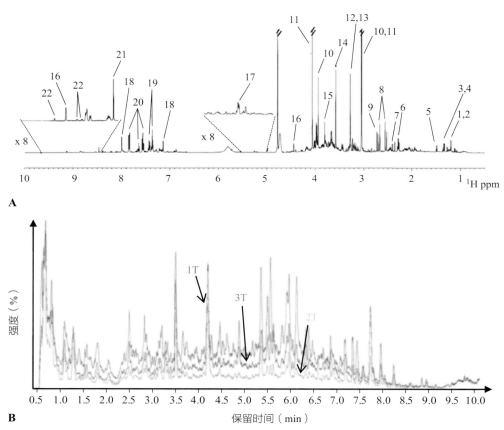

▲ 图 20-4　尿液代谢组学数据示例（彩图见书末）

A. 健康孕妇妊娠中期尿液 ¹H-NMR 谱；图中的数字分别代表：1. β- 羟基丁酸；2. 3- 氨基异丁酸；3. 乳酸；4. 苏氨酸；5. 丙氨酸；6. γ- 氨基丁酸；7. 琥珀酸；8. 柠檬酸；9. 二甲胺；10. 肌酸；11. 肌酐；12. 三甲胺甲氧氮芥；13. 甜菜碱；14. 甘氨酸；15. 胍基酸；16. 葫芦巴碱；17. 葡萄糖；18. 组氨酸；19. 苯乙酰甘氨酸；20. 马尿酸；21. 甲酸；22. N- 甲基 - 烟酰胺；B. 健康孕妇孕期阳离子总离子色谱；1T、2T、3T. 妊娠早期、中期和晚期（图 A 引自参考文献 [21]；图 B 引自参考文献 [31]）

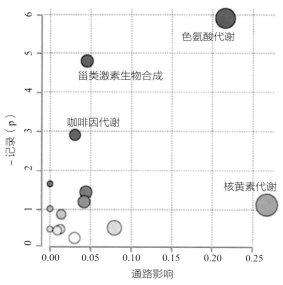

▲ 图 20-5　代谢组学在 GDM 中的研究结果
基于多变量分析鉴别 GDM 与健康对照组的差异代谢物所做的通路分析（引自参考文献 [31]）

乱 [21, 25]。但是一项相似的 MS 队列研究却没有发现任何明显的代谢物变化 [23]。最近有文献报道了一个更大型的母体尿液预测 PTB 的队列，该队列在妊娠早期分为两组：分别为医源性早产预测组（iPTB 预测）和自发性早产预测组（sPTB 预测）[34]。研究结果认为，赖氨酸（一种类固醇结合物）和 2-Py 水平升高，氧化三甲胺（TMAO）、甘氨酸和甲酸盐水平降低，有助于预测 sPTB。在妊娠早期母体尿液中发现苯乙酰谷氨酰胺水平降低及 N-乙酰糖蛋白水平升高与 iPTB 相关。后者被认为与 iPTB 发生之前的炎症有关。

3. 子痫前期（PE）

从已有研究发现，只有 NMR 代谢组学被用于妊娠早期 [25, 42] 和 PE 诊断时 [35] 寻找预测性尿液生物标志物（表 20-2）。最早的研究认为 PE 发病前的代谢紊乱主要会对能量代谢产生影响[25]。第二项 PE 预测研究将妊娠早期的 PE 高风险病例与妊娠期高血压高风险（pre-GH）病例进行比较[42]，从而解决了特异性这一重要问题。PE 和 GH 病例的预测敏感性分别为 51.3% 和 40%，从继发 PE 和 GH 的孕妇样本中发现，最主要的易变代谢物是马尿酸（降低）和肌酐（升高）。与 PE 发病前相关的尿液代谢情况还包括甘氨酸和 4-DTA 水平的升高，以及乳酸和肌酸水平的降低。将马尿酸和肌酐水平与孕妇年龄、平均动脉压和子宫动脉搏动指数（UtAPI）结合后，受试者工作特征（ROC）曲线分析（一种敏感性和特异性测量方法）具有更高的精确度（80.7%）（图 20-6）。

已有报道发现，唯——篇有关 PE 发病时的尿液研究是分析尿液及血清两种样本，该研究发现尿液中异丁酸和二甲胺水平升高，同时甘氨酸、对甲酚硫酸盐、马尿酸、组氨酸、天冬酰胺、葫芦巴碱和葡萄糖水平降低（表 20-2）。尿液结果与血清结果均提示氧化应激和肾脏功能障碍。但由于 PE 组的早发型 PE（EO-PE）及迟发型 PE（LO-PE）的病因不同，所以研究人员认为还需要进行更深入的研究[35]。

4. 胎膜早破（PROM）

约从 2011 年起，研究人员开始尝试通过代谢组学寻找预测胎膜早破的生物标志物，但是，在当时的研究中，并没有发现具有统计学意义的代谢变化[21, 24]。最近的两篇报道是关于临产前的胎膜早破[36, 37]，研究发现 PROM 组尿酸水平明显升高，半乳糖、3,4-二羟基丁酸、丙氨酸、赖氨酸、4-HPA、丝氨酸和羟基脯氨酸二肽水平显著降低，差异有统计学意义[36]。为了研究细菌感染的作用，研究人员还将胎膜早破组与未足月胎膜早破组（在妊娠 37 周之前出生）进行了比较[37]。

5. 胎儿生长异常

为了研究胎儿生长受限（IUGR）对母体尿液的影响，有研究人员最开始开展了几项小型队列研究[24, 25]，并观察到部分氨基酸水平出现变化[25]。随后有人开展了一项预测胎儿生长受限（FGR）和小于孕龄儿（SGA）的研究[34]。研究观察到 FGR 和 SGA 组出现了相同的代谢特征——酪氨酸、乳酸、丙氨酸、乙酸、三甲胺和甘氨酸的水平下降，但是两组的甲酸、亮氨酸和 N-乙酰神经氨酸的水平可能有一定差异[34]。随后，有研究人员尝试在不同队列中验证这些结果，但都以失败告终[40]。在巨大儿代谢组学方面，有研究发现牛磺酸、组氨酸和丙二酸盐水平有升高的趋势[38]；另外一项研究比较了两个不同队列，将当地的生活方式作为混杂因素考虑，研究表明异亮氨酸、缬氨酸、亮氨酸和 3-羟基异丁酸水平可以预测出生体重[39]。

6. 胎儿畸形（FM）

有 3 个 FM 代谢组学研究报道了畸形胎儿母亲的尿液代谢情况。早期研究表明，代谢物的变化与氨基酸、能量和核苷酸代谢紊乱、肠道菌群、脂质氧化及胎儿缺氧有关[21, 23, 25]。对于患有中枢神经系统畸形胎儿的母亲，与其他畸形相比，母亲的尿液有明显差异，即乙酰肉碱和肉碱水平上调，醋酸盐和谷氨酰胺水平下调[25]。

7. 染色体疾病（CD）

已有 4 个代谢组学研究对胎儿携带染色体疾病的母体尿液进行了评估。研究结果显示胆碱、2-酮戊二酸、1-甲基组氨酸和 3-HBA 在 CD 组中均有上调，而 4-羟基马尿酸则出现下调[21, 23, 25]。将 21 三体病例分别与其他类型的 CD 病例[25] 或健康受试者[41] 进行比较时，发现 21 三体病例组能量、核苷酸和氨基酸代谢改变[25]，且因氧化应激引起了肝脏紊乱和胎盘功能受损[41]。

表 20-2　关于母胎疾病的母体尿液代谢组学研究

参考文献	队列：研究人群、数量	取样孕龄（孕周）	分析技术	统计工具	显著代谢改变
妊娠期糖尿病					
Diaz 和 Pinto 等[21]	PT：预诊断 GDM，29 例；对照组，25 例	14~25	NMR（500MHz）	PCA、PLS-DA、单变量分析、内部验证	↑ 3-HIVA、2-HIBA、醛基、2-Py、NMND
Sachse 等[22]	NO：预诊断 GDM、GDM、GDM 产后，总计 823 例	8~20、28、产后 10~16 周	NMR（500MHz）	PCA、PLS-DA、单变量分析、内部验证	↑葡萄糖、缬氨酸、柠檬酸
Graça 等[23]	PT：预诊断 GDM，20 例；对照组，21 例	15~25	UPLC-MS	PCA、PLS-DA、单变量分析、内部验证	↑醛基
Graça 等[24]	PT：预诊断 GDM，29 例；对照组，25 例	14~25	NMR（500MHz）	PCA、PLS-DA、单变量分析、内部验证	与 Diaz 和 Pinto 等[21] 的研究结果相同
Diaz 等[25]	PT：预诊断 GDM，42 例；对照组，84 例	15~26	NMR（500MHz）	PCA、PLS-DA、单变量分析、内部验证	↑醛基、葡萄糖、NMND、二甲苯、尿酸盐；↓4-HPA、马尿酸
Qiu 等[26]	US：预诊断 GDM，25 例；对照组，25 例	17	LC-MS/MS	等级相关分析、逻辑回归分析	↑乙基丙二酸、丙酮酸盐；↓己二酸
Dudzik 等[27]	PL：GDM，20 例；对照组，20 例	23~27	CE-TOF/MS	PCA、OPLS-DA、单变量分析、等级相关分析、内部验证	↑组氨酸、谷氨酰胺、苯丙氨酸、色氨酸、胱氨酸；↓丙氨酸
Lorenzo 等[28]	PL：GDM，20 例；对照组，20 例	22~28	GC-MS	多变量分析	↑苯丙氨酸
Pinto 等[29]	PT：GDM，18 例；对照组，14 例	16~40	NMR（500MHz）	PCA、PLS-DA、单变量分析、内部验证	↑醛基、肌酸、半乳糖、苏氨酸、马尿酸盐、3-HIVA、PAG；↓缬氨酸
Leitner 等[30]	AT：GDM，18 例；对照组，14 例	12~26	SID-MS	PCA、PLS-DA、单变量、LASSO 回归	↑羟色胺、L-酰基、酰血清素、5-羟基吲哚-3-乙酸盐；↓5-甲氧基色胺、褪黑激素
Law 等[31]	CN：预诊断 GDM 和 GDM，27 例；对照组，34 例	11~14、23~27、29~33	UPLC-MS	MVA、逻辑回归	↑吲哚乙醛、吲哚乙酸盐、吲哚-3-乙酰胺、羟色胺、5-羟基大尿素、尿酸、次黄嘌呤、黄嘌呤、黄嘌呤核苷、7-甲基鸟嘌呤、1-甲基腺苷、1-甲基次-黄嘌呤、N-4-乙酰胞嘧啶核苷

（续表）

参考文献	队列：研究人群、数量	取样孕龄（孕周）	分析技术	统计工具	显著代谢改变
Chen 等[32]	CN: GDM, 49 例，对照组，44 例	26~28	GC-MS LC-MS	二元逻辑回归，ROC 曲线	↑ N-甲基-1-脱氧野尻霉素，5-（8,11-十五烷二烯基）-1,3-苯二酚
Sakurai 等[33]	JP: 预诊断 GDM, 121 例；对照组，121 例	14~21	HILIC-MS	OPLS-DA, ROC 曲线	↑莽草酸酯-3-磷酸盐，1,3-二磷酸甘油酸，N-乙酰-L-丙氨酸；↓乙醇酸，蛋氨酸
早产					
Diaz 和 Pinto 等[21]	PT: 预诊断-PTB, 17 例；对照组，25 例	14~25	NMR（500MHz）	PCA, PLS-DA, 单变量分析、内部验证	↑ 2-HIBA, 醛基
Graça 等[23]	PT: 预诊断-PTB, 6 例，对照组，21 例	15~25	UPLC-MS	PCA, PLS-DA, 单变量分析、内部验证	未观察到有统计学意义的改变
Graça 等[13]	PT: 预诊断-PTB, 19 例；对照组，25 例	14~25	NMR（500MHz）	PCA, PLS-DA, 单变量分析、内部验证	与 Diaz 和 Pinto 等[21] 的研究结果相同
Diaz 等[25]	PT: 预诊断-PTB, 26 例；对照组，84 例	15~26	NMR（500MHz）	PCA, PLS-DA, 单变量分析、内部验证	↓ 3-甲基组氨酸，4-HPA
Maitre 等[34]	GC: 预诊断-sPTB, 88 例；预诊断-iPTB, 26 例，对照组，275 例	11~13	NMR（600MHz）	PCA, PLS-DA, OPLS-DA, 单变量分析、逻辑回归、等级相关分析	sPTB: ↑类固醇结合物，缬氨酸，2-Py；↓ TMAO, 甘氨酸，甲酸盐。iPTB: ↑ N-乙酰糖蛋白碎片；↓ PAG
子痫前期					
Diaz 等[25]	PT: 预诊断-PE, 9 例，对照组，84 例	15~26	NMR（500MHz）	PCA, PLS-DA, 单变量分析、内部验证	↓醋酸盐，鲨肌醇，琥珀酸盐，半乳糖
Austdal 等[35]	NO: PE, 10 例；NP, 10 例，对照组，10 例	18~37	NMR（600MHz）	PCA, PLS-DA, 单变量分析、内部验证	↑异丁酸，DMA；↓甘氨酸，对甲酚硫酸盐，马尿酸，组氨酸，天冬酰胺，葫芦巴碱，葡萄糖
Austdal 等[32]	NO: 预诊断-PE, 26 例；GH, 21 例，对照组，552 例	12~14	NMR（600MHz）	PCA, PLS-DA, 内部验证	↑肌酐，甘氨酸，4-DTA, α-HIBA, 组氨酸，DMA；↓马尿酸，乳酸盐和苏氨酸，脯氨酸甜菜碱

（续表）

参考文献	队列：研究人群、数量	取样孕龄（孕周）	分析技术	统计工具	显著代谢改变
胎膜早破					
Diaz 和 Pinto 等[21]	PT：预诊断 -PROM, 38 例；对照组, 25 例	14~25	NMR (500MHz)	PCA, PLS-DA, 单变量分析、内部验证	未观察到有统计学意义的改变
Graça 等[24]	PT：预诊断 -PROM, 38 例；对照组, 25 例	14~25	NMR (500MHz)	PCA, PLS-DA, 单变量分析、内部验证	与 Diaz 和 Pinto 等[21] 的研究结果相同
Meloni 等[36]	IT：PROM, 10 例；对照组, 11 例	分娩前	GC-MS	PLS-DA, 单变量分析、内部验证	↑尿酸；↓半乳糖、3, 4-二羟基丁酸、半乳糖 - 醇、丙氨酸、赖氨酸、4-HPA、丝氨酸、羟脯氨酸二肽
Barberini 等[37]	IT：未临产 PROM, 10 例；临产 PROM, 17 例；未足月 PROM, 16 例	分娩前	GC-MS	PCA, PLS-DA, 单变量分析、内部验证	未足月 PROM vs. 未临产 PROM + 临产 PROM：↑乳酸、乙醇胺、红细胞 - 醇
胎儿生长异常					
Diaz 等[25]	PT：IUGR, 10 例；对照组, 84 例	15~26	NMR (500MHz)	PCA, PLS-DA, 单变量分析、内部验证	↑酒石酸
Maitre 等[34]	GC：预诊断 -FGR, 36 例；预诊断 -SGA, 19 例；对照组, 275 例	11~13	NMR (600MHz)	PCA, PLS-DA, OPLS-DA, 单变量分析、逻辑回归，等级相关分析	FGR：↓络氨酸、乳酸、丙氨酸、醋酸、柠檬酸、三甲胺、甘氨酸、甲酸；SGA：↑亮氨酸、N-乙酰神经氨酸、丙氨酸、三甲胺、甘氨酸；↓乳酸、丙氨酸、乙酸、缬氨酸
Walsh 等[38]	IE：共计 50 例	11~15	NMR (600MHz)	PCCA	巨大儿：↑牛磺酸、组氨酸、丙二酸
Maitre 等[39]	ES Sabadell：12 周, 394 例；34 周, 469 例；Gipuzkoa：12 周, 412 例；34 周, 417 例	12, 34	NMR (600MHz)	PCA, OPLS-DA, 内部验证，多变量线性回归	Sabadell：34 周：↑异亮氨酸、缬氨酸、亮氨酸、3-HIBA；Gipuzkoa：34 周：↑异亮氨酸、亮氨酸、缬氨酸、3-HIBA
Luthra 等[40]	US：预诊断 -FGR, 53 例；对照组, 106 例	孕早期、孕中期	NMR (600MHz)	PCA, PLS-DA, OPLS-DA, 单变量分析	没有 FGR 相关的代谢物
胎儿畸形					
Diaz 和 Pinto 等[21]	PT：FM, 26 例；对照组, 25 例	14~25	NMR (500MHz)	PCA, PLS-DA, 单变量分析、内部验证	↑缬氨酸、异亮氨酸、顺乌头酸、醛基、苏氨酸、次黄嘌呤、2-Py、NMND

（续表）

参考文献	队列：研究人群、数量	取样孕龄（孕周）	分析技术	统计工具	显著代谢改变
Graça 等[23]	PT: FM, 22 例; 对照组, 26 例	15~25	UPLC-MS	PCA, PLS-DA, 单变量分析, 内部验证	↓马尿酸
Graça 等[24]	PT: FM, 29 例; 对照组, 25 例	14~25	NMR (500MHz)	PCA, PLS-DA, 单变量分析	与 Diaz 和 Pinto 等的研究[21] 结果相同
Diaz 等[25]	PT: FM, 35 例; 对照组, 84 例	15~26	NMR (500MHz)	PCA, PLS-DA, 单变量分析, 内部验证	↑ 3-HBA, 3-甲基组氨酸, 异亮氨酸, NMND, 苏氨酸; ↓ 4-HPA, 赖氨酸, 鲨肌醇, 酪氨酸 CNS vs 其他畸形: ↑乙酰肉碱, 肉毒碱; ↓乙酸, 谷氨酰胺
染色体疾病					
Diaz 和 Pinto 等[21]	PT: CD, 23 例; 对照组, 25 例	14~25	NMR (500MHz)	PCA, PLS-DA, 单变量分析, 内部验证	↑醛基
Graça 等[24]	PT: CD, 25 例; 对照组, 25 例	14~25	NMR (500MHz)	PCA, PLS-DA, 单变量分析, 内部验证	与 Diaz 和 Pinto 等[21] 的研究结果相同
Diaz 等[25]	PT: CD, 33 例; 对照组, 84 例	15~26	NMR (500MHz)	PCA, PLS-DA, 单变量分析, 内部验证	↑ 2-KG, 1-甲基组氨酸, 3-HBA; ↓ 4-OH-马尿酸 T21 vs 其他 CDS: ↓ 2-Py
Trivedi 和 Iles[41]	GB: T21, 23 例; 其他 CD, 6 例; 对照组, 93 例	9~23	HILIC-MS RPLC-MS	PLS-DA, 单变量分析, 内部验证	↑二氢嘧啶; ↓孕酮

氨基酸代码 α-HIBA. α-羟基异丁酸; 2-HIBA. 2-羟基异丁酸; 2-HIVA. 2-羟基异戊酸; 2-KG. 2-酮戊二酸; 2Py. N-甲基 -2- 吡啶酮 -5- 甲酰胺; 3-HIBA. 3-羟基异丁酸; 3-HIBA. 3-羟基丁酸; 3-HIVA. 3-羟基异戊酸; 4-DTA. 4-脱氧苏氨酸; 4-HPA. 4-羟基苯乙酸; AGT. 血管紧张原; AT. 奥地利; CD. 染色体疾病; CE-TOF/MS. 毛细管电泳 - 飞行时间质谱; CN. 中国; CNS. 中枢神经系统畸形; DMA. 二甲胺; ES. 西班牙; FGR. 胎儿生长受限; FM. 胎儿畸形; GB. 英国; GC. 希腊; GC-MS. 气相色谱 - 串联质谱法; GDM. 妊娠期糖尿病; HILIC-MS. 亲水作用色谱 - 串联质谱法; IE. 爱尔兰; iPTB. 医源性早产; IT. 意大利; IUGR. 胎儿宫内生长受限; JP. 日本; LASSO. 最小绝对收缩和选择算子; LC-MS. 液相色谱 - 串联质谱法; NMND. N-甲基烟酰胺; NMR. 磁共振波谱; NO. 挪威; OPLS-DA. 正交偏最小二乘法判别分析; PAG. 苯乙酰谷氨酰胺; PCA. 主成分分析; PE. 子痫前期; PLS-DA. 偏最小二乘法判别分析; PL. 波兰; PPCA. 概率主成分分析; PROM. 胎膜早破; PT. 葡萄牙; PTB. 早产; ROC. 受试者工作特征; RPLC-MS. 反相液相色谱 - 串联质谱法; SGA. 小于孕龄儿; SID-MS. 稳定同位素稀释直接电喷雾质谱法; sPTB. 自发性早产; T21. 21 三体综合征; TMAO. 三甲胺 N-氧化物; UPLC-MS. 超高效液相色谱 - 串联质谱法; US. 美国

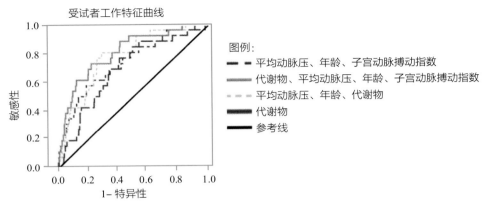

▲ 图 20-6　逻辑回归分析的 ROC 曲线比较

以子痫前期风险为因变量，以多个母体特征为自变量，采用逻辑回归分析预测子痫前期。MAP. 平均动脉压；UtAPI. 子宫动脉搏动指数
（引自参考文献 [42]，经 Creative Commons 许可）

四、尿液蛋白质组学在产前健康中的应用

虽然蛋白质组学在产前健康研究中已有相当广泛的应用（图 20-3A），但主要是针对孕妇血液和羊水进行分析，只有较少的尿液研究（表 20-3）。图 20-7 显示了从尿液样本获取性能指标的复杂性，包括用于蛋白质 / 肽定量和鉴定的色谱图、质谱记录和串联质谱记录。

1. 妊娠期糖尿病

据已有文献报道，目前只有一项关于 GDM（特别是预诊断 GDM 人群）的蛋白质组学研究 [43]。研究中使用酶联免疫吸附试验（ELISA）对不同蛋白进行验证，发现 CD59 糖蛋白显著减少，白细胞介素 1 受体拮抗剂显著增加。使用 ROC 和曲线下的面积（AUC）值（一种衡量分类模型优劣的性能指标）分别对潜在蛋白生物标志物 CD59 糖蛋白及白介素 1 受体拮抗剂进行了评估，其 AUC 值分别为 72.9% 和 89.9%。将这两种蛋白结合后再次进行评估，AUC 为 90.6%，这表明在寻找更可靠的生物标志物时，可考虑将多种指标相结合再进行评估。但是，研究的讨论部分认为该研究存在样本量较少的缺点，需要降低受试者的纳入标准以便纳入更多受试者进行进一步的研究 [43]。

2. 子痫前期

PE 蛋白质组学研究主要是以妊娠早期 [47] 和发病前后 [44-46, 48, 49] 的尿液为研究对象（表 20-3）。在 PE 预测研究中，研究人员分 3 个时间点收集尿液样本，分别是妊娠 12～16 周、20 周和 28 周；然后使用包含纤维蛋白原 α 链、胶原蛋白 α 链和尿调节素片段的 50 肽水平建立了预测模型 [47]。但是该模型诊断不出妊娠 28 周之前的 PE，所以该模型可能只适用于预测迟发型 PE。

有研究人员通过蛋白质组学研究 PE 的严重程度，试图将重度 PE（sPE）与轻度 PE（mPE）和对照组进行区分 [44, 45, 48, 49]。最早的报道确定 sPE 情况下 α₁ 抗胰蛋白酶水平升高，这也是首次通过比较 sPE 和慢性高血压的方式研究标志物的特异性 [44]。随后，有研究观察到 sPE 组有 4 个无标签蛋白显著下调 [45]；与对照组相比，mPE 和 sPE 组的 α₁ 抗胰蛋白酶、胶原蛋白 α₁（Ⅰ）链、胶原蛋白 α₁（Ⅲ）链和尿调节素水平都出现升高 [48]。

研究人员将 PE 患者与妊娠期高血压（GH）患者进行比较，进而探讨 PE 生物标志物的特异性 [46, 49]。研究发现 PE 和 GH 组的 α 辅肌动蛋白 4、蜂毒明肽、α₂ 巨球蛋白和白蛋白水平与对照组不同；GH 组的角蛋白和 α₁ 抗胰蛋白酶水平比 PE 组和对照组的要低。研究还发现 GH 和 PE 两组

表 20-3　产前健康相关的尿液蛋白质组学研究

参考文献	队列：研究人群，例数（n）	采样孕周（g.w.）	分析技术	显著蛋白变化
妊娠期糖尿病				
Guo 等[43]	CN：预诊断 GDM 组，16 例；对照组，16 例	15～20	iTRAQ	↑ IL1RA；↓ CD59 糖蛋白
子痫前期				
Buhimschi 等[44]	US：sPE，31 例；mPE，29 例；crHTN，26 例；spPE，28 例；与 PE 无关的疾病，64 例；NP，10 例；对照组，18 例	7～41	SELDI-TOF-MS	↑ α₁ 抗胰蛋白酶、白蛋白
Lee 等[45]	KR：sPE，11 例；mPE，7 例；对照组，8 例	28～40	SELDI-TOF-MS	sPE：↓ 4 个无标签蛋白峰
Chen 等[46]	CN：PE，10 例；GH，10 例；对照组，10 例	ND	iTRAQ 和 LC-MS/MS	↑ 角蛋白、α- 辅肌动蛋白 4、蜂毒明肽、α₂ 巨球蛋白、血清白蛋白、α₁ 抗胰蛋白酶；↓ AGT
Carty 等[47]	GB：12～16g.w.：预诊断 -PE，45 例；对照组，86 例；20g.w.：预诊断 -PE，50 例；对照组，49 例；28g.w.：预诊断 -PE，18 例；对照组，17 例	12～16、20、28	CE-MS/MS	28g.w.：↑ 纤维蛋白原 α 链、胶原蛋白 α 链、尿调节素碎片
Kononikhin 等[48]	RU：sPE，10 例；mPE，10 例；对照组，10 例	34～39	LC-MS/MS	↑ α₁ 抗胰蛋白酶、胶原蛋白 α₁（Ⅰ）链、胶原蛋白 α₁（Ⅲ）链、尿调节素
Guo 等[49]	CN：sPE，10 例；mPE，10 例；GH，10 例；对照组，10 例	38～42	DIGE、MALDI TOF/TOF MS	↓ L-PGDS、基底膜聚糖

AGT. 血管紧张肽原；CE. 毛细管电泳；CN. 中国；crHTN. 慢性高血压孕妇；DIGE. 差异凝胶电泳；ELISA. 酶联免疫吸附试验；GB. 英国；GH. 妊娠期高血压；g.w.. 孕周；IL1RA. 白细胞介素 -1 受体拮抗剂；iTRAQ. 用于相对和绝对定量的等压标记；KR. 韩国；L-PGDS. 前列腺素 H₂D 型异构酶；MALDI-TOF-MS. 基质辅助激光解吸 / 电离飞行时间串联质谱；mPE. 轻度子痫前期；ND. 未定义；NP. 非妊娠；PE. 子痫前期；RU. 俄罗斯；S100A9. S100 钙结合蛋白 A9；SERPINA1. α- 抗胰蛋白酶；SELDI-TOF-MS. 表面增强激光解吸电离飞行时间串联质谱；sPE. 重度子痫前期；spPE. 并发子痫前期；US. 美国

的血管紧张肽原水平有差异[46]。最近的一项研究中，研究人员发现 sPE 组的尿基底膜聚糖和前列腺素 H₂D 型异构酶水平低于对照组、PE 组和 GH 组，这表明 sPE 患者有肾脏损伤的迹象[49]。

五、结论及未来发展方向

本章阐述了迄今为止所有产前健康方面的尿液代谢组学和蛋白质组学研究。由于近年来代谢组学的快速发展，人们对尿液的研究兴趣越来越大，这也从侧面反映出采用无创研究方式更容

易开展大规模的队列研究。由于尿液具有高变异性或高敏感性，对尿液的研究也存在一系列的挑战，包括队列内的个体差异、潜在生物标志物的组间统计验证、生物标志物的特异性评估等。另一个值得注意的是，如何使用组学寻找远期妊娠合并症的预测性生物标志物，仍有待深入探索。在寻找产前新的生物标志物方面，尿液代谢组学和蛋白质组学已经明确显示出研究前景，这为改进临床策略和妊娠期个性化随访打开了一扇机会之门。

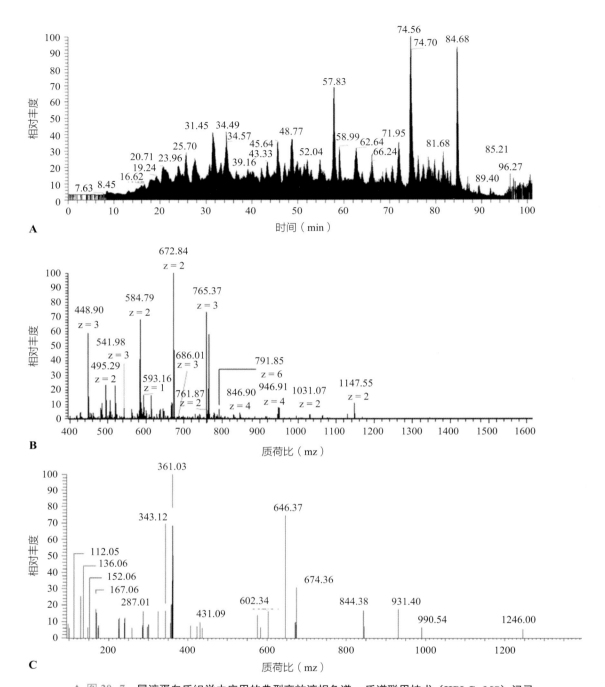

▲ 图 20-7　尿液蛋白质组学中应用的典型高效液相色谱 - 质谱联用技术（HPLC-MS）记录

A. 胰蛋白酶分解样本的 90min 总离子流（TIC）色谱图；B. 在选定的保留时间内记录的质谱图；C. 用于鉴别目的的肽离子串联质谱图

致谢：特别感谢葡萄牙阿威罗材料研究院的 CICECO 项目、葡萄牙科学技术基金会（FCT）（基金编号：UID/CTM/50011/2019 和 POCI-01-0145-FEDER-007679）、国家基金（PIDDAC）FCT/MCTES 资助的 QOPNA 研究机构（基金编号：FCT UID/QUI/00062/2019），以及联合资助单位——欧盟基金会（FEDER）（项目：PT2020 合作协议和 2020 竞争计划）。AMG 和 DD 特别感谢由 FCT 基金支持的葡萄牙国家磁共振网络（RNRMN）项目（SFRH/BD/119509/2016）。PD 特别感谢由 FCT 基金支持的葡萄牙质谱网络（LISBOA-01-0145-FEDER-402-022125）项目。

参 考 文 献

[1]　Hacker et al. *Essentials of Obstetrics and Gynecology*. Philadelphia, PA:Elsevier Saunders; 2004.

[2]　Creasy RK et al. *Creasy and Resnik's Maternal- Fetal Medicine: Principles and Practice*. 6th ed. Philadelphia:Elsevier Saunders; 2009.

[3]　Metzger BE et al. *Diabetes Care*. 2010;33:676–682.

[4]　Cho NH et al. *Diabetes Res Clin Pract*. 2018;138:271–281.

[5]　Beck S et al. *Bull World Health Organ*. 2010;88:31–38.

[6]　Chawanpaiboon S et al. *Lancet Glob Health*. 2018;7:37–46.

[7]　Abalos E et al. *Eur J Obstet Gynecol Reprod Biol*. 2013; 170:1–7.

[8]　Tranquili AL et al. *Pregnancy Hypertens*. 2014; 4:97–104.

[9]　Hannah M. *N Engl J Med*. 1996;334:1005–1010.

[10]　Merenstein GB, Weisman LE. *Semin Perinatol*. 1996;20:375–380.

[11]　Cetin I, Alvino G. *A Review. Placenta*. 2009; 30:S77–S82.

[12]　Bamfo JEAK, Odibo AO. *J Pregnancy*. 2011; 2011:640715.

[13]　Nam H-K, Lee K-H. *Ann Pediatr Endocrinol Metab*. 2018;23: 9–13.

[14]　Dessì A et al. *Molecules*. 2013;18:11724–11732.

[15]　Chivaroli V et al. *Ital J Pediatr*. 2016;42:42.

[16]　Edwards L, Hui L. *Semin Fetal Neonatal Med*. 2018;23:102–111.

[17]　Nicholson JK et al. *Xenobiotica*. 1999;29:1181–1189.

[18]　Emwas A-H et al. *Metabolomics*. 2015;11:872–894.

[19]　Trygg J et al. *J Proteome Res*. 2007;6:469–479.

[20]　Abdallah C et al. *Int J Plant Genomics*. 2012; 2012:494572.

[21]　Diaz SO et al. *J Proteome Res*. 2011;10(8):3732–3742.

[22]　Sachse D et al. *PLOS ONE*. 2012;7:e52399.

[23]　Graça G et al. *Mol Biosyst*. 2012a;8:1243–1254.

[24]　Graça G et al. *Spectroscopy:Int J*. 2012b;27:515–523.

[25]　Diaz SO et al. *J Proteome Res*. 2013;12:2946–2957.

[26]　Qiu C et al. *Diabetes Res Clin Pract*. 2014;104:393–400.

[27]　Dudzik D et al. *J Proteomics*. 2014;103:57–71.

[28]　Lorenzo MP et al. *J Pharm Biomed Anal*. 2015; 107:480–487.

[29]　Pinto J et al. *Metabolomics*. 2016;12:105.

[30]　Leitner M et al. *Front Mol Biosci*. 2017;4:84.

[31]　Law KP et al. *Clinica Chimica Acta*. 2017;468:126–139.

[32]　Chen X et al. *Metabolomics*. 2018;14:149.

[33]　Sakurai K et al. *J Diabetes Investig*. 2018;10(2):1–8.

[34]　Maitre L et al. *BMC Medicine*. 2014;12:110.

[35]　Austdal M et al. *PLOS ONE*. 2014;9:e91923.

[36]　Meloni A et al. *Dis Markers*. 2018:1042479.

[37]　Barberini L et al. *J Matern Fetal Neonatal Med*. 2019;7058:1–11.

[38]　Walsh JM et al. *Matern Fetal Neonatal Med*. 2015;28:1697–1700.

[39]　Maitre L et al. *BMC Med*. 2016;14:177.

[40]　Luthra G et al. *BMC Pregnancy Childbirth*. 2018;18:48.

[41]　Trivedi DK, Iles RK. *Biomed Chromatogr*. 2014; 29:240–245.

[42]　Austdal M et al. *Int J Mol Sci*. 2015;16:21520–21538.

[43]　Guo Y et al. *Endocr J*. 2018;65:727–735.

[44]　Buhimschi IA et al. *Am J Obstet Gynecol*. 2008;199:551. e1–551.e16.

[45]　Lee SM et al. *J Perinat Med*. 2011;39:391–396.

[46]　Chen G et al. *Proteomics Clin Appl*. 2011;5:300–310.

[47]　Carty DM et al. *Hypertension*. 2011;57:561–569.

[48]　Kononikhin AS et al. *J Proteomics*. 2016;149:38–43.

[49]　Guo HX et al. *Mol Med Rep*. 2019;19:2463–2470.

第 21 章　代谢组学与围产期并发症

Metabolomics and perinatal complications

Flaminia Bardanzellu　Moshe Hod　Vassilios Fanos　著

龚　娥　漆洪波　译

一、概述

代谢组学，可通过检测特定标志物的方式诊断胎儿及围产期并发症，是一种很有前景的早期诊断工具。过去几年里报道了大量的代谢组学研究和初步结果，让我们对这个领域有了较丰富的认知。

代谢组学模型也提供了良好的疾病进展监测结果，这可以帮助医务人员选择最佳的治疗方法，允许对患者进行"量身定制"的管理。而且在未来还可以实现使用代谢组学评估药物毒性及患者对治疗方式的反应。

本章总结了围产期急慢性炎症和感染疾病，如绒毛膜羊膜炎、脓毒症、先天性巨细胞病毒感染、支气管发育不良等疾病的代谢组学研究结果。笔者收集了美国国立医学图书馆（MEDLINE）的文献，根据样本类型［羊水（amniotic fluid，AF）和新生儿生物流体］将所有文献分组，然后进行系统分析，最后报道了分析结果。研究产生的新型诊断方式和预测生物标志物，必须得到更多大型研究和更多人群样本的确认和验证后，方才可以考虑引入临床实践。

二、绒毛膜羊膜炎

绒毛膜羊膜炎或羊膜内炎症（intra-amniotic inflammation，IAI）由几种好氧或厌氧病原体引起，在早产儿中发病率可达 50%[1, 2]。

IAI 是发生在母体组织和胎膜之间（绒毛蜕膜间隙）或胎儿附件（绒毛膜羊膜、羊水和脐带）上的炎症状态[3]。如果炎症状态一直持续或不受控制，会影响胎儿的发育，特别是胎儿大脑的生长。

IAI 表明出现氧化增加和炎症可能，胎儿暴露于这种负面环境中，可能会出现即时不良结局，包括眼底炎、绒毛膜血管炎、垂直脓毒症、早产、坏死性小肠结肠炎、死亡等，以及迟发性不良结局，包括脑病和（或）脑瘫、迟发性脓毒症等[3, 4]。

临床表现是诊断 IAI 的主要依据，但通常会造成诊断延迟；而羊水微生物检测可以在 7d 内确定是否发生 IAI[1]。

如果绒毛膜羊膜炎发生在妊娠足月后（clinical chorioamnionitis at term，TCC），那么母亲和胎儿有较高的并发症发病率和死亡率[4]。

针对确诊的绒毛膜羊膜炎孕产妇和新生儿，可以根据具体情况制订个性化治疗方案，避免不必要的抗生素预防使用[3]。

1. 羊水

有研究在大鼠模型中检测了 IAI 与新生儿脑成熟之间的潜在相关性[5]。

研究中使用 AF 代谢组学对胎儿及新生儿大鼠脑部进行评估，检测到代谢物差异与胎儿性别有关，提供了神经行为障碍发生率具有性别差异的产前病因学解释。

在实验室诱发大鼠炎症反应的 6h 后，大鼠的羊水代谢发生急性改变；然后由于氨基酸和嘌呤显著增加，羊水的代谢水平在 48h 后恢复到稳定状态[5]。

Cháfer-Pericás 及其同事通过液相色谱 - 串联质谱分析（LC-MS/MS）提前检测出了 IAI 相关炎症生物标志物[1, 2]。

他们采集了 23 例孕妇（孕龄 19^{+6}～ 35^{+5} 周）的 AF 样本，10 例为 IAI 组，13 例为对照组。研究发现 IAI 组中谷胱甘肽磺酰胺（GSA）和 3- 氯酪氨酸（3Cl-Tyr）（炎症标志物），以及 8- 羟基 -2′- 脱氧鸟苷（8OHdG）（氧化应激相关）水平升高；同时表现出较低的孕龄、出生体重（BW）和 AF 葡萄糖含量。

研究还发现 GSA 和 3Cl-Tyr 的增加似乎也可以用来预测 IAI 的严重程度。但是作者建议对这些潜在的 IAI 生物标志物进行彻底验证[1, 2]。

鉴于脂质对炎症通路的重要影响，Maddipati 和同事则使用 LC/MS 对 AF 脂质在 TCC 中的作用进行了评估。他们一共开展了两项相关研究[4, 6]。

在第一项研究中，他们比较了羊膜腔微生物入侵（TCC-MIAC）和羊膜腔无微生物入侵（TCC-noMIAC）两种特征的 TCC 样本[4]。

所有 TCC 样本均呈现促炎状态。与足月健康样本相比，TCC 样本中抗炎 / 促分解脂质明显减少，这为创新疗法提供了新的靶点。

在两种 TCC 样本中均检测到抗炎生物活性脂类减少，表现为酰基脂类通路改变；无微生物入侵组表现更明显。

他们回顾性评估了 35 例足月健康样本和 24 例 TCC 样本（分别为 12 例 TCC-MIAC 和 12 例 TCC-noMIAC）。多不饱和脂肪酸（PUFA）代谢有 3 个通路，环加氧酶（COX）、脂加氧酶和表氧化酶，他们对这三个通路产生的亚油酸、花生四烯酸、二十碳五烯酸和二十二碳六烯酸进行了评估。

在两组 50% 以上的样本中均检测出 PUFA，

检测到的数量达到 51 种（总计有 144 种 PUFA）。与足月健康组相比，TCC-MIAC 组的 13,14- 二氢 -15- 酮基前列腺素 F2α 水平升高。而且，TCC-MIAC 组 的 ω-3 和 ω-6 PUFA 12-HETE（HETE：羟基二十碳四烯酸）、15-HETE 和 11-HEPE（HEPE：羟基二十碳五烯酸）水平也高于足月健康组，但是 TCC-noMIAC 组所有来自 ω-3 PUFA 的羟基脂肪酸水平显著低于足月健康组。

ω-3 PUFA 产生的羟基脂肪酸（HOTrE、HEPE 和 HDoHE）和 ω-6 PUFA 产生的羟基脂肪酸（HOTrE-γ、HEDE 和 HETE）含量在 TCC-noMIAC 组中低于足月健康组。

TCC 组中源于表氧化酶通路中 PUFA 的环氧脂肪酸和源于 ω-3PUFA（EpETE 和 EpDPE）的环氧脂肪酸水平显著低于足月健康组，而 TCC-noMIAC 组中 ω-6 PUFA（Ep-OME 和 EpETrE）产生的环氧脂肪酸含量也显著低于足月健康组。

从研究中可以观察到，自然足月分娩组生理性炎症反应会自行消退，而 TCC 组部分功能受损，炎症无法自行消退。

因此，ω-3 PUFA（亚麻酸、二十碳五烯和二十二碳六烯酸）抗炎表氧化酶和脂加氧酶代谢产物和 ω-3 PUFA（即 HEPE 和 HDoHE）促消退介质羟基脂肪酸水平在 TCC 组明显降低，特别是在没有微生物入侵的情况下降低更明显。

区分感染型和无菌型 IAI 有助于对患者进行正确管理，代谢组学则是一个很有前景的区分工具[4]。

Maddipati 和同事在第二项研究中[6]，使用 LC-MS 评估了 35 例足月健康对照病例、25 例 IAI 和先兆早产（preterm labor，PTL）病例（分成两个亚组：15 例 PTL-IAI-noMIAC 和 10 例 PTL-IAI-MIAC）、24 例 TCC 病例（12 例 TCC-IAI-MIAC、8 例 TCC-SI 和 4 例 TCC-NI，NI：没有羊膜内感染）和 28 例超声短子宫颈病例。

5- 脂加氧酶通路的促炎脂质介质、LTB4 和 5- 羟基十二碳六烯酸（5-HETE）在微生物感染时显著增加，因此 LTB4 可以作为微生物存在的有效标志物，用来识别可能需要抗生素治疗的患者。

经 5- 脂加氧酶提取的花生四烯酸炎性脂质，包括 5- 羟乙基己酸（5-oxoETE）、LTB4、5（S）、12（S）二羟基己烯酸（5[S]、12[S]-diHETE）和脂氧素 B4（LXB4），在 TCC 微生物感染组中含量较高。因为 5-HETE 和 LTB4 在微生物感染的情况下显著升高。

在早产病例中也有相似结果，因此，LC-MS AF 分析可以作为一种快速（＜1h）检测 IAI 通路的早期诊断工具[6]。

在 Revello 等[7] 的研究中，绒毛膜羊膜炎患者有多种白细胞介素水平发生改变；特别是白介素（IL）-4、-10、-12 和 -8 的水平变化可以鉴别易患绒毛膜羊膜炎孕妇是否发生脐带炎[7]。Dudzik 和同事研究了绒毛膜羊膜炎的 AF 代谢模式，以及围产期和神经损伤后可能发生的特异性变化[8]。

他们收集了 28 例 AF 样本，根据神经损伤情况（脑室内出血或脑室周围白质软化）分为两组，其中健康对照组 13 例，病例组 15 例。所有样本均采用液相色谱法（LC/MS）测定。

将绒毛膜羊膜炎母体样本与对照组母体样本进行比较，有显著的统计学差异；在病例组，甘油磷脂胆碱代谢物浓度（溶血卵磷脂 16：0、18：0、18：1、18：2 和 20：4、溶血磷脂酰乙醇胺 16：0、18：0、18：1、18：2 和 20：4、溶血磷脂酰丝氨酸 16：0 和 18：1 和磷脂酰胆碱 16：0 和 18：1）、鞘脂类浓度（鞘磷脂 16：0 和 18：1，乳糖基神经酰胺 16：0 和 18：1）和源于胆汁酸代谢的介质浓度增加，维生素 D3 衍生物、肌酸、葡萄糖醛酸缀合物和丙酮酸代谢物（丁二酸）的水平显著改变，葡萄糖水平下降。这些变化主要来自于那些参与羊膜细胞信号传导、促炎模式、神经炎性疾病和细胞凋亡的代谢物。

据推测，因炎症损坏分泌功能后，胆汁酸化合物水平增加；而葡萄糖水平则因细菌影响而降低。

综上所述，代谢产物，如乳糖酰胺 16：0 和溶血磷脂酰乙醇胺 16：0，对绒毛膜羊膜炎具有高度的预测作用，而溶血磷脂酰胆碱 18：0、磺胆酸，特别是三氧胆酸则与神经系统并发症的相关性较高[8]。

Romero 等[9] 对早产和 IAI 母体的 AF 进行代谢组学分析，发现己糖（甘露糖和半乳糖）水平降低，这可能由于细菌对糖类的需求引起[9]。

此外，Prince 和同事[10] 对早产和绒毛膜羊膜炎胎盘胎膜的代谢通路进行了检测。结果显示甘油磷脂水平和花生四烯酸的产量增加，促发炎症反应[10]。

2. 新生儿生物流体

首次报道的一项早产儿（孕 35 周，体重 ≤ 1500g）生物流体研究，早产儿母亲患有绒毛膜羊膜炎，选取了早产儿的早期（出生后 24h 内）尿液样本评估代谢组学通路。

采用气相色谱 - 质谱联用技术（GC-MS）对 12 例病例组和 24 例健康对照组的样本进行分析，分析结果发现两组有 29 种代谢物存在显著差异，这说明绒毛膜羊膜炎影响了代谢的改变。对样本分离后进行检测，发现病例组代谢物的浓度降低，而对照组没有出现降低。有趣的是，两组只有葡萄糖酸（葡萄糖的氧化产物）呈现出相反的趋势。

在病例组的尿液检测中发现，变化最大的是谷氨酸代谢、线粒体电子传递链、柠檬酸循环［即三羧酸（tricarboxylic acid，TCA）循环］、半乳糖代谢、果糖和甘露糖降解代谢[3]。

受微生物感染引起的系统性炎症级联的影响，病例组的琥珀酸、柠檬酸和苹果酸水平也较低，提示新生儿可能出现了线粒体功能障碍。细菌代谢也可能参与了变化过程，有待进一步研究进行验证[3]。

Dedja 等[11]建立的动物模型指出，降低 L- 瓜氨酸（L-Cit）可降低肺部炎症反应（通过血液介质检测），改善肺泡和血管生长，为胎儿期暴露绒毛膜羊膜炎的大鼠提供更好的肺部预后[11]。

三、脓毒症

脓毒症，由病毒、真菌、革兰阴性菌或革兰阳性菌等微生物引起，是新生儿发病和死亡的主要原因。美国每 1000 个活产婴儿中约有 0.76～0.77 个发生脓毒症，致死率高达 24.4%。由于新生儿的免疫系统不成熟，尤其是早产儿，是脓毒症发病高风险人群。"早发型"脓毒症（EOS）发生在出生后 72h 内，而"晚发型"脓毒症（LOS）发生在出生后 72h 至 6d 内[12]。

虽然早期诊断有助于临床医师及时给予正确处理，可以提高新生儿生存率并改善预后，但是目前仍然缺乏明确的诊断生物标志物。临床中实际可用的标志物也可能相当不准确。LOS 的死亡率较高，特别是由革兰阴性病原体引起的死亡率非常高，在小于 32 孕周的新生儿中，脓毒症死亡率为 20%～40%。使用抗生素治疗可大大降低死亡率。但是幸存的新生儿患神经系统疾病和其他疾病的风险增加，例如支气管肺发育不良[13,14]。

血液微生物培养是脓毒症诊断的金标准，但是培养时间较长，需要 24～72h；并且也可能出现一些阴性血培养脓毒症病例[15]。

目前使用的一些经典的生物标志物，如 C 反应蛋白（CRP）、IL-6、IL-8、降钙素原、尿激酶型纤溶酶原激活物受体（SuPAR）[12]、白细胞计数（WBC）和差异计数、微红细胞沉降率（ESR）[16]等，均表现出不同程度的敏感性。

最新数据显示，用于管理新生儿脓毒症最有意义的生物标志物包括以下几种：可溶性 CD14 亚型 presepsin（sCD14-ST）、脂多糖结合蛋白（LBP）、血管生成素（Ang）-1 和 -2、骨髓细胞触发受体（TREM1）、可溶性尿激酶型纤溶酶原激活物受体（suPAR）、血小板激活因子（PAF）和钙卫蛋白[17]。新生儿 EOS 呈现出高浓度 sTREM-1，与较高的死亡率相关[18]。

早期诊断有助于脓毒症的管理，而代谢组学是有前景的早期诊断工具，因为代谢组学分析有助于监测由脓毒症引起的变化，如缺氧、氧化应激及能量需求增加（调节脂肪酸的葡萄糖和氧化代谢）等代谢改变[12,15]。

已发表文献中，几乎没有新生儿代谢组学研究数据可以用于早期的脓毒症检测。这些研究可能存在以下局限性：脓毒症新生儿样本量较小，样本收集、数据采集、采样时间和分析参数具有差异性。而且，已检测到的生物标志物的临床相关性仍然需要进一步的评估和确认。

代谢组学结果在早期诊断（没有任何假阳性或假阴性结果）[17]、个性化管理，甚至监测疾病进展和抗生素毒性方面极具应用前景[16,19,20]。

新生儿生物流体

Fanos 及同事组成的研究组第一次对脓毒症新生儿和健康对照组进行了比较，采用 ^{1}H-NMR 和 GC-MS 进行代谢组学分析，结果显示两组的尿液样本存在显著的统计学差异。病例组有 9 名 EOS 和 LOS 感染的新生儿，对照组有 16 名健康新生儿，两组的样本都在同一个时间点采集，尿代谢组学结果显示病例组，包括羟基丁酸和乙酰乙酸盐、葡萄糖、麦芽糖、乳酸和乙酸在内的丙酮酮体水平升高；而病例组的三羧酸循环水平出现降低，如柠檬酸、核糖醇、核糖酸、假尿苷和 2-葡糖酮酸、3,4-二羟基丁酸和 3,4,5-三羟基戊酸。因此，脓毒症除了改变氧化应激通路外，还可能改变葡萄糖和丙酮酮体的代谢[21]。

为了描述 LOS 新生儿尿液样本的代谢特征，并检测潜在的生物标志物，Serafidis 等[13]使用 ^{1}H-NMR 和 LC-MS/MS 对尿液样本进行了评估。入组人员包括 9 名 LOS 新生儿和 7 名疑似 LOS 新生儿，分别在诊断时和诊断后 3d 和 10d 收集尿液样本。健康对照组和脓毒症新生儿样本（包括确诊或疑似脓毒症）分析结果存在明显差异，在脓毒症症状结束时两组样本的差异性消失，这对疾病诊断和治疗反应都是非常重要的结果。

参与代谢变化最多的代谢物包括缬氨酸、苯丙氨酸、牛磺酸、富马酸、丙酮酸和乳酸、葡萄糖和核黄素，都与能量产生和抗炎作用有关。肌苷和次黄嘌呤水平在脓毒症新生儿中也有少量增加，这可能由脓毒症相关的细胞破坏和降解引起[13]。

Kuster 和同事的研究发现[22]，潜在的疾病标志物水平似乎在临床怀疑的 2d 前就出现了升高。

他们使用 GC-MS 对 1 例感染侵袭性真菌的早产儿进行了尿代谢组学检测；研究发现尿液中的生物标志物如 N- 甘氨酸、D- 丝氨酸、L- 苏氨酸、D- 葡萄糖和麦芽糖水平出现升高。而柠檬酸、十六烷酸和十八烷酸的水平出现下降。13 例健康早产儿中没有出现这种情况。真菌脓毒症患者的 D- 丝氨酸水平显著升高，经靶向治疗后逐渐降低。在面对高代谢状态的急性应激反应时，需要调动所有可用基质产生的能量，因此，为了应对脓毒症引起的能量需求增加，出现蛋白水解，氨基酸水平相应升高。与对照组相比，新生儿真菌脓毒症具有独特的尿液代谢特征，这些代谢特征也可以用来评估临床治疗对患者健康改善的效果[23]。

研究人员也对早产新生儿粪便进行了微生物学和代谢组学分析，使用 UPLC-MS 比较了 7 例脓毒症新生儿和 28 例健康新生儿的样本。研究发现，通过血液培养分离出的同一种细菌在肠道微生物群落中占主导地位，这说明存在细菌从肠道转移到血液的一种移位机制。双歧杆菌占主导地位表明新生儿身体健康；而 LOS 组在脓毒症诊断时，甚至诊断 7d 后，与对照组之间会出现代谢差异。因此，本研究首次证实 LOS 的发病机制与肠道菌群有关[14]。

Wandro 及其同事[24]通过对 32 名极低出生体重（VLBW）新生儿的粪便样本进行分析，发

现了不一样的结果。入组新生儿的随访时间为 6 周，主要采用微生物组学和代谢组学分析样本（GCMS）。分析结果表明，新生儿是否健康与微生物群落或代谢物改变无关，但是样本数量偏少。健康结局新生儿的样本表现出双歧杆菌属水平较低，而肠杆菌科、肠球菌属和葡萄球菌属水平较高。研究结果发现，LOS 没有对代谢产生影响。文献作者认为，影响微生物组和代谢组的主要因素，也是影响重症监护病房新生儿是否使用抗生素的因素[24]。

Stewart 也对脓毒症患者的血清代谢组学进行了评估研究，采用的方法是超高效液相色谱（UPLC）- 串联质谱法。虽然检测到一些差异，但没有发现具有统计学意义的标志物[25]。

此外，Mickiewicz 也对血清代谢物进行了研究[26]，样本来自于 60 例脓毒症儿童（包括 7 名新生儿）和 40 例健康儿童，分析发现病例组乳酸、葡萄糖、肌酐、2- 氧异己酸、2- 羟基戊酸和 2- 羟基丁酸水平升高，而苏氨酸、醋酸、2- 氨基丁酸和己二酸水平降低（^{1}H-NMR）[26]；这表明代谢组学可用于儿童重症监护病房（PICU）脓毒症的诊断和预后。

Alinaghi 及其同事[27]考虑到脓毒症可能会损害早产儿大脑发育，遂对影响早产儿未成熟大脑和脑脊液（CSF）发育的代谢通路进行了系统评估。在早产乳猪出生 24h 后收集了血浆、脑脊液和脑组织样本，通过 ^{1}H-NMR 检测到能量代谢改变，还发现初乳可以改善代谢通路[27]。也有研究人员将代谢组学用在动物模型中确定脓毒症的生物标志物，如脓毒症犊牛血清样本[28]或脓毒症新生大鼠模型[29-31]，研究结果非常有意义。

四、先天巨细胞病毒感染

先天性人巨细胞病毒（human cytomegalovirus, HCMV）感染可能与不同程度的胎儿损伤、不良出生结局，甚至胎儿死亡都有关系，主要表现为

妊娠期母儿垂直传播，通常在妊娠早期发生。感染的严重程度取决于疾病的表现形式，比如有症状或无症状，有后遗症或没有后遗症[32]。

临床有 10%～15% 的新生儿出现先天性感染，表现为肝脾大、瘀点、听力丧失、视力缺陷、智力迟钝、大脑麻痹和死亡等特点[32]。AF 样本 DNA 检测是目前检测疑似有症状感染的主要方法（> 10^5 个 DNA 复制 /ml）[33]。

因此，妊娠早期准确检测出是否有 HCMV 母儿传播，将有助于预测哪些新生儿可能会出现相应症状、慢性后遗症等。

目前，人们仍不了解 HCMV 对新生儿的代谢影响，未来可加大该领域的代谢组学研究[34]。代谢组学在早期检测病毒传播与否、确定潜在生物标志物及预测疾病严重程度等方面具有很大的应用前景。

1. 羊水

为了早期识别有症状的感染，Fattuoni 及其同事[33] 首次采用代谢组学方法检测了母体 HCMV 的传播途径。他们使用 GC-MS 串联技术比较了 63 例孕妇样本。其中，妊娠期获得性原发性 HCMV 孕妇有 40 例，传播给胎儿的有 20 例（HCMV 传播者），未传播给胎儿的有 20 例，称为 HCMV 非传播者；健康妊娠孕妇有 23 例，为对照组。由于健康对照组和传播组具有不同的代谢通路，因此通过代谢分析发现两组样本具有显著差异。传播组的谷氨酰胺、甘氨酸、丝氨酸、丙酮酸、苏氨酸、苏氨酸、胱氨酸等代谢物含量升高，而未知代谢物 U1715 和 U1804、谷氨酸、U1437、果糖、类糖 A203003 和 A203005，以及酪氨酸含量降低。

传播者的羊水出现了包括谷氨酰胺、谷氨酸、嘧啶、嘌呤、丙氨酸、天门冬氨酸、精氨酸、脯氨酸、半胱氨酸、蛋氨酸、甘氨酸、丝氨酸、苏氨酸等代谢变化。

在非传播者样本中，谷氨酰胺、丝氨酸、甘氨酸、苏糖酸、苏氨酸、1- 单硬脂酸、尿素和胱氨酸水平升高，而山梨醇、未知代谢物 U1804、类糖 A203003、U1751、木糖醇、亮氨酸和果糖水平降低。

与 HCMV 非传播者相比，HCMV 传播者样本中发现谷氨酰胺、鸟氨酸或精氨酸、丙氨酸、丙酮酸、阿糖醇、甘氨酸水平升高，而脂肪酸（FA）、硬脂酸、1- 单硬脂酸甘油酯、1- 单棕榈酸甘油、U1437、棕榈、谷氨酸和奎尼酸、2- 单棕榈酸甘油和葡萄庚酸的水平降低。但是两组的差异并无统计学意义。该研究发现 FA 受 HCMV 感染的影响较大。

HCMV 传播者的胎儿表现出不同的临床结局，包括无症状感染和有症状感染。与 9 例有症状感染的新生儿样本相比，11 例无症状感染新生儿样本显示，硬脂、棕榈、氨基丙二酸、苏糖酸、核糖酸、1- 单硬脂酸甘油酯、1- 单棕榈酸甘油、咖啡因、类糖复合物 A203005、色氨酸、赖氨酸和胆固醇的水平升高，组氨酸、尿酸、甘露糖水平降低，生物素和赖氨酸代谢发生改变，但是这些差异没有统计学意义[33]。

因此，我们可以肯定的是，如果还需要更多研究和更多样本来确认研究结果，那么代谢组学方法应该是一种有效的工具。它可以通过 AF 分析，早期识别 HCMV 传播者母亲，识别有先天性感染风险的胎儿，甚至可以提供有感染症状的临床指标[33, 35]。

2. 新生儿生物流体

Fanos 团队[32] 和 Locci 团队[34] 对 HCMV 先天性感染的新生儿尿液进行了代谢组学研究。研究组通过磁共振（^{1}H-NMR）对 23 例母亲妊娠期感染 HCMV 的新生儿进行了评估。其中，有 12 名新生儿在出生时表现出先天性感染的临床症状，有 11 名新生儿为健康对照组。代谢组学分析发现两组存在代谢差异，表现为病例组的肌醇、甘氨酸和乙醇胺水平降低，而 3- 羟基丁酸盐、3- 氨基异丁酸盐、肌酸、牛磺酸、甜菜碱和鲨肌醇水平升高[32]。

感染 HCMV 的新生儿表现出 3- 羟基丁酸和 3- 氨基异丁酸两种酮体水平升高，这可能是一种应对 ATP 减少的代偿机制，而牛磺酸的增加（参与细胞体积调节）可以补偿伴随细胞体积增加的 HCMV 相关细胞病变效应。因为病毒改变宿主代谢的方式仍不清楚，所以肌醇的减少和甜菜碱的增加可能是受病毒代谢的影响[32]。

有研究人员评估了 HCMV 感染后体外成纤维细胞代谢的改变情况，认为即使体内机制存在差异，但宿主细胞产生的能量和生物合成前体一定会对病毒的复制产生影响[36, 37]。

最后一项研究是 Locci 等开展的，通过 ^{1}H-NMR 图谱初步评估了 40 名新生儿的尿液代谢组学，鉴别了有症状感染的新生儿和无症状感染的新生儿样本[38]。

五、支气管肺发育不良

支气管肺发育不良（bronchopulmonary dysplasia, BPD）是指矫正胎龄 36 周仍有氧依赖的一种情况；它是早产后最严重和最常见的慢性肺部疾病之一[39, 40]，通常会导致小于妊娠 32 周或极低出生体重（VLBW）新生儿死亡[41]。

关于 BPD 的发病机制，除了氧化应激、气压伤、氧中毒、血管生成增加等因素对肺损伤的影响外，最近有人建模并推测出，导致肺损伤的源头可能始于胎儿时期的羊膜内炎症或感染（IAI），胎盘功能障碍也可能损害肺部发育。该模型还证明了遗传学可能与宫内表观遗传学相结合，遗传与环境交互作用促发 BPD[40, 42]。

因此，AF 作为新生儿肺部与母亲之间的接口，是一种可以用来早期检测与 BPD 相关代谢模式的生物流体。

此外，由于重度 BPD 的临床特征和临床预后与轻、中度 BPD 有很大的差异，因此，可以将预测、治疗反应标志物用于个体化用药和潜在新型治疗方案的确定[39, 43]。

1. 羊水

如果能筛选出影响 BPD 发展变化的产前介质，用于早期检测，将有助于 BPD 的早期诊断，在临床上可以更好地管理患者。

有研究人员检测出了促炎细胞因子在 BPD 发病机制中的作用[44-48]，比如 AF 中白细胞介素浓度较高，包括 IL-6、IL-8、IL-1β 和肿瘤坏死因子（TNF）-α 等[47, 48]。

Baraldi 和同事通过 UPLC（LC-MS）系统接口的高分辨率质谱分析了 AF 代谢组和 BPD 之间的相关性。收集了早产新生儿（n=21）AF 样本，在继发为 BPD 的新生儿（n=10/21）羊水中发现亮氨酸、羟基 FA（如 4- 羟基 -3- 果胶酸和 2- 羟基辛酸）、氧 FA（3- 氧十二酸）水平升高，也检测到了硫酸类固醇代谢物，而 S- 腺苷蛋氨酸（参与甲基化和抗氧化反应）、氨基酸链和 3b, 16a- 二羟基雄烯酮硫酸盐（DHEAS）的水平出现降低。最后，研究人员指出部分构成特定 FA 通路的羟基化和氧化有机酸可能是 BPD 的标志物[40]。

研究人员认为 FA 异常是影响胎儿继发为 BPD 的因素，比如抗氧化剂谷胱甘肽的前体——S- 腺苷蛋氨酸水平降低，就可能使胎儿易受氧化应激的影响[40]。

这项研究虽然只是一个小样本研究，但是研究结果似乎证实了 BPD 和 AF 早期变化之间的联系。

2. 新生儿生物流体

研究组进行了第一个关于 VLBW 新生儿（孕龄＜ 29 周）尿代谢组学的研究，在新生儿出生后第 1 小时和第 24～36 小时收集尿液样本，包括 18 例对照组新生儿和 18 例继发 BPD 的新生儿。通过 ^{1}H-NMR 分析，检测到了有统计学意义的结果。其中，病例组的乳酸、牛磺酸、三甲胺 -N- 氧化物（TMAO）和肌醇水平升高，而葡萄糖酸盐水平降低。这些初步发现有可能帮助我们确定那些可以预测 BPD 的生物标志物。

因此，得出结论，在生命的第 1 天，氧气减少会导致厌氧糖酵解激活，进而导致乳酸增加[42]。

在之前的一项研究[49]中，通过 ^{1}H-NMR 比较了 BPD 新生儿与健康对照组的尿液（1° 组：6 例 BPD vs. 13 例对照新生儿；2° 组：3 例 BPD vs. 9 例对照新生儿），并发现了具有代表性的代谢物改变，如甘氨酸、抗坏血酸盐、柠檬酸盐和乳酸盐[49]。

La Frano 和同事的研究[50]评估了早产儿脐带血（UCB）的代谢组学通路，入组 42 例早产儿，出生时孕龄 < 32 周，其中 21 例有肺动脉高压（BPD 常见结局），另外 21 例无肺动脉高压；使用超高效液相色谱（UHPLC）串联飞行时间（TOF）质谱仪进行分析。这是第一次在 BPD 继发 PH 之前收集早产新生儿脐带血血浆用来评估代谢情况的研究。作者指出病例组脂质代谢中磷脂胆碱和鞘磷脂出现减少。共计有 47 种代谢物与 BPD 显著相关。其中，有 8 种含氧脂质来源于环加氧酶（COX），如前列腺素（PG）（PGE1、PGE2 和 PGF2α）、脂氧合酶（LOX）和（或）非酶 LA 生成物（9-HODE、9-KODE、13-HODE 和 13-KODE）、ALA 生成物 248（9-和 13-HOTE）。

研究人员又对 18 名继发为肺动脉高压（pulmonary hypertension，PH）的中度、重度 BPD 受试者和 7 名没有继发 PH 的患者进行了评估，检测到 PH 相关的十九烷酸水平升高，赖氨酸、鸟氨酸、苯丙氨酸、甘露醇、磷酸盐和烟酰胺的含量降低。早产儿发生 PH 时出现含磷脂胆碱和鞘磷脂减少，胆碱升高，这提示磷脂胆碱生物合成发生改变。

另外，BPD 的严重程度在很大程度上可能是由氧脂素的浓度变化所决定。研究人员通过比较 10 例中、重度 BPD 病例和 10 例轻度病例证实了这一推测。而决定 BPD 严重程度的是氧脂素 PGE1、PGE2、PGF2a、9-和 13-HOTE、9-和 13-HODE、9-和 13-KODE 和可啉等代谢物水平是否出现升高[50]。

最后，磷酸烯醇丙酮酸的增加，以及 N6，N6，N6- 三甲基 -L- 赖氨酸的减少，可能表示能量代谢有差异。众所周知，磷脂代谢会影响肺表面活性物质的产生。在继发为 PH 的 BPD 早产儿血清中发现有几种含胆碱磷脂的含量持续下降，FFA 和 TG 的水平升高。PH 病例的样本中则发现胆固醇酯、未酯化神经酰胺和葡萄糖神经酰胺的含量显著下降。因此，结构性脂质的减少（特别是含胆碱磷脂的减少）、FFA 和精选三酰基甘油的升高，与 PH 的关系比与 BPD 的关系更密切。相反，由于 PH 队列中的二十二碳六烯酸代谢物 19, 20- 二聚体更高，因此，氧脂素的升高似乎与 BPD 的发展有密切关系，而与 PH 无关[50]。

研究组还发现那些逐渐发展为 BPD 的新生儿在生命第一周内表现出独特的尿代谢图谱[41]。

研究纳入了 7 例 BPD 早产儿和 12 例对照早产儿（无 BPD），两组出生时均 < 28 周，收集了两组出生后第 7 天的尿液样本，通过 ^{1}H-NMR 波谱进行比较。

多变量尿液谱分析结果表现为簇状分布，这说明两组的尿液代谢有差异，主要表现为 BPD 组丙氨酸和甜菜碱增加，以及氧化三甲胺（TMAO）、乳酸和甘氨酸减少。

这些研究结果突出说明丙氨酸是一种能量资源和葡萄糖代谢的介质。在厌氧条件下，丙氨酸和乳酸从丙酮酸转化而来。BPD 新生儿尿液乳酸浓度的降低可能与 Krebs 和 Cory 循环改变而产生的代偿性反应及氧化应激的增加有关[41]。

因为甜菜碱是甲基原子团的供体和胆碱氧化的产物，BPD 样本中甜菜碱的增加可能与其参与了多个化学修饰过程有关，如甲基化。甘氨酸是一种珍贵的抗氧化剂，参与谷胱甘肽的合成，在 BPD 新生儿尿液中含量较低[41]。

也有人报道了有机挥发性代谢物的分析研究，通过便携式设备或电子鼻检测呼出的气体冷凝液（通过冷却呼出的气体，以非侵入性方式收集的一种生物液体），研究结果非常有意义[51]。对呼出气体中挥发性有机化合物的检测被称为"呼吸组学"[43,52]。

Lal 及其同事[53] 的研究首次评估了早产新生儿气道代谢组对 BPD 发展的影响，指出了宏基因组对代谢通路的潜在影响。该研究纳入了 30 例胎龄＜ 28 周的新生儿（15 例易感 BPD、15 例没有发生 BPD），在出生后 0～6h 内且在使用表面活性剂之前采集气管抽吸样本，使用非靶向质谱（LC-MS）进行分析评估。研究发现病例组样本中 FA 代谢、雄激素和雌激素生物合成（提示 BPD 风险存在性别倾向）等代谢物水平较高，它们可能是疾病早期的生物标志物[53]。

有数据表明，与女性相比，男性患 BPD 的风险更高，具有更高的发病率和死亡率，这些差异可能与这些代谢物有关[53,54]。

从前面所描述的这些变化可以看出脂质代谢物和甾体激素可能会影响肺部发育。肺动脉高压患者气道微生物群落的代谢活动可能会影响疾病的表现，例如细菌脂质代谢物可增加 BPD 易感婴儿的气道炎症[53]。

与无 BPD 婴儿相比，BPD 易感婴儿的样本中乙酰辅酶 A/ 丙酰基辅酶 A 羧化酶（能量相关代谢物）、O- 抗原生物合成蛋白、孢子萌发蛋白 KB 147（葡萄糖相关代谢物）、转录衰减蛋白的水平降低，FA 相关代谢物、雄激素和雌激素通路减少[53]。

Rogosch 和同事在研究[55] 中使用液相色谱法对 23 名早产儿（胎龄＜ 32 周）的挥发性有机化合物进行了气味图像分析，检测到继发 BPD 和未继发 BPD 两组之间有显著差异[55]。

另一项研究对 20 例 BPD 青少年和 15 例健康青少年呼出的气体冷凝液进行了检测，使用质谱分析发现两组样本的代谢物存在差异，主要表

现在可能长时间存在的血脂变化上；研究人员建议对代谢物进行长时间的随访，以便充分认识相应代谢通路。从分析结果看出，BPD 患者的溶血磷脂酰胆碱、血小板活化因子（PAF）、不饱和磷脂酰胆碱、缩醛磷脂酰 – 磷脂酰丝氨酸水平较高，羟基二十碳五烯酸的含量较低。这种脂质组成差异可能与表面活性剂组成的改变有关，可能持续终生[56]。

此外，调节磷脂酰胆碱在 BPD 青少年的代谢物中出现增加，但在哮喘小鼠模型的支气管肺泡分泌物中出现减少[57]。BPD 和哮喘患者气道代谢组差异在 Carraro 团队[56] 和 Ho 团队[57] 的研究中有重点介绍[58]。

在 Oh 和同事的研究中[59]，采集了 12 名继发 BPD 新生儿和 16 名健康对照组的气管吸气，用电子鼻进行评估检测，发现两组的气味图像有差异[59]。

最后，来看看由 Wedgwood 等[60] 建立的动物模型。他们通过研究新生大鼠，推测早产和产后生长受限（postnatal growth restriction，PNGR）易使患有 BPD 的婴儿发生 PH。他们将新生大鼠分为两组，一组正常喂养，另一组发生 PNGR。用 GC-TOF 质谱分析大鼠的肺组织，统计亮氨酸、异亮氨酸和缬氨酸的浓度。研究发现 PNGR 可诱导新生大鼠右室和肺血管重建，增强氧气的作用。因此，参与肺发育和血管舒张的支链氨基酸（branched chain amino acid，BCAA）、亮氨酸、异亮氨酸和缬氨酸的表达在高氧和 PNGR 的联合作用下显著降低了[60]。

总之，现阶段的临床实践中只能在胎儿出生几周后才能鉴别出 BPD，而代谢组学可以通过宫内代谢物提前诊断 BPD，或检测出胎儿对 BPD 的易感性。

参考文献

[1] Cháfer-Pericás C et al. *Free Radic Biol Med*. 2015;89:734–740.

[2] Cháfer-Pericás C et al. *Data Brief*. 2015;5:1026–1030.

[3] Fattuoni C et al. *PLOS ONE*. 2017;12(12):e0189120.

[4] Maddipati KR et al. *J Lipid Res*. 2016;57:1906–1916.

[5] Brown AG et al. *PLOS ONE*. 2017;12:0186656.

[6] Maddipati KR et al. *FASEB J*. 2016;30:3296–3307.

[7] Revello R et al. *J Matern-Fetal Neonatal Med*. 2016;29:2161–2165.

[8] Dudzik D et al. *J Proteome Res*. 2015;14:1432–1444.

[9] Romero R et al. *J Matern Fetal Neonatal Med*. 2010;23:1344–1359.

[10] Prince AL et al. *Am J Obstet Gynecol*. 2016;214:627e1–627e16.

[11] Dedja A et al. *Exp Lung Res*. 2018;44:226–240.

[12] Ludwig KR, Hummon AB. *Mol Biosyst*. 2017;13:648–664.

[13] Sarafidis K et al. *Sci Rep*. 2017;7:45506.

[14] Stewart JC et al. *Microbiome*. 2017;5:75.

[15] Ng S et al. *Front Mol Biosci*. 2018;5:70.

[16] Mussap M. *J Matern Fetal Neonatal Med*. 2012;4:32–34.

[17] Mussap M et al. *Semin Fetal Neonatal Med*. 2013; 18:56–64.

[18] Delanghe JR, Speeckaert MM. *Clin Chim Acta*. 2015; 451:46–64.

[19] Dessì A et al. *Early Hum Dev*. 2014;90:S19–S21.

[20] Noto A et al. *J Chemother*. 2014;26:130–132.

[21] Fanos V et al. *Early Hum Dev*. 2014;90:S78–S83.

[22] Küster H et al. *Lancet*. 1998;17:1271–1277.

[23] Dessì A et al. *J Matern Fetal Neonatal Med*. 2014;2:34–38.

[24] Wandro S et al. *mSphere*. 2018;pii:e00104–e00118.

[25] Stewart CJ et al. *Pediatr Res*. 2016;79:425–431.

[26] Mickiewicz B et al. *Am J Respir Crit Care Med*. 2013;187:967–976.

[27] Alinaghi M et al. *Metabolites*. 2019;9pii:E13.

[28] Basoglu A et al. *Mediators Inflamm*. 2018;2018:8016510.

[29] Fanos V et al. *Semin Fetal Neonatal Med*. 2013;18:3–12.

[30] Liu XR et al. *Burns*. 2010;36:992e8.

[31] Izquierdo-García JL et al. *Intensive Care Med*. 2011;37:2023e32.

[32] Fanos V et al. *Early Hum Dev*. 2013;89:S58–S61.

[33] Fattuoni C et al. *Clin Chim Acta*. 2016;460:23–32.

[34] Locci E et al. *J Matern Fetal Neonatal Med*. 2013; 26:17–19.

[35] Barberini L et al. *Data Brief*. 2016;9:220–230.

[36] Munger J et al. *PLOS Pathog*. 2006;2:e132.

[37] Vastag L et al. *PLOS Pathog*. 2011;7:e1002124.

[38] Locci E et al. *J Pediatr Neonat Individual Med*. 2012;1:147–148.

[39] Lal CV et al. *Semin Perinatol*. 2018;42:425–431.

[40] Baraldi E et al. *PLOS ONE*. 2016;11:e0164211.

[41] Pintus MC et al. *Oxid Med Cell Longev*. 2018; 2018:7620671.

[42] Fanos V et al. *J Matern Fetal Neonatal Med*. 2014; 27:39–45.

[43] Piersigilli F, Bhandari V. *J Matern Fetal Neonatal Med*. 2016;29:1758–1764.

[44] Kim A et al. *Placenta*. 2013;34:873–878.

[45] Kim SK et al. *Am J Reprod Immunol*. 2013;69:105–123.

[46] Gervasi MT et al. *J Perinat Med*. 2012;40:329–343.

[47] Yoon BH et al. *Am J Obstet Gynecol*. 1997;177:825–830.

[48] Lee J et al. *J Matern Fetal Neonatal Med*. 2009; 22:917–923.

[49] Noto A et al. *Adv Clin Chem*. 2016;74:35–61.

[50] La Frano M et al. *Am J Physiol Lung Cell Mol Physiol*. 2018; 315:L870–L881.

[51] Shaw JG et al. *J Thorac Dis*. 2014;6:1532–1547.

[52] Wheelock CE et al.; U-BIOPRED Study Group. *Eur Respir J*. 2013;42:802–825.

[53] Lal CV et al. *Am J Physiol Lung Cell Mol Physiol*. 2018;315:L810–L815.

[54] Ambalavanan N et al. *J Perinatol Off J Calif Perinat Assoc*. 2008;28:420–426.

[55] Rogosch T et al. *J Pediatr*. 2014;165:622–624.

[56] Carraro S et al. *J Pediatr*. 2015;166:e231:234–239.

[57] Ho WE et al. *Am J Respir Cell Mol Biol*. 2013;48:204–211.

[58] Rastogi D, Aschner JL. *J Pediatr*. 2015;166:224–226.

[59] Oh EH et al. *Enzyme Microb Technol*. 2011;48:427–437.

[60] Wedgwood S et al. *Pediatr Res*. 2016;80:894–902.

第 22 章　正常及病理妊娠的代谢组学

Metabolomics in normal and pathologic pregnancies

Antonio Ragusa　　Alessandro Svelato　　Sara D'Avino　**著**

王谢桐　**译**

一、正常妊娠的代谢组学

代谢组学的定义还在不断变化，因此，不同的研究者给出的定义略有不同。通常，代谢组学可以被定义为在一组给定条件下，对一个系统（细胞、组织或有机体）整体代谢谱的研究[1]。

代谢组学的研究增加了人类机体对妊娠和疾病代谢适应的认识和理解。

在正常妊娠中，代谢组学有助于揭示代谢细节，明确妊娠的正常代谢轨迹。Pinto 等已指出特定的脂蛋白/蛋白质代谢影响妊娠，其过程是通过影响分泌代谢组，这为进一步了解妊娠期代谢提供了一个有趣的方向[2]。他们收集健康非妊娠期及妊娠早孕、中孕、晚孕期女性的血浆样本。通过这种方法，证明一些血浆大分子［高密度脂蛋白（HDL）和低密度脂蛋白（LDL）+极低密度脂蛋白（VLDL）水平］在妊娠期以不同的比率增加。研究表明，脂蛋白（HDL 和 LDL+VLDL）与白蛋白呈负相关，特定循环中的血浆白蛋白和分泌代谢物有相关性。代谢组学分析还可用于更好地理解娠期间母体、胎盘和胎儿之间复杂相互依赖关系的生理变化。Orczyk-Pawilowicz 等描述健康孕妇在整个孕期羊水和血浆的代谢变化。他们证明了中孕到晚孕期羊水转变，血糖水平、肉碱和氨基酸水平降低，肌酐水平、琥珀酸、丙酮酸和胆碱水平升高[3]，在有关奶牛的研究中，代谢组学结合新的网络方法被证明能够产生丰富的生化洞察力，以发现可能与早孕期相关的生物模块[4]。由于这些新技术的使用和集成，在未来几年，代谢组学将能更好地阐明在人类妊娠期间发生的正常代谢变化，从而提高我们预测、诊断和监测疾病的能力。

二、代谢组学与早产

早产在妊娠中每年发生率约 9%。病因是多因素的，涉及母体基因组学、胎儿基因组学和环境因素[5]。对其病理生理学的认识有 4 种相互不排斥的途径[6,7]：感染和炎症、蜕膜出血、子宫过度膨胀，以及下丘脑/母亲或胎儿垂体轴激活（应激）（图 22-1）。在这些生物途径的上游，多种外源性和内源性因素可以触发大量未明确的生物分子途径，最终导致早产[8]。

虽然早产是一个多因素的过程，代谢组学研究力求识别生物学标记，这将有助于开发新的治疗方法来预防、诊断和治疗早产。Romero 等有一项研究，研究样本来自 22～35 周妊娠羊水，结果表明糖类、氨基酸和外源化合物是很好的预测因子，可以帮助识别有风险的患者[9]。另有研究分析了早产患者的羊水和尿液，结果发现，与对照组相比，孕妇的氨基酸水平有所不同[10]。研究表明，早产中有大约 116 个生物标志物；然而到目前为止，还没有单一的生物标志物可以可靠地预测哪次怀孕会导致早产[11]。

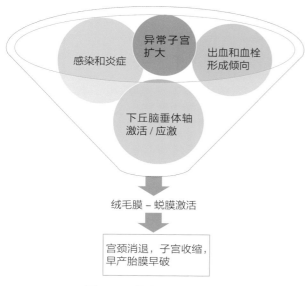

▲ 图 22-1　导致早产的致病途径

一个或多个途径的激活导致绒毛膜 – 蜕膜界面的激活，进而导致宫颈的消退、子宫收缩和早产胎膜早破；损伤的类型还取决于感染 / 炎性损伤的空间位置

这是因为有许多因素限制了它们作为预测早产生物标志物的应用，其中最重要的因素是高度的个体内变异性。事实上，个体对特定病因（宫内感染、蜕膜出血、胎儿应激等）的病理生理反应可能因基因型、表观遗传机制和外源性环境暴露而不同。近年来，人们对肠道微生物群进行了大量的研究。众所周知，在怀孕期间，对于每个孕妇来说，暴露于慢性或急性应激因素会影响早产的风险，这不仅取决于基因型，而且极有可能与微生物群的构成相关[12]，在激活母婴免疫系统、影响应激反应方面起着重要作用[13]。有研究已经识别了免疫反应中的代谢产物和介质[14, 15]，通过代谢组学分析，得出了关于感染反应的炎症和免疫反应的新见解，这为研究宫内感染和炎症，以及细胞外基质降解、雌激素代谢、应激和胎儿异常之间的关系提供了机会，而所有的这些因素都会导致早产[16]。到目前为止，研究已经表明，在以早产为妊娠结局的女性中，母体体液发生了许多变化。因此，代谢组学可以被认为是一种研究策略，以确定不同的刺激是如何通过代谢物和代谢途径

发挥作用，在某些孕妇中触发分娩，而另一些则不然。与其他病理生理方面一样，用于早产研究的代谢组学研究的主要问题之一也是样本量小而且少，使用更大的样本将使我们更好地了解早产发生的代谢机制[8]。

三、代谢组学与妊娠期糖尿病

妊娠的特点是胰岛素敏感性降低。妊娠中期和晚期逐渐引起胰岛素抵抗，这被认为继发于孕妇脂肪组织增加和典型激素变化。与未孕的女性相比，妊娠期的女性有更高的胰岛素分泌[17]。妊娠期糖尿病（GDM）的定义是在妊娠期开始或首次出现的任何程度的葡萄糖不耐受[18]。根据所用的诊断标准和研究人群，妊娠期糖尿病的患病率在全球范围内存在差异，占所有妊娠的 1%～14%[17]。妊娠期糖尿病患病率的增加可能与育龄妇女肥胖率的增加有关。

妊娠期糖尿病的诊断特点是高葡萄糖水平的血浆反应，往往在孕 20 周左右；然而，目前还没有对诊断标准达成一致意见[19]。

患有妊娠期糖尿病的妇女在怀孕后的几年内患 2 型糖尿病的风险增加。诊断为妊娠期糖尿病 2 年后的糖尿病累积发病率为 2.6%，5 年后为 8.1%，10 年后为 17.3%，15 年后为 25.8%[20]。

此外，患有妊娠期糖尿病的妇女患高血压、代谢紊乱和心血管疾病的风险可能增加[17]。

妊娠期糖尿病对未出生婴儿的短期和长期健康也有深远影响。与胰岛素不同的是，母体葡萄糖可以穿过胎盘。这会增加胎儿的糖负荷，随之而来的是胎儿胰腺产生的胰岛素增加，进而促进胎儿脂肪的增长和积累[17]。有相当多的数据支持母亲高血糖与未来胎儿健康风险之间的联系，如肥胖、胰岛素抵抗、糖耐量降低、2 型糖尿病、心血管疾病和自闭症[17]。

代谢组学已经用于分析代谢谱和识别与胰岛素抵抗相关的新的生物标志物。这些新技术的

应用将有助于了解妊娠期糖尿病的病因和发病机制。与健康对照组相比，无论是在质量上还是在数量上，妊娠期糖尿病患者的代谢特征都存在非常不同的代谢物。

一些研究发现，与健康对照组相比，妊娠期糖尿病患者的脂肪酸[17, 21-23]水平较高，甘油磷脂[21-25]水平较低。导致这种情况的机制可以通过胰岛素抵抗的增加和胰腺 B 细胞的功能缺陷来解释，随后细胞内积累有毒的脂质衍生物，氧化应激，炎症和线粒体功能障碍[17, 26]。孕期[17, 25, 27]和产后[17, 23, 25]甘油磷脂循环水平降低的发现与对 2 型糖尿病进行的研究[28]的数据一致。这种一致性提示妊娠期糖尿病的发病机制可能与母体胰腺 B 细胞功能障碍[21]、酶活性改变（例如，胞质钙依赖性磷脂酶 –A2 亚型水平降低）[17]和促炎与抗炎比例失衡[21]有关。

Powe 等的一项研究强调了妊娠期糖尿病发病机制的异质性[29]。事实上，有 4 个亚组：①胰岛素分泌缺陷的妊娠期糖尿病组；②胰岛素敏感性缺陷的妊娠期糖尿病组；③同时存在 2 种缺陷的妊娠期糖尿病组；④基于 24～30 孕周空腹 75g OGTT（口服葡萄糖耐量试验）结果的糖耐量正常组。有胰岛素敏感性缺陷的妊娠期糖尿病患者即使在修正了母亲体重指数（BMI）数据后，剖宫产的风险和新生儿体重也会增加。此外，这组人群的瘦素水平较高，而脂联素水平较低。这些发现揭示了 GDM 亚型之间存在生理异质性，而目前的诊断技术并不能区分这些亚型[30]。此外，代谢组学研究可能会有助于妊娠期糖尿病的早期识别，以及孕妇及其新生儿发生继发心血管疾病的风险评估。

对有妊娠期糖尿病风险患者尽早识别，将使早期治疗成为可能，并减少高血糖对母体和胎儿的不良影响。然而，到目前为止，为预测妊娠期糖尿病患病风险，对妊娠早期孕妇代谢状况进行了相关研究，结果并不一致。一些研究发现，相对于健康妇女而言，有罹患妊娠期糖尿病风险

的孕妇血肌酐、三甲胺 –N– 氧化物和甜菜碱降低[17]，尿液中的 N– 甲基烟酰胺和胆碱增加；另一些研究发现其羊水中葡萄糖增加，谷氨酸减少[17]。明确妊娠期糖尿病患者与健康妇女在妊娠晚期的代谢差异，可能有助于更好地了解相关并发症及其对胎儿代谢发育的潜在影响。

有两项研究报道了妊娠期糖尿病患者所生婴儿的代谢状况，评估母亲病理状态对新生儿发育的影响。logan 等[31]认为患有妊娠期糖尿病的患者所生婴儿的代谢特征与健康孕妇所生的婴儿不同。数据统计分析证明两组新生儿之间存在差异：在尿代谢物方面，存在显著差异的是葡萄糖、甲酸盐、富马酸、柠檬酸和琥珀酸，它们全都参与三羧酸（TCA）循环。这些数据初步表明，糖尿病组和对照组所分娩婴儿在新生儿期的新陈代谢存在差异。

Dani 等[32]对 GDM 母亲所生婴儿的代谢组学进行了研究，他们发现，与对照组相比，糖尿病组葡萄糖水平较低，丙酮酸、组氨酸、丙氨酸、缬氨酸、蛋氨酸、精氨酸、赖氨酸、次黄嘌呤、脂蛋白和脂质水平较高，但是没有发现任何临床表现的差异。作者的结论是，怀孕期间胎儿长期暴露于高血糖即使没有影响临床进程，也会改变新生儿出生时的代谢特征。

对于妊娠期糖尿病与早产的关系，目前为止，有几种可能的理由来解释研究结果的不一致性。首先，这一领域的研究采用了不同的生物样本。通常不知道受试者在采集样本时是否禁食。在不同的研究中，用于分析收集的样本的设备和技术往往不同。对于 GDM，使用的诊断标准缺乏一致意见，因此在不同的研究中，结果不同，这使得相关研究现状变得更加复杂。研究人群的年龄和种族通常不在考虑范围内。大多数研究基于小样本。此外，很少有研究纳入有关饮食摄入量的数据，并且用来比较组间代谢谱和确定组间显著差异的统计学方法往往高度不一致。

四、代谢组学与胎儿生长受限

胎儿宫内发育迟缓（IUGR）的特征是胎儿没有达到其正常生长潜能，其出生体重和 BMI 低于正常胎龄[33]。在工业化国家，胎儿宫内发育迟缓（IUGR）在新生儿中的发病率为 4%～8%，在发展中国家为 6%～30%[34]。病因可能包括遗传异常、先天性感染，以及母体因素和胎盘病理因素。宫内环境是影响胎儿生长发育的主要因素。相关的代谢组学分析在母体血浆、羊水、尿液、宫颈阴道分泌物、胎盘和脐带血中寻找生物标志物，并提供关于胎盘营养物质转运的信息[35]。有一些研究发现 IUGR 母体血浆中不同代谢物（鞘磷脂、磷脂、肉碱和脂肪酸）的增加，同时其胎儿脐血中相应物质的减少，表明这些营养物质未能从胎盘转运到胎儿[36]。

一些研究识别出了不同代谢特征之间差异的分子，其中包括肌醇；与对照组相比，IUGR 胎儿的尿液肌醇含量更高[37]。血浆和尿中肌醇浓度的升高通常与成人的葡萄糖耐受和胰岛素抵抗有关，这也可以被认为是 IUGR 胎儿发育过程中糖代谢受损的标志[38]，但仍需要进一步的研究才能得出明确的结论。

各种文献研究表明，不同代谢产物之间存在相关性，所有这些代谢产物都参与同一代谢途径，即 TCA 循环。这可能是因为胰岛素在乙酰辅酶 A 的氧化过程中起着重要的作用，并促进了葡萄糖在 TCA 循环中转化为丙酮酸。IUGR 患者对胰岛素的敏感性降低，因此，胰岛素抵抗或糖耐量受损可导致 TCA 循环的中间代谢物（谷氨酰胺、丙氨酸、亮氨酸和天冬氨酸）改变[39]。证明环境、基因型和表型之间密切联系的一个很好的例子是小于胎龄儿（SGA）新生儿或 IUGR（在本文中，由于篇幅有限，我们不阐述这两种情况之间的区别，但是它们之间存在差异，并且非常重要）。因为宫内环境差，种种原因母体没有为胎儿提供足够能量，导致这些婴儿出生时体重较

低。只有能够适应这种恶劣宫内环境的胎儿才能存活。出生后，即便这些新生儿获得足够能量，他们患心血管疾病的比例也比出生体重正常的新生儿高[40]。

近年来，已经提出了几种预测 IUGR 的生物标志物，但尚无足够精确可推荐作为 IUGR 的临床预测指标[41]。

代谢组学可以帮助识别可改变的危险因素，有助于改变疾病相关代谢物的浓度。特别是在产前，机体对环境刺激高度敏感，如营养、化学、药物、感染和其他应激因素。在子宫内接触有毒物质，临床表现除了死亡、出生缺陷和低出生体重，还可导致基因表达功能的变化，使得成人期患病风险增加（心血管疾病、肥胖、2 型糖尿病、生殖系统、大脑和免疫系统功能障碍）[35]。因此，代谢组学方法可以对产前护理产生有趣的影响，可预防围产期结局，也有助于了解和管理成人慢性疾病。

五、代谢组学与代谢综合征

代谢综合征被定义为肥胖、胰岛素抵抗、高血压和血脂异常的相关症候群[42]。代谢综合征使人在成年后易患严重的代谢性疾病，如 2 型糖尿病和心血管疾病[43]。肥胖被认为是代谢综合征患病率增加的主要原因，与血浆三酰甘油水平升高、高密度脂蛋白胆固醇（HDLC）水平降低、高血糖和心血管风险增加有关[42, 43]。在过去的 30 年里，肥胖症的流行率在全球范围内急剧增加[44]。肥胖患病率的增加是导致产科并发症增加的主要因素之一，如子痫前期（PE）、GDM、巨大儿和小于胎龄儿、剖宫产和医源性早产[45]。肥胖是基因易感性与饮食和污染物等环境因素变化之间复杂相互作用的结果。

为了调查与肥胖相关的环境因素，Pietilainen 等对同卵双胞胎进行了一项关于肥胖不一致的研究。观察到肥胖双胞胎和非肥胖双胞胎之间代谢

物的总血清成分的变化[46]。建议将肥胖作为代谢综合征干预的主要目标。

胰岛素抵抗目前被认为是代谢综合征发病机制的核心部分（图 22-2）。腹型肥胖被认为是胰岛素抵抗的初始因素。肥胖、胰岛素抵抗和代谢综合征是密不可分的[47]。然而，我们必须考虑到，并不是所有的肥胖者都有代谢综合征[44]。需要重点指出的是，10%～30% 的肥胖者对胰岛素敏感，血脂和血压正常，属于肥胖但代谢正常[44]。为了更好地理解这一事实，人们对发现生物标志物越来越感兴趣，这些生物标志物能够区分肥胖但代谢正常的个体与肥胖合并代谢性疾病的个体[48]。常有报道称，在这些人群中支链氨基酸（BCAA，亮氨酸、异亮氨酸、缬氨酸）和芳香族氨基酸（AAA，苯丙氨酸、酪氨酸）增加[49]。关于酰基肉碱水平差异的研究，普遍报道了支链肉碱相关种类（即丙酰肉碱、丁酰肉碱、异戊酰肉碱）水平升高[49]。其他氨基酸的结果不太一致。代谢不良和糖尿病患者血浆支链氨基酸水平的增加具有研究意义和临床意义。

在多数针对肥胖症和 2 型糖尿病的氨基酸生物标志物的分析中，观察到血浆苯丙氨酸和酪氨酸水平升高。这些氨基酸的变化可以用几个因素来解释。一种假设是，支链氨基酸循环水平增加，通过共享的大分子中性氨基酸转运体，与芳香组氨基酸竞争进入组织[49]。另一种可能的解释是，与代谢紊乱相关的肝功能障碍增加，导致苯丙氨酸和酪氨酸代谢降低，使其在血浆水平升高。

代谢组学也有助于评估某些干预措施的有效性。患有 2 型糖尿病的肥胖受试者，胃旁路手术组与饮食干预组相比，尽管体重减轻相同，但 BCAA、C3 和 C5 酰基肉碱、苯丙氨酸和酪氨酸有较大的下降[50, 51]。这些结果特别有趣，因为与生活方式的干预相比，手术治疗在诱导葡萄糖稳态方面有更大的改善。

六、代谢组学与子痫前期

子痫前期（PE）是孕产妇死亡的主要原因之一，全世界有 5%～10% 的孕妇会出现并发症[52]。其发病机制尚不完全清楚。胎盘源性疾病被认为与早期发病形式有关，会导致滋养层中螺旋动脉侵入异常[53]，而在迟发型，母亲既存的代谢性和血管性疾病更为重要[54]（图 22-3）。PE 的诊断标准包括与多普勒异常相关的临床参数和实验室检测指标。虽然 PE 的代谢生物标志物目前还没有得到常规应用，但许多研究表明，代谢组学可以识别与疾病相关的代谢生物标志物，并提供一个有效的诊断工具，有助于提高对病因机制的认识，改善对 PE 患者的管理。

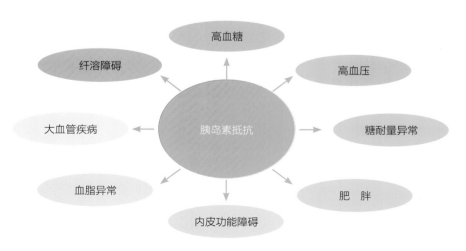

▲ 图 22-2　代谢综合征发病机制中的因素

对血液、尿液和胎盘代谢物的研究表明，PE 患者和生理妊娠的女性在代谢方面存在差异。一些代谢组学标记物，如脂类、氨基酸及其衍生物已经被研究，最常见的生物标记物涉及炎症、氧化应激、凝血和血管生成等代谢途径[52]。在脂质代谢方面，一些研究报告显示，与正常妊娠相比，PE 患者的脂质（LDL 和 VLDL）和不同脂肪酸水平会升高[50, 53]。脂质代谢异常可增加血管病变的风险，导致内皮功能障碍和心血管疾病[56]。一些研究[57]表明，肉碱和酰基肉碱可能是早期鉴别早孕期 PE 患者的预测标志物。其他研究报道了 PE 患者多不饱和脂肪酸浓度的变化，特别是胎盘和胎盘线粒体中花生四烯酸的增加[52]。该代谢物可诱导前列腺素和白三烯的产生，促进细胞凋亡；它在线粒体的蓄积会破坏线粒体，导致 β– 氧化减少，脂肪酸进一步蓄积[58]。其他多不饱和脂肪酸如二十二碳五烯酸和二十二碳六烯酸，分别在 PE 患者的胎盘线粒体和血浆中增加[55, 58]。这些代谢物可以通过限制血管内皮生长因子的活性来抑制血管生成[59]。因此，这些

代谢物可能是 PE 患者内皮重构改变的原因。

氨基酸的代谢也参与 PE。一些研究报道了 PE 患者血液和尿液中 BCAA 降解产物浓度较高[52, 53]，并且在早发型 PE 中精氨酸减少[60]。精氨酸通过精氨酸——一氧化氮途径提高一氧化氮的产生从而发挥血管舒张作用。这一发现提示精氨酸可能在 PE 的发病机制中发挥重要作用[52]。

在 PE 中，炎症与氧化应激呈正相关性，可以诱发内皮细胞功能障碍。PE 患者胎盘组织中牛磺酸转运体活性降低。低水平的胎盘牛磺酸（具有抗高血压和血管保护作用），可能降低母体螺旋动脉对滋养层的侵袭，从而减少对胎儿的营养输送[52]，并造成相对缺氧。随后，在缺氧条件下，促炎细胞因子上调，嘌呤核苷酸的降解增加[61]，随之血中尿酸增加。

在 PE 中凝血和血管生成途径也存在功能障碍[52]。富含组氨酸的糖蛋白是血管生成中最重要的蛋白质之一。研究表明，PE 患者的尿液中组氨酸排泄水平较高，血清中组氨酸代谢产物水平降低[52]。

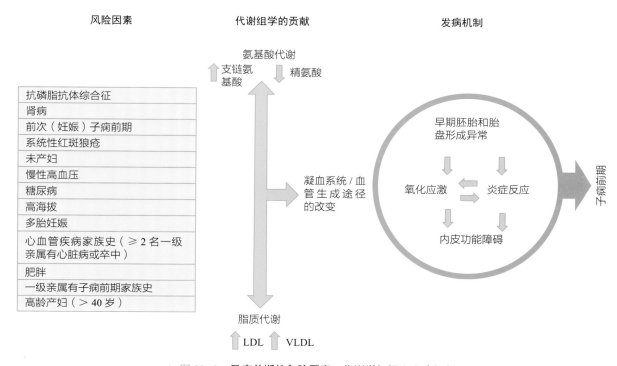

▲ 图 22–3　子痫前期的危险因素、代谢学知识和发病机制

值得注意的是，在 PE 中发现的代谢物与肾脏疾病中报道的代谢物——三酰甘油、脂肪酸和肉碱，有许多相似之处，这些物质通常与炎症性疾病和心血管疾病有关 [52]。代谢组学有助于我们更好地阐明 PE 的病理生理，提高我们的诊断和治疗水平。

参考文献

[1] Goodacre R et al. *Trends Biotechnol.* 2004;22(5):245–252.

[2] Pinto J et al. *J Proteome Res.* 2015;14(2):1263–1274.

[3] Orczyk-Pawilowicz M et al. *PLOS ONE* 2016;11(4):e0152740. https://doi.org/10.1371/journal.pone. 0152740

[4] Guo YS, Tao JZ. *Scientific Reports.* 2018;8:5973.

[5] York TP et al. *Am J Epidemiol.* 2013;178:543–550.

[6] Lockwood CJ, Kuczynski E. *J Perinat Med.* 1999; 27:5–20.

[7] Goldenberg RL et al. *Lancet.* 2008;371:75–84.

[8] Li S et al. *Biol Res Nurs.* 2016;18(1):12–22.

[9] Romero R et al. *J. Matern Fetal Neonatal Med.* 2010;23:1344–1359.

[10] Graca G et al. *Mol Biosyst.* 2012;8:1243–1254.

[11] Menon R et al. *Reprod Sci.* 2011;18:1046–1070.

[12] Kramer MR et al. *Acta Obstetricia Et Gynecologica Scandinavica.* 2011;90:1307–1316.

[13] Wardwell LH et al. *Curr Infect Dis Rep.* 2011;13:28–34.

[14] Del Prete A et al. *Blood.* 2007;109:626–631.

[15] Pearce EL et al. *Nature.* 2009;460:103–118.

[16] Quinney SK et al. *Pharmacometrics Syst Pharmacol.* 2018; 7(2):69–81.

[17] Chen Q et al. *J Diabetes Complications.* 2018;32(5):512–523.

[18] American Diabetes Association. *Diabetes Care.* 2015;38:S1–S90.

[19] Saccone G et al. *J Matern Fetal Neonatal Med* 2018 Sep 25:1–9.

[20] Lee AJ et al. *Diabetes Care.* 2007;30:878–883.

[21] Dudzik D et al. *J Proteomics.* 2014;103:57–71.

[22] Lehmann R et al. *Exp Clin Endocrinol Diabetes.* 2015; 123: 433–438.

[23] Anderson SG et al. *PLOS ONE.* 2014;9:e103217.

[24] Graça G et al. *J Proteome Res.* 2010;9:6016–6024.

[25] Liu T et al. *Anal Bioanal Chem.* 2016;408:1125–1135.

[26] Prentice KJ et al. *Cell Metab.* 2014;19:653–666.

[27] Law KP et al. *Clin Chim Acta.* 2017;465:53–71.

[28] Guasch-Ferre M et al. *Diabetes Care.* 2016;39:833–846.

[29] Powe CE et al. *Diabetes Care.* 2016;39:1052–1055.

[30] McCabe CF, Perng W. *Curr Diab Rep.* 2017;17(8):578.

[31] Logan KM et al. Infants of mothers with diabetes have altered urinary metabolic profile at birth. *Presented at the Neonatal Society 2012 Summer Meeting*, 21st–22nd June 2012:Canterbury.

[32] Dani C et al. *J Matern Fetal Neonatal Med.* 2014; 27:537–542.

[33] Committee on Practice Bulletins Gynecology, American College of Obstetricians and Gynecologists. *Int J Gynaecol Obstet.* 2001;72:85–96.

[34] Diderholm B. *Indian J Med Res.* 2009;130:612–617.

[35] Liu J et al. *Exp Ther Med.* 2017;14:467–472.

[36] Horgan RP et al. *J Proteome Res.* 2011;10:3660–3673.

[37] Dessì A et al. *J Matern Fetal Neonatal Med.* 2011; 24:35–39.

[38] Dessì A, Fanos V. *J Obstet Gynaecol.* 2013;33:776–780.

[39] Dessì A et al. *Angelica Best Pract Res Clin Obstet Gynaecol.* 2015;29(2):156–164.

[40] Sharma D et al. *Clin Med Insights Pediatr.* 2016;10:67–83.

[41] Conde-Agudelo A et al. *BJOG.* 2013;120:681–694.

[42] Expert Panel on Detection, Evaluation. *JAMA.* 2001; 285:2486–2497.

[43] Sowers JR. *Am J Med.* 2003;115:S37–S41.

[44] Allam-Ndoul B et al. *Nutrients.* 2016;8(6).

[45] Delhaes F et al. *Placenta.* 2018;69:118–124.

[46] Pietilainen KH et al. *PLOS ONE.* 2007;2:e218.

[47] Wu N et al. *Ann Endocrinol (Paris).* 2018;79(1):37–44.

[48] Zhong F et al. *Exp Biol Med.* 2017;242:773–780.

[49] Libert DM et al. *Peer J.* 2018;6:e5410.

[50] Laferrère B et al. *Sci Transl Med.* 2011;3:80re2.

[51] Magkos F et al. *Diabetes.* 2013;62:2757–2761.

[52] Nobakht M, Gh BF. *Syst Biol Reprod Med.* 2018;2:1–16.

[53] Bahado-Singh RO et al. *J Matern Fetal Neonatal Med.* 2012;30(6):658–664.

[54] Wikström A-K et al. *Obstet Gynecol.* 2007;109(6):1368–1374.

[55] Kenny LC et al. *Hypertension.* 2010;56(4):741–749.

[56] Nelson RH. *Primary Care.* 2013;40(1):195.

[57] Koster MP et al. *Dis Mark.* 2015;2015:857108.

[58] Zhou X et al. *Exp Cell Res.* 2017;359(1):195–204.

[59] Chao C-Y et al. *J Agric Food Chem.* 2014;62(18):4152–4158.

[60] Mukherjee R et al. *Pregnancy Hypertens.* 2014;4(1):70–80.

[61] Senyavina NV et al. *Bull Exp Biol Med.* 2013;155(5):682–684.

第 23 章　羊水代谢组学

Metabolomics in amniotic fluid

Alexandra–Maria Michaelidou　Foteini Tsakoumaki　Maria Fotiou　Charikleia Kyrkou　Apostolos P. Athanasiadis **著**

王谢桐　**译**

一、概述

羊水是包绕胎儿的一种复杂而且是动态的环境[1, 2]。羊水的生化成分随着妊娠进展和胎儿的成熟而变化。在妊娠早期，羊水来自母体的血浆，基于静水压和渗透力的作用通过胎膜被过滤出。当胎盘和胎儿血管开始发育时，母体血浆中的水和溶质通过胎盘进入胎儿血浆，再进入羊水中。因此，在妊娠早期，羊水的成分与胎儿血浆相似[2, 3]。在妊娠第4～5周，胎儿肾脏开始发育，在第8～11周，胎儿开始将尿液排泄到羊水中[2, 4, 5]。此外，孕早期结束后，胎儿开始持续增加吞咽羊水[2, 6]。然而，胎儿排尿和吞咽对羊水的含量均无显著影响，直到第19～20周胎儿皮肤开始角化。在大约妊娠25周时，胎儿的皮肤完全角质化，此时羊水主要是胎儿尿液和肺液的产物[3]。值得一提的是，在妊娠晚期，因为羊水和母乳含有相似的营养物质和生长因子[7, 8]，所以胎儿吞咽羊水为出生后营养进行了胃肠道准备[7]。

羊水是研究胎儿代谢的一个合适的研究对象，因为它的成分既反映了母体的健康状况，也反映了胎儿的状态。这种液体标本可以在妊娠的不同时间点进行检测，为临床医师和孕妇提供重要信息，为妊娠管理决策提供依据[9]。事实上，羊水通常在妊娠中期通过羊膜穿刺术进行采集，主要在高危妊娠的情况下（附件），例如高龄产妇、超声检测显示胎儿畸形或具有遗传异常妊娠病史[10]。

代谢组学[11, 12]在羊水上的应用提供了其代谢指纹图谱，可能有助于阐明影响宫内环境的机制[13]。事实上，胚胎在其发育过程中所遵循的"路径"会根据它从环境中接收到的信号和信息而略微不同，例如营养刺激[14]。这些变化，无论遗传与否，都会影响细胞启动或关闭基因的方式[15]。最近的一些研究表明，胚胎中基因表观遗传调控的变化对持续到成年期表型的诱导至关重要[14, 16]。代谢指纹谱可以作为这些表型的一个很好的探针，在某些病理和（或）生理条件下提供代谢特征[17]。

因此，本章首先介绍迄今为止关于代谢组学在正常妊娠羊水中应用的研究。接下来对探讨母亲饮食对羊水代谢影响的研究进行了总结，因为人们普遍认为母亲饮食的质量或数量可能与胎儿环境的显著变化有关[14]。本章的另一个目的是介绍代谢组学在产前研究中的潜力，以实施妊娠合并症的预防，早期诊断和监测。

二、正常妊娠的羊水代谢组学

1. 妊娠期的羊水成分

孕龄的可靠信息对于临床医师准确评估胎儿生长和解释某些筛选和诊断试验是必要的，其对足月妊娠前后的管理也很重要[18, 19]。因此，必须持续监测正常怀孕期间健康母亲羊水的代谢变化[20, 21]。

表 23-1 列出了旨在描述正常妊娠时羊水代谢特征的已发表研究项目。为了在妊娠中期和晚期建立标准的代谢物浓度，Cohn 等[20] 发现甜菜碱、琥珀酸、肌酐和谷氨酰胺的浓度随着妊娠的推进而显著增加，而许多氨基酸水平则下降。这一发现与 Bock[22] 的早期研究结果一致。后者研究表明，约妊娠 20 周后，甘氨酸、丙氨酸、谷氨酸、缬氨酸、异亮氨酸和芳香氨基酸的含量下降，随后在妊娠中晚期趋于平稳。与这些发现相一致的还有 Pawilowicz 等[21] 的研究结果，他们将氨基酸水平的下降归因于胎儿的生长动力学，从而对基本物质的需求增加。

妊娠期间，羊水中葡萄糖含量的减少与能量需求的增加相重叠[20, 21]。此外，整个妊娠期间，羊水中葡萄糖的水平反映了胎儿肾脏的成熟度。因为随着胎儿肾小管的逐渐成熟，肾小球滤过的葡萄糖更多地被重新吸收，因此羊水中的葡萄糖较少[23]。在此背景下，肌酐的检测及定量也可能

为评估胎儿肾脏情况提供额外的生物标志物[20]。

令人惊讶的是，羊水中的丙酮酸水平显示出与葡萄糖相反的趋势。然而，这一观察结果合并乳酸/丙酮酸值降低，可能是由胎儿有氧代谢增加导致耗氧量增加所致[21]。

就胆碱而言，其水平的增加可能与孕后期胎儿大脑发育对磷脂的需求较高有关[21]。

综上所述，所有这些数据表明，羊水中包含的复杂的代谢信息可能来自胎儿肺、肾和胃肠道发育的副产物，因而对胎儿器官成熟度有一定的预测性。

作为上述数据的直接结果，将人类羊水的组成成分与胎儿的生物需求过程相匹配是一个巨大的科学挑战。代谢组学有助于探索母体饮食对羊水代谢物的影响，而且毫无疑问，有助于揭示妊娠合并症中可能影响胎儿生长轨迹的生化和生理机制。

表 23-1　正常妊娠羊水代谢图谱

参考文献	人 口	方 法	研究目的	主要代谢物的变化
22	10 个中期妊娠早期样本，43 个晚期妊娠样本	^{1}H-NMR	比较妊娠中期和晚期的代谢物浓度	↑胆碱、肌酐、乳酸 a ↓琥珀酸 a、丙氨酸 a、谷氨酸，甘氨酸、组氨酸、异亮氨酸、苯丙氨酸、酪氨酸、缬氨酸
24	健康孕妇	MS、^{1}H-NMR、RP-LC	羊水的代谢谱	60 种代谢物
20	23 个中期妊娠样本，27 个晚期妊娠样本 b	HR-MAS	比较妊娠中期和晚期的代谢物浓度	↑甜菜碱、肌酐、琥珀酸、谷氨酰胺 ↓柠檬酸、肌酸、葡萄糖、GPC 糖蛋白、乳酸、丙酮酸、丙氨酸、谷氨酸、异亮氨酸、亮氨酸、赖氨酸、缬氨酸
18	24 个中期妊娠样本，71 个晚期妊娠样本	HR-MAS	利用羊水代谢物建立计算孕龄的可靠模型	↑肌酐 ↓葡萄糖、丙氨酸、缬氨酸
21	6 个中期妊娠样本，21 个晚期妊娠样本	^{1}H-NMR	追踪怀孕期间的代谢变化	↑胆碱、肌酐、N，N 二甲基甘氨酸、丙酮酸、琥珀酸、尿酸、AU2 ↓葡萄糖、肉碱、乳酸/丙酮酸、丙氨酸、异亮氨酸、亮氨酸、蛋氨酸、苯丙氨酸、酪氨酸、缬氨酸

引自参考文献 [20]

GPC. 甘油磷酸胆碱；AU2. 未指定代谢物

a. 表示它们的峰高与柠檬酸盐峰高的比值

b. 虽然许多患者患有糖尿病，但每个患者都接受了个体化的内科治疗，并且行羊膜穿刺术时血糖正常

2. 母体饮食对羊水代谢物影响的探讨

如前所述，人们越来越意识到代谢途径在与健康相关的生物过程中的关键作用。根据文献 [25]，个体和群体的健康是遗传和许多环境因素相互作用的结果。而营养是一个重要的环境因素。在这一框架下，母亲营养过剩或营养不足已被证明会显著影响胎儿发育，并可对其后期生活有重要影响 [13, 26]。然而，新出现的数据 [27, 28] 表明，除外这些极端的情况，母亲饮食在质量或数量上的微小变化即可与胎儿环境的显著变化相关。

在这一设想下，进行了人类 [29-32] 和动物 [33-36] 的常规分析研究方案，以探索怀孕期间母亲的饮食是否会改变羊水的成分（图 23-1）。尽管从这些研究中发现了一定的证据，但深入研究这种生物液中存在的小分子谱系将为探索母体营养对羊水成分的影响提供更全面的描述和良好的前景。

使用"组学"技术研究孕妇营养对羊水环境的影响是最近才出现的（图 23-1）。2008 年，为了探索母体孕期营养限制与胎儿神经发育之间的潜在联系，Shen 等 [37] 在大鼠模型中使用了代谢组学（气相色谱法—质谱法）和金属组学（诱导耦合等离子体 / 质谱）分析平台，记录小分子代谢物，以及与神经诱导、神经元迁移、神经管分化、突触形成相关的微量元素的变化，结果显示羊水代谢的基本特征确实受到母体饮食受限的影响。

近 10 年后，Wan 等 [38]（图 23-1）采用代谢组学方法，通过 ¹H-NMR 谱结合生物化学分析，探讨母体壳寡糖补充对羊水代谢谱的影响。他们发现补充壳寡糖可以提高超氧化物歧化酶、过氧化氢酶、抗超氧化物阴离子、抗羟基自由基活性、总抗氧化能力及羊水免疫状态，以及增加 IL-10、IgG 和 IgM 浓度，从而改变羊水抗氧化状态。除了改善抗氧化状态和免疫参数外，母亲补充壳寡糖还提高了赖氨酸、柠檬酸和葡萄糖的水平，表明这种补充可以调节氨基酸和葡萄糖代谢，以及柠檬酸循环。

2013 年，Athanasiadis 等 [39] 采用 ¹H-NMR 代谢组学方法（n=44）研究孕妇孕前体重指数（BMI）对羊水代谢指纹图谱的影响。作者观察到正常孕妇的代谢特征似乎有别于肥胖孕妇，这提示羊水代谢特征受母体 BMI 影响。一年后，Fotakis 等 [40] 进行了一项涉及 27 名参与者的试点研究，以调查母体的习惯性饮食模式是否会影响人类羊水的构成。有趣的是，¹H-NMR 的应用使识别不同饮食模式下的代谢物成为可能 [40]。这两个初步的研究虽然在独立的孕妇样本中进行，但表明了 NMR 代谢组学的可扩展性，以阐明母体营养对胎儿生长发育的作用

2018 年，Fotiou 等 [41] 在这些成果的基础上，使用一份有效的食物频率问卷 [42]，并采用基于 NMR 的代谢组学，探索了母体饮食习惯对人类羊水代谢的影响。在这项研究中，65 名女性根据她们的饮食习惯被分为两组。为了消除因特殊情况或胎儿 / 母亲紊乱引起的代谢效应的潜在重叠，仅捕获母体饮食诱导的羊水代谢特征，文献作者应用了以下合格标准：①单胎妊娠；②无胎儿结构畸形和（或）染色体异常；③分娩合适的孕龄婴儿（出生体重在 10%～90%）；④无产科 /

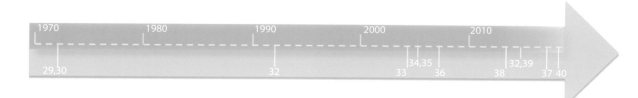

▲ 图 23-1　研究孕妇饮食对羊水代谢特征影响的时间轴

医学并发症，如子痫前期（PE）或妊娠期糖尿病（GDM）。在这些标准下，Fotiou 等[41] 报道，在羊水中发现了母亲习惯性饮食模式的代谢特征。因为与较多摄入植物蛋白和单不饱和脂肪酸及多不饱和脂肪酸的女性相比，总蛋白和动物蛋白、饱和脂肪酸摄入较多及膳食血糖指数高的女性，其羊水葡萄糖、丙氨酸、酪氨酸、缬氨酸、柠檬酸、顺式乌头酸、甲酸水平更高。因此，母亲饮食习惯不同引起的羊水代谢改变与氨基酸、葡萄糖代谢和柠檬酸循环有关（图 23-2）。

因为怀孕期间的饮食平衡可能与胎儿的肥胖和脂肪分布有关[43]，所以解释此类营养刺激的生物学效应不仅具有挑战性，而且很有吸引力[43]。

三、妊娠合并症羊水的代谢指纹图谱

如前所述，本章的另一个目的是阐述代谢组学在产前研究中的潜力，以实施妊娠合并症的预防、早期诊断和监测。以下章节将讨论 FM、GDM、PE 和 PTB 的相关数据。

1. 胎儿畸形

用于胎儿畸形代谢特征的代谢组学方法见表 23-2。

2009 年开展的磁共振代谢组学研究，解释

* . 鉴别羊水中的代谢物（在聚类 1 中↑）
§ . 鉴别母体尿液中的代谢物（在聚类 1 中↑）
± . 两种生物液体中的共同代谢物（在聚类 1 中↑）

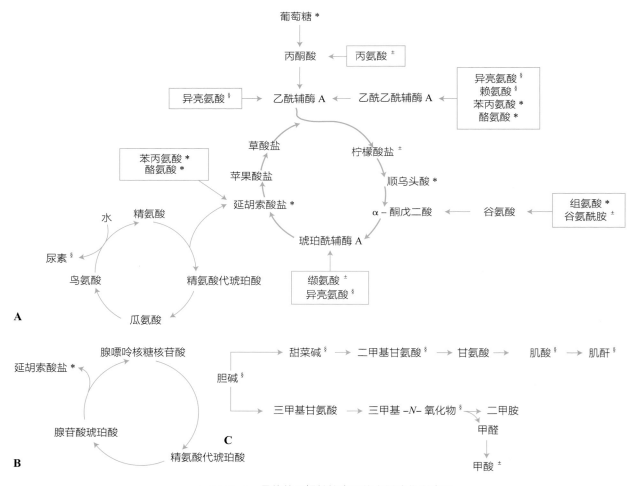

▲ 图 23-2　母体的习惯性饮食可能会影响代谢途径
A. 能量代谢、氨基酸代谢、尿素循环；B. 嘌呤生物合成过程中延胡索酸的生成；C. 胆碱代谢（引自参考文献 [41]，经许可转载）

表 23-2　羊水代谢特征诊断胎儿畸形

参考文献	样　本		方　法	主要代谢产物的变化
	n	孕　龄		
22	10 例对照样本 5 例脊柱裂样本	妊娠中期	^{1}H-NMR	醋酸、谷氨酸、乳酸 [a]
46	17 例对照样本 10 例脊柱裂样本	15～39 周	^{1}H-NMR	↑琥珀酸、谷氨酰胺 ↓肌酸、肌酸酐
44	34 例对照样本 12 例畸形样本	15～24 周	^{1}H-NMR	↑α- 胎蛋白、柠檬酸、甘氨酸、蛋氨酸、糖蛋白 P1、琥珀酸盐 ↓氨、乙醇、葡萄糖、尿素、丙氨酸、谷氨酰胺 / 谷氨酸、亮氨酸、苯丙氨酸、脯氨酸、酪氨酸、缬氨酸
10	82 例对照样本 27 例畸形样本	14～25 周	^{1}H-NMR	↑抗坏血酸、肌酐、糖蛋白、乳酸、琥珀酸、谷氨酰胺、甘氨酸、蛋氨酸、丝氨酸、苏氨酸 ↓α- 氧异戊酸盐、葡萄糖、丙酮酸、丙氨酸、异亮氨酸、亮氨酸、苯丙氨酸、酪氨酸、缬氨酸和 4 种未知代谢产物
45	26 例对照样本 22 例畸形样本	15～25 周	UPLC-MS	↑肉碱、柠檬酸、雌激素 -3- 硫酸酯 -16- 葡糖苷、雌三醇 -3-葡萄糖苷酸 / 雌三醇 -16- 葡萄糖苷酸、焦谷胺酸 ↓葡萄糖、多元醇、谷氨酸 / 谷氨酰胺、亮氨酸 / 异亮氨酸、赖氨酸、酪氨酸、缬氨酸

代谢途径的潜在变化：糖酵解增强（可能在胎儿缺氧状态下），呼吸链途径使用减少，葡萄糖异生作用增强，胎儿肾脏发育不全，叶酸调节紊乱，蛋白质合成需求增加，氨基酸代谢紊乱

a. 表示其峰高与柠檬酸峰高的比值

了由于不同畸形，即泌尿生殖系统、软组织、心脏、腹部、中枢神经系统及多系统畸形等，导致羊水标本代谢紊乱的原因。通过正交偏最小二乘法判别分析（OPLS-DA），不考虑畸形的类型，常见的代谢物变异包括葡萄糖、琥珀酸，8 个氨基酸（缬氨酸、酪氨酸、苯丙氨酸、亮氨酸、谷氨酸盐、谷氨酸、丙氨酸、甘氨酸），以及蛋白质分数和与蛋白质相互作用游离乳酸的比例改变。醋酸盐、组氨酸、赖氨酸、丙酮酸和 P2 蛋白的变化似乎取决于畸形的类型。然而，由于所调查的样本量较小，建议进一步研究以提高该方法的可预测性[44]。

在随后的磁共振代谢组学的研究中，为了寻找与胎儿畸形、妊娠期糖尿病的预诊断、早产、胎膜早破和染色体病等相关的代谢标记物，作者发现胎儿畸形对羊水代谢物的成分的影响最大，从而实现了统计验证。这些发现与以前的研究一致，显示了整个胎儿畸形组在糖酵解、糖异生和肾脏发育不良方面的变异变化。此外，该研究还提出了可能对蛋白质和核苷酸糖生物合成产生额外影响的潜在指标[10]。

在随后的超高效液相色谱（UPLC）/ 质谱（MS）研究中，为鉴定妊娠疾病生物标志物，证实了胎儿畸形组羊水中肉碱、焦谷氨酸、多元醇和雌三醇偶联物存在变化，这表明，在其中，胎儿畸形组的脂质氧化增加，氨基酸通量改变，多元醇通路紊乱。此外，对已识别的显著 MS 特征与先前报道的 ^{1}H-NMR 谱进行多谱学统计相关分析，证实了 MS 的工作，强调了进一步的代谢关系[45]。

2. 妊娠期糖尿病（GDM）

关于 GDM 的发生，不同研究小组使用的代谢组学方法见表 23-3。

如前所述，Graca 等[10] 于 2010 年发表了一

表 23-3　羊水代谢指数诊断妊娠期糖尿病

参 数	人 口		方 法	主要代谢改变
	n	孕 龄		
22	10 组对照 – 由轻至重 5 组 GDM	孕中期	^{1}H-NMR	无统计学差异
10	82 组对照 –27 组病例组 [a]	14～25 周	^{1}H-NMR	↑葡萄糖 ↓醋酸、肌酐、甲酸盐、GPC、谷氨酸、甘氨酸、脯氨酸、丝氨酸、牛磺酸
45	26 组对照 –23 组病例组 [a]	15～25 周	UPLC-MS	来源于预诊断 GDM 组的模型组均无预测能力 [b]
48	20 组对照组 –20 组病例组 [c]	16～18 周	GC-MS,LC-MS	↑葡萄糖、2- 羟基丁酸酯、长链饱和脂肪酸（18:0）、单不饱和脂肪酸（16:1n7、20:1n9 或 11）和多不饱和脂肪酸（20:5n3、22:6n3、18:2n6、18:3n3 或 6、20:3n3 或 n6、20:4n6、22:5n6）、乙酰乙酸酯、3- 羟基丁酸酯、C16:0–SM、C18:0–SM、C24:1–SM、C16:1–SM、亮氨酸，以及蛋氨酸和酪氨酸的代谢产物 ↓1,5– 脱水葡萄糖醇、γ- 谷氨酰胺基氨基酸、多种氨基酸代谢产物（包括精氨酸、甘氨酸、谷氨酰胺、组氨酸、赖氨酸、苯丙氨酸、色氨酸）

代谢途径的潜在变化：葡萄糖代谢，胰岛素反应，氨基酸生物合成，通过胎盘的氨基酸交换，脂质代谢，肾功能

GDM. 妊娠期糖尿病；GPC. 甘油磷酸胆碱；SM. 磷脂胆碱

a. 诊断前的 GDM，来源于妊娠后期（24～28 周）诊断为 GDM 的孕妇

b. 观察到谷氨酸（146.07m/z，降低）和己糖的微小变化，可能是葡萄糖的微小变化（203.05m/z，增加），但是变化不大（$P=0.030$）

c. 10 个女性后代和 10 个男性后代

项 NMR 代谢组学研究，探讨产前疾病对妊娠中期羊水代谢谱的影响。研究人群为 27 例预诊断为 GDM 的病例，即妊娠后期（妊娠 24～28 周后）诊断为 GDM，所得样本来自妊娠 14～25 周。根据 Q^2 值，结合 PLS-DA 的结果，以及蒙特卡罗框架下的分类能力，可以预测代谢产物的微小变化。然而，进一步的数据处理显示，葡萄糖平均增加 14%，同时一些氨基酸、有机酸、肌酐和甘油磷酸胆碱呈下降趋势（表 23-3）。作者认为蛋白质和核苷酸生物合成的病理代谢物潜在改变，同时肾功能和脂质代谢可能存在变化 [10]。

在随后的 UPLC/MS 研究 [45] 中，GDM 组的预诊断模型均无预测能力。然而，当对 NMR [47] 提出的代谢物重新分析 UPLC-MS 数据时，通过单变量分析，我们发现谷氨酸（146.07m/z，下降）和己糖或葡萄糖（203.05m/z，上升）的变化较小且不显著。结论是，在如此复杂的分析方案中，

研究结果取决于诸多因素，例如采样特征（如群体维度）和 MS 方法所选择的特定实验条件 [45]。

一项关于 GDM 对宫内环境影响的嵌套病例对照研究 [48] 很有趣。该设计选取 20 例妊娠中期孕妇羊水标本，这些孕妇随后诊断为 GDM（其中 10 例有女性后代，10 例有男性后代），并与无 GDM 的羊水对照样本 1:1 配对。采用气相色谱 / 质谱联用技术和液相色谱 / 质谱联用技术对 459 种已知生物化学物质进行靶向代谢组学研究。研究结果聚焦于 GDM 羊水样本中葡萄糖、氨基酸、谷胱甘肽、脂肪酸、胆汁酸和鞘脂类代谢的潜在紊乱。此外，作者认为 GDM 会以性别特异性的方式改变妊娠中期的羊水的代谢组学特征。

3. 子痫前期

就子痫前期而言，关于其并发症的首个代谢组学研究在 1994 年由 Bock 完成 [22]。通过

^{1}H–NMR 检测了 7 例轻度至重度子痫前期患者的羊水样本。统计分析表明胆碱、琥珀酸盐和乙酸盐水平发生了重大变化。在病理状态下，其他几种化合物的低浓度可归因于较高浓度的柠檬酸盐。

自此，许多科学的代谢组学研究发表，确定各种底物（如血清、母体血液、尿液或胎盘绒毛片段）中的子痫前期生物标志物[14]。尽管基于羊水样本将代谢组学技术用于子痫前期的研究非常有限，但已有传统分析方法[49]，运用在临床症状出现之前，根据羊水成分变化揭示出子痫前期的早期生物标记物。在这个方向上，笔者发表了一个案例分析，该妇女在妊娠 28$^{0/7}$ 周时发展为 PE，在 22$^{2/7}$ 周羊水样本中尿酸和钾的浓度以及半胱氨酸与蛋氨酸的比例升高[49]。

据笔者所知，目前尚无代谢组学研究监测 PE 患者所生的生长受限的后代其羊水的生物标志物。显然，有必要进一步研究重大产科综合征（如 PE 和胎儿生长受限）[49]引起的不同生理效应。这项工作将有助于洞悉这些疾病的病因，从而产生有效预防性干预措施，优化孕产妇围产期结局。但是，应该记住，此类研究的局限性在于羊膜穿刺术是一种仅在特定适应证下使用的有创性手术[14,50]。

4. 早产

产前收集的体液，其代谢组学特征提供了识别 PTB 发生前代谢异常的可能性，因此可提供预测该疾病的早期生物标志物，并支持在临床环境中做出可能的治疗决策（表 23–4）。

在 Graca 等的 NMR 研究中[10]，将孕中期健康孕妇的 82 份羊水样本与 12 份预诊断 PTD 组样本进行了比较。PTD 组病例的代谢特征似乎与其他疾病有所不同。例如，尿囊素的增加可能提示由活性氧介导的氧化应激。此外，由于肌醇参与膜磷脂合成，促进激素诱导的肺成熟，肌醇的不同反应（即记录的 PTD 病例减少）是相当有趣的特点[10]。

2012 年，Graca 等[45]为了寻找 PTD 的潜在生物标志物，使用 UPLC 结合 MS 分别在正离子和负离子电喷雾（ESI+ 和 ESI–）模式下进行了 MS。该研究中的羊水样本包括对照组 26 例（来自健康妊娠孕妇），以及实验组 11 例预诊断为早产的病例（来自妊娠 37 周之前分娩女性）。基于化学计量学，作者得出结论，特定氨基酸的减少提示胎盘氨基酸通量的变化，而己糖（可能是葡萄糖）的增加，提示早产组有高血糖趋势[45]。

2013 年，Graca 等[51]发表了一篇文章，是关于使用中红外（mid–infrared，MIR）作为工具，分析妊娠中期羊水与某些产前疾病关系。该文章所提出的方法可能是另一种理解和预测早产的替代方法，而且低成本、易于使用并更为快速。然而，作者提出了具体的改进需求[51]。

Virgiliou 等[17]发表了一项题为"与早产相关的妊娠中期孕产妇羊水和血清代谢特征"的研究。最终目标是识别 PTD 特征的标志物或浓度模式，随后重点用于以诊断和（或）预后为目的的特异性分析。根据孕妇年龄和羊膜穿刺术的孕周配对，使用 35 例 PTD 和 35 例足月分娩样本。按（TOF）/MS（在 ESI$^+$ 和 ESI$^-$ 中），使用反相（RP）–UHPLC，对 PTD 患者中的 13 个羊水样本，与对照组患者 14 个配对样本进行对比分析。这些结果表明，中极性和非极性代谢物有助于区分研究中的临床组别。进一步，利用亲水性相互作用色谱（HILIC）MS/MS 的办法对全套样品进行了靶向代谢组学研究。研究发现，PTD 病例中，谷氨酰胺、丙酮酸和肌醇的浓度较低，而在对照组中，谷氨酸的浓度略低。根据通路分析，这些变化与能量代谢（糖酵解、糖异生、丙酮酸代谢）及谷胱甘肽、丙氨酸、天冬氨酸和谷氨酸的代谢有关[17]。

有趣的是，Romero 等[52]进行了两项回顾性横断面研究，探讨无论患者入院时是否存在羊膜腔内感染 / 炎症（IAI），羊水的代谢组学分析能否识别有早产风险的自发性早产（PTL）患

表 23–4　PTB 相关代谢组学研究

参考文献	研究群体（n）	孕　龄	方　法	主要代谢物变化
10	82 例对照样本，12 例 PTB	14～25 周	^{1}H–NMR	↑尿囊素 ↓柠檬酸、丙氨酸、肌醇、3.12ppm 的未知化合物
45	26 例对照样本，11 例 PTB	16～22 周	UPLC–MS	↑己糖（葡萄糖） ↓柠檬酸、组氨酸、异亮氨酸 / 亮氨酸、蛋氨酸、苯丙氨酸、缬氨酸
56	82 例对照样本，12 例 PTB	14～25 周	NMR	结果与 Graca 等的研究一致 [10]
51	40 例对照样本，14 例 PTB	16～23 周	MIR	↓α– 氧异戊酸盐、柠檬酸、葡萄糖、丙氨酸、组氨酸、异亮氨酸、亮氨酸、赖氨酸、苯丙氨酸、脯氨酸、酪氨酸、缬氨酸
17	35 例对照样本，35 例 PTB	14～23 周	UPLC–MS	↑谷氨酸 ↓谷氨酰胺、肌醇、丙酮酸
52	16 例和 40 例 PTL 足月分娩[a]；19 例和 33 例 PTL，不合并 IAI[a]	22～33 周	GC–MS/LC–MS	没有发生羊膜腔感染 ↑半乳糖醇、己糖簇 6、尿酸、甲基腺嘌呤、N– 乙酰谷氨酰胺（可能）、丁酸、油酸、β– 羟基苯乙胺、维生素 B$_6$、水杨酰胺、未知物 ↓丙氨酸、谷氨酰胺、焦谷氨酸、甘氨酸、脯氨酸、肌醇、半乳糖、甘露糖、其他糖类、尿素、3– 羟基丁酸、棕榈酸、十八酸和丁二酸
	20 例和 40 例 PTL 合并 IAI[a]			发生羊膜腔感染 ↑丙氨酸、甘氨酸、谷氨酸、谷氨酰胺、异亮氨酸、亮氨酸、脯氨酸、酪氨酸、缬氨酸、焦谷氨酸、棕榈酸、尿素、肌醇、十八酸、可能的庚二酸、可能的氨己二酸、3– 吲哚酚丁酸酯（可能）、丁二酸、未知代谢物 ↓半乳糖、甘露糖、果糖、其他糖类、甘油、葡萄糖酸、三异柠檬酸、未知代谢物 判别式：N^6– 甲基腺嘌呤
10	82 例对照样本，34 例 PROM	14～25 周	^{1}H–NMR	↑谷氨酰胺、蛋氨酸 ↓苏氨酸、3.11,3.29ppm 未知化合物，
55	12 例对照样本，38 例 PTB	出生时	GC–MS	结合 3βOH55，雌激素，一些经孕酮 5α/5β 还原代谢分子的极性结合物，一些类固醇 7α/β– 和 16α– 羟基化合物，Preg20 aC，7α/β– 和 16α– 羟基 –3βOH5S 衍生物
53	25 例对照样本，25 例 PTB	出生时	GC–MS/LC–MS	↑胆汁酸、血红素代谢物、孕酮、1,2– 丙二醇、对乙酰氨基酚代谢物 ↓皮质醇、可的松、烯胆甾烷醇、可可碱、茶碱、1– 甲基尿酸、1,7– 二甲基尿酸、1,3,7– 三甲基尿酸、7– 甲基黄嘌呤、长链脂肪酸、必需脂肪酸、花生四烯酸和米德酸、13,14– 二氢 –15– 酮前列腺素 A2、12– 羟二十烷四烯酸（12–HETE）、角鲨烯
54	11 例对照样本，13 例 PTB[b]	出生时	UPLC–MS	↑一些氨基酸和衍生物、脂肪醛、氧化脂类、不饱和羟基脂肪酸 ↓磷脂酰胆碱相关的代谢物

a. 第一个和第二个研究分别分析

b. 最迟在分娩前一天收集样本

者。研究对象包括三组在不同条件下的早产患者：①足月分娩的 PTL；②早产分娩，无 IAI 的 PTL；③早产分娩，IAI 伴随 PTL，已治疗。采用 GC-MS 和 LC-MS[52]。

无 IAI 的 PTL 患者糖类和氨基酸含量低，而 PTL 合并 IAI 患者的特点是糖类浓度急剧下降，氨基酸水平上升。作者认为糖类的减少可能与 PTL 有关，并进一步得出结论，氨基酸代谢物的增加是伴有 IAI 的 PTL 存在的一个特有的征象，这可能是由于母亲可利用性的改变和（或）胎盘 - 氨基酸转运的改变。值得一提的是，在人类羊水的代谢组中发现，除了含有哺乳动物细胞中间代谢产物，还含有外源化合物[52]。

在之前描述的由 Graca 等[10] 设计的研究中，将 34 名 PROM 受试者的代谢谱与 82 例对照组进行比较。作者的结论是，胎膜早破前羊水的代谢谱似乎反映在非常小的变化上，并提出最显著的变化是 3.29ppm 未赋值的 NMR[10]。

根据 Gil 和 Duarte[12] 的研究，有两项关于出生时收集的羊水研究[53, 54]，目的是描述出生时 PTB 新生儿的代谢情况。其记录下的变化支持了 PTB 对羊水代谢谱的巨大影响，主要与氨基酸、不饱和脂肪酸、氧化脂类、脂肪醛和胆碱化合物有关。

在这种背景下，Hill 等发表研究[55]，题为"正常和早产中来自脐动脉、脐静脉、母体肘静脉和羊水中血浆中的类固醇代谢组"，似乎非常有趣，因为妊娠晚期胎盘促生长素释放激素（CRH）的分泌增加是人类的特征。为了评估类固醇代谢组与胎龄之间的关系，作者使用多元回归得出结论，得出的模型的预测性按以下顺序降低：脐静脉（$R=0.950$），脐动脉（$R=0.945$），母亲肘静脉（$R=0.895$）和羊水（$R=0.891$）。

四、结论与未来趋势

本章介绍了到目前为止关于代谢组学在妊娠中的应用的研究成果。羊水代谢组学的研究结果为正常妊娠和复杂妊娠的研究带来了新的认识。

通过了解潜在的分子机制，羊水代谢物可能在破译母体饮食对后代健康的短期和长期影响方面具有重大价值，这是基本和不可缺少的。

围产期医学领域一个很有吸引力的科学挑战是对孕妇妊娠期羊水和血 / 尿进行平行分析，并结合母乳的代谢谱和孕妇的营养状况的详细记录。这个实验设计的复杂性非常有趣，因为根据 Barker（2012）[13]，生命早期的暴露，特别是妊娠后第一个 1000d（即宫内期和婴儿期），是决定生命健康的关键时期。此外，代谢组学平台的组合——识别和（或）量化尽可能多的代谢物——将允许进一步探索母体营养和后代健康结果之间的关系。

附　表

营养学	
产妇的营养状况	这个术语在所有情况下都是指母体的宏观和微量营养素的摄入，但同样也反映了其他营养指标，如母亲怀孕前的体重指数（BMI）和怀孕期间的体重增加[57]
产科学	
妊娠期糖尿病	妊娠期糖尿病——在妊娠期间才首次出现的任何程度的葡萄糖耐受不良[14]
羊膜内炎症	羊膜腔感染——由细菌感染引起的胎膜炎症，为妊娠合并症，常导致孕产妇和围产儿的不良后果，例如围产期脑损伤[19]

（续表）

子痫前期	子痫前期——一种常见的、可能危及生命的妊娠疾病，其特征是原发性高血压、尿蛋白含量异常（蛋白尿）和水肿。发生在妊娠 20 周后。子痫前期并发症会影响母亲的长期健康，也会增加儿童成年后患病的风险。观察到早发型子痫前期和迟发型子痫前期有较大差异。早发型子痫前期（第 34 周前）通常与子宫动脉多普勒异常、IUGR 和其他不良母婴结局相关。迟发型子痫前期多与子宫阻力指数正常或轻度升高、胎儿受累率低、围产期预后较好有关 [14]
胎膜早破	胎膜早破——一种妊娠合并症，其特征是在分娩前胎膜破裂。它与 IAI 和早产风险增加有关 [9]
早产	早产——发生在怀孕 37 周之前的分娩。这种并发症也被称为早期分娩（PTD），是早产儿死亡的主要原因（27%）和 5 岁以下婴儿死亡的第二大原因（仅次于肺炎）[12, 52]，每年造成约 100 万婴儿死亡
先兆早产	早产临产——在妊娠 37 周之前，有规律的子宫收缩至少每 10 分钟发生 2 次，与宫颈变化相关 [52]
代谢组学	
代谢组学	一个相对较新的研究领域，基于对生物样品中整套代谢物的系统研究。其重点在于细胞、组织或生物液中低分子代谢产物、代谢中间体或产物的检测、识别和量化 [14]。代谢组学方法包括两个连续的阶段：①分析阶段，旨在对给定的生物样本中的所有低分子量代谢物进行分析，以获得其全部的光谱和数据分析相位 [58]，常用的技术有磁共振（NMR）光谱、气相或液相色谱–质谱（GC/LC-MS）、傅里叶变换红外光谱法和毛细管电泳–质谱法（CE）-MS [14]；②数据分析和解释，用于描述代谢途径的节点和网络；在这个阶段，需要高度复杂的数据筛选软件和丰富的代谢物数据库 [58]
Q^2 值	预测值的优度——用于评估预测模型性能的统计度量 [45]

参考文献

[1] Brace RA. *Clin Obstet Gynecol*. 1997;40(2):280–289.

[2] Underwood MA et al. *J Perinatol*. 2005;25(5):3412.

[3] Beall MH et al. *Placenta*. 2007;28(8):824–832.

[4] Oliveira FR et al. *Braz J Med Biol Res*. 2002; 35(2):215–222.

[5] Gulbis B et al. *Early Hum Dev*. 1998;52(3):211–219.

[6] Jauniaux E et al. *Hum Reprod*. 1999;14(6):1638–1641.

[7] Underwood MA, Sherman MP. *NeoReviews*. 2006; 7(6):e310–e316.

[8] Wagner CL. *J Pediatr Gastroenterol*. 2002;34(5):513–514.

[9] Kamath-Rayne BD et al. *Reprod Sci*. 2014;21(1):6–19.

[10] Graça G et al. *J Proteome Res*. 2010;9(11):6016–6024.

[11] Theodoridis G et al. *Trends Analyt Chem*. 2008; 27(3):251–260.

[12] Gil AM, Duarte D. *Reprod Sci*. 2018;25(7):967–977.

[13] Barker DJ. *Public Health*. 2012;126(3):185–189.

[14] Dessì A et al. *Best Pract Res Clin Obstet Gynaecol*. 2015;29(2):156–164.

[15] Barrès R, Zierath JR. *Nat Rev Endocrinol*. 2016; 12(8):441.

[16] Lillycrop KA, Burdge GC. *J Dev Orig Health Dis*. 2015; 6(2):88–95.

[17] Virgiliou C et al. *J Proteome Res*. 2017;16(2):898–910.

[18] Cohn BR et al. *Am J Obstet Gynecol*. 2010;203(1):76-e1.

[19] Palmas F et al. *Expert Rev Mol Diagn*. 2016;16(4):473–486.

[20] Cohn BR et al. *Magn Reson Mater Phy*. 2009;22(6):343.

[21] Orczyk-Pawilowicz M et al. *PLOS ONE*. 2016; 11(4): e0152740.

[22] Bock JL. *Clin Chem*. 1994;40(1):56–61.

[23] Spellacy WN et al. *Obstet Gynecol*. 1973;41(3):323–331.

[24] Graça G et al. *Anal Chem*. 2008;80(15):6085–6092.

[25] Simopoulos AP. *J Nutr*. 2001;131(11):3065S–3073S.

[26] Godfrey KM, Barker DJ. *Am J Clin Nutr*. 2000; 71(5):1344s–1352s.

[27] Kunz LH, King JC. *Semin Fetal Neonatal Med*. 2007;12(1):71–77.

[28] Langley-Evans SC. *J Anat*. 2009;215(1):36–51.

[29] Kim YJ, Felig P. *Metab Clin Exp*. 1972;21(6):507–512.

[30] Felig P et al. *J Clin Invest*. 1972;51(5):1195–1202.

[31] Michaelidou A et al. *Am J Obstet Gynecol*. 2009; 1996(suppl A):S208.

[32] Fotiou M et al. *J Matern Fetal Neonatal Med*. 2015;28(8):910–915.

[33] Koski KG, Fergusson MA. *J Nutr*. 1992;122(2):385–392.

[34] Kwon H et al. *Biol Reprod*. 2004;71(3):901–908.

[35] Gurekian CN, Koski KG. *J Nutr*. 2005;135(9):2219–2224.

[36] Friesen R, Innis SM. *Am J Physiol Gastrointest Liver Physiol*. 2006;290(3):G505–G510.

[37] Shen Q et al. *J Proteome Res*. 2008;7:2151–2157.

[38] Wan J et al. *Sci Rep*. 2017;7:44782.

[39] Athanasiadis A et al. *J Perinat Med*. 2013;41(Suppl.1):1402.

[40] Fotakis C et al. *J Matern Fetal Neonatal Med*. 2014;27(suppl 1):337.

[41] Fotiou M et al. *Scientific Reports*. 2018;8(1):4076.

[42] Athanasiadou E et al. *Nutrients*. 2016;8(9):522.

[43] Blumfield ML et al. *Am J Clin Nutr*. 2012;96(5):1032–1041.

[44] Graça G et al. *J Proteome Res*. 2009;8(8):4144–4150.

[45] Graça G et al. *Mol Biosyst*. 2012;8(4):1243–1254.

[46] Groenen PM et al. *Eur J Obstet Gynecol Reprod Biol*. 2004; 112(1):16–23.

[47] Diaz SO et al. *J Proteome Res*. 2011;10(8):3732–3742.

[48] O'Neill K et al. *Int J Mol Sci*. 2018;19(9):2696.

[49] Fotiou M et al. *Taiwan J Obstet Gynecol*. 2016;55(6):874–876.

[50] Piras D et al. *Expert Opin Orphan Drugs*. 2016;4(12):1229–1237.

[51] Graca G et al. *Anal Chim Acta*. 2013;764:24–31.

[52] Romero R et al. *J Matern-Fetal Neo M*. 2010;23:1344–1359.

[53] Menon R et al. *Reprod Sci*. 2014;21(6):791–803.

[54] Baraldi E et al. *PLOS ONE*. 2016;11(10):e0164211.

[55] Hill M et al. *J Steroid Biochem*. 2010;121:594–610.

[56] Graca G et al. *Spectrosc Int J*. 2012;27:515–523.

[57] Fotiou M. 2017. *Exploring the impact of maternal nutritional status on the compositional profile of midtrimester biofluids (Doctoral dissertation)*. Retrieved from the library of the Department of Food Science and Technology, of the Agricultural School, Aristotle University of Thessaloniki, Greece.

[58] Fanos V et al. *Biomed Res Int*. 2013;2013:720514.

第 24 章　组学与妊娠凝血障碍性疾病

Omics and coagulation disorders in pregnancy

Sara Ornaghi　Michael J. Paidas　**著**

李笑天　**译**

一、组学技术概述

组学技术和生物标志物的发展很大程度上是源于血管生物学的进步，对疾病的分子基础和生物化学的了解，以及大型队列研究和（或）注册中心的强大发展。

组学技术使用整体分子观研究细胞、组织或器官。其目标在于以一种非靶标和无偏见的方式，广泛地检测特定生物样本中的基因（基因组）、mRNA（转录组学）、蛋白质（蛋白组学）和代谢物（代谢组学）。组学技术亦被称为高维度生物学，整合的此类技术被称为系统生物学（图 24-1）[1, 2]。

组学方法的基本理念在于：如果把一个复杂的系统看作一个整体分析，就可以更彻底地理解它。系统生物学和组学技术不同于传统的研究，后者主要是假说驱动的。相比较之下，系统生物学实验产生了假说，其使用的是整体方法，在没有已知或规定的假设下获取和分析数据，最终确定一个可以进一步检验的假设[3]。因此，在过去的 10 年里，组学技术的出现使人们能够对特定的生物或分子系统进行整体分析，而不是对其各个组成部分进行研究，这一技术的出现使生物医学研究发生了革命性的变化。这些进展预示着经典的、假设驱动的、基于单基因的方法可能很快就会过时。然而，迄今为止积累的经验表明，组学技术与传统上用于假设和构建模型的工具相似，其主要区别在于它们生成大量无偏信息。因此，组学和传统假说驱动的研究是互补的，有可能协同推进许多领域的研究，包括产科学[4]。

组学技术不仅可以用于更深入地了解正常的生理过程，而且可以应用于疾病研究，其在筛选、诊断和预后中发挥作用，并可通过阐明潜在的分子机制来提高我们对疾病病因的理解。产科领域的组学研究集中在几种妊娠合并症上，如子痫前期和胎儿生长受限（FGR）。此类研究使用了大量的生物样本，包括血浆 / 血清、尿液、唾液、羊水、培养的滋养细胞、子宫肌层和宫颈阴道液等[1]。

二、妊娠期凝血功能障碍与组学研究

妊娠期凝血功能障碍涵盖了各种不同的临

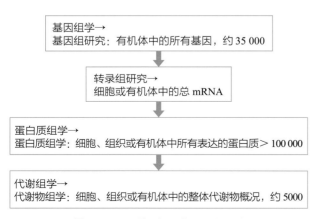

▲ 图 24-1　组学：相互作用和相关定义
数字是每个功能级别的近似数量（引自参考文献 [1]）

床情况，从母体血栓栓塞到广谱的胎盘相关并发症，如子痫前期、胎儿生长受限、死产和胎盘早剥。在低收入和高收入国家，这组妊娠合并症表现出共同的病因和易感危险因素，是导致母婴发病率和死亡率的主要原因[5-9]。

1. 母体血栓栓塞

妊娠是 Virchow 三位一体的一个例子，即高凝血状态、静脉淤血、血管损伤。这些因素导致静脉血栓栓塞（venous thromboembolism，VTE）的发病率增加，包括深静脉血栓形成和肺栓塞（图 24-2）[10, 11]。

在发展中国家，产后出血是孕产妇死亡的主要原因，而在发达国家，VTE 却是主要原因[12]。Wen 和同事最近进行了一项回顾性队列研究，评估美国因产后 VTE 而出院后再入院者的危险因素和时机。研究发现在 2 年时间里有 2975 例因 VTE 而再次入院的病例（每 10 000 例分娩住院患者中有 4.7 例），其中约 70% 的再入院发生在出院后的 20d 内。静脉血栓栓塞史和出血后输血者再入院的概率最大，其次是血栓形成、剖宫产、住院时间较长和妊娠期高血压病[13]。上述危险因素的作用机制与高凝状态（血栓形成倾向，肥胖）、静脉淤血（制动）或血管损伤（分娩）有关[14, 15]。

VTE 的多因素病因由于存在多个混杂变量，

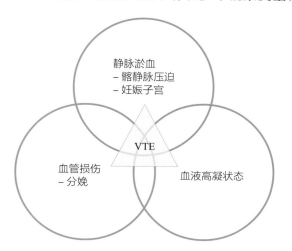

▲ 图 24-2　妊娠期的 Virchow 三位一体
VTE. 静脉血栓栓塞，包括深静脉血栓形成和肺栓塞

极大地限制了其基因分析的临床价值，例如调节蛋白质表达和基因间相互作用过程的不同，导致基因型和表型之间的联系存在广泛变异性[16]。此外，由于缺乏具有足够特异性和阳性预测价值的合适的生物学检测手段，VTE 的诊断仍然具有挑战性。在这种情况下，蛋白质组学技术在分析细胞和血浆中血栓形成和止血相关的成分方面得到越来越多的关注。在初步研究中，已经确定一些生物标记物能够区分 VTE 病例和健康对照组[17]。然而，这些新发现的潜在 VTE 生物标志物仍缺乏独立的临床验证，这使得其常规临床应用于诊断和风险分层的道路漫长。

总之，综合组学方法的使用有可能为寻找 VTE 生物标志物和发现治疗靶点提供大量数据，从而突出了临床医师和组学专家之间建立多学科协作的重要性。最近发表的一项病例对照研究证实了这一重要性，该研究中采用先进的蛋白质组学技术评估在 VTE 发生前的 200 例血液样本[18]。两种蛋白质，包括转甲状腺素（一种维生素 K 依赖性蛋白 Z）和蛋白质 / 核酸脱糖酶 DJ-1 被鉴定为最有力的预测生物标志物候选物，支持随后大型临床研究的进一步开展[19]。

2. 胎盘源性并发症

胎盘源性并发症是妊娠特异性疾病，常见的有异常的胎盘植入、过度的胎盘血栓形成和母胎界面的免疫耐受性改变[20]。如前所述，包括子痫前期、胎儿生长受限、流产和胎盘早剥。一些研究表明，尽管这些疾病的临床表现可能不同，它们可以被认为是一种疾病过程，临床上表现为随着妊娠的发展，从轻度疾病到更严重疾病状态的潜在连续性变化[21]。此外，胎盘组织学结果也支持将这些临床实体归为一类，称为"缺血性胎盘疾病"[22-24]。

母体内皮功能不全、滋养细胞浸润受损和母体螺旋动脉重塑异常被认为是这些产科疾病的潜在致病机制，可能导致胎盘浅植入，最终导致胎盘功能不全[25-33]。反过来，胎盘功能不全导致子宫胎盘血流灌注减少，母胎间营养、气体和废物交换受损[34]。低灌注和内皮功能障碍似乎既是胎盘发育异常的原因也是后果，如下例子表明：①成功的子痫前期动物模型涉及机械性减少子宫胎盘血流量[35, 36]；②与血管功能不全和内皮功能障碍相关的疾病（如慢性高血压、糖尿病）增加胎盘异常和胎盘相关并发症发生的风险[20]。

缺氧和氧化性损伤的胎盘通过释放抗血管生成因子而加重全身内皮功能障碍。可溶性 fms 样酪氨酸激酶 1（sFlt-1）和可溶性内皮胶蛋白（sEng），通过隔离或拮抗促血管生成分子，如血管内皮生长因子（VEGF）、胎盘生长因子（PlGF）和转化生长因子 β（TGF-β）发挥作用[37]。正常内皮细胞需要 VEGF、PlGF 和 TGF-β，因为它们有激活一氧化氮（NO）通路的能力，对血管生成至关重要（图 24-3）[38, 39, 40]。

据报道，子痫前期的母亲血清 sFlt-1 和 sEng 水平比对照组高 2～5 倍[38, 42]。妊娠早期低水平的 PlGF 和 sFlt-1，以及较高的 sEng 值，与迟发型子痫前期、FGR、死产和早产的风险增加有关[43]。低浓度妊娠相关血浆蛋白 A（PAPP-A）也有类似的关联，而后者是一种作用于胰岛素样生长因子结合蛋白的蛋白酶[43-48]。

通常将上述血清生物标志物与妊娠早期子宫胎盘和母体循环的无创成像技术获得的血流动力学数据结合起来，应用于改善胎盘相关并发症的预测策略。

在最近由 Poon 和 Nicolaides 进行的一项研究中，在妊娠 11～13 周时通过对特定的母体危险因素或结合多种生物物理和生化指标 [包括 PAPP-A、PlGF、子宫动脉搏动指数（UtA PI）和平均动脉压（mean artery pulsatility，MAP）] 对筛查早期子痫的有效性进行评估，结果发现，仅考虑母体危险因素时的检出率为 93%，而在预测模型中加入特定生物标志物时检出率为 96%[49, 50]。

Crovetto 等最近发布了一项巢式病例对照研

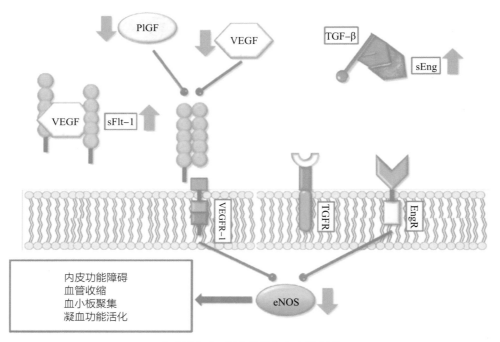

▲ 图 24-3　子痫前期内皮功能障碍

功能性单层内皮细胞需要 VEGF、PlGF 和 TGF-β 通过激活 NO 来实现正常功能；在子痫前期，由于 sFlt-1 和 sEng 的过量，VEGF 和 TGF-β 的保护性信号受到损害，这与 PlGF 的表达降低有关；（EngR. Eng 受体；eNOS. 内皮细胞 NO 合成酶；NO. 一氧化氮；PlGF. 胎盘生长因子；sEng. 可溶性内皮细胞胶蛋白；sFlt-1. 可溶性 fms 样酪氨酸激酶 1；TGF-β. 转化生长因子 -β；TGFR. TGF-β 受体；VEGF. 血管内皮生长因子；VEGFR-1. VEGF 受体 1）（引自参考文献 [41]，经许可转载）

究对近 6000 例孕妇进行的研究，该队列包括了 28 例早发型子痫前期。他们观察了母亲的基本特征和血清标志物，发现对早发型子痫前期预测的重要因素是母亲有慢性高血压和（或）子痫前期史，以及 MAP、UtA PI、PlGF 和 sFlt-1[51]。

Gaccioli 及其同事发表了一项前瞻性队列研究的结果，旨在评估妊娠 28 周和 36 周的 sFlt-1/PLGF 值升高（> 85%）和超声怀疑胎儿生长受限（< 10%）指标对早产的 FGR（28 周）和足月分娩的 FGR 合并子痫前期或围产期发病率或死亡率预测效能[52]。在随后的综述中，该文献作者强调了二代测序的组学技术在通过无偏见地分析临床标本中的基因组或转录组用于筛查 FGR 以发现新的和更有效生物标记的作用[53]。

为了识别新的血清蛋白标记物以预测子痫前期，Liu 和他的同事在子痫前期患者血清中鉴定出 3 个上调和 6 个下调的生物标志物，其与脂质稳态（APO-E）、炎症（α_2 巨珠蛋白、A2M）和凝血（去整合素和 ADAM12）有关[54]。然后，他们开发了两种最佳的用于早期和晚期子痫前期预测的生物标记物芯片，与经典的 sFlt-1/PlGF 相比，显示出更高的检测率。

Kenny 等用超高效液相色谱 - 质谱法研究了妊娠 15 周时母体血浆中的不同代谢物情况，结果发现 14 种代谢物的组合对早发型子痫前期具有很好的预测能力［曲线下面积（AUC）为 0.94］[55]。

Stephen Tong 的研究小组最近使用一种特殊的方法来测量母亲血浆中的 mRNA，并在妊娠 26～30 周时的母体血液中测量到大量胎盘转录物，这些转录物与随后发生足月 FGR 的风险相关[56,57]。

由于蛋白质和代谢物与临床表型的联系可能比 mRNA 更密切，Wolter 和同事决定对 FGR 进行蛋白质组学研究，以确定 FGR 母亲血清中载脂蛋白 C Ⅱ 和 C Ⅲ 与同孕龄匹配对照组的差异[58]。

尿液蛋白质组学分析是另一种用于子痫前期和胎儿生长受限预测的研究方法[59-62]。Buhimschi 和同事最近报道，子痫前期与蛋白质错误折叠障碍疾病，如阿尔茨海默病具有相同的病理生理特征[60]，主要包括尿液嗜酸性（亲淀粉性染料刚果红）。作者认为，基于尿嗜酸性粒细胞（刚果红点试验）评估妊娠期整体蛋白错误折叠可作为子痫前期潜在的诊断和预后指标。

组学技术不仅被广泛应用于筛选早期胎儿生长受限的新生物标志物，而且还被广泛用于研究子宫内营养缺乏与成人心血管疾病和代谢综合征风险之间的分子联系[63,64]。

通过对胎儿生长受限（FGR）和对照组的新生儿脐血代谢组学和蛋白质组学研究，发现血清中苯丙氨酸、色氨酸、谷氨酸、肌醇、肌氨酸、肌酸和肌酐有显著变化，从而为胎盘转运和营养缺乏在 FGR 病理生理学中的关键作用提供了证据[65,66]。此外，该研究组还报道了一种基于 19 种特异性 FGR 代谢物的芯片使用情况，该研究对比分析的是出生时脐带血样本和妊娠 15 周时（即在发生 FGR 之前）的母体血液样本。这组代谢物，包括了几种不同的鞘脂和磷脂，结果发现在出现症状前 15 周便能通过血浆和脐静脉血浆区分 FGR 和对照组[67]。

此外，还有学者对 FGR 新生儿的尿液样本进行代谢组学特征评估，以确定胎儿期生化变化的标志物，并分析与成年后的代谢综合征相关性[68]。该作者分析了 FGR 和正常生长新生儿的尿液代谢谱，发现 FGR 者肌醇水平升高。肌醇异构体被认为具有类似胰岛素的特性，能有效降低餐后血糖水平。此外，肌醇代谢异常与胰岛素抵抗和糖尿病的长期微血管并发症有关[69]。作者认为，尿肌醇浓度的增加可能是 FGR 糖代谢改变的有效生物标志物。

代谢组学也被用于研究单绒毛膜双胎妊娠合并一胎选择性 FGR 的营养缺乏研究[70]。选择性 FGR 反映了在相似胎儿遗传背景下存在的营养压力，因此提供了独特的模式来区分人类群体中表型变异的遗传和环境因素。与正常生长的同卵双胞胎相比，脐血代谢谱分析发现选择性 FGR 双胎的鞘氨醇表达上调。鞘氨醇是鞘氨醇糖脂中的一种脂族氨基醇成分，它调节重要的病理生理过程，包括血管内皮细胞的通透性、炎症和凝血[71]。

与其他胎盘相关的妊娠合并症一样，死产具有高度异质性的病因，开发具有特异、高效的生物标志物具有挑战性。因此，有必要在这种情况下使用基于系统生物学的方法[72]。最近，Bahado Singh 和他的同事对 60 例死产和 120 例对照组进行了前瞻性代谢组学研究[73]。作者发现了妊娠早期特异性代谢物是胎盘功能障碍相关死产的重要预测因子。此外，他们还发现 3 种新的潜在生物标志物可用于死产预测，包括疣状毒素、真菌产生的真菌毒素、2- 氨基黏酸和 24-nor-5ß- 胆烷 -3α，22，23- 四硝基酚，后两者为具有免疫调节功能的代谢物[74-76]。值得注意的是，代谢物作为预测因子在校正了公认的死产临床危险因素后仍然是显著的。

胎盘发育异常和功能紊乱被认为是子痫前期、胎儿生长受限和胎盘早剥的主要致病机制。因此，描述导致胎盘发育过程的功能网络和通路情况，有助于对理解导致不良妊娠结局和远期不良健康影响的宫内异常情况提供参考。

近年来，高通量全基因组测序的新进展使评估整体转录组成为可能，并有可能揭示导致复杂表型的生物学过程。分析正常和不良表型结果时，与单变量基因表达分析相比，应用基于网络的转录组数据分析的系统生物学方法能够更好地捕捉基因间的复杂关系和导致疾病的信号通路。因此，系统生物学方法，如加权基因共表达网络分析（WGCNA），能够通过将高度相关的基因聚类到具有保守生物学功能的共表达模块中，促进表达变化的系统级表征，最终实现更好地定义复杂表型的共调控模式[77]。

通过在人类足月胎盘中使用 WGCNA，Deyssenroth 及其同事准确地评估了胎盘转录组，揭示了与胎儿生长发育相关的功能富集，如血管

系统发育、细胞呼吸、细胞增殖和黏附、气体运输、激素分泌，转录活性和信号转导[78]。值得注意的是，FGR 胎盘在几个基因模块中表现出整体网络连通性的缺失，提示关键基因相互作用障碍在胎儿生长缺陷中的作用。

子痫前期有明显的家族因素，提示这种情况可能部分归因于遗传易感性。对易感基因的研究导致了与子痫前期相关的基因研究数量的急剧增加。然而使用候选基因和广泛基因组扫描方法试图复制这些发现时，却产生了相互矛盾的结果[79, 80]。近期，关于子痫前期的遗传学研究，集中在候选基因上，已经确定了 Notch 信号通路和转录因子 storkhead box 1（STOX1）具有潜在致病作用[81]。此外，研究揭示了单核苷酸多态性（SNP）在子痫前期发生发展中的作用。值得注意的是，108 个血管疾病相关的 SNP 中有 17 个与重度子痫前期有关。然而，到目前为止，还没有特定的 SNP 被证明在预测子痫前期中有临床价值[82, 83]。

现有证据也支持遗传在胎盘早剥发病机制中的作用。为了研究胎盘早剥相关的胎盘基因组变异和母体 – 胎盘间的遗传相互作用，有学者利用 Illumina 的心脏代谢平台，在胎盘早剥患者和对照组的母体血液和胎盘样本中检测线粒体生物发生和氧化磷酸化途径中 32 个候选基因的 118 782 个全基因组 SNP 和 333 个 SNP[84]。研究共发现了 200 个相关的 SNP，基本上与细胞周期、生长和增殖相关的基因有关，由此提示胎盘基因组的变异和母体—胎盘遗传变异之间的相互作用可能会增加胎盘早剥风险。

胎盘表观遗传调控涉及信号通路改变，近期在妊娠合并子痫前期和（或）FGR 中得到证实，由此提示微小 RNA（miRNA）或甲基化 / 组蛋白修饰差异具有潜在的疾病标记物价值[81, 85-88]。

通过使用基于杂交微阵列对子痫前期胎盘中 miRNA 的研究，发现了一些差异表达的 miRNA，靶向基因涉及细胞信号通路、黏附分子连接、局部黏附和微丝骨架调节[86]。全基因组甲基化谱和

基因表达分析显示，早发型子痫前期胎盘的整个绒毛组织中存在广泛的低甲基化，这可能与胎盘功能改变有关[85]。还需要进一步的研究来验证表观遗传调控差异是否可以用来发现新的生物标志物和信号通路[81]。

Kawai 和他的同事最近报道了 33 例胎儿生长受限的产后胎盘全基因组甲基化谱。作者从 FGR 病例中发现胎盘中的一些表观遗传改变。此外，在转录调控基因的启动子区（包括 poly-comb 靶基因和 zinc-finger 基因）也经常发生甲基化。在这些发育调节基因位点上的异常表观遗传修饰可能是成年后代谢和心血管疾病发生发展的根源[87]。

三、结论

母体血栓栓塞和一系列胎盘相关的并发症，包括子痫前期、FGR、死产和胎盘早剥，均具有共同的病因和易感危险因素。传统上，一些证据表明此类临床疾病均表现出血管收缩、过度血栓形成/炎症反应，以及子宫—胎盘界面滋养细胞浸润受损。

组学技术和生物标志物的发展主要是基于血管生物学的进展。通过目标生物或分子系统进行广泛分析，只是针对某一组分的研究，组学技术彻底改变了过去 10 年的生物医学研究领域，奠定了个体化医学的基础。

一些证据表明，联合使用多标记物的方法，具有较好的预测效能，为改善妊娠合并症提供预测策略，进而为早期干预、预防或改善妊娠结局提供了可能性。妊娠是一种独特的生理状态，妊娠期凝血障碍可能是非常异质的。尽管目前研究已经提出了大量不同的标记物，且新的潜在标记物不断发展以预测胎盘相关的并发症，但疾病早期预测在未来仍具有广泛研究空间。精心设计的实验，辅以适当的实验技术和统计分析，以及不同水平的生物信息（从基因到转录物、蛋白质和代谢物）之间的整合，将有助于应对这些挑战，可能产生可靠的验证数据来回答重要的生物学问题。更重要的是，根据医学研究的指南建议，标准化组学研究流程可能有助于改善妊娠疾病的组学研究设计[89]。

总之，识别参与疾病发生和发展的新分子，不仅可以作为疾病和（或）相关不良并发症的预测标志物，也将有助于揭示疾病病理生理过程和潜在分子靶点，以提供更有效的预防和治疗措施。

参考文献

[1] Horgan RP et al. *BJOG.* 2009;116:173–181.

[2] Westerhoff HV, Palsson BO. *Nat Biotechnol.* 2004;22:1249–1252.

[3] Kell DB, Oliver SG. *Bioessays.* 2004;26:99–105.

[4] Ruegg C et al. *Thromb Haemost.* 2008;100:738–746.

[5] Andersen BS et al. *Acta Obstet Gynecol Scand.* 1998;77:170–173.

[6] Gherman RB et al. *Obstet Gynecol.* 1999;94:730–734.

[7] Heit JA et al. *Ann Intern Med.* 2005;143:697–706.

[8] Khan KS et al. *Lancet.* 2006;367:1066–1074.

[9] Simpson EL et al. *BJOG.* 2001;108:56–60.

[10] Clark P et al. *Thromb Haemost.* 1998;79:1166–1170.

[11] Rosenkranz A et al. *Thromb Haemost.* 2008;99:331–337.

[12] Bourjeily G et al. *Lancet.* 2010;375:500–512.

[13] Wen T et al. *Am J Obstet Gynecol.* 2018;219:401.e401– 401.e414.

[14] Danilenko-Dixon DR et al. *Am J Obstet Gynecol.* 2001; 184:104–110.

[15] James AH et al. *Am J Obstet Gynecol.* 2006;194:1311–1315.

[16] Mann KG et al. *J Thromb Haemost.* 2004;2:1727–1734.

[17] Liumbruno GM, Franchini M. *Expert Rev Proteomics.* 2013;10: 179–188.

[18] Jensen SB et al. *J Thromb Haemost.* 2018;16:1763–1774.

[19] Bruzelius M et al. *Blood* 2016;128:e59–e66.

[20] Ness RB, Sibai BM. *Am J Obstet Gynecol.* 2006; 195:40–49.

[21] Norwitz ER. *Reprod Biomed Online.* 2006;13:591–599.

[22] Ananth CV, Vintzileos AM. *Am J Obstet Gynecol.* 2006;195: 1557–1563.

[23] Ananth CV et al. *Eur J Obstet Gynecol Reprod Biol.* 2006;128: 15–21.

[24] Salafia CM et al. *Am J Obstet Gynecol.* 1995; 173:1049–1057.

[25] Brosens JJ et al. *Am J Obstet Gynecol*. 2002; 187:1416–1423.

[26] Burton GJ, Jauniaux E. *J Soc Gynecol Investig*. 2004;11:342–352.

[27] Burton GJ et al. *Placenta*. 2009;30:473–482.

[28] Cindrova-Davies T. *Placenta*. 2009;30(suppl A):S55–S65.

[29] Naljayan MV, Karumanchi SA. *Adv Chronic Kidney Dis*. 2013;20:265–270.

[30] Ness RB, Roberts JM. *Am J Obstet Gynecol*. 1996;175:1365–1370.

[31] Redman CW. *Baillieres Clin Obstet Gynaecol*. 1992; 6:601–615.

[32] Redman CW, Sargent IL. *Science*. 2005;308:1592–1594.

[33] Redman CW, Sargent IL. *Placenta*. 2009; 30(suppl A):S38–S42.

[34] Mifsud W, Sebire NJ. *Fetal Diagn Ther*. 2014; 36:117–128.

[35] Casper FW, Seufert RJ. *Exp Clin Endocrinol Diabetes*. 1995;103:292–296.

[36] Makris A et al. *Kidney Int*. 2007;71:977–984.

[37] Wang A et al. *Physiology (Bethesda)*. 2009;24:147–158.

[38] Ahmad S et al. *Circ Res*. 2006;99:715–722.

[39] Ahmed A. *Thromb Res*. 2011;127(suppl 3):S72–S75.

[40] Ferrara N. *Endocr Rev*. 2004;25:581–611.

[41] Ornaghi S, Paidas MJ. *Clin Obstet Gynecol*. 2017; 60:169–182.

[42] Venkatesha S et al. *Nat Med*. 2006;12:642–649.

[43] Smith GC et al. *Obstet Gynecol*. 2007;109:1316–1324.

[44] Cowans NJ, Spencer K. *Prenat Diagn*. 2007;27:264–271.

[45] D'Antonio F et al. *Prenat Diagn*. 2013;33:839–847.

[46] Karagiannis G et al. *Fetal Diagn Ther*. 2011;29:148–154.

[47] Ong CY et al. *BJOG*. 2000;107:1265–1270.

[48] Smith GC et al. *J Clin Endocrinol Metab*. 2002;87:1762–1767.

[49] Poon LC et al. *Hypertension*. 2009;53:812–818.

[50] Poon LC et al. *Fetal Diagn Ther*. 2013;33:16–27.

[51] Crovetto F et al. *Fetal Diagn Ther*. 2014;35:258–266.

[52] Gaccioli F et al. *Lancet Child Adolesc Health*. 2018b;2:569–581.

[53] Gaccioli F et al. *Am J Obstet Gynecol*. 2018a; 218:S725–S737.

[54] Liu LY et al. *BMC Med*. 2013;11:236.

[55] Kenny LC et al. *Hypertension*. 2010;56:741–749.

[56] Whitehead CL et al. *Am J Obstet Gynecol*. 2013;209:133. e131–133.e139.

[57] Whitehead CL et al. *Am J Obstet Gynecol*. 2016;214:521. e521–521.e528.

[58] Wolter M et al. *J Proteomics*. 2016;149:44–52.

[59] Buhimschi IA et al. *Am J Obstet Gynecol*. 2008; 199:551.

e551–516.

[60] Buhimschi IA et al. *Sci Transl Med*. 2014;6:245ra292.

[61] Heitner JC et al. *J Chromatogr B Analyt Technol Biomed Life Sci*. 2006;840:10–19.

[62] Watanabe H et al. *Proteomics*. 2004;4:537–543.

[63] Fanos V et al. *Clin Biochem*. 2011;44:452–454.

[64] Ferrara SD, Viel G. *Expert Rev Proteomics*. 2012;9:355–357.

[65] Cecconi D et al. *Electrophoresis*. 2011;32:3630–3637.

[66] Favretto D et al. *Anal Bioanal Chem*. 2012;402:1109–1121.

[67] Horgan RP et al. *J Proteome Res*. 2011;10:3660–3673.

[68] Barberini L et al. *J Matern Fetal Neonatal Med*. 2014;27(suppl 2):20–26.

[69] Croze ML, Soulage CO. *Biochimie*. 2013;95:1811–1827.

[70] Cosmi E et al. *Twin Res Hum Genet*. 2013;16:816–826.

[71] Winkler MS et al. *Shock*. 2017;47:666–672.

[72] Flenady V et al. *Lancet*. 2011;377:1703–1717.

[73] Bahado-Singh RO et al. *J Matern Fetal Neonatal Med*. 2018;1–7.

[74] Bennett JW, Klich M. *Clin Microbiol Rev*. 2003; 16:497–516.

[75] Iguchi Y et al. *J Lipid Res*. 2010;51:1432–1441.

[76] Sedlmayr P et al. *Front Immunol*. 2014;5:230.

[77] Zhang B, Horvath S. *Stat Appl Genet Mol Biol* 2005;4:17.

[78] Deyssenroth MA et al. *BMC Genomics*. 2017;18:520.

[79] Jebbink J et al. *Biochim Biophys Acta*. 2012;1822:1960–1969.

[80] Johnson MP et al. *PLOS ONE*. 2012;7:e33666.

[81] Craici IM et al. *Kidney Int*. 2014;86:275–285.

[82] Lykke JA et al. *Semin Perinatol*. 2007;31:219–222.

[83] Lykke JA et al. *Acta Obstet Gynecol Scand*. 2012;91:1053–1060.

[84] Denis M et al. *PLOS ONE*. 2014;9:e116346.

[85] Blair JD et al. *Mol Hum Reprod*. 2013;19:697–708.

[86] Choi SY et al. *Placenta*. 2013;34:799–804.

[87] Kawai T et al. *Sci Rep*. 2015;5:14224.

[88] White WM et al. *Hypertens Pregnancy*. 2013;32:257–269.

[89] Committee on the Review of Omics-Based Tests for Predicting Patient Outcomes in Clinical Trials; Board on Health Care Services; Board on Health Sciences Policy; Institute of Medicine; Micheel CM, Nass SJ, Omenn GS, eds. *Evolution of Translational Omics:Lessons Learned and the Path Forward*. Washington, DC:National Academies Press; 2012.

第 25 章　组学与围产医学：子痫前期

Omics and perinatal medicine Preeclampsia

Piya Chaemsaithong　Liona C. Poon　著

李笑天　译

一、子痫前期：疾病论

子痫前期是一种妊娠多系统疾病，传统特征是妊娠 20 周后出现高血压和蛋白尿[1-7]。这种疾病影响着 2%～5% 的孕妇，是孕产妇和围产儿发病率和死亡率的主要原因之一，尤其是早发型子痫前期[8, 9]。全球每年有 7.6 万名妇女和 50 万名婴儿死于这种疾病[10]。

子痫前期是一种由多种病因导致的疾病，其发生的病理生理学机制仍不清楚。目前的理论包括两个病理事件（也称为"两次打击假说"）：第一次"打击"是由于滋养细胞的浅肌层侵袭导致螺旋动脉重塑不足[1, 11]，而这可能会导致第二次"打击"，即母体的内皮功能障碍，以及血管生成和抗血管生成因子之间的失衡，从而导致该疾病的临床特征[12]。目前子痫前期的治疗模式依赖于其临床表型（即母胎耐受与否，以及发病的时间），这些表型几乎没有传达导致该疾病发展的潜在机制的信息。因此，这阻碍了建立有效的预测、预防和治疗进程。

长期以来，越来越多的证据使人们认为存在两种类型的子痫前期（母源性和胎盘源性）[13, 14]。早发型子痫前期更常与胎盘功能受损相关[13, 14]，包括胎儿生长受限[13, 14]、子宫动脉或脐动脉异常、多普勒流速测定和血管生成 / 抗血管生成失衡[24-33]。具体而言，在 70%～80% 的早发型子痫前期孕妇中观察到与母体灌注不足相关的胎盘病变，而在迟发型子痫前期的孕妇中仅发现 30%[18]。胎盘病变的发生率与子痫前期患者分娩时的胎龄成反比[18]。灌注不足的胎盘病变可能是滋养细胞浅浸润和螺旋动脉重铸失败的结果[34, 35]。在迟发型子痫前期中，心血管适应不良和已有的母体心血管危险因素更为常见[36-40]。与早发型子痫前期患者相比，迟发型子痫前期患者的每搏输出量、心排血量和心脏负荷量更高，但外周血管阻力较低。这种变化可以在发病前表现，并至少持续至产后 1 年[38]。然而，把子痫前期分为母源性和胎盘源性太过简单，因为两者之间有明显的重叠。例如，在肥胖和糖尿病中观察到的母体炎症会影响螺旋动脉重塑，从而影响胎盘形成[41]。此外，没有明确的胎龄界限来区分是否存在与胎盘灌注不足有关的胎盘病变，这表明胎盘灌注不足是一个连续的现象[18]。

有人提出子痫前期的子分类，例如根据子痫前期的分娩时间（早发型子痫前期，子痫前期分娩 < 34 周；早产，子痫前期分娩 < 37 周；迟发型子痫前期，子痫前期分娩 ≥ 34 周；足月，子痫前期要求分娩 ≥ 37 周）。然而，这些子分类都没有经过验证。对子痫前期进行理想分类的目的是：①提高对疾病机制的理解；②促进生物标志物的发现以进行有效的预测；③开发预防和管理的靶向治疗。从理想的子痫前期分类中获得的生物标志物可能比疾病被视为单一实体时产生的生物标志物更能与疾病亚型相关[42]。

二、子痫前期预测与预防的现状与挑战

在怀孕前 3 个月有效地预测子痫前期的研究是因为需要识别出有发展这种疾病的高风险女性，以便在怀孕早期采取必要的措施来改善胎盘形成和降低疾病的流行率。临床表现之前亚临床阶段的存在使得预测和预防策略的发展成为可能[43]。此外，对高危妇女的识别有助于进行充分的产前监测，以便及时诊断和管理子痫前期。

目前，关于确定子痫前期高危妇女的建议是基于一份来自产妇特征和医疗，以及产科病史的因素清单，它得到了部分专业机构的认可，例如英国的国家健康和护理卓越研究所（NICE）[44]或美国妇产科学会（ACOG）[45]。这种方法实质上是将每个危险因素作为单独的筛选试验，具有叠加性检测率和筛查阳性率[46]。在使用 NICE 指南进行筛查时，早产子痫前期和足月子痫前期的检出率分别为 39% 和 34%，假阳性率为 10%；使用 ACOG 的风险因素清单进行筛查时，检出率分别为 90% 和 89%，假阳性率为 64%[46]。

近 10 年来的大量研究表明，结合母亲的自身特点、医疗和产科史，以及在妊娠 11～13 周时测量平均动脉压（MAP）、子宫动脉搏动指数（pulsatility index，PI）和母体血清胎盘生长因子（PlGF），可以达到早期预测子痫前期的最佳效果（孕早期联合试验[47, 48]）。这项早期妊娠联合试验利用了一个基于贝叶斯定理的新的生存时间模型，将来自母亲特征和医疗及产科病史的先验信息与生物标志物的中值倍数（MoM）相结合，来估计患者发生子痫前期的特定风险[47, 48]。这种方法在竞争风险的框架内，是基于子痫前期分娩的连续妊娠模型，将非子痫前期病因引起的分娩视为经过审查的观察结果[49, 50]。使用筛查阳性率为 10% 的早产子痫前期的风险临界值为 1∶100，早发、早产和足月子痫前期的检出率分别为 90%、75% 和 45%[47, 48]。早孕联合试验的筛选性能已在几个人群中进行了前瞻性评估，包括意大利[51]、

澳大利亚[52]、美国[53]、巴西[54]和欧洲混合人群[55-59]。几乎所有的验证研究都报道了与原始研究相对应的可比预测性能[52, 54-59]，但意大利和美国人群[51, 53]除外。目前正在进行一项全亚洲范围内的妊娠前 3 个月联合试验的前瞻性验证研究（ClinicalTrials.gov 注册号：NCT03554681）。

在阿司匹林用于基于证据的子痫前期预防（ASPRE）试验中，有大量证据表明，对于通过前 3 个月联合试验确定的高危妇女，从妊娠 11～14 周，直到妊娠第 36 周，每晚服用 150mg 阿司匹林，可以将早产子痫前期的发生率降低 62%[60]。此外，最新的系统回顾和 Meta 分析，包括 16 个随机对照试验，共 18 907 名参与者，证实服用阿司匹林与降低早产子痫前期的风险相关（RR=0.62，95%CI 0.45～0.87）[61]。只有在妊娠 ≤ 16 周开始服用阿司匹林且剂量 ≥ 100mg/d 的亚组与早产子痫前期发生率降低相关（RR=0.33，95%CI 0.19～0.57，P=0.0001）。开始服用阿司匹林 > 16 周或每日剂量 < 100mg 与减少早产或足月子痫前期无关[61]。基于如此高水平的证据，国际妇产科联合会（FIGO）已批准在所有孕妇中使用孕早期综合检测，包括母体因素、MAP、子宫动脉 PI 和血清 PLGF。给那些被认为是早产子痫前期高风险的妇女，预防性阿司匹林（150mg/d）从妊娠 11～14^{+6} 周开始[62]。

很明显，妊娠早期预测和预防子痫前期的效果不如足月子痫前期[27, 63-65]。对这些观察结果较好的解释可能归因于疾病的异质性。我们一直在努力探索、识别和描述子痫前期的不同亚型，目的是为子痫前期的预测、预防、治疗和管理提供个性化的方法。

最近，通过使用"高维生物学"或"组学"技术，抑或同时检查蛋白质组（蛋白质），描述了大量子痫前期的分子特征和通路，以及基因组（DNA）、转录组（mRNA）、代谢组（代谢物）、脂质体（脂类）的全球变化（图 25-1）[66-70]。由于这些方法不针对特定的分子，而是描述所有在

给定平台上可测量的分子，因此它们被认为是"无偏见"的发现工具[68, 71]。在本章中，将探讨组学如何帮助解释子痫前期的复杂性，提高对潜在病因的理解，并指导临床管理。

三、子痫前期组学的作用：潜在临床应用价值

高维生物学的一个重要特征是作为一种发现工具，允许检测生物变量的全局变化。这种方法不需要特定的假设，因为它在本质上似乎是无偏见的。因此，它可以用于对复杂疾病（如子痫前期）所涉及的生物学过程进行全面检查。

在肿瘤学领域，转录组学和（或）多组学分

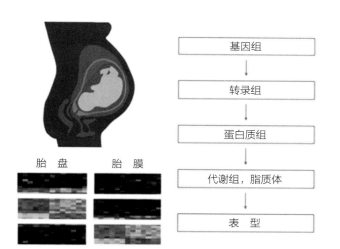

▲ 图 25-1　"高维生物学"或"组学技术"，可以检测大量的分子特征和通路，包括基因组（DNA）、转录组（信使 RNA）、蛋白质组（蛋白质）、代谢组（代谢物）或脂质体（脂类）的变化（引自参考文献 [70]）（彩图见书末）

析已被用于白血病[72, 73]、乳腺癌[74, 77]、胰腺癌[78]、卵巢癌[79]、肝细胞癌[80, 81]和前列腺癌[82, 83]的分子分类。根据分子分类[84-86]，其预后和对治疗的反应各不相同。在外周血中可以检测到一些分子生物标志物，并用于监测疾病进展[87, 88]。组学在高血压疾病中有以下作用：①应用基因组学方法诊断罕见高血压及肾上腺肿瘤亚型[89]；②应用蛋白质组学特征预测高血压患者靶器官损害的风险[90, 91]；③利用蛋白质组学[92]或全基因组关联研究（GWAS）进行靶向治疗[93]；④通过测定抗高血压药物的蛋白质组学或代谢组学特征来监测治疗反应[91, 94]。目前正在进行研究，以建立高血压的分子分类，这可能有助于重新定义这种疾病。对于子痫前期，我们可以采用相同的组学原理（表 25-1）。

1. 子痫前期的诊断

目前子痫前期的诊断主要是通过测量血压和临床特征。组学数据，特别是基因组学，可以提供对特定个体医疗状况的深入了解。例如，与血栓形成相关的多态性增加了子痫前期的风险[95]，因此补充了已建立的诊断和指导特定的治疗方法。其他组学技术在子痫前期诊断中的作用可能受到限制，因为转录组、蛋白质组和代谢组在疾病过程中会发生变化，难以区分原因和后果。

2. 子痫前期的预测和预防

子痫前期有一个很长的亚临床阶段，在此期间可以检测到生化和生物物理标志物的变化。随着对潜在遗传决定因素的深入理解，在妊娠早期

表 25-1　组学技术在子痫前期研究中的应用

子痫前期诊断	子痫前期预测与预防	监测预防治疗反应	子痫前期并发症的预测	子痫前期的分子定义
• 描述每个子痫前期患者的分子组成 • 识别增加子痫前期风险的遗传条件	• 确定子痫前期的遗传易感性，如遗传性血栓形成倾向 • 发现用于早期预测的组学生物标志物、网络和通路 • 根据个人的分子特征制订早期预防措施	• 用药物基因组学或代谢组学方法鉴定阿司匹林无反应性 • 根据个体的分子特征制订治疗方案	• 了解母亲和后代的子痫前期及其并发症之间的联系 • 确定最有可能发生子痫前期相关并发症的患者	• 对子痫前期病理生理学的深入认识 • 根据疾病的全面分子特征重新定义子痫前期

PE. 子痫前期

就可以更有效地预测子痫前期。个体的遗传背景是主要的风险，环境因素可以改变这一点，环境因素是预防策略的潜在目标，如补钙[96]和生活方式改变[97]。可以预期，子痫前期的亚临床阶段是以基因、蛋白质和代谢物表达的改变为特征的。使用转录组学、蛋白质组学和代谢组学技术检测改变的情况可以提供关于哪些患者正在走向显性子痫前期的信息。很少有关于子痫前期亚临床期的研究或病例报告，子痫前期可以在某些患者中预防或至少延迟，例如那些患有遗传性血栓形成的患者[98, 99]。因此，如果在子痫前期分子改变程度较低的情况下，早期进行干预可能会更有效。

3. 监测预防治疗反应

目前，对高危妇女使用低剂量阿司匹林预防早发型子痫前期可以实现，这已得到妊娠早期联合试验确定[60]。各种各样的测试被用来评估阿司匹林的反应[100]。然而，由于诊断截止值可变[101]、试验之间相关性有限及再现性差[101, 102]，此类试验尚未标准化。药物代谢组学是一种利用系统药理学来确定与药物反应相关分子途径的方法。代谢组的变化可以确定药物的反应性并指导个性化治疗[103]。在健康的非妊娠人群中，这种方法已经确定了由胶原刺激的体外血小板聚集决定的阿司匹林无反应物的代谢组学特征[104]。遗传标记在这方面的用途很有限，因为它们不够动态，但表观遗传学、转录组学、蛋白质组学和代谢组学标记适合评估治疗反应。

4. 子痫前期并发症预测

子痫前期的后果包括母亲晚年的心血管、代谢和肾脏疾病，以及后代的神经发育延迟及代谢性疾病[105]。早期预测此类并发症和有针对性的预防措施仍然是子痫前期患者管理的"必杀技"。目前的临床实践是以血压值和简单的器官损害临床标志物（如蛋白尿）为指导的。基于组学的特征可能有助于确定未来的靶器官损伤。到目前为止，还没有研究提供证据证明可以检测出子痫前期患者的组学特征，并将其与日后生活中的亚临床器官损害联系起来。这是朝着早期识别和治疗决策迈出的一步。

5. 关于子痫前期的分子定义

笔者专注于组织学技术在子痫前期管理中的潜在临床应用：诊断、早期有效预测和预防早发疾病、预测并发症、个性化治疗是精确医学和临床相关性的基础，另一方面也是更好地理解疾病的潜在病理生理基础。在其他医学条件下，如乳腺癌，在分子水平上更深入的理解有助于重新定义疾病[74, 75]。人们预测子痫前期的全面分子特征将确定疾病的亚型，并使我们摆脱仅仅依赖临床特征的诊断。

四、基因组学

子痫前期的遗传易感性是该病公认的危险因素。与那些没有家族史的妇女相比，有阳性家族史的妇女患子痫前期的估计风险增加了三倍[106, 107]。"子痫前期易感基因"的存在，或这些基因及其等位基因的组合，可能通过改变血压、胎盘功能[108, 109]和内皮功能[110]的调节而增加子痫前期的风险。现有的遗传模型为单基因隐性或显性遗传[108, 109]。已有报道血管紧张素原、肿瘤坏死因子-α、因子V、5, 10-亚甲基四氢叶酸还原酶基因多态性与子痫前期相关[111-114]。

在一篇近期发表的系统综述《人类基因组流行病学评论》[115]中，综述了文献和Meta分析结果，作者研究了免疫、细胞信号、代谢、亲血栓和血管活性等特定基因组的各种母体基因型与重度子痫前期之间的关系。他们分析了57项研究，评估了5049名患者和16 989名正常孕妇的50种基因型，发现凝血因子V基因（促进素、不稳定因子）多态性rs6025、凝血因子II（凝血酶）基因突变G20210A、瘦素受体基因（LEPR）多态性rs1137100和亲血栓基因组增加了重度子痫前期的风险[115]。

在另一项 Meta 分析中，文献作者专门研究了两个亲血栓单核苷酸多态性（SNP）与子痫前期风险之间的关系，即因子 V *G1691A* 单核苷酸多态性和凝血酶原 *G20210A* 单核苷酸多态性。他们调查了 37 项研究，包括 5048 例子痫前期患者和 6796 名对照，并发现这两个多态性都与包括重度子痫前期在内的所有类型子痫前期的风险增加有关[95]。存在凝血酶原 *20210A* 多态性的孕妇发生子痫前期和重度子痫前期的风险分别增加 2 倍和 3 倍。作者的结论是，虽然基因多态性与子痫前期之间的联系已经被阐明，但为了进一步探讨这一点并建立因果关系，还需要进行更大规模的前瞻性研究。

候选基因法的主要缺点是无法检测出那些影响较小的基因变异。候选基因法的另一个局限性是，我们基于目前对疾病病理生理学的有限认知而产生的假说。现有研究的其他局限性包括不同研究之间的异质性和子痫前期的不同定义。因此，结果一直是不一致的。到目前为止，应该还没有一个单一的基因可以解释子痫前期的所有遗传风险，而不同的基因变异可能与这种疾病的不同亚型有关。

全基因组筛查是一种不依赖于疾病病理生理学知识的方法，已经成为许多人类共同遗传特征的有效研究方法。使用双胞胎配对分析的全基因组连锁研究（GWLS）已经找到潜在的子痫前期母体易感基因，虽然结论尚不一致。子痫前期家系的全基因组连锁研究在染色体 2p、2q、4p、7p、9p、10q、11q 和 22q[116] 上都发现了显著的连锁。在 GWLS 的另一项研究中，这些有意义或有暗示意义的位点都没有重现。一项对 5 个 GWLS 的 Meta 分析建议，应谨慎解读这些结果，因为其统计学意义不大[116]。从全基因组连锁研究（GWAS）中鉴定的候选基因包括 19q13.31 的拷贝数变异（copy number variants，CNV），它包含妊娠特异性 β-1- 糖蛋白 11 基因，以及染色体 2q14.2 上的三个单核苷酸多态性（SNP），该区域

靠近抑制素 β 基因[118]。然而，这些全基因组单核苷酸多态性都没有达到统计学意义[117-119]。欧盟资助的 INTERPREGGEN 项目（中亚和欧洲人群子痫前期的遗传研究），利用 GWAS 技术确定了 9 个低频或罕见的变异，值得进一步评估[120]。

最近一项针对子痫前期妊娠后代的 GWAS 研究报告，在 2658 例子痫前期子代和 308 292 名对照中，位于 13 号染色体上的单个基因组易感位点靠近 FLT1 基因（*rs4769613*），与子痫前期显著相关（$P=3.2 \times 10^{-8}$）。另一独立的数据集（1722 个病例和 1946 个对照）中重现了这一结果。有趣的是，*rs4769613* 在迟发型子痫前期和适于胎龄儿中的出现频率（OR=1.26；$P=1.2 \times 10^{-7}$）高于早发性子痫前期和小于胎龄儿（OR=1.03；P=0.72）[121]。本研究强调了胎儿基因组在测定子痫前期胎盘对缺氧缺血反应中的潜在重要性。

大规模并行测序技术的最新进展改变了人类疾病的遗传学研究领域。然而，在复杂疾病中发现罕见致病变异的最佳方法仍然不清楚。虽然全基因组测序是研究所有遗传信息的首选技术，但目前它对于大规模研究来说太昂贵了。另一种选择是外显子组测序，这是一种捕获基因组中的外显子并对其进行排序的技术，外显子是代表基因中翻译成蛋白质[122]区域功能重要的短 DNA 序列。使用外显子组测序技术的研究已经确定了子痫前期中的遗传变异[118, 123, 124]。一个新的变异体（*rs180538*）位于 *LIG4* 基因中，*LIG4* 基因是心血管疾病的易感基因，这表明子痫前期和心血管疾病具有共同的遗传因子[118]。然而，在另一项研究中，芬兰子痫前期队列中确定的外显子测序技术所确定的变异没有一个在全基因组有显著性[123]。这项研究有几个局限性，包括使用 DNA 样本池，排他性的芬兰群体，以及使用各种基因分型方法，如外显子组测序和关联分析等。最近，在 *FLT1* 中发现了有助于降低子痫前期风险的低频保护性母体遗传变异[124]。该研究在前人研究的基础上，对 124 个子痫前期高度

相关的基因进行了检测。研究人员对来自芬兰子痫前期遗传学联合体的 500 例子痫前期孕妇和 190 名匹配的正常孕妇进行了有针对性的外显子组测序。随后，又对来自 National FINRISK 研究的 122 名和 1905 名有和没有子痫前期病史的非妊娠经产妇进行 124 个基因的外显子测序基因型分析。与子痫前期相关性最强的是 *FLT1* 上的两个变异（*rs35832528* 和 *rs141440705*）[124]。Flt1 编码可溶性 fms 样酪氨酸激酶 1（sFlt-1），这是血管内皮生长因子受体的剪接变体，通过抑制促血管生成因子的信号而发挥抗血管生成特性[125]。

五、转录组学

转录组即检测各种生物条件下的全 RNA 转录本集合[126]。全面的转录组分析已经被用来研究几种妊娠合并症的胎盘发育和功能障碍，包括子痫前期[127-130]。

以前对转录组在子痫前期中的研究主要集中在胎盘 mRNA 的表达[130]。通过整合来自 6 个研究的 89 例子痫前期妇女胎盘的微阵列数据，分别有 67 个和 31 个基因被证明上调和下调[131]。在五项研究中发现的最持续上调的基因是 *LEP* 和 *FLT1*，而 *CLDN1* 是在所有研究中最持续下调的基因[131]。此外，文献作者还确定了几个可能参与细胞对炎症、缺氧、DNA 损伤和增殖反应的转录因子变化[131]。类似地，KleinrouWeler 等用 254 例子痫前期妇女的妊娠晚期胎盘确定了差异表达基因的综合特征[132]。在 1343 个差异调控基因中，40 个基因转录本在子痫前期中持续差异表达，其中大多数基因表达上调[132]。对 68 例子痫前期和 99 例正常妊娠胎盘标本进行基因绝对表达的 Meta 分析，发现 88 个基因在子痫前期胎盘中表达（*P* < 0.005），其中 *LEP*、*HtrA4*、*SPAG4*、*LHB*、*TREM1*、*FSTL3*、*CGB*、*INHA*、*PROCR* 和 *LTF* 等 10 个基因的表达差异有高度显

著性（*P* < 0.001）。到目前为止，微阵列分析在提高对子痫前期潜在病理生理学的理解方面有很大的帮助。然而，使用传统统计方法将转录组用于精确预测和靶向治疗的临床应用仍然具有挑战性，因为它依赖于一种基于基因表达谱将正常组与疾病组分开的二元方法[134]。

目前用于疾病分子亚型分类的另一种方法是分层聚类或无监督聚类。转录组用于分子分类和靶向治疗的例子来自肿瘤学领域[75]。Van't Veer 等展示了一个特定的基因表达谱，它提供了乳腺癌的预后信息[75]。他们用包含 25 000 个基因的寡核苷酸芯片分析了 98 个来自淋巴结阴性年轻乳腺癌患者的原发肿瘤的基因表达情况。用"监督聚类"的统计方法分析了这些患者的临床结局与基因表达，找到了 70 个基因，它们的表达模式可以高度准确地将患者分为预后不良和预后良好组（图 25-2）[75]。这种 70 个基因的表达谱被证明是基于临床和组织学标准的原始系统更强大的乳腺癌预后预测工具[74]。这项研究突出了层次聚类或类探索方法的重要性。

一系列子痫前期相关研究中使用了微阵列结合子痫前期胎盘的非监督聚类分析来识别疾病的亚型[130,135-139]。文献对 16 例子痫前期患者胎盘的转录组数据进行分析，确定了子痫前期的 3 种分子亚型[136]。亚型 1 存在与血管生成、血管形态和 VEGFR 信号发展相关的基因异常。亚型 2 丰富了基因调节活性，肌动蛋白调节，以及血小板源性生长因子（PDGF）、丝裂原活化蛋白激酶（MAPK）和转化生长因子 -β（TGF-β）等信号通路。亚型 3 包括许多肽和类固醇激素生物合成与代谢相关的基因。同一组研究人员通过将 7 个已发表的胎盘微阵列数据集与 1 个新的数据集相结合来扩大研究范围，包括总共 173 个胎盘样本，其中有 77 个胎盘样本患有子痫前期[137]。无偏倚的聚类分析揭示了子痫前期的 3 种分子亚型。亚型 1 与缺氧和血管发育相关。代表"典型"子痫前期的亚型 2 与缺氧和与缺氧诱导因子（HIF）信

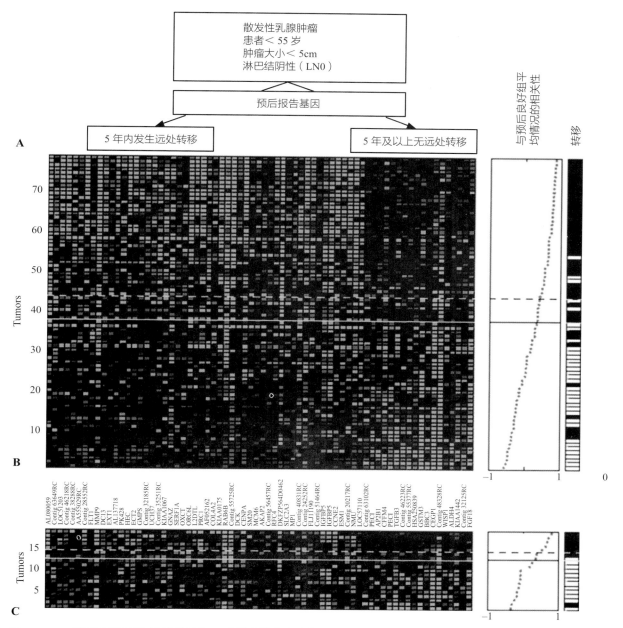

▲ 图 25-2 **A.** 用预后报告基因表达情况将 78 个散发性乳腺肿瘤分为预后不良组和预后良好组。**B.** 78 例乳腺癌患者肿瘤 70 个预后标志物基因的表达数据矩阵（左图），每行代表一个肿瘤，每列代表一个基因，基因名称标记在（**B**）和（**C**）之间。基因根据与两预后组的相关系数进行排序。肿瘤根据与预后良好组的平均轮廓的相关性进行排序（中间一栏），实线为特异性最高时的预后分界线；虚线为灵敏度最高的预后分界线，虚线以上，患者预后征象良好；虚线以下，预后征象较差。每个患者的转移状态显示在右边一栏中，白色表示在初步诊断后 5 年内发生远处转移的患者；黑色表示诊断后 5 年及以上未复发的患者。**C.** 70 个最佳预后标记基因在另外 19 名乳癌患者肿瘤上的表达情况。排序方法、图例及预后分界线定义（实线和虚线）均与（**B**）相同（引自参考文献 [75]）（彩图见书末）

号相关的已知子痫前期标志物的表达增加及激素的产生和分泌有关。HIF 的富集是由内源性神经生长因子（ENG）和 FLT-1 的上调推动的。亚型 3 被认为是一种"免疫亚型"，它显示了与移植物

抗宿主反应和同种异体排斥反应相关基因的过度表达，这是由 HLA-Ⅱ类基因上调所驱动的 [137]。为了将子痫前期的分子亚型与临床结局联系起来，将无监督聚类方法应用于上述 7 项胎盘基因

芯片研究，包括 157 例子痫前期和 173 例正常妊娠，与母体特征、分娩结局、胎盘大小和组织病理学，以及脐带直径[138] 等临床信息相匹配。提出了五个组，即母源性（第 1 组）、经典型（第 2 组）、免疫性（第 3 组）、早产对照（第 4 组）和染色体异常（第 5 组）[138]（图 25-3 和图 25-4）。

同样的方法被用来将胎盘转录组与胎盘组织病理学相关联[139]。胎盘组织病理学也表现出以这种分组为基础的特异性基因表达，一致性为 65%。第 1 组胎盘的基因表达最健康，组织学病理表现最少；第 2 组显示出母体血管灌注不足的胎盘病变和缺氧相关基因的上调；第 3 组表现出包括慢

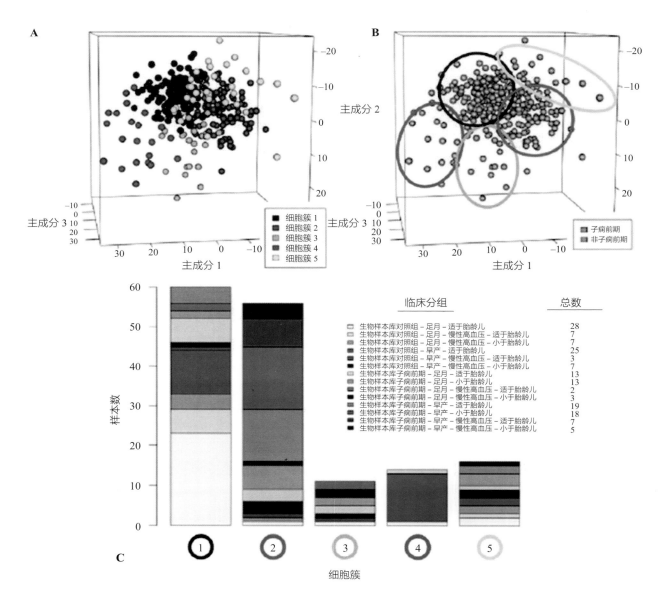

▲ 图 25-3　全组合数据集的主成分分析（PCA）（彩图见书末）

A. 位于图中心的 2 个最大的细胞簇［细胞簇 1（黑色）和细胞簇 2（红色）］与 3 个较小的细胞簇［细胞簇 3（绿色）、细胞簇 4（蓝色）和细胞簇 5（青色）］向外辐射；B. 每个簇都显示了不同数量的子痫前期（粉色）和非子痫前期（蓝色）样本；C. 柱状图显示生物样本跨群组的临床组分布；第一组包含样本库中大多数足月对照样本，以及几乎一半的早产（分娩<34 周）对照样本和一半足月分娩适于胎龄儿的子痫前期样本；第 2 组主要由分娩适于 / 小于胎龄儿的子痫前期样本组成，此外还有一些没有子痫前期的慢性高血压（CH）早产的样本；第 3 组和第 5 组都包含子痫前期和非子痫前期样本的混合物，而第 4 组主要由剩余的早产对照组成；生物样本库非子痫前期样本为蓝色，生物样本库子痫前期样本为粉红色 / 红色，浅色表示结果更健康；从生物库收集的每个临床组的样本总数显示在图例的右侧（引自参考文献 [138]，经许可转载）

性炎症在内的母胎界面紊乱和免疫反应基因表达谱的上调；第 4 组以组织学急性绒毛膜羊膜炎及感染（包括应激反应、DNA 损伤和炎症）相关基因的上调为特征；第 5 组无明显胎盘组织病理学改变（139 例）（图 25-5）。这些分类可以潜在地指导子痫前期的个性化预测、预防和有针对性治疗。

子痫前期妇女中母体去浆细胞胎盘 RNA 也是失调的[140]。笔者所在小组最近利用一种整合单细胞和游离 RNA 转录的技术，在细胞水平上非侵入性地描绘胎盘细胞动力学和功能障碍。利用大规模微流控单细胞转录技术，对人胎盘细胞

异质性进行了全面表征研究，并鉴定出多个胎盘细胞类型特异性基因特征。分析母体血浆中细胞标志物的表达，可以非侵入性地描绘妊娠期间胎盘的细胞动力学，并阐明早发性子痫前期绒毛外滋养细胞功能障碍的机制。这项工作已经证明了将单个细胞来源的转录信息用于解释母体血浆中细胞游离 RNA 的潜力，使非侵入性地阐明复杂病理条件下的细胞动力学成为可能[141]。最近的一项突破性研究展示了一种母胎界面细胞组织的单细胞图谱，该图谱使用了来自早期妊娠胎盘的约 70 000 个单细胞的转录本，并与匹配的母血和蜕膜细胞[142]进行比较。人类蜕膜的细胞组成

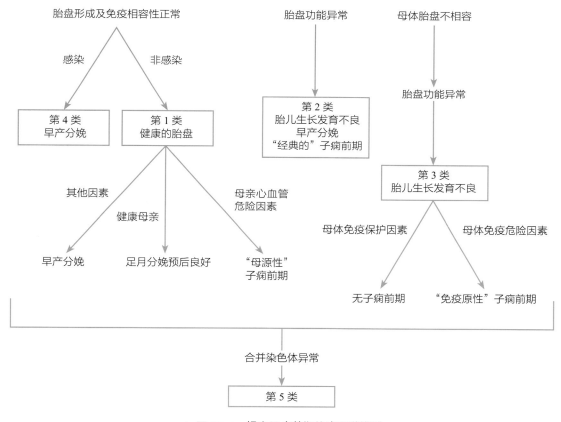

▲ 图 25-4 提出子痫前期的病因学模型

妊娠中胎盘正常健康的状态可被感染（第 4 类）或其他因素如蜕膜炎症或胎盘早剥（第 1 类）打破，导致婴儿早产；母亲健康同时胎盘形成正常的妊娠通常是足月分娩，新生儿结局良好（第 1 类）；如果母亲有心血管疾病危险因素，如年龄增加、体重指数（BMI）升高或高血压病史，胎盘和婴儿仍可能正常，但母亲可能会发展为迟发、轻度的子痫前期（子痫前期；"母源性"子痫前期）；第二种情况（第 2 类）可能是胎盘功能原发性缺陷的结果，导致胎盘灌注减少，缺氧损伤，胎盘因子（如可溶性 FLT1 和 ENG）在母体血液中的产生和分泌增加，最终导致"经典的"子痫前期；最后，母亲和胎儿之间的不相容可能引起胎盘的免疫排斥，导致广泛的纤维蛋白沉积，继发性胎盘功能不全和功能障碍，以及胎儿生长受限（第 3 类）；这一组子痫前期（"免疫性"子痫前期）的发展似乎依赖于免疫危险因素的存在，如 A 型血型，以及可能缺乏免疫保护因素，如既往接触父亲抗原或 B 型血型；胎盘染色体异常的患者可能存在于所有这些不同的疾病范例中（第 5 类），进而影响胎盘基因表达谱（引自参考文献 [139]）

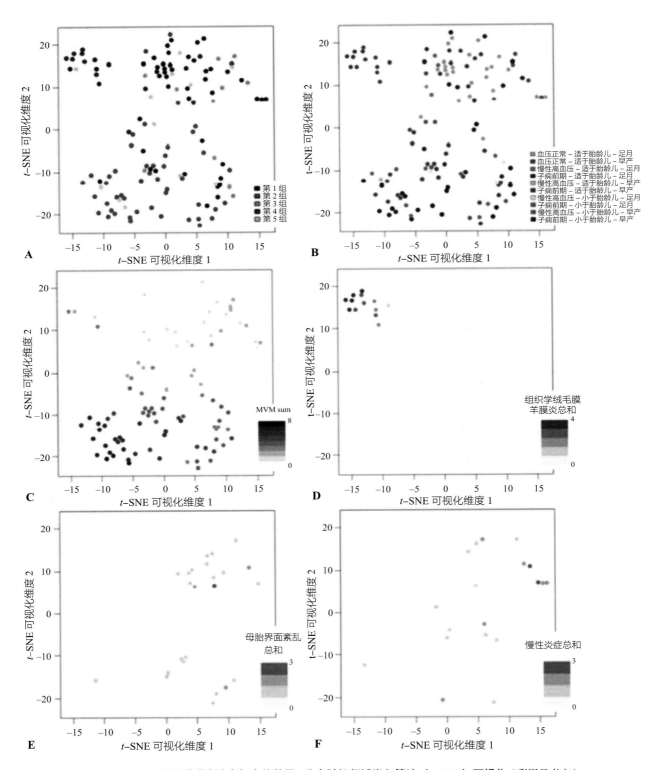

▲ 图 25-5　组织学观察胎盘标本的基于 *t* 分布随机领域嵌入算法（*t*–SNE）可视化（彩图见书末）

离得更近的样本显示出更相似的组织病理学。A. 总体而言，按组织学分组的患者与最初通过基于基因表达的聚类确定的患者大体一致（第 1 组，黑色；第 2 组，红色；第 3 组，绿色；第 4 组，蓝色；第 5 组，青色）；B. 然而，具有相似临床特征的几个样本亚组，如母亲高血压状态（正常血压、慢性高血压或子痫前期）、婴儿出生体重（适于胎龄或小于胎龄）和分娩时孕周 [早产（＜ 34 周）或足月] 按组织学分组在一起，而其他临床表型则分散在整个区域中；C. 在 *t*–SNE 图的下半部分，标本的母体血管灌注不良越来越严重（评分范围为 0～8，浅至深红色），而位于该图左上角的一组标本则是受到了不同程度的绒毛膜羊膜炎（评分范围，0～4，浅至深蓝色）的影响；D. 母胎界面紊乱（E）和（或）慢性炎症（F）的标本主要分布在图的右侧（范围均为 0～3，浅绿色至深绿色）（引自参考文献 [139]，经许可转载）

揭示了位于不同蜕膜层的血管周围细胞和基质细胞亚群。蜕膜自然杀伤细胞有 3 个主要亚群，它们具有独特的免疫调节和趋化因子特征。这些发现很重要，因为它显示了细胞是如何相互沟通和相互作用，以使母体免疫系统如何支持胎儿的生长。这将有助于深入理解妊娠合并症，如子痫前期、死产和胎儿生长受限等[142]。

六、蛋白质组学

蛋白质组学是对蛋白质的表达谱、结构和功能等的大规模分析[143, 144]。这是一项新兴的技术，在临床医学中经常用于开发生物标记物[145, 146]。这是因为它研究的是基因的最终产物（一种特定的蛋白质），它比基因本身更复杂，更接近生物功能。许多已发表的研究表明，蛋白质组学可以找出有子痫前期特异性预测能力的多肽[147-154]。目前，正常妊娠的血浆蛋白质组有可用的参考范围，有助于找到与妊娠相关并发症预测功能或干预措施反应性识别功能的生物标记物[155]。

基于质谱的蛋白质组学分析是一个令人振奋的突破，它可以通过发现新的生物标志物为理解复杂人类疾病的机制提供必要的重要信息。这是一种自动化技术，通过在体液中检出大量的肽，从而形成蛋白质组学特征。Myers 等使用三阶梯质谱鉴定找到了母体血浆中有预测子痫前期潜能的蛋白质组学生物标记物[156]。他们通过以下 3 种方式选出了 76 个候选生物标志物：① N 端蛋白质组学平台，在妊娠 22～26 周对 10 例子痫前期患者和 9 例对照者进行检测；②已报道的标志物（PLGF、PP-13、sFlt-1）；③心肾标志物数据库，对 200 例正常孕妇和 100 例妊娠 19～21 周的子痫前期患者（156 例）进行靶向质谱分析，验证了这些候选生物标志物的有效性。建立基于候选蛋白和临床特征的多变量预测模型，并保留灵敏度为 ≥ 50% 的模型进行外部验证。最后，44 个预测模型在 300 名孕妇的独立人群中得到验证，

其中 50 例为妊娠 19～21 周的子痫前期病例。44 个预测模型中有 8 个在 20% 假阳性率时对子痫前期和早产儿子痫前期的检出率分别为 50% 和 80%[156]。然而，使用蛋白质组学进行早期妊娠子痫前期筛查的数据非常有限。

一项研究使用等压标签对妊娠 12 周时采集的母体血浆样本进行相对和绝对定量（iTRAQ）分析。iTRAQ 是一种适用于自下而上质谱的相对较新的定量蛋白质组学技术[157-159]。这种技术的优点是可以从多个肽的数据中识别和定量蛋白质，通常每个不同的肽具有不同的值，从而增强了对同一性和丰度的置信度。此外，还可以将多个样品组合在一起进行分析。作者发现，在随后发展为子痫前期（n=5）的患者中，有 31 个上调的蛋白质和 20 个下调的蛋白质，这表明蛋白质组学有被用于开发子痫前期早期筛查模型的潜力[160]。

最近，一种基于改良适配子的技术（SOMAscan: Slow Off-rate Modified Aptamer assay）已经成为发现和验证生物标记物的一种高度灵敏的复合分析方法[161-163]。SOMAmer 试剂是用化学修饰的核苷酸构建的，能够识别天然三维蛋白的特定构象表位，具有很高的灵敏度和特异性。这种基于适配体的多重分析可以在 50μl 的血清中同时检测 1129 种分析物，而且随着技术的发展，这个数字还在增加[163]。最近一项纵向病例对照研究，纳入了 90 名正常妊娠孕妇和 76 名迟发型子痫前期患者。在整个妊娠期间收集母体血浆样本，并使用基于适配体的蛋白质组学技术检测 1125 个蛋白质的丰度[164]。妊娠 8～22 周基质金属蛋白酶 7（MMP-7）升高（1.6 倍）及妊娠 22 周后 PLGF 降低（1.2 倍）是迟发型子痫前期最强的预测因子。在妊娠 8～16 周和 16^{+1}～22 周，MMP-7 在假阳性率为 20% 时的检出率分别为 69% 和 70%（曲线下面积分别为 0.76 和 0.82）。妊娠 22 周后，PLGF 是预测迟发性子痫前期的最佳预测因子，在假阳性率为 20% 时，可检出 33%～50% 的迟发型子痫前期（164 例）。随后，采用适体蛋白

质组学技术，又在纵向病例对照研究中（正常妊娠：90 例，早发型子痫前期 33 例），确定预测了早发型子痫前期的蛋白标志物。孕妇血浆中糖蛋白 Ⅱb/Ⅲa（增加 2.0 倍）和 MMP-7（增加 1.5 倍）预测早发性子痫前期[165]的检出率为 71%，假阳性率为 10%。据报道，这种蛋白质组学技术也可以预测胎龄[166]。总之，蛋白质组学可以提供一个有趣的探索途径，产生可以单独使用或与现有筛查模型结合使用的生物标记物。利用贝叶斯方法的早孕期联合测试可以添加新的有效生物标志物。目前正在研究来自其他体液如尿液[152, 167, 168]和脑脊液[169, 170]中的蛋白质组学用于预测子痫前期。

七、代谢组学

代谢物是初级代谢和中间代谢的一部分，估计在人体代谢组中有超过 114 000 种化合物。它们是细胞内的分子，在代谢时会发生转化。实际上，它们提供了细胞生化的蓝图。代谢组学是利用质子磁共振（^{1}H-NMR）波谱或质谱法（气相色谱和液相色谱-质谱法）对存在于细胞、组织或体液中的低分子量代谢物进行检测和半定量。磁共振技术根据原子核的磁性能来检测代谢物，具有高度的重复性和无损性，只需要很少的样本量[172]。与质谱法（MS）相比，磁共振（NMR）技术的缺点包括信号重叠和灵敏度较低[173]。而质谱法使用电离和碎裂来检测代谢物。气相色谱-质谱法需要大量的样品制备，耗时且昂贵。液相色谱-质谱法的目的是同时检测亲水性和疏水性代谢物，灵敏度高，与气相色谱-质谱法相比，样品体积要求和样品制备范围更小[173, 174]。然而，用于蛋白质鉴定的液相色谱-质谱法数据库较小是其主要的局限性。

利用质谱法，母体血浆中的 8 种代谢物，包括 2- 酮戊二酸、谷氨酸盐和丙氨酸，可以在出现临床表现的时候有效地鉴别出子痫前期患者[175]。随后，同一组研究人员使用了类似的技术来预测子痫前期。在发现阶段进行了一项巢式病例对照研究，包括 60 名妊娠 15 周的子痫前期患者和 60 名对照组女性。由 14 种代谢物组成的多变量预测模型预测子痫前期的 OR 值为 36（95%CI 12～108）。这些观察结果在一个独立的人群中得到了成功验证，这些人群中有 39 名子痫前期患者与 40 名与之相匹配的对照[176]。

在一项病例对照研究中（包括 30 名早发型子痫前期女性与 60 名对照），通过 NMR 法，使用代谢组学标记物的早孕期预测算法已被证明对早发型子痫前期具有很高的预测力，其预测检出率为 76%，假阳性率为 5%。通过加入子宫动脉 PI 和冠臀长度，预测的检出率值可以被进一步提升至 83%，假阳性率可以降低至 1.6%[177]。这些结果在随后的一项研究（包括 50 名早发型子痫前期患者和 108 名对照）中得到验证[178]。为预测迟发型子痫前期，一项研究对 30 名足月子痫前期患者与 59 名对照者的早孕期血清代谢组生物标志物进行鉴定。一个由多种代谢物和母体特征组成的足月子痫前期预测模型，检出率值为 77%，假阳性率为 0%。另一个减少了预测因子的简化模型的检出率值为 60%，假阳性率为 3%[179]。有趣的是，蛋白质组学和代谢组学在妊娠 11～14 周和 30～34 周的联合应用产生了很高的预测准确率，并揭示了信号转导、G 蛋白耦联受体、血清素和糖胺聚糖代谢在足月子痫前期中的显著变化[180]。一系列妊娠早期（TATA-box 结合蛋白相关因子）和妊娠晚期（睾丸表达序列 15 蛋白）蛋白质生物标记物可以准确预测足月子痫前期，曲线下面积为 0.987（95%CI 0.961～1.000），检出率为 100%，假阳性率为 1.6%[180]（表 25-2）。

八、脂质组学

母体肥胖和代谢综合征是子痫前期的危险因素。以前的研究表明，子痫前期患者的脂肪组织

表 25-2　早期妊娠足月子痫前期的蛋白组及代谢组预测模型

模 型	预测因子	AUC（95%CI）	检出率（95%CI）	假阳性率（95%CI）
母体因素	MAP（32 周），MAP（12 周），BMI（12 周），BMI（32 周）	0.528（0.460~0.705）	48.6%（48.6~65.1）	28.6%（17.4~39.7）
多肽（顶级模型）	TEX 15（妊娠晚期），TBP（妊娠早期）	0.987（0.961~1.000）	100%（100~100）	1.6%（0~4.7）
多肽（第二模型）	GTPBP3（妊娠晚期），RPL41（妊娠早期）	0.983（0.953~1.000）	97.1%（97.1~100）	1.6%（0~4.7）
多肽 + 母体因素	GTPBP3，SCG10（妊娠晚期），ATP5E（妊娠早期），BMI 妊娠 32 周，MAP 妊娠 12、32 周	0.977（0.949~1.000）	97.1%（97.1~100）	9.5%（2.3~16.8）
代谢物	尿素，SMC18：1（妊娠早期），柠檬酸，己糖（妊娠晚期）	0.817（0.732~0.902）	81.6%（81.6~93.9）	29.0%（18.3~39.7）
代谢物 + 母体因素	尿素（妊娠早期），己糖（妊娠晚期），SMC18：1（妊娠早期），柠檬酸（妊娠晚期），MAP 妊娠 32 周，BMI 妊娠 12 周	0.805（0.717~0.894）	84.2%（84.2~95.8）	29.0%（18.3~39.7）

AUC. 曲线下面积；ATP5E. ATP 合成酶亚基 ε；BMI. 体重指数；CI. 置信区间；MAP. 平均动脉压；RPL41. 60S 核糖体蛋白 L41；TBP(PE). TATA 盒结合蛋白相关因子（引自参考文献 [180]）

中脂肪分解过度[181]，导致血管功能障碍[182, 183]，胰岛素抵抗增加，长链多不饱和脂肪酸（PUFA）动员受损[184]。因此，脂质组学分析可作为一种潜在的工具，为进一步了解子痫前期的病理生理学提供依据。只有少数研究对子痫前期进行了脂质组学的研究。

定量脂质组学研究表明，子痫前期患者胎盘中的三酰甘油和胆固醇酯含量高于正常妊娠，与孕龄无关[185]。这些发现提示脂质紊乱与子痫前期的病理生理有关。这方面还需要进一步的研究。

九、相互作用组与系统生物学

组学系统生物学方法的整合将是深入理解子痫前期的重要一步。母体血液蛋白质组的改变，如与代谢疾病、补体和肾素—血管紧张素系统有关的蛋白质，可以在妊娠前检测到，这些女性后来发展为足月或者不足月的子痫前期[186]。这些变化随后导致滋养细胞的抗血管生成和促炎症产物释放，从而导致母体系统性炎症反应。有趣的是，胎盘中一些通路基因表达的改变只在不足月的子痫前期中观察到。尤其是胎盘 ZNF554 下调，导致绒毛滋养层功能受损，胎盘 ARNT2 上调，导致 sFLT-1 上调和抗血管生成状态[186]（图 25-6）。通过利用母体血分子标志物检测到的分子相，可以为具有不同子痫前期表型的患者提供个性化的早期预防策略。

十、结论及组学未来在子痫前期的作用

在这篇综述中，笔者描述了组学技术在子痫前期的临床应用和研究中的潜在作用。总而言之，对遗传变异的针对性评估可以用来识别与子痫前期相关的遗传性疾病的患者。蛋白质和代谢组学生物标记物在子痫前期患者早期预测策略的制订中非常重要。转录组学证据有望对子痫前期分子亚型进行全面鉴定。这也让我们对子痫前期的病理生理学有了更深入的了解，从而有助于对该疾病重新定义。

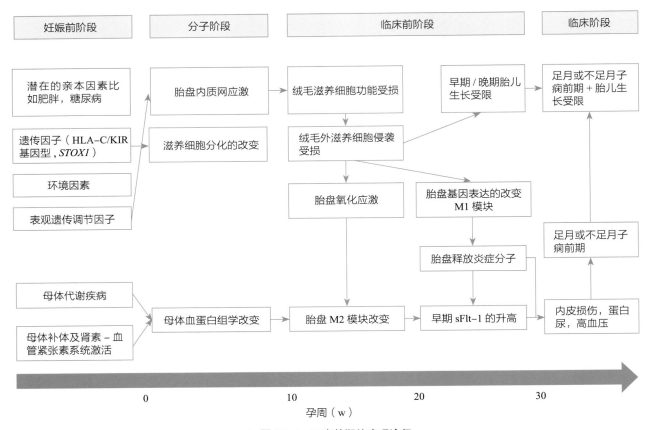

▲ 图 25-6　子痫前期的病理途径

母体途径：在胎盘的母体循环建立之前，可以在早产和足月子痫前期中观察到母体血液蛋白质组的变化，包括全身炎症变化，这支持了母体因素在早期疾病途径中起关键作用的发现；随后，这些改变可诱导滋养层功能改变，通过不一定影响胎儿生长的轨迹导致 M2 模块基因上调，sFlt-1 产生过多，以及抗血管生成状态；胎盘途径：滋养层分化的改变导致模块 M1 基因和模块 M2 中枢纽因子的失调；这些分子途径的相互作用导致了子痫前期复杂的发病机制；（RAS. 肾素—血管紧张素系统；SGA. 小于胎龄）参与调控胎儿生长和代谢的 M1 模块基因提示绒毛滋养层功能受损；在母体胎盘循环建立后，参与该通路的 M2 模块基因使滋养细胞对缺血的敏感性增加，并增加 Flt1 的表达（引自参考文献 [186]）

　　然而，在高维生物学进入临床应用之前，几个考虑因素和挑战需要得到解决。首先，子痫前期是一种多因素的疾病，在总体的遗传组成上几乎没有差别，甚至在有无严重临床特征的孕妇之间也是如此。目前，由于组学数据和研究条件的复杂性，没有证据表明对大量遗传变异、蛋白质、代谢物或脂类的综合评估能够提供研究以外的信息并转化为临床应用。此外，组学研究的成本很高，尽管最终有针对性地评估有限数量

的分子可能会被应用，其成本可能相对较低。整合的组学数据或"相互作用组"是可能的，并可能提供有意义的信息。下一步是在不同的人群中验证来自组学技术的生物标志物。我们相信，利用组学方法进行分子鉴定将能够在妊娠早期提供个性化的风险预测，确定个性化的治疗目标，并提供个性化的子痫前期预防措施[187]（图 25-7）。

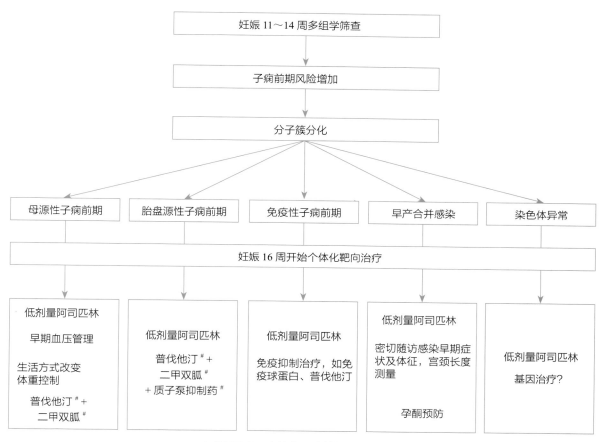

▲ 图 25-7　个体化子痫前期预防流程图

流程图说明了一种针对子痫前期的个性化方法。该方法基于女性个体的风险来确定风险因素。#. 需要进一步研究确定（引自参考文献 [187]）

参考文献

[1] Redman CW, Sargent IL. *Science*. 2005;308(5728):1592–1594.

[2] Roberts JM, Gammill HS. *Hypertension*. 2005; 46(6):1243–1249.

[3] Sibai B et al. *Lancet*. 2005;365(9461):785–799.

[4] Duley L. *Semin perinatol*. 2009;33(3):130–137.

[5] Lindheimer MD et al. The clinical spectrum of preeclampsia. In:Lindheimer MD, Roberts JM, Cunningham GC, eds. *Chesley's Hypertensive Disorders in Pregnancy*. San Diego, CA:Elsevier; 2009:25–36.

[6] Steegers EA et al. *Lancet*. 2010;376(9741):631–644.

[7] Mol BWJ et al. *Lancet*. 2016;387(10022):999–1011.

[8] Lisonkova S, Joseph KS. *Am J Obstet Gynecol*. 2013;209(6):544. e1–544.e12.

[9] Lisonkova S et al. *Obstet Gynecol*. 2014;124(4):771–781.

[10] Kuklina EV et al. *Obstet Gynecol*. 2009; 113(6):1299–1306.

[11] Redman CW. *Placenta*. 1991;12(4):301–308.

[12] Chaiworapongsa T et al. *Nature Rev Nephrol*. 2014;10(8):466–480.

[13] Ness RB, Roberts JM. *Am J Obstet Gynecol*. 1996;175(5):1365–1370.

[14] Redman CW, Sargent IL. *Placenta*. 2000;21(7):597–602.

[15] Murphy DJ, Stirrat GM. *Hypertens Pregnancy*. 2000;19(2):221–231.

[16] Moldenhauer JS et al. *Am J Obstet Gynecol*. 2003; 189(4):1173–1177.

[17] Sebire NJ et al. *J Obstet Gynaecol*. 2005;25(2):117–118.

[18] Ogge G et al. *J perinat Med*. 2011;39(6):641–652.

[19] Kovo M et al. *Prenat Diagn*. 2012;32(7):632–637.

[20] Odegard RA et al. *Obstet Gynecol*. 2000;96(6):950–955.

[21] Xiong X et al. *Am J Epidemiol*. 2002;155(3):203–209.

[22] Yu CK et al. *Ultrasound Obstet Gynecol*. 2008; 31(3):310–313.

[23] Jelin AC et al. *J Matern Fetal Neonatal Med*. 2010;23(5):389–392.

[24] Chaiworapongsa T et al. *Am J Obstet Gynecol*. 2004;190(6):1541–1547; discussion 7–50.

[25] Chaiworapongsa T et al. *J Matern Fetal Neonatal Med*. 2005;17(1):3–18.

[26] Crispi F et al. *Am J Obstet Gynecol*. 2006;195(1):201–207.

[27] Vatten LJ et al. *Am J Obstet Gynecol*. 2007;196(3):239.e1–239.e6.

[28] Crispi F et al. *Ultrasound Obstet Gynecol.* 2008; 31(3):303–309.

[29] Poon LC et al. *Ultrasound Obstet Gynecol.* 2009; 34(2):142–148.

[30] Soto E et al. *J Matern Fetal Neonatal Med.* 2012; 25(5):498–507.

[31] Allen RE et al. *Eur J Obstet, Gynecol, Reprod Biol.* 2014; 182:194–201.

[32] Rasmussen S et al. *BJOG:An Int J Obstet Gynaecol.* 2014; 121(11):1351–1357.

[33] Verlohren S et al. *Ultrasound Obstet Gynecol.* 2014;44(3):293–298.

[34] Brosens I et al. *Am J Obstet Gynecol.* 2011;204(3):193–201.

[35] Pijnenborg R et al. *Best Pract Res Clin Obstet Gynecol.* 2011;25(3):273–285.

[36] Borzychowski AM et al. *Semin Fetal Neonatal Med.* 2006; 11(5):309–316.

[37] Magnussen EB et al. *BMJ (Clinical Research Ed).* 2007; 335(7627):978–979.

[38] Valensise H et al. *Hypertension.* 2008;52(5):873–880.

[39] Tomsin K et al. *European J Obstet, Gynecol, Reprod Biol.* 2013;169(2):218–222.

[40] Redman CW et al. *Placenta.* 2014;35(suppl):S20–S25.

[41] Bauer S et al. *J Clin Endocrinol Metab.* 2004; 89(2):812–822.

[42] Savitz DA. *Am J Epidemiol.* 2008;168(9):990–992; discussion 3-4.

[43] Poon LC et al. *Diabetes Res Clin Pract.* 2018;145:20–30.

[44] National Collaborating Centre for Women's and Children's Health (UK). *Hypertension in Pregnancy:The Management of Hypertensive Disorders During Pregnancy.* London, UK: RCOG Press; 2010.

[45] American College of Obstetricians and Gynecologists. Task Force on Hypertension in Pregnancy. Hypertension in pregnancy 2013. https://www.acog.org/ ∼/media/Task%20 Force%20and%20Work%20 Group%20Reports/public/ HypertensioninPregnancy. pdf

[46] O'Gorman N et al. *Ultrasound Obstet Gynecol.* 2017;49(6): 756–760.

[47] O'Gorman N et al. *Am J Obstet Gynecol.* 2016;214(1):103 e1–103 e12.

[48] Tan MY et al. *Ultrasound Obstet Gynecol.* 2018;51(6):743–750.

[49] Wright D et al. *Fetal Diagn Ther.* 2012;32(3):171–178.

[50] Wright A et al. *Ultrasound Obstet Gynecol.* 2013;33(1):8–15.

[51] Farina A et al. *Prenat Diagn.* 2011;31(12):1147–1152.

[52] Park FJ et al. *Australian N Z J Obstet Gynecol.* 2013;53(6):532–539.

[53] Oliveira N et al. *Ultrasound Obstet Gynecol.* 2014;44(3):279–285.

[54] Lobo GAR et al. *J Matern Fetal Neonatal Med.* 2019;32(2): 286–292.

[55] Skrastad RB et al. *BJOG.* 2015;122(13):1781–1788.

[56] Allen RE et al. *Eur J Obstet, Gynecol, Reprod Biol.* 2017;217: 119–125.

[57] Guizani M et al. *Fetal Diagn Ther.* 2018;43:266–273.

[58] Mosimann B et al. *Swiss Med Weekly.* 2017;147:w14498.

[59] O'Gorman N et al. *Ultrasound Obstet Gynecol.* 2017;49(6): 756–760.

[60] Rolnik DL et al. *N Engl J Med.* 2017;377(7):613–622.

[61] Roberge S et al. *Am J Obstet Gynecol.* 2017;216(2):110–120.e6.

[62] Poon L et al. *Int J Gynecol Obstet.* 2019;145:1–33.

[63] Akolekar R et al. *Ultrasound Obstet Gynecol.* 2008;32(6):732–739.

[64] Kusanovic JP et al. *J Matern Fetal Neonatal Med.* 2009;22(11): 1021–1038.

[65] Akolekar R et al. *Prenat Diagn.* 2011;31(1):66–74.

[66] Evans GA. *Nature Biotechnol.* 2000;18(2):127.

[67] Kitano H. *Science.* 2002;295(5560):1662–1664.

[68] Hood L et al. *Science.* 2004;306(5696):640–643.

[69] Romero R, Tromp G. *Am J Obstet Gynecol.* 2006; 195(2):360–363.

[70] Romero R et al. *BJOG.* 2006;113(suppl 3):118–135.

[71] Schadt EE, Bjorkegren JL. *Sci Transl Med.* 2012;4(115):115rv1.

[72] Bellido M et al. *Expert Rev Mol Diagn.* 2006; 6(5):733–747.

[73] Bourquin JP et al. *Proc Natl Acad Sci USA.* 2006;103(9):3339–3344.

[74] van de Vijver MJ et al. *N Engl J Med.* 2002;347(25):1999–2009.

[75] van't Veer LJ et al. *Nature.* 2002;415(6871):530–536.

[76] Curtis C et al. *Nature.* 2012;486(7403):346–352.

[77] Guedj M et al. *Oncogene.* 2012;31(9):1196–1206.

[78] Bailey P et al. *Nature.* 2016;531(7592):47–52.

[79] Zhang Z et al. *Sci Rep.* 2016;6:26001.

[80] Liu G et al. *PLOS ONE.* 2016;11(11):e0165457.

[81] Agarwal R et al. *Cancer Genet.* 2017;216–217:37–51.

[82] Nair TM. *Comput Biol Chem.* 2009;33(6):421–428.

[83] Ahn J et al. *Bioinformatics.* 2011;27(13):1846–1853.

[84] Chan E et al. *Trends Mol Med.* 2011;17(5):235–243.

[85] Eroles P et al. *Cancer Treat Rev.* 2012;38(6):698–707.

[86] Larrayoz M et al. *EMBO Mol Med.* 2014;6(4):539–550.

[87] Dawson SJ et al. *N Engl J Med.* 2013;368(13):1199–1209.

[88] Ganepola GA et al. *World J Gastrointest Oncol.* 2014;6(4):83–97.

[89] Currie G, Delles C. *Can J Cardiol.* 2017;33(5):601–610.

[90] Schlembach D. *Fukushima J Med Sci.* 2003;49(2):69–115.

[91] Delles C et al. *J Hypertens.* 2010;28(11):2316–2322.

[92] Lindhardt M, persson F. *BMJ Open.* 2016;6(3):e010310.

[93] Padmanabhan S et al. *PLOS Genet.* 2010;6(10):e1001177.

[94] Rotroff DM et al. *CPT:Pharmacometrics Syst Pharmacol.* 2015; 4(11):669–679.

[95] Wang X et al. *PLOS ONE.* 2014;9(6):e100789.

[96] Hofmeyr GJ et al. *BJOG.* 2014;121(8):951–957.

[97] Davenport MH et al. *Br J Sports Med.* 2018;52(21):1367–1375.

[98] Szilagyi A et al. *Gynecol Obstet Investig.* 2006; 61(2):111–114.

[99] Kovac M et al. *Vojnosanitetski pregled.* 2011; 68(2):175–177.

[100] Fitzgerald R, Pirmohamed M. *Pharmacol Ther.* 2011;130(2): 213–225.

[101] Hankey GJ, Eikelboom JW. *Lancet.* 2006;367(9510):606–617.

[102] Navaratnam K et al. *BJOG.* 2016;123(9):1481–1487.

[103] Lewis JP et al. *Clin Pharm Ther.* 2013;94(5):570–573.

[104] Yerges-Armstrong LM et al. *Clin Pharm Ther.* 2013;94(4): 525–532.

[105] Lin S et al. *Transl Res.* 2015;165(4):449–463.

[106] Arngrimsson R et al. *Br J Obstet Gynaecol.* 1990; 97(9):762–769.

[107] Duckitt K, Harrington D. *BMJ (Clinical Research Ed).* 2005; 330(7491):565.

[108] Cooper DW, Liston WA. *J Med Genet.* 1979;16(6):409–416.

[109] Chesley LC, Cooper DW. *Br J Obstet Gynaecol*. 1986; 93(9):898–908.

[110] Salimi S et al. *J Obstet Gynaecol Res*. 2015;41(12):1877–1883.

[111] Morgan T, Ward K. *Sem perinatol*. 1999;23(1):14–23.

[112] Lachmeijer AM et al. *Am J Obstet Gynecol*. 2001; 184(3): 394–402.

[113] Benedetto C et al. *Acta Obstet Gynecol Scand*. 2002;81(12): 1095–1100.

[114] Heiskanen J et al. *J Assist Reprod Genet*. 2002;19(5):220–223.

[115] Fong FM et al. *Am J Epidemiol*. 2014;180(4):335–345.

[116] Zintzaras E et al. *Hum Genet*. 2006;120(3):360–370.

[117] Zhao L et al. *BMC Pregnancy Childbirth*. 2012;12:61.

[118] Johnson M et al. *Pregnancy Hypertens*. 2012; 2(3):202.

[119] Zhao L et al. *Ann Hum Genet*. 2013;77(4):277–287.

[120] Morgan L et al. *Norwegian J Epidemiol*. 2014; 24(1–2):141–146.

[121] McGinnis R et al. *Nat Genet*. 2017;49(8):1255–1260.

[122] Ng SB et al. *Nat Genet*. 2009;461(7261):272–276.

[123] Kaartokallio T et al. *Sci Rep*. 2016;6:29085.

[124] Lokki AI et al. *Hypertension*. 2017;70(2):365–371.

[125] Gray KJ et al. *Am J Obstet Gynecol*. 2018; 218(2):211–218.

[126] Derks KW et al. *RNA Biol*. 2015;12(1):30–42.

[127] Kung JT et al. *Genetics*. 2013;193(3):651–669.

[128] Yates LA et al. *Cell*. 2013;153(3):516–519.

[129] Lasda E, Parker R. *RNA*. 2014;20(12):1829–1842.

[130] Cox B et al. *Am J Obstet Gynecol*. 2015;213(4) (suppl):S138–S151.

[131] Vaiman D et al. *PLOS ONE*. 2013;8(6):e65498.

[132] Kleinrouweler CE et al. *PLOS ONE*. 2013;8(7):e68991.

[133] Brew O et al. *PLOS ONE*. 2016;11(8):e0161504.

[134] Bolon-Canedo V et al. *Inf Sci*. 2014;282:111–135.

[135] Sitras V et al. *Placenta*. 2009;30(5):424–433.

[136] Cox B et al. *Mol Cell Proteomics*. 2011;10(12):M111.012526.

[137] Leavey K et al. *PLOS ONE*. 2015;10(2):e0116508.

[138] Leavey K et al. *Hypertension*. 2016;68(1):137–147.

[139] Benton SJ et al. *Am J Obstet Gynecol*. 2018;219(6):604. e1–604.e25.

[140] Whitehead CL et al. *Prenat Diagn*. 2016; 36(11):997–1008.

[141] Tsang JCH et al. *Proc Natl Acad Sci USA*. 2017; 114(37): E7786–E7795.

[142] Vento-Tormo R et al. *Nature*. 2018; 563(7731):347–353.

[143] Pandey A, Mann M. *Nature*. 2000;405(6788):837–846.

[144] Phizicky E et al. *Nature*. 2003;422(6928):208–215.

[145] Hanash S. *Nature*. 2003;422(6928):226–232.

[146] Rifai N et al. *Nature Biotechnol*. 2006;24(8):971–983.

[147] Watanabe H et al. *Proteomics*. 2004;4(2):537–543.

[148] Sun LZ et al. *Gynecol Obstet Investig*. 2007;64(1):17–23.

[149] Buhimschi IA et al. *Am J Obstet Gynecol*. 2008; 199(5):551. e1–551.e16.

[150] Blumenstein M et al. *Reprod Sci*. 2009;16(12):1144–1152.

[151] Rasanen J et al. *J Proteome Res*. 2010;9(8):4274–4281.

[152] Carty DM et al. *Hypertension*. 2011;57(3):561–569.

[153] Kolla V et al. *J Biomed Biotechnol*. 2012;2012:305964.

[154] Ma K et al. *Cell Biochem Biophys*. 2014;69(2):247–258.

[155] Romero R et al. *Am J Obstet Gynecol*. 2017;217(1):67 e1–67 e21.

[156] Myers JE et al. *Hypertension*. 2013;61(6):1281–1288.

[157] Aggarwal K et al. *Briefings Funct Genomics Proteomics*. 2006;5(2):112–120.

[158] Chong PK et al. *J Proteome Res*. 2006;5(5):1232–1240.

[159] Zieske LR. *J Exp Bot*. 2006;57(7):1501–1508.

[160] Liu C et al. *Placenta*. 2011;32(2):168–174.

[161] Brody EN, Gold L. *J Biotechnol*. 2000;74(1):5–13.

[162] Carlson B. *Biotechnol Healthcare*. 2007;4(2):31–36.

[163] Gold L et al. *PLOS ONE*. 2010;5(12):e15004.

[164] Erez O et al. *PLOS ONE*. 2017;12(7):e0181468.

[165] Tarca AL et al. *PLos One* 2019;14 (6):e0217273.

[166] Aghaeepour N et al. *Am J Obstet Gynecol*. 2018; 218(3):347. e1–347.e14.

[167] Bramham K et al. *Pregnancy Hypertens*. 2013; 3(2):83–84.

[168] Kononikhin AS et al. *J Proteomics*. 2016;149:38–43.

[169] van den Berg CB et al. *Proteomics Clin Appl*. 2017;11(1–2).

[170] Ciampa E et al. *Hypertension*. 2018;72(1):219–226.

[171] Wishart DS et al. *Nucleic Acids Res*. 2018; 46(D1):D608–D617.

[172] Nicholson JK, Lindon JC. *Nature*. 2008; 455(7216):1054–1056.

[173] Monteiro MS et al. *Curr Med Chem*. 2013; 20(2):257–271.

[174] Nobakht MGBF. *Syst Biol Reprod Med*. 2018; 64(5):324–339.

[175] Kenny LC et al. *Reprod Sci*. 2008;15(6):591–597.

[176] Kenny LC et al. *Hypertension*. 2010;56(4):741–749.

[177] Bahado-Singh RO et al. *J Matern Fetal Neonatal Med*. 2012;25(10):1840–1847.

[178] Bahado-Singh RO et al. *Am J Obstet Gynecol*. 2015;213(4): 530 e1–530 e10.

[179] Bahado-Singh RO et al. *Am J Obstet Gynecol*. 2013;208(1): 58.e1–58.e7.

[180] Bahado-Singh R et al. *Sci Rep*. 2017;7(1):16189.

[181] Grossi de Sa MF et al. *J Cell Biol*. 1988;107(4):1517–1530.

[182] Ramsay JE et al. *J Hypertens*. 2004;22(11):2177–2183.

[183] Stewart FM et al. *J Clin Endocrinol Metab*. 2007;92(3):969–975.

[184] Mackay VA et al. *Hypertension*. 2012;60(4):1078–1085.

[185] Brown SH et al. *PLOS ONE*. 2016;11(9):e0163972.

[186] Than NG et al. *Front Immunol*. 2018;9:1661.

[187] Baschat AA. *Ultrasound Obstet Gynecol*. 2015;45(2):119–129.

第 26 章　单核苷酸多态性与妊娠合并症

Single nucleotide polymorphisms and pregnancy complications

Federica Tarquini　Giuliana Coata　Elena Picchiassi　Gian Carlo Di Renzo　著

陈娟娟　陈敦金　译

妊娠会引起母体发生显著的生理改变，以适应胎儿胎盘不断发展的需求[1]。

一些妇女在妊娠期间会出现各种健康问题，这些并发症会影响母亲健康、胎儿健康，或者两者兼而有之。即使是怀孕前健康的妇女也会出现并发症，这些并发症可能使妊娠发展成为低、中、高危妊娠。

通过进行早期、规律的产前检查，医疗保健提供者能够在病情恶化之前进行预防、诊断、治疗或管理病情，从而降低并发症出现的风险。

妊娠的一些常见并发症包括但不限于高血压、妊娠期糖尿病（GDM）、感染、子痫前期、早产（PTB）、妊娠丢失/流产和死产。

妊娠所致的生理性改变开始于早期，并且从妊娠早期持续稳定发展至足月，产后又迅速恢复至孕前状态。这些生理改变会对与妊娠无关的疾病进程产生深远的影响。

现有资料显示，妊娠合并症具有家族倾向性[2, 3]。尽管母系和父系基因型都参与胎儿的基因组成，但已有的研究表明，对胎儿基因具有显著影响是母系基因型，而不是父系基因型[4]。

基因组学的出现为预测妊娠合并症的发生提供了一系列强有力的新型工具。虽然蛋白质组学和代谢组学等技术都显示出巨大的前景，但我们最有经验的还是基因组学，即对我们由父母继承的基因序列进行研究。组成我们 DNA 的约 30 亿对核苷酸序列的遗传变异有多种形式，但人与人之间最常见的差异是单核苷酸多态性（SNP）。

遗传多态性是指在 DNA 的一个位点上存在两个或多个不同的等位基因，其发生频率比在一个群体中预期的突变频率要高。突变和多态性都是遗传物质的质和（或）量的变化。单核苷酸多态性是指点突变，例如编码或不编码 DNA 序列中插入、删除或替换一个核苷酸。这些是单核苷酸变化，发生于 1% 或更多的人群中。人类基因组计划在公共数据库 dbSNP（http://www.ncbi.nlm.nih.gov/projects/SNP）中精心分类了 1200 万～1500 万个此种变异。目前有多种可以发现多态性的方法，如全基因组相关研究（GWAS）或全基因组关联研究（genome-wide linkage study, GWLS）。一项研究对 GWAS 的结果进行了报告，他们首次在染色体 2q14 上的抑制素 βB（INHBB）基因附近发现了与子痫前期发生相关的基因位点。在这项研究中，研究人员使用 Illumina OmniExpress-12 BeadChip[5] 技术成功地对 538 例子痫前期患者和 540 名正常妊娠对照者的 648 175 个 SNP 进行了基因分型。

单核苷酸多态性可导致酶、转运蛋白和受体出现缺陷或者过度激活[6]。一些研究已经检验了遗传变异与妊娠合并症之间的关系。

一、早产

遗传因素在早产（PTB）的发病中起着重要作用，遗传率 13%～40%[7, 8]。对与 PTB 发病相关候选基因的研究已经确定了几个候选基因突变体[9-13]。与 PTB 相关的 SNP 是研究最为彻底的遗传标记物。据报道，母亲或胎儿基因组中的许多单核苷酸多态性与自发性早产有关，但这些结果在随后的研究中并未得到复制。Capece 等指出，自发性早产（SPTB）与自身免疫 / 激素调节轴相关，未足月胎膜早破（PPROM）的发病则可能与血液学 / 凝血功能紊乱、胶原代谢、基质降解和局部炎症等途径相关。他们可以清楚地区分 SPTB 和 PPROM 发病的相关途径，并识别编码与 SPTB 相关的转录因子基因 NR3C1、PPARG 和 IRF3，以及编码与 PPROM 相关的转录因子基因 STAT1 和 ESR2，或两者的共同基因 NFkB 复合物[14]。

最近，Tarquini 等研究指出，携带 JNK/CASP3 基因型为 TT/GA 的孕妇比携带 GT/GA 基因型的孕妇更易患 SPTB，氧化应激引起的凋亡途径与之有关，遗传因素和非遗传因素如母亲的体力活动或健康状况对 SPTB 亦有影响[15]。

二、妊娠期糖尿病

关于妊娠期糖尿病（GDM）遗传易感性的研究相对较少[16]。然而，至少有 30%（30%～84%）的有 GDM 病史的女性会再次发生 GDM[17]，推测某种基因型的女性可能有发展为 GDM 的遗传倾向。胰岛素分泌和作用缺陷是 GDM 发病的关键。丹麦一项对双胎妊娠的研究显示，在很大程度上两种发病机制都与遗传相关，超过 75% 的胰岛素分泌缺陷者和至少 53% 的外周胰岛素敏感性异常者与遗传因素相关[19]。综上所述，这些

证据支持遗传因素在 GDM 发病中的作用。在过去的几十年中，已经发现与胰岛素分泌、胰岛素抵抗、脂质和葡萄糖代谢等途径相关的一些基因中的基因位点，这些都与 GDM 发病相关。然而，研究结果的不一致阻碍了这一推论的进一步证实，部分原因是样本量小、基因效应中等及统计能力不足[20]。总的来说，Zhang 等在一项系统性综述中指出，GDM 与 TCF7L2、GCK、KCNJ11、CDKAL1、IGF2BP2、MTNR1B 和 IRS1 基因中的 9 个 SNP 有显著关联[21]。

三、子痫前期与 HELLP 综合征

多年以来，人们逐渐认识到子痫前期的发病与不同的遗传成分相关[22]。挪威一项关于子痫前期的队列研究，采用 SNP 基因分型技术对 1139 例子痫前期患者和 2269 例对照病例进行研究发现，5q 基因位点的易感基因也以家族为中心。也有证据表明，内质网氨基肽酶 1 和 2（ERAP1 和 ERAP2）基因与子痫前期有遗传联系。除天然免疫系统外，ERAP1 和 ERAP2 基因编码的酶还通过肾素—血管紧张素系统参与血压调节[23]。多种相关的基因之间也相互作用，机制非常复杂。与健康女性相比，Fas 受体、VEGF 基因和凝血因子 V 突变的基因变异与发生 HELLP 综合征的风险增加相关。Bell 多态性和 TLR-4 的变异使发生 HELLP 的风险显著高于子痫前期[24]。

对于已知疾病危险因素的使用非常有限。在临床研究阶段，何种因素与疾病本身的复杂性有关，例如环境、饮食、生活方式、社会经济条件和压力等许多变量都会影响基因表达和疾病进展。尽管经过多年的研究，先前讨论过的所有妊娠合并症，如子痫前期、GDM、SPTB 的遗传模型都尚未建立。

参考文献

[1] Chang, J, Streitman, D. *Neurol Clin.* 2012;30(3):781–789.

[2] Martin AO et al. *Am J Obstet Gynecol.* 1985;151:471–475.

[3] Solomon CG et al. *JAMA.* 1997;278 :1078–1083.

[4] Treloar SA et al. *Twin Res.* 2000;3:80–82.

[5] Svensson AC et al. *Am J Epidemiol.* 2009;170:1365–1372.

[6] Wu W et al. *Hum Genet.* 2015;134:803–808.

[7] Boyd HA et al. *Am J Epidemiol.* 2009;170:1358–1364.

[8] Haas DM, Flockhart D. Pharmacogenomics in pregnancy. In:Mattison D, ed. *Clinical Pharmacology During Pregnancy.* London, UK:Elsevier; 2012:113–128.

[9] Fortunato SJ et al. *Am J Obstet Gynecol.* 2008;198:666.e1–9. discussion 666.e9–10.

[10] Hao K et al. *Hum Mol Genet.* 2004;13:683–691.

[11] Bezold KY et al. *Genome Med.* 2013;5:34.

[12] Plunkett J, Muglia LJ. *Ann Med.* 2008;40:167–195.

[13] Zhang H et al. *Genet Epidemiol.* 2015;39:217–226.

[14] Capece A et al. *PLOS ONE.* 2014;9(9):e108578.

[15] Tarquini F et al. *Biomed Rep.* 2018;9:81–89.

[16] Watanabe RM. *Genome Med.* 2011;3:18.

[17] Kim C et al. *Diabetes Care.* 2007;30:1314–1319.

[18] Buchanan TA, Xiang AH. *J Clin Invest.* 2005; 115:485–491.

[19] Poulsen P et al. *Diabetes.* 2005;54:275–283.

[20] Robitaille J, Grant AM. *Genet Med.* 2008;10:240–250.

[21] Zhang C et al. *Hum Reprod Update.* 2013;19(4):376–390.

[22] Chappell S, Morgan L. *Clin Sci.* 2006;110(4):443–458.

[23] Johnson MP et al. *Hum Genet.* 2009;126(5):655–666.

[24] Haram K et al. *J Pregnancy.* 2014;2014:910751.

第 27 章　代谢组学与围产期心脏病

Metabolomics and perinatal cardiology

Roberta Pintus　Angelica Dessi　Vassilios Fanos　著

陈娟娟　陈敦金　译

一、围产期心脏功能调控

近些年，在医学史上一个新的令人着迷的假说被越来越多的研究证实：健康与疾病的发展起源（developmental origins of health and disease，DOHaD）。该假说指出，在围产期可能发生的任何不良事件都会影响一个人的健康状况，使该个人较少或更容易发展出特定的病理学改变，如代谢综合征或心血管疾病。它指出，"在一个关键的时间窗口内，发育中的有机体对某一特定的挑战（事件）所产生的反应，将会在质量和（或）数量上改变其发育的轨迹，从而对表型产生持续的影响"[1]。

例如，动物研究发现，在特定的时间窗内给怀孕的大鼠注射地塞米松，其雄性后代的收缩压会升高[2]。

围产期可能出现的负面影响，包括孕前和围产期环境、早产、宫内生长受限（IUGR）、母体糖尿病和高氧。这些因素可能通过改变表观遗传而发挥作用，如 DNA 甲基化/去乙酰化或磷酸化，从而可能导致表型发生改变。已经证明，早产、IUGR 或极低出生体重是导致日后心血管疾病中心脏功能损害的危险因素[3,4]。早在 1915 年，对在第一次世界大战中阵亡的 140 名年轻士兵进行尸检后发现，约 46% 的士兵在冠状动脉中被检出动脉粥样硬化斑块[5]。低出生体重是心血管疾病的危险因素：体重越低，成年后死于冠心病的风险越高，同时也增加了高血压的风险，存在由于血管结构或功能的改变所导致的"发育性程序性高血压"[6]。

此外，我们发现，年轻妇女分娩的极低出生体重早产儿的 QT 间期显著延长，这与猝死的发生有关[7]。

在 IUGR 胎儿中，一些超声心动图的发现提示这些胎儿在出生 6 个月后可能有出现高血压的风险[8]。

即使是母亲的饮食也可能影响新生儿的围产期心脏功能调控。对 1944—1945 年在荷兰饥荒期间出生的成年人进行调查可以看出，妊娠早期限制热量的摄入可能导致心血管疾病、高血压、血脂异常和肥胖，这些都是心脏功能受损的危险因素。

胎儿和新生儿的心脏发育有几个关键时间点。16～35 周，心脏体积的线性增加完全是由于心肌细胞增殖[9]。在妊娠晚期或产后早期，细胞生长从增生转变为肥大[10]。

然而，相对于早产来说，IUGR 是发生收缩期高血压更为显著的危险因素。在早产儿童中，那些小于胎龄儿的儿童出现动脉僵硬和代谢功能障碍的风险增加[11]。在 IUGR 的新生儿中，其心血管重塑发生改变。IUGR 心脏被定义为"效率较低的心脏"，这是由于子宫内的应激状态所引起的，这种应激状态在出生后将会是一个永久性的特征。这些新生儿可能受到扩张型心肌病的影响，如心脏重塑、血管功能障碍、血压升高、颈动脉内膜中层厚度增加和肌节长度缩短。此外，他们的心脏在婴儿期可能表现为持续的主动脉壁增厚，在成年期可能表现为肱动脉血流介导的血管舒张减少，这些都证实了心脏病围产期调控的假设[12, 13]。

在围产期缺氧/窒息的情况下，在缺氧/复氧诱导心肌损伤的动物模型中，心肌损伤的严重程度取决于个体差异而不是氧浓度。动物表现出不同的病变：间质水肿和波浪状纤维、心肌细胞嗜酸性粒细胞增多、凝固性坏死和心肌细胞胞质空泡化[14]。

由于个体间的差异，根据 DOHaD 假说，在人类中能够检测到那些有患心血管疾病风险的胎儿和新生儿，从而指导医生尽快干预以改善这些小患者的预后和生活质量显得尤为重要。

二、代谢组学：一种研究现在及预测未来的工具

由此而论，代谢组学可以成为一种非常有用的研究现在和预测未来的工具。代谢组学是一门最新的组学科学，通过对唾液、血液、汗液和羊水等生物流体中代谢物含量的分析，从而提供个体（包括新生儿和胎儿）在生理和病理条件下的代谢状态。

此外，还可以研究给定药物是否对患者产生未知的损害作用，即药物代谢组学。有一项对具有发生充血性心力衰竭高风险患者进行的研究，这些患者是用蒽环类药物治疗的儿童癌症幸存者，该药的不良反应机制仍在研究中。研究者对150 名接受蒽环类药物治疗的儿童癌症存活者进行了 12.5 年的随访，其中 35 人出现左心室收缩末期室壁应力。之后应用代谢组学对正常和发生心脏功能不全者的血浆进行分析发现，后者的肉碱水平明显低于正常。这些结果表明，代谢组学在制定一级预防计划（例如使用肉碱进行治疗）

或二级预防计划（如筛选或治疗高危充血性心力衰竭患者）方面具有极其重要的意义[15]。

文献中也有代谢组学研究，研究药物对心脏组织胚胎发育和功能的影响。Okamoto-Uchida 等对阿托伐他汀处理的小鼠胚胎细胞进行研究发现，这些细胞表面不表达心脏标记物。他汀类药可抑制或延缓心肌细胞分化[16]；因此，它们对心脏组织具有表观遗传效应。如果在人类中得到证实，这些发现可能会改变孕妇服用他汀类药的方案。

另一个可能影响围产期心脏功能调控的表观遗传因素是孕妇及其胎儿暴露于污染的环境之中。一项代谢组学研究对在富含强氧化作用的污染物分子的培养基中培养的鸡胚心脏胚胎进行研究发现，这些分子改变了某一特殊类型磷脂酰胆碱的表达。因此，这些污染物似乎在心脏组织重塑的早期改变了磷脂代谢。这种现象可能导致日后患心血管疾病的风险更高[17]。

甚至在妊娠期间缺乏生理激素刺激，也会导致围产期心脏调控的改变。代谢组学研究结果表明，胚胎缺乏肾上腺素能刺激会导致心脏 ATP 的产生减少到正常的 1/10。尤其在肾上腺素能激素缺乏的心脏中，甘油醛 -3- 磷酸脱氢酶和葡萄糖磷酸脱氢酶活性降低，导致葡萄糖代谢严重受损，这可能导致晚年出现心脏功能受损[18]。

代谢组学在生理功能的研究中也非常有用，因为人类的心脏仍然很神秘。有一项关于出生前和出生后心脏生理的代谢组学研究。它是一种动物模型：绵羊心脏。研究人员发现，孕晚期的胎儿心脏有较高的丁酸和丙酸代谢活化和糖酵解。出生后，新生儿心脏中嘌呤、脂肪酸和甘油磷脂氧化磷酸化水平较高[19]。借助于代谢组学研究，如果能够在妊娠晚期和出生后立即监测心脏代谢，那么这些信息对于有心力衰竭风险的新生儿则非常有用，也就是说，可以预测哪些新生儿会受到这种极其危险情况的影响。

据我们所知，目前只有一项代谢组学研究涉

及代谢组学在人类胎心研究中的应用。Bahado Sing 等首次对代谢组学在先天性心脏病筛查中的应用进行了研究，他们对妊娠前 3 个月的母亲血清进行分析发现，这些孕妇的脂质代谢发生改变，这些胎儿会表现出先天性心脏缺陷[20]。

三、微生物群：是爱还是恨

另一个可能影响胎儿心脏功能的因素是微生物群。众所周知，与人们普遍认为的相反，胎盘并非无菌，母亲的阴道也不是。胎儿继承母体微生物群：母体微生物在生命早期就开始定植于胎儿[21]。根据胎龄、分娩方式和喂养方式，遗传的细菌类型不同[22]。微生物群与心血管疾病似乎有着直接的联系。从动物研究来看，如果将高血压患者的肠道微生物群移植到无菌小鼠体内，动物也会发生高血压，而血管紧张素 Ⅱ[23] 的使用并不能改善其临床状况。这些不良结果的机制仍在研究中，但似乎有些细菌能够产生一种称为三甲氧基氮氧化物（trimethyl–N–oxide，TMAO）的特殊分子，这种分子是促水性的[24]。TMAO 主要来源于饮食，它是由一些细菌从胆碱和甜菜碱中产生。在心房颤动的动物模型中，往健康心脏中注射 TMAO 可改变 4 个主要心房神经节丛的活动，增加心房电生理的不稳定性；在诱发心房颤动状态下的心脏中注射 TMAO 可使情况恶化[25]。此外，挪威一项关于心房颤动患者的回顾性研究

结果也证实了这一假设：TMAO 水平与这种情况有关[26]。因此，对母亲饮食的干预，如建议坚持降低 TMAO 水平的地中海饮食，可能通过降低这一潜在危险因素而改善胎儿的心脏结局。根据最近的研究[27]，先天性心脏病可能与菌群失调有关，即微生物群发生改变的情况；这种病理状态在发展为坏死性小肠结肠炎的新生儿中的发生率增加，可能与菌群失调有关。

另一种可能对微生物群产生负面影响的情况是围产期窒息。动物研究结果也证实了这一假设，即慢性窒息即使为轻度，也可改变微生物群落的丰富性和组成[28]。

围产期服用药物，特别是抗生素，会影响胎儿的微生物群发育，这可能是日后心血管疾病的危险因素[29]。在心肌梗死的动物模型中，如果在诱导心肌梗死前使用抗生素一周，存活率会显著降低。可能的作用机制是微生物群在事件发生后改变了修复机制。如果动物接受了微生物群的粪便移植或使用益生菌，则生存率提高，修复机制更有效[30]。因此，一些作者建议用噬菌体代替抗生素，噬菌体对胎儿的微生物群更具特异性，危害更小[29]。

综合所有研究结果可能使我们重新考虑心脏病的治疗目标，其中也包括母亲、胎儿和新生儿的微生物群，以降低患心血管疾病或先天性心脏畸形的风险，并改善患者的预后。

参 考 文 献

[1]　Nijland MJ et al. *Curr Opin Obstet Gynecol.* 2008; 20(2):132–138.

[2]　Ortiz LA et al. *Hypertension.* 2003;41(2):328–334.

[3]　Faa A et al. *Current Med Chem.* 2014;21(27):3165–3172.

[4]　Mercuro G et al. *Eur J Prev Cardiol.* 2013;20(2):357–367.

[5]　Raitakari OT. *Clin Biochem.* 2014;47(9):722–723.

[6]　Norman M. *Acta Paediatr.* 2008;97(9):1165–1172.

[7]　Bassareo PP et al. *J Maternal Fetal Neonatal Med.* 2011;24(9):1115–1118.

[8]　Cruz-Lemini M et al. *Am J Obstet Gynecol.* 2014; 210(6):552.

e1–552.e22.

[9]　Mahyew TM et al. *Virchoes Arch.* 1998;433(2):167–172.

[10]　Porrello ER, Widdop RE. Delbridge LM. *Clin Exp Pharmacol Physiol.* 2008;35(11):1358–1364.

[11]　Chan P et al. *Int J Pediatr.* 2010;2010:280402.

[12]　Zanardo V et al. *Kidney Int.* 2011;80(1):119–123.

[13]　Bassareo PP et al. *J Maternal Fetal Neonatal Med.* 2010; 23(suppl 3):121–124.

[14]　Faa A et al. *Clinics (Sao Paulo).* 2012;67(5):503–508.

[15] Armenian SH et al. *Cancer Epidemiol Biomarkers Prev.* 2014;23(6):1109–1114.

[16] Okamoto-Uchida Y et al. *Sci Rep.* 2016; 6:37697.

[17] Manicaraj S et al. *Environ Sci Pollut Res Int.* 2017;24(30): 23825–23833.

[18] Peoples JNR et al. *J Biol Chem.* 2018;293(18):6925–6941.

[19] Walejko JM et al. *Am J Physiol Endogrinol Metab.* 2018;315: E1212–E1223.

[20] Bahado-Singh RO et al. *Am J Obstet Gynecol* 2014; 211(3):240. e1–240.e14.

[21] Butel MJ et al. *J Dev Orig Health Dis.* 2018 22:1–8.

[22] Dogra S et al. *mBio.* 2015;6(1).

[23] Jama HA et al. *Curr Opin Nephrol Hypertens.* 2019;28(2):97–104.

[24] AI Khodor S et al. *Front Pediatr.* 2017;5:138.

[25] Yu L et al. *Int J Cardiol.* 2018;255:92–98.

[26] Svingen GFT et al. *Int J Cardiol.* 2018;267:100–106.

[27] Ellis CL et al. *J Perinatol.* 2013;33(9):691–697.

[28] Lucking EF et al. *EBio Medicine.* 2018;38:191–205.

[29] Furfaro LL et al. *Front Microbiol.* 2018;8:2660.

[30] Tang TW et al. *Circulation.* 2018;7(19):e009216.

第 28 章　代谢组学与人类母乳：独一无二的婴儿食品

Metabolomics and human breast milk A unique and inimitable food for infants

Flamina Cesare Marincola　Sara Corbu　Roberta Pintus　Angelica Dessì　Vassilios Fanos　著

杨星宇　程蔚蔚　译

母乳被公认为能维持新生儿健康和发育的最佳理想食物[1]。它富含多种营养素（糖类、脂质、蛋白质、维生素和矿物质），能提供多种具有生物活性的物质（激素、生长因子、细胞因子、趋化因子及抗菌物质等）。根据最新研究，还可以提供促进肠道发育的细菌和多能干细胞[2]。母乳喂养对母亲和婴儿的健康益处颇多[3]。母乳喂养能降低婴儿死亡率，以及肠道、呼吸系统或泌尿系统传染病的发病率。而且能促进认知能力的发展，以及减少过敏和糖尿病的发生。此外，母乳喂养还可以降低母亲患产后抑郁症、乳腺癌、卵巢癌和糖尿病的风险。根据世界卫生组织的建议，6 个月以下的婴儿应该进行纯母乳喂养，根据母亲和儿童的意愿，母乳喂养可以持续至 2 年或更长时间[4]。

母乳成分不仅因人而异，而且与喂养时间、喂养阶段（初乳、过渡性乳、成熟乳）有关。母亲的基因型、饮食和孕龄也会影响母乳的组成。这种差异性使得每一份母乳都独一无二。当存在婴儿对不耐受或母亲无法母乳喂养时，专用婴儿配方奶粉是唯一适合母乳的替代品。事实上，这些配方产品中以牛奶为基本成分，但是牛奶的成分与母乳差异很大。因此，饮食行业采用多种工艺流程来改变配方奶粉的成分，使其更接近母乳

的成分[5]。然而，尽管配方奶粉的成分越来越接近母乳，但母乳不仅在营养成分方面，而且在其个体间和个体内的生物活性和免疫功能方面仍然是不可替代的。而未来对人乳研究将基于以下三个方面：代谢组学（本章介绍）、微生物组学和多能干细胞[6]。

一、代谢组学

"组学"技术（基因组学、转录组学、蛋白质组学和代谢组学等）是指通过对大量分子（基因、蛋白质和代谢物等）的光谱进行研究来探索生物体复杂功能的一种方法。来自"组学"研究的多层次信息的整合相当于"系统生物学"，这是一门跨学科的科学，主要致力于全面了解细胞行为的调控[7]。

代谢组学位于"组学级联"的末尾[8]。该学科主要是对生物样本（如体液、细胞或组织）中存在的主要代谢物（代谢组）相关分子的研究。由于代谢相关分子被认为是基因组及其与环境相互作用的最终产物，因此代谢组学主要研究生物体的实际功能状况，进而来呈现特定生物系统的生理、进化或病理状态的代谢表型。

代谢组学研究方法主要靶向和非靶向两种方

法。靶向代谢组学主要应用于基于假说的探索性实验，利用定量或者半定量来分析已知的代谢物或化合物[9]。在非靶向代谢组学研究中，通常测量成百上千个代谢物，从而为得到新型生物标志物提供了可能[10]。代谢组学中最常用的两种检测方法是磁共振（NMR）光谱和高效色谱（GC或HPLC）与质谱（MS）耦合[11]。这些检测技术能够在一次分析中检测到大量的代谢物，但由于代谢物的化学多样性和浓度范围较广，现在还没有一种技术能够在一次分析中可以完全检测、识别和量化所有的代谢物。

代谢组学研究产生的高通量数据较为复杂，为分析和诠释被测代谢物之间的相互作用，化学计量学技术被应用来进行数据建模[12]。其中投影法应用的最为广泛，基于分析策略的类型，分为无监督或有监督两种方法。无监督投影法能降低可用数据的复杂性，利用可视化图标来解释数据，进而确定数组中变量间聚类、异常或相互关系，但其没有利用A priori算法来分类。而监督投影法是基于A priori统计算法来进行分类的，所构建的数学模型可描述和（或）预测不同分组代谢物的差异，进而发现生物标志物等作用。

代谢组学最初主要应用于医学，研究疾病的发病机制、药物的药理或者生物标记物的发现等[13]，现已被证明在环境科学[14]、体育和运动科学[15]，以及营养和食品科学[16]等众多领域中有重要作用。

二、母乳代谢组学研究

利用代谢组学对母乳进行研究，能对母乳的化学组成、动力学和功能更好的理解。尽管到目前为止研究很少，但这些研究的结果都指出代谢组学在研究婴儿营养和健康等方面有重要作用，相关结果如下。

代谢组学第一次被用于母乳研究是在2012年[17]。研究人员从孕26~36周的早产人乳和某些配方奶样品中提取水溶性和脂质成分，进行NMR和GC/MS光谱分析，发现早产人乳和配方奶之间，以及母乳（human breast milk，HBM）样本组内存有生化差异（图28-1）。

研究人员也利用NMR光谱分析平台来研究母乳的代谢组，主要是研究西方足月和早产[18-21]女性在哺乳期第一个月的HBM代谢组动力学特征。而且这些研究结果可对人乳代谢物质进行定性和定量，指出初乳、过渡乳和成熟乳中各成分浓度的差异。

Li等[22]在一项研究中利用MS光谱法分析了不同中国女性哺乳期HBM代谢谱的差异，并探讨了其与膳食摄入的关系，结果发现，初乳、过渡乳和成熟乳在成分上的差异与文献报道一致，即饮食没有影响母乳的成分，但是地理位置似乎能影响母乳中代谢物的成分。

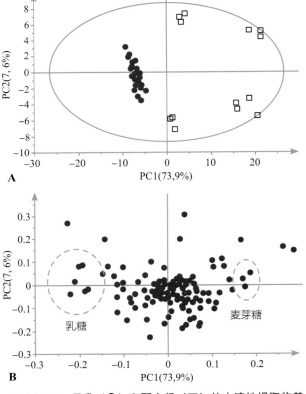

▲ 图 28-1　母乳（●）和配方奶（□）的水溶性提取物基于 ¹H-NMR 波谱的主成分分析（PCA）生成的得分图和载荷图（PC1 对 PC2）（引自参考文献 [17]，经许可转载）

Gomez–Gallego 等研究人员结合 ^{1}H–NMR 光谱、无监督和监督方法来比较 4 个地域（芬兰、西班牙、南非和中国）人群的 HBM 代谢谱[23]发现，外部环境（地理位置）和内部环境（分娩方式）对 HBM 代谢物，特别是低聚糖、脂蛋白、乳酸和醋酸盐等含量有重要影响。而分娩方式也呈现出对人乳代谢物的明显影响，但这可能是由于地域影响导致的，因为不同国家倡导的分娩方式及抗生素应用也有所不同。另外，文章还指出人乳代谢物可能也与人体内微生物种群不同有一定的关系。

研究人员采用气相色谱 – 飞行时间质谱（GC–TOFMS）和超高效液相色谱 – 四极杆串联飞行时间质谱（UPLC–QTOFMS）对母乳、牛乳和配方奶粉进行代谢组成分分析[24]，发现其中的非酯化脂肪酸、游离氨基酸、三羧酸中间体和游离糖类的表达有显著差异。

在 HBM 代谢组学研究中，人乳低聚糖（human milk oligosacch aride, HMO）得到较为广泛的关注，它是仅次于乳糖和脂肪的第三丰富的成分。HMO 可通过调控肠道微生物组的组成，调节免疫系统和抵御病原体等方面影响婴儿的发育[25-26]。也有文章综合研究了肠道微生物对 HMO 影响[27]。每个哺乳期妇女体内的低聚糖都具有独特性，其在母乳中的存在受母体遗传因素（分泌者状态和 Lewis 抗原）的影响，尤其取决于特定岩藻糖基转移酶（fucosyltransferase, FUT）的活性[28]：岩藻糖基转移酶 2（FUT2）可通过 Lewis 抗原上的 1–2 键催化岩藻糖残基增加到糖链上，而 FUT3 可通过 1–3/4 键催化岩藻糖残基的增加。根据 FUT2 和 FUT3 活性酶的表达与否，具体可分为四类：① Lewis 和 Secretor 基因阳性，且 FUT3 和 FUT2 激活（Se$^+$/Le$^+$）；② Lewis 阳性，Secretor 阴性，且 FUT3 激活，FUT2 失活（Se$^-$/Le$^+$）；③ Lewis 阴性，Secretor 阳性，且 FUT3 失活，FUT2 激活（Se$^+$/Le$^-$）；④ Lewis 阴性，Secretor 阴性，且 FUT2 和 FUT3 都失活（Se$^-$/Le$^-$）。

质子 NMR 光谱法技术是一种能快速对物质结构进行鉴定的方法，可用来确定 HMO 中是否存在（α$_{1-2}$）–（α$_{1-3}$）– 和（α$_{1-4}$）– 连接的岩藻糖残基，从而确定该 HBM 样本属于哪一特定的分组。Praticò 等分析了 20 名足月分娩妇女的乳汁样本的极性提取物[29]，通过可视化 NMR 光谱检测证明存在 3 个特定形式的岩藻糖基化低聚糖共振，可能由 3 种抗原表型导致：Se$^+$/Le$^+$，Se$^-$/Le$^+$ 和 Se$^+$/Le$^-$。此外，利用多变量和单变量分析发现，与 Se$^+$/Le$^+$ 型人乳相比，Se$^-$/Le$^+$ 人乳中所含有的 1，3– 岩藻糖基化低聚糖、乳糖 –N– 二藻己糖 Ⅱ 和衍生物含量更高，这与已发表文献相一致。

Smilowitz 等[30]详细研究了人乳代谢组图谱与母体表型、年龄、血压、体力活动和饮食的关系。采用 ^{1}H–NMR 对 52 例健康产妇产后 90d 的乳汁样本进行分析，发现在超过 65 个被鉴定和量化的代谢物中，对以下分子观察到最相关的生物学变异：HMO、天门冬氨酸、赖氨酸、脯氨酸、丙酮、磷酸肌酸、富马酸、醋酸、壬二酸酯、丁酸、胆碱、烟酰胺、次黄嘌呤、甲酸、甲醇、抗坏血酸及泛酸等。根据 HMO 浓度不同，利用主成分分析可将参与者分为分泌组和非分泌组两种类型（图 28-2）。就单糖而言，两组之间的个体间差异较大，而低聚糖总浓度的个体差异较小。

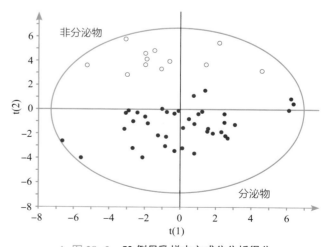

▲ 图 28-2　52 例母乳样本主成分分析得分

在低浓度或检测不到的浓度下，与岩藻糖残基（α$_{1-2}$）被标记为"非分泌物"，并以空心圆表示；具有高浓度 – 岩藻糖残基（α$_{1-2}$）被标记为"分泌物"（引自参考文献 [30]，经许可转载）

最近，一项基于 NMR 的代谢组学研究也指出人乳代谢组学分型的重要性：该研究主要对 58 名健康足月妊娠后第一周人乳进行了研究[31]。对 NMR 数据进行多变量统计分析，未发现人乳的代谢谱在胎儿生长代谢路径上有显著差异，而且根据 HMO 的含量，样品可分为两组（分泌型 vs. 非分泌型），而这种分类与新生儿体重和胎龄无关。

除了根据胎龄、饮食、生活方式和分泌物状况等变量来分析 HBM 代谢组学组成及其特殊的分子变化外，值得一提的是，对代谢组学在 HBM 上的应用的其他重要贡献还在于改进了样品制备方法，可帮助简化其代谢组学的分析[18, 32]。由于 HBM 中存在多种不同浓度的代谢物，母乳代谢组的样品制备是一个基础和关键的步骤，对结果的准确性有重要影响。

三、结论

有研究人员已在 2015 年对 HBM 代谢组学的临床影响进行了综述[33]。关于该主题的其他论文也已发表，阐明了母乳组成变化对婴儿的营养和健康的重要性。这也许就是古埃及人认为母乳是能够给予生命和力量神奇液体的原因[6]。当前，我们正处于研究母乳研究新时代的开端，我们坚信，HBM 代谢组学与婴儿营养学的结合能在改善婴儿的营养护理和饮食治疗等方面提供崭新途径[34]。

参考文献

[1] Walker A. *J Pediatr*. 2010;156:S3–S7.

[2] Ballard O, Morrow AL. *Pediatr Clin North Am*. 2013;60:49–74.

[3] Gartner L et al. *Pediatrics*. 2012;129:e827–e841.

[4] World Health Organization. *Global Strategy for Infant and Young Child Feeding*. Geneva, Switzerland:World Health Organization; 2003. https://www.who. int/nutrition/topics/global_strategy/en/index.html

[5] Ramirez-Mayans J et al. *J Pediatr Gastroenterol Nutr*. 2005; 41:584–599.

[6] Fanos V et al. *J Pediatr Neonat Individual Med*. 2017;6:5–9.

[7] Joyce AR, Palsson φ. *Nat Rev Mol Cell Biol*. 2006;7:198–210.

[8] Kell DB. *Curr Opin Microbiol*. 2004;7:296–307.

[9] Roberts LD et al. *Curr Protoc Mol Biol*. 2012;1:1–24.

[10] Schrimpe-Rutledge AC et al. *J Am Soc Mass Spectr*. 2016;27: 1897–1905.

[11] Zhang A et al. *Analyst*. 2012;137:293–300.

[12] Van Der Greef J, Smilde AK. *J Chemom*. 2005;19:376–386.

[13] Putri SP et al. *J Biosci Bioeng*. 2013;115:579–589.

[14] Bundy JG et al. *Metabolomics*. 2009;5:3–21.

[15] Bassini A, Cameron LC. *Biochem Biophys Res Commun*. 2014; 445:708–716.

[16] Cevallos-Cevallos JM et al. *Trends Food Sci Technol*. 2009; 20:557–566.

[17] Cesare Marincola F et al. *J Matern Fetal Neonatal Med*. 2012; 25:62–67.

[18] Domellöf M et al. *Biochem Biophys Res Commun*. 2015;469: 626–632.

[19] Longini M et al. *J Matern Fetal Neonatal Med*. 2014;27:27–33.

[20] Spevacek AR et al. *J Nutr*. 2015;1698–1708.

[21] Sundekilde U et al. *Nutrients*. 2016;8:304.

[22] Li K et al. *Food and Funct*. 2018;9:5189–5197.

[23] Gómez-Gallego C et al. *Nutrients*. 2018;10:1355.

[24] Qian L et al. *Int J Mol Sci*. 2016;17:1–16.

[25] Charbonneau MR et al. *Nature*. 2016;535:48–55.

[26] Figueroa-Lozano S, de Vos P. *Compr Rev Food Sci Food Saf*. 2019;18:121–139.

[27] Fanos V et al. *J Pediatr Neonat Individual Med*. 2018;7(1):1–5.

[28] Blank D et al. *Adv Nutr*. 2012;3, 440S–449S.

[29] Praticò G et al.. *Nat Prod Res*. 2013;37–41.

[30] Smilowitz JT et al. *J Nutr*. 2013;143:1709–1718.

[31] Dessì A et al. *Metabolites*. 2018;8(4):79.

[32] Garwolińska D et al. *Trends Analyt Chem*. 2019; 114:1–10.

[33] Cesare Marincola F et al. *Clin Chim Acta*. 2015; 451:103–106.

[34] Cesare Marincola F et al. *J Proteome Res*. 2016; 15:3712–3723.

第 29 章　神经发育与胎盘组学

Neurodevelopment and placental omics

Despina D. Briana　Ariadne Malamitsi-Puchner　**著**

*郎　虓　程蔚蔚　***译**

一、概述

近些年来，神经发育和精神障碍疾病的发生率在全球范围内都有所增加，因此深入了解基础生物学，以及这些疾病的生物标志物就变得尤为重要[1]。Barker 教授等在 40 年前就提出成人疾病发展起源的假说，认为宫内逆境，包括母亲的心理/社会压力、感染和代谢功能障碍等，是子代终身代谢和神经精神疾病易感性增加的危险因素[2, 3]。妊娠过程中，由于大脑快速生长和其可塑性，其对环境因素的影响非常敏感，宫内环境则可提供胎儿适应性优势或导致长期脆弱性[4, 5]。已知多种母体和宫内受损都会影响胎儿神经发育，但这些短暂的出生前挑战如何导致出生后持续的功能障碍，其机制在很大程度上尚不清楚。越来越多的证据表明，母体环境的紊乱可能通过胎盘传递给胎儿[6]。由于胎盘位于母亲和胎儿之间，这种独特的位置使得其可调控子宫内的环境[7]，调控胎儿营养输送、内分泌功能和免疫耐受等，胎盘与胎儿生长受限（FGR）、缺氧、宫内炎症，以及某些神经功能异常密切相关[8, 9]。对有神经发育障碍风险的婴儿，早期发现、早期风险评估、早期进行有针对性的监控、预防性干预等对以后生长发育至关重要[10]。近期研究人员提出利用"组学"技术可研究出生时胎盘的分子特征，可作为评估胎儿在子宫内经历状况和预测其神经发育可能结局的新方法[10]。本章的主要内容是阐述胎盘组学在产前神经发育障碍研究中的可能作用。

二、胎盘可反映胎儿大脑在宫内发育状况

胎盘能维持宫内平衡，并协调母胎间复杂交换和互动强度[8]，胎盘这种功能是主动的，不是被动的。胎盘微环境中的细胞因子、生长因子和激素的表达变化与母体和胎儿细胞的相互作用有关[8]。这些相互作用对于建立正常的胎盘结构、为胎儿提供足够的氧气和营养至关重要[8]。母体损伤会破坏母胎界面信号网络的交互作用，可能会改变胎盘容量并使胎儿发育异常[11]，而胎盘功能的改变可能会导致胎儿脑损伤及神经发育障碍等。某些母体损伤，如感染和营养不良，可增加 FGR 可能性，通过流行病学研究发现母体损伤能增加后代精神分裂、自闭和脑瘫的风险[12-14]。对宫内感染和 FGR 动物模型的研究表明，原发性胎盘损伤可诱发多种神经病理性变化，如白质损伤，以及破坏星形胶质细胞发育、小胶质细胞活化和血脑屏障完整性，进而导致产前脑损伤[15]。子宫胎盘炎症可能诱导胎儿小脑的浦肯野细胞凋亡和损失[16]，进而导致自闭症或其他神经发育障碍（如精神病）。临床研究表明，伴有胎盘功能障碍的 FGR 婴儿在 2 岁时比无胎盘功能障碍的 FGR 婴儿神经发育异常风险更高[17]，且自闭症风险增加[17, 18]。利用组学来评估这些变

化将有助于描述胎盘中各分子特征，并能发现具有神经发育障碍风险的新生儿[10]。

三、胎盘组学

生物化学研究提供了大量有关生物系统各个组成部分及其功能相关的数据[19]，包括与基因、转录本、蛋白质和代谢产物相关的信息。胎盘是一个生命短暂的器官，不但能提供胎儿生长足够的能量，而且会对胎儿健康产生影响，即使生物个体已经娩出并脱离胎盘的供氧[20]。最近有人指出，研究人胎盘的生物学特性需要全面而又整体的方法，该方法应涵盖所有生物医学学科和组学技术，进而整合出所有信息[10, 21]。基于数学算法的风险评估和诊断测试可以将来自多个变量的信息组合成一个概率指数，从而有利于精准医疗，组学之类的多元和多重数据的平台技术对于实现精准医疗至关重要[21]。利用组学技术研究人胎盘组织是一门较新的技术。

1. 基因组学／表观基因组学

基因组是指生物体中基因和遗传物质的总和[21]。基因组学主要是应用 DNA 技术（重组和测序）来识别基因组结构和功能的学科[21]。最新研究表明，胎盘基因发生变化可以传达给发育中的胎儿，从而影响其神经元回路的形成和功能[6]。Broad 和 Keverne 等发现：为了应对急性母体食物匮乏，胎盘启动了分解代谢基因表达程序，但胎儿的下丘脑发育则不受其影响，这可能由于在急性饥饿时胎儿通过短期牺牲胎盘来保证大脑发育，从而保证自己的存活[22]。已有研究证明：人类和动物的母体压力对胎盘的大小、效能和基因表达等有时间依赖性[7]。研究人员利用转基因小鼠选择性靶向敲除某些胎盘基因，来研究产前应激对下丘脑编程和功能的影响，从而有力地证明了胎盘在胎儿大脑发育中的重要作用[23, 24]。

表观基因组学是指在不改变 DNA 序列的情况下，对基因表观遗传修饰的研究[25]。改变基因组功能包括 DNA 甲基化、组蛋白甲基化、乙酰化和磷酸化，以及短链非编码 RNA 表达的变化[21]。胎盘细胞与其他组织细胞的甲基化截然不同：整体甲基化水平比较低，但某些基因的甲基化程度更高[26]。胎盘独特于其他组织的一个重要因素就是其内存在"部分甲基化结构域"，这个结构域是存在于染色体上的甲基化程度较低的大段序列[27]。研究基因的陈列和测序可确定病理胎盘和正常胎盘之间的基因表达差异，如早发型子痫前期（PE）具有独特的甲基化表达谱[27]。而胎盘的某些小变化可能与孕产妇暴露环境相关，如孕产妇压力和饮食[27]。

表观遗传重塑日益被公认为将胎盘自适应反应与长期结果联系起来的分子桥梁[26]。由于胎盘在神经内分泌调节和发育中的重要作用，已被认为"第三大脑"，可连接发育中的胎儿大脑和成熟的母体大脑[28]，是了解环境对胎儿神经发育影响的重要功能组织[29]。

研究人员可在胎儿出生时收集组成胎盘组织中的胎儿来源的细胞，进行后续研究。鉴于孕期暴露于各种环境下导致的表观遗传发生变化将不仅对胎儿发育产生影响，而且对远期发育产生影响。胎盘表观基因组学是研究宫内环境损伤印迹的宝贵工具[30-32]。研究发现皮质醇、5- 羟色胺和代谢途径相关基因的 DNA 甲基化能导致后代出现神经发育障碍[33]。人类和啮齿动物的母体应激能引起特定的胎盘表观遗传发生适应性变化，包括 DNA 甲基化等，这种变化可能与神经发育相关[7]。胎盘中的糖皮质激素响应基因的甲基化，会导致曾暴露在低到中度产前压力的健康婴儿出生后在一定程度上无法适应产后压力[34]。一项对胎盘基因改变对婴儿神经行为影响的表观遗传学研究综述显示，在同一足月的健康婴儿队列中，利用候选基因和全基因组方法，对表观遗传进程（DNA 甲基化、全基因组、基因和 miRNA 表达）、基因组区域（单基因和多基因、印记基因和 miRNA）和生物行为系统（神经行为、哭声和神经内分泌）等进行研究都得到相似的结果[29]。作者指出，已公开的研究对象对将来研究胎盘基因与婴儿神经发育轨迹相关性有重要意义，对临床干预也很重要[29]。一篇综述指出，胎盘组织有可能是表观遗传变异的唯一原因[30]：孕期吸烟或暴露于环境污染物中，胎盘会呈现明显的低甲基化趋势，提示我们污染物衍生代谢物与表观遗传机制之间可能有相互作用。鉴于此，有必要进行前瞻性的纵向研究，进一步评估暴露在产前压力后胎盘呈现出的表观遗传特征对胎儿的长期健康影响[30]。

总之，识别胎盘中表观遗传发育不良的相关基因的位点为预测精神健康异常提供有价值的生物标志物，为后期临床干预提供前期基础[34]。

2. 蛋白质组学

组织蛋白质组学主要是识别系统中表达的所有蛋白质（及其修饰）的科学[21]：通过质谱（MS）和免疫分析来鉴定蛋白质，凝胶电泳进行鉴定翻译后修饰（如磷酸化、糖基化）[21]。由于胎盘与很多妊娠合并症有关，因此对其进行蛋白质组学评估是比较有意义的[35]。研究人员对先前的胎盘表达研究进行多重分析，并结合平行双向凝胶电泳，来比较子痫前期和对照组的血清蛋白质，进而研究为何会出现胎盘功能不全和 FGR[36]。有研究人员发现了预测早发型 PE 和迟发型 PE 的生物标志物，且与正常妊娠相比，FGR 孕妇的胎盘中的蛋白表达呈现显著差异，这表明多种机制和蛋白质可能参与 FGR 的发生[37]。

最近，Kedia 等开发了一种"组学"方法，可以对 7000 多种低分子量、低丰度的物质（肽和多种脂质）进行研究，并将这种方法其应用于人体胎盘组织[38]。他们研究了胎盘不同部位分子的表达的变化，指出这些因子表达变化可能会有助于我们了解胎盘参与 PE 发病机制的原因[38]。

3. 转录组学

转录组的定义是指某一生理条件下，细胞内所有转录 RNA 的集合[21, 39]。因此，它也会受到正在表达的基因的影响。转录组学主要是利用微阵列和 RNA-seq 等对 mRNA 表达水平的进行定量研究[21]。由于所生成数据的准确性和动态范围的广泛性，RNA-seq 正迅速成为基因表达分析的首选方法[27]。RNA-seq 最近也被应用于胎盘生物学，提供如基因表达水平、差异表达、选择性剪接形式和新的转录本等很难通过微阵列获得的信息[27]。有文章呈现了正常妊娠胎盘转录组的表达情况[40]，而且抗磷脂抗体[41]和孕妇吸烟[42]也会导致胎盘中转录组的表达出现重大变化。因此，转录组分析已被广泛应用于研究 PE、FGR 和早产等疾病中发生胎盘发育和功能障碍的机制[43]。

全基因组表达分析也被应用于识别这些疾病预后和诊断的生物标志物。找到对胎盘发育和功能至关重要的特定基因有助于理解和识别正常妊娠和病理妊娠的可能机制。已经有研究人员呈现了人类胎盘中基因表达的一般模式[44]：转录组学可以为研究胎盘相关疾病的基因组分析提供基础、并发现胎儿神经发育的候选生物标志物[44]。

4. 代谢组学

代谢组是在生物系统中发现的一组代谢物，代谢组学是对代谢过程产物的研究[21]。质谱成像（IMS）的发展为分析组织中代谢物提供了新的质谱技术。而传统的基质辅助激光解吸/电离质谱（MALDI-MS）使用的是液相基质[27]。

早期的研究发现胎盘组织的细胞内代谢体和代谢印迹可随着氧分压和 PE 的出现而改变[45]。研究发现，在 1% 氧气（低氧）下培养的无并发症的妊娠胎盘组织与在 6% 氧气（正常氧）下培养的 PE 的外植体的代谢具有相似性，因此文献作者认为代谢组学的结果具有识别临床状况变化的潜力，例如 PE 可能与胎盘的分子病理有关[45]。高分辨率魔角旋转磁共振波谱也是一种可以鉴定 PE 胎盘组织成分的方法，它可以识别某些被改变的代谢途径[46]。采用毛细管电泳-飞行时间质谱法对硫酸镁处理的 PE 胎盘进行代谢组学分析发现，硫酸镁能有效治疗早发性 PE，可能是由于它对滋养细胞具有抗氧化作用[47]。

四、结论

胎盘内营养和新陈代谢感应的调节，是维持胎儿体内平衡和引导其发育的重要因素[48]。最近的研究表明，胎盘不仅是维持母体营养、生长因子和激素运输的场所，还应该是胎儿对母体环境的适应场所，以及维持大脑发育的场所[6]。越来越多的证据表明胎盘在神经发育障碍的产前程序中起着至关重要的作用[6, 7]。组学技术的进步为我们的研究提供了更丰富的数据，利用这些数据我们发现了胎盘发育和对环境暴露的反应，为我们现在或者将来发现新的细胞通信途径奠定基础。综上所述，胎盘是调节胎儿环境的关键组织，因此我们如果将观察到的胎盘功能变化跨组学类别整合起来，将有助于预测未来婴儿的健康状况，并改善终身神经发育能力。

母体代谢状态的改变、胎盘运输、营养物质和信号的产生、胎儿前脑回路的发展及生理结果之间的关系等，都需要研究者进一步去研究阐明。这些研究可以进一步揭示宫内损伤与后代神经精神疾病易感性之间的关系。

参考文献

[1] Paquette AG et al. *Epigenetics*. 2016;11:603–613.

[2] Hales CN, Barker DJ. *Br Med Bull*. 2001;60:5–20.

[3] Giannopoulou I et al. *Hormones (Athens)*. 2018;17:25–32.

[4] Räikkönen K et al. *Best Pract Res Clin Endocrinol Metab*. 2012;26:599–611.

[5] Bock J et al. *Biol Psychiatry*. 2015;78:315–326.

[6] Zeltser LM, Leibel RL. *Proc Natl Acad USA*. 2011; 108: 15667–15668.

[7] Bronson SL, Bale TL. *Neuropsychopharmacology*. 2016;41: 207–218.

[8] Hsiao EY, Patterson PH. *Dev Neurobiol*. 2012;72:1317–1326.

[9] Bale TL et al. *Biol Psychiatry*. 2010;68:314–319.

[10] O'Keeffe GW, Kenny LC. *Trends Mol Med*. 2014;20:303–305.

[11] Fowden AL et al. *J Neuroendocrinol*. 2008;20:439–450.

[12] Brown AS, Patterson PH. *Schizophr Bull*. 2011; 37:284–290.

[13] O'Callaghan ME et al. *Obstet Gynecol*. 2011;118:576–582.

[14] Atladóttir HO et al. *J Autism Dev Disord*. 2010;40:1423–1430.

[15] Bassan H et al. *J Matern Fetal Neonatal Med*. 2010; 23:595–600.

[16] Hutton LC et al. *Dev Neurosci*. 2007;29:341–354.

[17] von Beckerath AK et al. *Am J Obstet Gynecol*. 2013; 208:130. e1–130.e6.

[18] Walker CK et al. *Biol Psychiatry*. 2013;74:204–211.

[19] Sauer U et al. *Science*. 2007;316:550–551.

[20] Barker DJ, Thornburg KL. *Placenta*. 2013;34:841–845.

[21] Mayhew TM. *Placenta*. 2015;36:329–340.

[22] Broad KD, Keverne EB. *Proc Natl Acad Sci USA*. 2011;108:15237–15241.

[23] Howerton CL, Bale TL. *Proc Natl Acad Sci USA*. 2014;111: 9639–9644.

[24] Howerton CL et al. *Proc Natl Acad Sci USA*. 2013;110:5169–5174.

[25] Jaenisch R, Bird A. *Nat Genet*. 2003; 33(suppl):245–254.

[26] Novakovic B, Saffery R. *Placenta*. 2012;33:959–970.

[27] Ackerman WE 4th et al. *Placenta*. 2014; 35(suppl):S10–S14.

[28] Yen SS. *J Reprod Med*. 1994;39:277–280.

[29] Lester BM, Marsit CJ. *Epigenomics*. 2018;10:321–333.

[30] Palma-Gudiel H et al. *Neurotoxicol Teratol*. 2018; 66:80–93.

[31] Conradt E et al. *Epigenetics*. 2013;8:1321–1329.

[32] Lesseur C et al. *Psychoneuroendocrinology*. 2014; 40:1–9.

[33] Lesseur C et al. *Med Epigenet* 2014;2:71–79.

[34] Paquette AG et al. *Epigenomics*. 2015;7:767–779.

[35] Robinson JM et al. *Placenta*. 2009;30(suppl A):S83–S89.

[36] Liu LY et al. *BMC Med*. 2013;11:236.

[37] Miao Z et al. *Cell Physiol Biochem*. 2014;34:1701–1710.

[38] Kedia K et al. *Anal Bioanal Chem*. 2015;407:8543–8556.

[39] Derks KW et al. *RNA Biol*. 2015;12:30–42.

[40] Saben J et al. *Placenta*. 2014;35:125–131.

[41] Pantham P et al. *J Reprod Immunol*. 2012;94:151–154.

[42] Votavova H et al. *Placenta*. 2011;32:763–770.

[43] Cox B et al. *Am J Obstet Gynecol*. 2015;213(4)(suppl):S138–S151.

[44] Majewska M et al. *Funct Integr Genomics*. 2017; 17:551–563.

[45] Heazell AE et al. *Placenta*. 2011;32(suppl 2):S119–S124.

[46] Austdal M et al. *Placenta* 2015;36:1455–1462.

[47] Kawasaki K et al. *Hypertension*. 2019;73(3):671–679.

[48] Nugent BM, Bale TL. *Front Neuroendocrinol*. 2015;39:28–37.

第 30 章　生命早期并发症：胎盘基因组学与子代神经发育障碍的风险

Early life complications, placental genomics, and risk for neurodevelopmental disorders in offspring

Pasquale Di Carlo　Giovanna Punzi　Gianluca Ursini　**著**

王冬昱　王子莲　**译**

一、概述

许多严重的精神疾病，据《精神疾病诊断与统计手册（第 5 版）》（*Diagnostic and Statistical Manual of Mental Disorders*，*Fifth Edition*，*DSM-5*）中所述，被认为是神经发育障碍（disorders of neurodevelopment，ND）。这些精神疾病包括自闭症谱系障碍、注意缺陷多动障碍（attention deficit hyperactivity disorder，ADHD）、智力障碍、整体发育迟缓、沟通障碍、ND 运动障碍和特殊学习障碍[1]。精神分裂症是精神病学中最严重的疾病。尽管在 *DSM-5* 书中单独用一个章节对其进行了概述，但它已被广泛认为是一种神经发育障碍[2-4]。精神分裂症和其他 ND 疾病都存在"影响个人、社会、学术或工作能力的发育缺陷"[1]；它们反映了在生命早期的发育过程，其发病机制可能涉及胎盘生物学的相关事件，如妊娠期、分娩期和新生儿早期的并发症（生命早期并发症，early life complication，ELC）。在这一章中，笔者讨论了 ELC、ND 疾病和胎盘基因组学之间的联系，虽然关注的重点是精神分裂症，但同时也会涉及其他 ND 疾病。

二、生命早期并发症

"生育损伤的连续性"理论首次被提出，在产前和围产期的不良经历会对成年后的健康产生长期持续的影响[5]，妊娠期和分娩期并发症可导致一系列不同程度的损伤，从胎儿和新生儿死亡到脑瘫、癫痫、智力缺陷和行为障碍[6]。在此背景下，中枢神经系统（central nervous system，CNS）的发育可能是人类个体发育的基础，其对生命早期的不良环境高度敏感。ND 自胚胎发生开始，一直持续到成年早期髓鞘形成结束[7]。CNS 是人体最复杂的器官，它代谢需求高，并与形态发生具有相关性，使妊娠成为一个易感的关键窗口，多个内部（母亲和胎儿）和（或）外部因素都有可能使它偏离正常的发育轨道。

然而，ELC 在一般人群中相当普遍，我们并不知道是什么导致了 ELC 向健康或疾病结局的转化。25%～30% 的分娩至少会发生一种妊娠合并症[8, 9]；62% 的孕妇至少存在一个危险因素呈阳性，该危险因素可能是进一步导致意外并发症的高危因素；在低危妊娠中（调查的出生人数约 400 万），29% 会发生无法预期的并发症，需要非常规的产科或新生儿护理[10]。此外，最近一项对美国 10 458 616 次妊娠的出生数据的调查研究发现，46% 的新生儿至少有一种 ELC[10]。然而，ELC 是指大量潜在的不良事件，缺乏病理解剖学和临床的一致性，且每一种都有不同的结局。因此，将胎盘和妊娠病理学与大脑疾病联系起来的研究，可从旨在对高危妊娠进行高特异性评估的流行病学调查中受益。

为什么有些暴露于 ELC 的个体结局正常，而另一些个体会发展为神经性疾病，研究的关键因素是 ELC 的严重程度，严重程度低或高会以不同的方式影响发病风险，这由特定方法所鉴别。McNeil–Sjöström 量表[11] 对妊娠期、分娩期和新生儿期一些特定的躯体状况和事件进行了系统的评估和衡量。与其他量表[12, 13] 相比，McNeil–Sjöström 量表在评估数百个 ELC 的数量、严重程度和发生时间方面的效果最佳。每个项目都按照六点量表进行了分类（等级 1= 无害；等级 6= 严重伤害或偏离），其严重等级反映了对子代躯体损伤，尤其是 CNS 的潜在影响[11]。尽管如此，对暴露进行更细化地定义，如产前母体抗体的滴度，以及采用定量方法作为预测指标和结局，包括出生体重或头围，可能会显示出更显著更一致的评价效果[14]。

三、生命早期并发症与神经发育障碍

许多研究表明，ELC 病史与大脑发育障碍高风险相关。一些 ELC，包括感染、营养不良和宫内发育迟缓（IUGR），是子代发生精神分裂症、自闭症、ADHD 和脑瘫的危险因素[14-25]。胎盘血管病变在脑瘫中普遍存在，如绒毛膜血管血栓、绒毛水肿和坏死[26]，而与自闭症相关的 ELC 可能更多的会引起免疫失调[27-29] 和缺氧[30]。在所有的 ELC 中，早产会影响 5%～18% 的妊娠，并与许多中枢神经系统的改变有关，如脑瘫、智力障碍、视力和听力障碍，以及精神分裂症、自闭症和 ADHD[31-34]。

与其他精神疾病患者[35-36] 和一般人群[14] 相比，精神分裂症患者具有 ELC 病史的可能性更大。尤其是有一些 ELC 与这种疾病的风险密切相关[14]，例如，Rh 血型因素（包括 Rh 血型不合、母亲 Rh 阴性血型、Rh 血型抗体）、妊娠合并糖尿病、妊娠期出血、子痫前期、宫缩乏力、紧急剖宫产、先天性畸形、窒息和出生体重 < 2500g。这些情况可分为三大类：妊娠合并症（出血、子痫前期、糖尿病和 Rh 血型不合）、胎儿生长发育异常（低出生体重、先天畸形、头围小）、分娩期并发症（窒息、宫缩乏力、紧急剖宫产）。针对这一课题研究的 Meta 分析发现，这些 ELC 可使精神分裂症的风险增加 1.5～2 倍[14]，其可能的机制与它们对血流变化的影响有关，从而导致胎儿慢性缺氧或营养不良[37]。与没有缺氧相关 ELC 的个体相比，具有 3 个或 3 个以上缺氧相关 ELC 的个体有 5 倍以上的风险概率发生精神分裂症[38]。一些研究表明，ELC 病史可能有助于对精神分裂症患者进行分层。具体而言，ELC 病史似乎是早发型精神分裂症患者具备的特征[39]，并且可以预测治疗的反应性[40, 41]。

尽管这些研究和其他许多研究强调了围产期发育在精神分裂症[14, 19-21, 35, 36] 和自闭症[22, 23, 27-30] 发病风险中的作用，但 ELC 影响子代成年后疾病发生风险的机制仍不明确。在个体水平上，ELC 的潜在结局可能是异质性的：许多具有 ECL 病史的成年人是健康的，而另一些个体则发展为各种疾病，包括自闭症[22, 23, 27-30]、ADHD[31-34]、精神分裂症[14, 19-21, 35, 36]、糖尿病[42]、肥胖[43]、高血压、各种心血管疾病[44, 45] 和癌症[46]；此外，ELC 的另一种可能结局是死产[47, 48]。对介导 ELC 与生长发育结局相关性的可能因素仍有待研究，阐明其发病机制，并研发特定的防治策略。

四、遗传风险因素与生命早期并发症之间的相互作用

对高危人群（即患有精神分裂症父母的子代）

ELC 的研究表明，遗传背景可以与 ELC 相互作用，从而影响该疾病的发生风险（如文献 [14] 中所述），这已得到初步证据的支持，即 ELC、缺氧相关基因与精神分裂症风险之间存在关联 [14, 49, 50]。

在后人类基因组计划时代 [51]，有赖于全基因组关联分析（GWAS），精神分裂症（和其他神经障碍）的遗传易感性可以被定义为数千种常见遗传变异的累积效应，这些变异在患者中比在健康个体中更常见 [52]。这为分析 ELC 与 ND 结局之间的关系是否受遗传风险调节提供了可能性。遗传风险可以用多基因风险评分（polygenic riskscore，PRS）来评估，每个个体的 PRS 是使用与疾病相关的比值比加权的风险等位基因的总和计算得出 [53, 54]。通过这种方法，精神分裂症的遗传风险（用 GWAS 中最有意义的位点计算 PRS 来衡量），会与严重的 ELC 相互作用，从而影响精神分裂症的发生风险。因此，有 ELC 病史的个体与没有 ELC 病史的个体相比，具有遗传风险的精神分裂症的发生率高 5 倍 [55]。与此一致的是，精神分裂症风险位点相关并与 ELC 相互作用的基因在胎盘中高表达，且在有妊娠合并症和正常妊娠的胎盘中存在差异表达。此外，与女性子代相比，这些基因在男性子代的胎盘中表达上调。这些发现表明，精神分裂症的遗传风险与胎盘病理生理学之间存在联系，同时胎盘在精神分裂症的遗传风险表达中存在性别差异 [55]。

暴露于 ELC 的胎盘，作为影响精神分裂症累积遗传易感性的早期环境，是复杂疾病病因学中基因 × 环境（Gene×Environment，G×E）相互作用的一个有说服力的例子 [55]。有趣的是，ELC 和胎盘形成缺陷的影响显示有性别差异，即男性易感性高于女性，并对多个发育系统具有长期持续影响，这被称为"选择性男性伤害"[56]。此外，胎儿为男性的母亲更容易发生 ELC，这对男性胚胎构成了"双重危险"，表明性别是影响结局的进一步调节因素 [56, 57]。具体而言，与女性胎儿相比，早产在男性胎儿中更常见，而且男性早产儿比女性早产儿更容易出现较差的神经认知功能 [58-61]。精神分裂症的流行病学研究也显示出这种性别倾向性，男性患者的发病率更高 [62]、发病年龄更早 [63, 64]、预后更差 [65]。

得益于高通量生物技术能够进行大规模的全基因组基因表达分析，我们可以了解 ELC，遗传风险和性别相关因素如何共同参与 ND 疾病的病理生理过程。特别的是，对胎盘的全转录组研究可能可以识别出介导 ELC、遗传风险、性别和疾病之间联系的基因表达特征。

五、胎盘

胎盘是妊娠期介导胎儿与母体之间相互作用的核心调节器官。胎盘是一种膜质的临时性器官，介导发育中胚胎和胎儿需要的所有生物学功能。母胎界面位于胎盘的蜕膜 – 滋养层交界处，穿过形成母胎血液屏障的合体滋养层细胞。胎盘并非静态的血液间屏障，而是可以动态调节营养物质转运、气体交换、代谢废物排泄、温度调节、内分泌功能和免疫耐受，从而确保胎儿的正常发育。因此，这一复杂器官结构和功能的异常，与妊娠本身及远期生命结局密切相关。许多病理学损伤（如 ELC）可能涉及胎盘，从而潜在影响胚胎和胎儿的生理发育。

胎盘在 ND 疾病（如精神分裂症）病因学中的重要作用与遗传性研究一致。具体而言，由于单合子双胎拥有相同的宫内环境，ND 疾病在单合子双胎中的同时发生概率为 45%~60%[66]，这充分说明了环境机制在生命早期的作用。值得注意的是，只有 1/3 的单合子双胎共用胎盘和绒毛膜（单绒毛膜），而其余 2/3 拥有独立的胎盘和绒毛膜（双绒毛膜）。单绒毛膜双胎同时发生精神分裂症的概率为 60%，比双绒毛膜双胎概率更高（10%）[67]，这强调了共用胎盘环境在疾病发生中的作用。异卵双胎也共用相同的宫内环境，但他们精神分裂症共同发生的概率是兄弟姐妹的 2 倍，尽管两组中的分离 DNA 变异有 50% 相同[66]。

六、胎盘组学

近年来，高通量生物技术的应用使得对每个人类分子（核酸、蛋白质和代谢产物）进行测序、解码和定量成为可能，并且可以在单碱基分辨率下对 DNA 进行深度测序（甲基化、乙酰化）。由此产生了大数据集的集合（成千上万的个体），扫描检测超过 2 万个基因表达量、成千上万个甲基化位点、高达数百万个单核苷酸多态性（SNP）。如此庞大的数据集将生物学带入了"组学"的"大数据"时代。组学的优势在于它可以从头开始在系统水平上对活生物体的组织进行研究，超越还原论，并可对复杂系统的突变性进行假设检验。研究胎盘组学有可能将这一复杂器官的特性与 ND 疾病风险的发展轨迹联系起来。因此，胎盘组学的预测价值可能为疾病预防提供新的策略。

1. 转录组

ELC 和遗传风险因素都可能导致胎盘中基因表达的改变（可能是性别特异性的），因此，胎盘转录组有助于了解 ELC、遗传风险因素和 ND 疾病之间的联系，而这也可能是与大脑发育和疾病相关的病理生理过程的基础。

胎盘初步的表达定量性状位点（expression quantitative trait loci，eQTL）分析发现，在预测胎盘基因表达的遗传变异中，存在与精神分裂症相关 SNP 的富集[68]。一致的是，在多个独立的数据集中发现，与对照组或女性胎儿的胎盘相比，精神分裂症风险位点中的基因在有妊娠合并症或男性胎儿的胎盘中往往有差异性表达，具体是表达上调[55]。在同一项研究中，基于胎盘中高表达和差异表达的精神分裂症风险位点基因，胎盘转录组数据已被用于计算精神分裂症的胎盘基因组风险（placenta genomic risk for schizophrenia，PlacPRS），以及基于其余组织器官

基因位点计算的基因组风险（NonPlacPRS）。有趣的是，PlacPRS 可特异性地与 ELC 相互作用，影响精神分裂症的风险，而 NonPlacPRS 则不会。这些结果表明，对胎盘转录组的研究可能有助于识别与胎盘中的致病机制相关的特定的基因组风险。通路分析进一步揭示了 PlacPRS 基因参与细胞应激反应，并与炎症 / 免疫反应基因共表达，而 NonPlacPRS 基因则涉及更传统的与大脑相关的生物学过程（如突触功能）[55]。

这项工作表明，ND 疾病的遗传风险、ELC 和性别可能共同影响胎盘中特定基因的表达；这些基因表达的变化可能会改变发育轨迹，增加疾病风险[69]。然而，验证这个假设，需要将 ND 结局与转录组特征（遗传危险因素，ELC 和性别相关）联系起来进行分析。来自纵向研究队列[70]的胎盘转录组和 ND 数据未来可能有助于检验这种联系。这些研究将为 ND 疾病设计具体的防控策略提供思路。

胎盘的转录组学方法和基因型分析不仅可以在单基因亚型水平上，而且可以在生物学功能相关的基因组水平上，确定 ND 疾病的风险因素是否可以共同影响胎盘的特定基因表达特征。特别的是，整个转录组还可以对胎盘生物学在系统水平上进行几乎无偏倚的研究，如共表达网络分析。系统生物学可以更好地捕获到基因 – 基因之间关系和通路的复杂性，这可能是病理过程的基础。为此，一个首次对胎盘的网络分析已鉴定出一组共调节基因，GWAS 中不同疾病相关基因在其中富集[71]。尽管至目前为止，尚不能直接分析共调节基因与 ND 结局之间的相关性，但作者认为这些分析可能有助于了解胎盘和蜕膜中及胎盘和蜕膜之间基因表达的动态变化，以及这些过程的失调是如何导致流产、ELC 和 ND 结局的。此外，系统水平上的转录组信息将易于被人工智能（机器学习）读取，并采用运算方法来预测结局或不良事件，如早产[72]。

在胎盘转录组研究中需要考虑的一个重要

方面是该器官的复杂性，因此对整块组织的研究需要补充细胞特异性分析。简而言之，胎盘具有双重起源，由胎儿和母体来源的细胞组成。作为母体部分的蜕膜（decidua，DEC），形成围绕胎盘的最浅层，并含有大量的母体免疫细胞。来源于蜕膜螺旋动脉中的母体血与来源于脐动脉中的胎儿血，在绒毛膜间隙中汇合。在这里，母体血和胎儿血被两层胎儿滋养细胞分隔开，即合体滋养细胞（syncytiotrophoblast，STB）和绒毛的细胞滋养细胞（cytotrophoblast，CTB），它们对于调节营养物质的选择性交换至关重要[73]。整个胎盘的细胞类型更为复杂：已鉴定出数种细胞类型，如绒毛外滋养细胞（extravillous trophoblast，EVT）、免疫细胞（例如自然杀伤淋巴细胞和树突状细胞）、间充质基质细胞（成纤维细胞和间充质来源的巨噬细胞）、胎儿血管细胞（平滑肌细胞、周细胞、内皮细胞）和胎儿造血细胞（血管外胎儿红细胞、造血干细胞）[74, 75]。细胞间的直接作用调节了母胎对话、协调免疫耐受、滋养细胞侵袭和血管重建。这些相互作用导致基因表达发生了一系列复杂的受限于时空的变化，而这些变化可能是妊娠期常见疾病的发病基础，包括子痫前期和死产等严重 ELC。

细胞类型可以根据基因表达特征来分析[76]，而这些特征可通过使用单细胞 RNA 测序等高通量技术进行测量。从胎盘组织中分离出单个细胞，对整个转录组的 mRNA 丰度进行量化概览。通过单细胞转录组模式的分析，可以创建基因表达图谱，识别特定的细胞亚类，并在关键的母胎界面上对配体—受体间相互作用进行精细定位[77-79]。不仅如此，利用高通量技术对人滋养干细胞进行分离和剖析，还将有助于阐明不同胎盘细胞类型的发育和功能特化[80]。因此，胎盘单细胞转录组的研究可能有助于检测与 ND 疾病相关的、在整块组织中无法检测的分子；然而，目前单细胞研究是小样本研究，因此它们尚不能把遗传风险变异和 ELC 与细胞特异性基因表达特征关联起来。

2. 甲基化组

DNA 主要的表观遗传修饰是胞嘧啶第 5 位碳原子上的甲基化和羟甲基化[81]。5- 甲基胞嘧啶（5-methylcytosine，mC5）和 5- 羟甲基胞嘧啶（5-hydroxymethylcytidine，hmC5）标记不同，但并非相互排斥的基因组修饰模式。hmC5 标记与局部表达水平相关[82, 83]，而 mC5，尤其是位于基因 5′ 端附近时，主要对转录起负调控作用[84, 85]。目前，高通量生物技术可定量约 85 万个 CpG 位点的甲基化[86]，涵盖整个 DNA 序列，从而识别组织特异性甲基化标记[87]。精细空间分辨率（在单核苷酸水平上）的实现使得在病例对照研究中可以标记差异性甲基化的特定基因[86]。特别的是，结合不同的组学研究发现，人类胎盘 DNA 甲基化的改变与子痫前期的基因转录差异有关[88, 89]，这表明甲基化参与了细胞编程。此外，妊娠期糖尿病（一种严重的 ELC）与特定的 DNA 甲基化修饰有关[90]。这可能提示在暴露于 ELC 的子代中，DNA 甲基化介导了更广泛的“胎儿编程”，转而带来对疾病风险的易感性[90]。

胎盘 CpG 甲基化被认为是该器官在妊娠期对不良环境条件或炎症做出的反应性相关机制，从而潜在影响儿童的长期健康[91, 92]和神经行为[93]。重要的是，胎盘控制着胎儿和母体的皮质醇分泌，糖皮质激素受体（NR3C1）和 11β- 羟基类固醇脱氢酶 2 型（HSD11B1）的甲基化水平与新生儿神经行为的改变有关[94]。下丘脑 - 垂体 - 肾上腺（hypothalamus–pituitary–adrenal，HPA）轴与大脑成熟和出生结局相关。HPA 轴功能相关基因的高甲基化，如 FK506 结合蛋白（FK506 Binding Protein，FKBP5）和脑源性神经营养因子（Brain–Derived Neurotrophic Factor，BDNF），增加子代 10 岁时的认知障碍风险[95]。此外，在自发性低出生体重早产中，人类胎盘的多元性甲基化特征不仅可以预测生命后期的认知功能障碍[96]，还可作为高风险家族中自闭症谱系障碍（autism spectrum disorders，ASD）的生物标志物[97]。最后，研究表明胎盘中性别依赖性表观遗传模式可以深入探索对 ELC 易感性的差异[98]。

这些研究支持以下观点：胎盘表观基因组是宫内环境潜在的"生物传感器"，可以记录不良事件，转而可能导致生命后期的不良结局。虽然甲基化和羟甲基化这两种修饰方式对转录有不同的影响[82-85]，在胎盘中也存在不同的修饰模式[99]，同时均与印迹有关[100]，但是多数甲基化研究的不足之处在于他们没有区分这两种修饰方式。考虑到缺氧可以特异性地下调羟甲基化水平而上调甲基化水平[101]，作者认为，同时检测这两种表观遗传学修饰方式可能对阐明缺氧相关 ELC 对胎盘表观基因组的影响至关重要。总体而言，综合胎盘转录组、甲基化组和其他表观遗传机制的研究，结合环境和遗传风险分析，有助于揭示胎盘在 ND 疾病生物学起源中的作用。

3. 蛋白质组

蛋白质是所有细胞进程的效应器，其三维结构及生物物理特性较核酸更为复杂。这些特点阻碍了用于蛋白质定量的高通量生物技术的发展，这一技术需要大量的光谱和抗体分析。很少有研究尝试分析胎盘蛋白质组，也没有对蛋白质降解产物进行定量分析（多肽组），而这恰好与时空动力学有关[102, 103]。一项研究发现，吸烟会影响胎盘蛋白质组[104]，另一项研究证实子痫前期者存在蛋白质差异表达[105]。胎盘蛋白质组与 ND 的关系有待进一步研究证实。

4. 胎盘组学未来研究方向：外泌体和微生物组

组学领域正在快速迈向概念化创新时代。特别是外泌体和微生物组研究提示其可能携带有关胎盘的健康信息。

外泌体在细胞与细胞间的信息传递中具有重要作用。外泌体由膜包裹的纳米颗粒组成，内含核酸（DNA 和 RNA），它可被分泌入血液成为游离转录组（cell-free transcriptome，cfRNA）。它们被作为凋亡细胞和坏死细胞的碎片释放，可携带特定的分子，从而提供潜在的组织特异性生物标志物。胎盘外泌体的特点可能与理解胎儿发育或胎盘病理生理的基因表达动力学有关[106]，同时对实现用于宫内早期诊断干预的无创性血液检测至关重要[72, 107]。此外，对脐带血中胎盘外泌体的研究有望找出胎盘—脑相互作用的关键分子。

以往认为正常妊娠过程中胎儿及其环境是无菌的；而近来有个别研究质疑这一观点，提出胎盘存在微生物群[108, 109]。然而，子宫内微生物的定植尚未明确。有些研究无法检测到人类胎盘的微生物，这一结果表明样本污染可能是更为简单的解释[110]。通过观察无菌哺乳动物的分娩出生和隔离，作者认为有微生物定植的胎盘环境是不合常理的[111]。一项有 537 例胎盘（终末绒毛）的研究得出结论，胎盘没有微生物群，尽管研究者检测了阴道来源的细菌 DNA，在 5% 样本中发现了可导致新生儿败血症的无乳链球菌[112]。然而，之前有一种不同的检测方案在距离脐带插入点 4cm 的胎盘组织切片中检测到胎盘微生物[109]。值得注意的是，胎盘中的微生物与甲基化变化有关[113]，提示表观基因组在调节胎盘的特定细菌与 ELC（如早产）之间的关系中发挥了作用[114]。如果科学界能就使用何种方法达成共识，那么，是否存在胎盘微生物群将为胎盘组学开辟另一个新的研究方向。

七、结论

研究证实，胎盘和宫内环境在精神分裂症和其他 ND 疾病的病因学中起着至关重要的作用。胎盘组学的研究可能有助于区分通过哪一种 ECL 会使发育过程转向健康或疾病。总之，胎盘组学可以帮助临床医师发现新的预测、诊断和预后的生物指标，从而形成防治干预措施，以改善妊娠结局和子代的远期健康。需要整合多种组学来评估生物学水平上的一致性和不一致性，建立机制框架。一个巨大的挑战是 ELC 的结果是异质性的，同样地，考虑到其他因素可能影响 ND 轨迹，遗传风险因素、胎盘转录组和表观遗传特征可能对特定 ND 结局具有较小的预测能力。因此，需要进行纵向研究，以校正胎盘（如同 ND 的编程员）对 ND 疾病的潜在影响。生物信息学是实现精准医疗的关键，它提供数学模型，将多路数据组合成概率风险指标。重要的是，针对生物学机制的研究应将性别特异性因素作为多元化结局的预测指标。局灶性、细胞性及时间特异性等机体因素需要进一步研究。

参考文献

[1] American Psychiatric Association. *Diagnostic and Statistical Manual of Mental Disorders*. 5th ed. (*DSM-5.*) Arlington, VA:American Psychiatric Association; 2013.

[2] Weinberger DR. *Lancet*. 1995;346:552–557.

[3] Weinberger DR. *Schizophr Bull*. 2017;43:1164–1168.

[4] Birnbaum R, Weinberger DR. *Nat Rev Neurosci*. 2017;18:727–740.

[5] Pasamanick B, Knobloch H. The epidemiology of reproductive casualty. In:VanKrevalen DA, ed. *Child Psychiatry and Prevention*. Berne, Switzerland:Huber; 1964.

[6] Pasamanick B et al. *Am J Psychiatry*. 1956;112:613–618.

[7] van Tilborg E et al. *Glia*. 2018;66:221–238.

[8] Cannon M et al. *Am J Psychiatry*. 1997;154:1544–1550.

[9] Jones PB et al. *Am J Psychiatry*. 1998;155:355–364.

[10] Danilack VA et al. *Am J Obstet Gynecol*. 2015;212:809.e801–e806.

[11] McNeil TF et al. *J Psychiatr Res*. 1994;28:519–530.

[12] Lewis SW, Owen MJ, Murray RM. *Obstetric Complications and Schizophrenia Methodology and Mechanisms*. Oxford, UK:Oxford University Press; 1989.

[13] Parnas J et al. *Br J Psychiatry*. 1982;140:416–420.

[14] Cannon M et al. *Am J Psychiatry*. 2002;159:1080–1092.

[15] Brown AS, Susser ES. *Schizophr Bull*. 2008;34:1054–1063.

[16] Brown AS, Patterson PH. *Schizophr Bull*. 2011;37:284–290.

[17] Atladottir HO et al. *J Autism Dev Disord*. 2010;40:1423–1430.

[18] O'Callaghan ME et al. *Obstet Gynecol*. 2011;118 :576–582.

[19] Brown AS, Derkits EJ. *Am J Psychiatry*. 2010;167:261–280.

[20] Patterson PH. *Science*. 2007;318:576–577.

[21] Niemela S et al. *Am J Psychiatry*. 2016:173(8):799–806.

[22] Glasson EJ et al. *Arch Gen Psychiatry*. 2004;61:618–627.

[23] Stoner R et al. *N Engl J Med*. 2014;370:1209–1219.

[24] Zhu T et al. *J Child Neurol*. 2016;31:1235–1244.

[25] Maher GM et al. *JAMA Psychiatry*. 2018;75:809–819.

[26] Redline RW. *Clin Perinatol*. 2006;33:503–516.

[27] Limperopoulos C et al. *Pediatrics*. 2008;121:758–765.

[28] Gardener H et al. *Br J Psychiatry*. 2009;195:7–14.

[29] Sacco R et al. *Autism Res*. 2010;3:237–252.

[30] Modabbernia A et al. *Mol Autism*. 2017;8:13.

[31] Mwaniki MK et al. *Lancet*. 2012;379:445–452.

[32] Chan E et al. *Child Care Health Dev*. 2016;42:297–312.

[33] Biederman J, Faraone SV. *Lancet*. 2005;366:237–248.

[34] Hack M et al. *Pediatrics*. 2004;114:932–940.

[35] Lewis SW, Murray RM. *J Psychiatr Res*. 1987;21 :413–421.

[36] Geddes JR, Lawrie SM. *Br J Psychiatry*. 1995;167:786–793

[37] Buka SL et al. *Arch Gen Psychiatry*. 1993;50:151–156.

[38] Cannon TD et al. *Schizophr Bul*. 2000;26:351–366.

[39] Rosso IM et al. *Am J Psychiatry*. 2000;157:801–807.

[40] Alvir JM et al. *Psychol Med*. 1999;29:621–627.

[41] Preti A et al. *Psychiatry Res*. 2000;96:127–139.

[42] Hales CN, Barker DJ. *Int J Epidemiol*. 2013;42:1215–1222.

[43] Ravelli AC et al. *Am J Clin Nutr*. 1999;70:811–816.

[44] Barker DJ et al. *BMJ*. 1989;298:564–567.

[45] Bagby SP. *J Nutr*. 2007;137:1066–1072.

[46] Burton GJ et al. *Physiol Rev*. 2016;96:1509–1565.

[47] Stillbirth Collaborative Research Network, Writing G. *JAMA*. 2011;306:2459–2468.

[48] Gibbins KJ et al. *Placenta*. 2016;43:61–68.

[49] Nicodemus KK et al. *Mol Psychiatry*. 2008; 13:873–877.

[50] Schmidt-Kastner R et al. *Mol Psychiatry*. 2012;17:1194–1205.

[51] Moraes F, Goes A. *Biochem Mol Biol Educ*. 2016;44:215–223.

[52] Schizophrenia Working Group of the Psychiatric Genomics Consortium. *Nature*. 2014;511:421–427.

[53] International Schizophrenia Consortium. *Nature*. 2009;460:748–752.

[54] Wray NR et al. *Genome Res*. 2007;17:1520–1528.

[55] Ursini G et al. *Nat Med*. 2018;24:792–801.

[56] DiPietro JA, Voegtline KM. *Neuroscience*. 2017; 342:4–20.

[57] Persson M, Fadl H. *Diabet Med*. 2014;31:1047–1054.

[58] Hintz SR et al. *Acta Paediatr*. 2006;95:1239–1248.

[59] Platt MJ et al. *Lancet*. 2007;369:43–50.

[60] Spinillo A et al. *Dev Med Child Neurol*. 2009; 51:518–525.

[61] Verloove-Vanhorick SP et al. *Pediatrics*. 1994;93:576–579.

[62] McGrath J et al. *Epidemiol Rev*. 2008;30:67–76.

[63] Ochoa S et al. *Schizophr Res Treatment*. 2012;2012:916198.

[64] Abel KM et al. *Int Rev Psychiatry*. 2010;22:417–428.

[65] Angermeyer MC et al. *Schizophr Bull*. 1990; 16:293–307.

[66] Gottesman II, Wolfgram DL. *Schizophrenia Genesis:The Origins of Madness*. New York, NY:Freeman; 1991.

[67] Davis JO et al. *Schizophr Bull*. 1995;21:357–366.

[68] Peng S et al. *Hum Mol Genet*. 2017;26:3432–3441.

[69] Bronson SL et al. *Biol Psychiatry*. 2017;82:127–138.

[70] Forrest CB et al. *J Pediatr*. 2018;196:298–300.

[71] Deyssenroth MA et al. *BMC Genomics*. 2017;18:520.

[72] Ngo TTM et al. *Science*. 2018;360:1133–1136.

[73] Hsiao EY et al. *Proc Natl Acad Sci USA*. 2012 ;109:12776–12781.

[74] Wang Y, Zhao S. Vascular biology of the placenta. In:Granger DN, Granger JP, eds. *Integrated Systems Physiology:From Molecules to Function to Disease*. 260San Rafael, CA:Morgan and Claypool Life Sciences; 2010.

[75] Van Handel B et al. *Blood*. 2010;116:3321–3330.

[76] Tsang JCH et al. *Proc Natl Acad Sci USA*. 2017 ;114:E7786–E7795.

[77] Vento-Tormo R et al. *Nature*. 2018;563:347–353.

[78] Liu Y et al. *Cell Res*. 2018;28:819–832.

[79] Pavlicev M et al. *Genome Res*. 2017;27:349–361.

[80] Okae H et al. *Cell Stem Cell*. 2018;22:50–63 e56.

[81] Kriaucionis S, Heintz N. *Science*. 2009;324:929–930.

[82] Jin SG et al. *Nucleic Acids Res*. 2011;39:5015–5024.

[83] Song CX et al. *Nature Biotechnol*. 2011;29:68–72.

[84] Maunakea AK et al. *Nature*. 2010;466:253–257.

[85] Sharma RP et al. *J Psychiatry Neurosci*. 2005; 30:257–263.

[86] Jaffe AE et al. *Nat Neurosci*. 2016;19:40–47.

[87] Ghosh S et al. *Epigenetics*. 2010;5:527–538.

[88] Leavey K et al. *Hypertension*. 2016;68:137–147.

[89] Leavey K et al. *Clin Epigenetics*. 2018;10:28.

[90] Finer S et al. *Hum Mol Genet*. 2015;24:3021–3029.

[91] Nugent BM, Bale TL. *Front Neuroendocrinol*. 2015; 39:28–37.

[92] Lesseur C et al. *Med Epigenet*. 2014;2:71–79.

[93] Paquette AG et al. *Epigenetics*. 2016;11:603–613.

[94] Conradt E et al. *Epigenetics*. 2013;8:1321–1329.

[95] Meakin CJ et al. *Horm Behav*. 2018;101:29–35.

[96] Tilley SK et al. *PLOS ONE*. 2018;13:e0193271.

[97] Schroeder DI et al. *Mol Autism*. 2016;7:51.

[98] Martin E et al. *Epigenomics*. 2017;9:267–278.

[99] Green BB et al. *FASEB J*. 2016;30:2874–2884.

[100] Hernandez Mora JR et al. *Epigenetics*. 2018;13:182–191.

[101] Thienpont B et al. *Nature*. 2016;537:63–68.

[102] Heywood WE et al. *Placenta*. 2017;59:69–72.

[103] Heywood WE et al. *Placenta*. 2016;44:109–111.

[104] Huuskonen P et al. *Reprod Toxicol*. 2016;63:22–31.

[105] Mary S et al. *J Proteome Res*. 2017;16:1050–1060.

[106] Koh W et al. *Proc Natl Acad Sci USA*. 2014; 111:7361–7366.

[107] Vora NL, Hui L. *Genet Med*. 2018;20:791–799.

[108] Singh A, Mittal M. Neonatal microbiome—A brief review. *J Matern Fetal Neonatal Med*. 2019:1–8.

[109] Aagaard K et al. *Sci Transl Med*. 2014;6:237ra265.

[110] Theis KR et al. *Am J Obstet Gynecol*. 2019;220:267 e261-267 e239.

[111] Bushman FD. *Am J Obstet Gynecol*. 2019;220:213–214.

[112] de Goffau MC et al. Nature. 2019; doi:10.1038/s41586- 019-1451-5. [Epub ahead of print].

[113] Tomlinson MS et al. *PLOS ONE*. 2017;12:e0188664.

[114] Goldenberg RL et al. *N Engl J Med*. 2000; 342:1500–1507.

第 31 章 代谢组学与围产期窒息

Metabolomics and perinatal asphyxia

Ernesto D'Aloja　Emanuela Locci　Antonio Noto　Matteo Nioi　Giovanni Bazzano　Vassilios Fanos　**著**

王冬昱　王子莲　译

一、概述

新生儿脑病的发病率在全球依然居高，大约每 1000 例新生儿中有 3 例患有脑病[1]。新生儿脑病[2-4]和缺氧缺血性脑病（hypoxicischemic encephalopathy，HIE）[5]经常被交替使用，尽管有时指的可能是完全不同的病情。这种深入的、有时是粗浅的关于专业术语的争论取决于临床医师识别这种复杂的神经系统综合征病因的能力。令人担忧的主要问题是一个不恰当的诊断可能会阻碍防治领域的真正的合作研究发展。此外，在医疗不当情形下，使用 HIE 来解释新生儿损伤的原因可能会导致司法判断失误。如此一来，对助产士、医生和医院方的定罪将有赖于分娩期或围产期缺氧事件的假设（第一个黄金 6h）。为此，笔者在本章节采用了围产期窒息（perinatal asphyxia，PA）这个综合性术语，尽管这个术语也存在局限性。

在这种情况下，代谢组学似乎是一个非常有希望的和有用的工具来解释围产期窒息这一多态性综合征[6]。无论是代谢组学的总体表达还是一种或多种体液中特异性表达的代谢物，都被证实与 PA 呈正相关。

二、代谢组学

代谢组学是基于对生物液体或组织中存在的低分子量代谢物的检测、定性和定量，以及对所有生理病理性刺激所诱导的变化的研究。它代表了一种多参数的方法，提供了机体代谢状态的整体观。鉴于 PA 的复杂性及多因素性，利用代谢组学筛选来自不同生物途径的多种多样的分子似乎比使用单一的生物标志物更有前景，单一生物标志物并不适用于正确地识别损伤和预测结局。识别特定的代谢组学特点可能确实有助于提高早期诊断率，改善疾病分类，提供合适的治疗和随访。通过磁共振（NMR）谱学，以及结合气相（GC）或液相（LC）色谱的质谱分析法（MS），对动物模型和人体实验中 PA 的不同体液进行研究。两种分析方式获得的结果是互补的，有助于识别出最大数量的潜在生物标志物或与 PA 相关的最具有代表性的生物特征。在最近的 20 年，大约有 30 篇关于这个问题的科研论文发表。这些研究的主要目的是评估 PA 的严重程度，对用不同方案进行复氧的反应，低温治疗（therapeutic hypothermia，TH）的生物反应，以及有关预后的潜在生物标志物研究。这些研究的主要结果详见表 31-1（动物模型）和表 31-2（人体研究），并在以下各段进行阐述。

表 31-1　在动物模型进行的代谢组学研究

动物模型	体液/组织	检测方法	样本量	研究目的	样本分组	生物标志物变化	参考文献
大鼠	脑组织切片	¹H-NMR ³¹P-NMR	10	缺氧后轻度低温疗法验证	低温治疗组 vs. 常温治疗组	↑ATP, ADP, 磷酸肌酸, N-乙酰天门冬氨酸, 谷氨酸, 牛磺酸; ↓醋酸盐, 腺嘌呤, 胆碱, 丙氨酸, 乳酸, 异亮氨酸, 亮氨酸, 酪氨酸, 缬氨酸, 肌酐, 精氨酸	Liu 等[7]
		¹H-NMR ¹³C-NMR ³¹P-NMR	10	缺氧后轻度低温疗法验证	低温治疗组 vs. 常温治疗组	↑牛磺酸, 磷酸肌酸, 谷氨酰胺	Liu 等[8,9]
小鼠	脑组织	¹H-NMR	10	缺氧后轻度低温疗法验证	缺氧组 vs. 其他治疗组	↑丙氨酸, ADP, 胆碱, 乳酸盐, 琥珀酸盐, 缬氨酸, γ-氨基丁酸酯, 异亮氨酸; ↓ATP, 磷酸肌酸, 磷酸胆碱, 苹果酸, 天冬氨酸, N-乙酰天冬氨酸	Liu 等[10]
					低温治疗组 vs. 其他治疗组	↑牛磺酸, 组氨酸, 苹果酸, 抗坏血酸; ↓富马酸酯, 琥珀酸酯, 谷氨酰胺, 异亮氨酸, N-乙酰天门冬氨酸谷氨酸盐, 乙酸盐, 甲酸盐	
羊羔	脑脊液	¹H-NMR	23	严重和轻度缺氧的影响	严重缺氧组 (n=7) vs. 对照组 (n=7)	↑乳酸, 次黄嘌呤, 丙氨酸, 3-羟基丁酸酯, 胆碱, 苯丙氨酸, 酪氨酸, 赖氨酸, BCAA; ↓葡萄糖	Van Cappellen Van Walsum 等[11]
					轻度缺氧组 (n=7) vs. 对照组 (n=7)	↑乳酸, 次黄嘌呤, 丙氨酸, 酪氨酸, 赖氨酸, BCAA	
仔猪	血浆	FIA-MS/MS LC-MS/MS	33	缺氧与复氧的影响	缺氧 (n=27) vs. 基线 (n=27)	↑富马酸酯, 琥珀酸酯, 乳酸酯, α-酮戊二酸酯, 长链酰基肉碱, 丙氨酸, BCAA; ↓谷氨酸, 瓜氨酸, 游离肉碱, 癸二烯基-L-肉碱	Solberg 等[12]
					再复氧 (n=27) vs. 缺氧 (n=27)	↑谷氨酸, 瓜氨酸; ↓富马酸酯, 琥珀酸酯, 乳酸酯, α-酮戊二酸酯, 长链酰基肉碱, 赖氨酸, 亮氨酸, 异亮氨酸	
		¹H-NMR	125	缺氧与缺氧复苏的影响	持续缺氧 (n=27)	↑丙氨酸, 琥珀酸盐/BCAA, 甘氨酸/BCAA	Sachse 等[22]
					恢复自主循环 2h 后 (n=110) vs. 基线 (n=110)	↑琥珀酸盐, 富马酸盐, 丙酮酸盐, 苹果酸盐, 乳酸盐, 葡萄糖, 胆碱, 肌酐, 次黄嘌呤, 乙酸盐, 丙氨酸, 谷氨酰胺, 甘氨酸, 肌醇	
					恢复自主循环 2h 后 (n=110) vs. 4h 后 (n=110)	↑胆碱, 肌酐, 醋酸盐; ↓琥珀酸盐, 丙酮酸盐, 乳酸盐, 富马酸盐, 葡萄糖, 次黄嘌呤, 丙氨酸, 甘氨酸	

（续表）

动物模型	体液/组织	检测方法	样本量	研究目的	样本分组	生物标志物变化	参考文献
	血浆	LC-MS/MS	32	缺氧与再复氧的影响	缺氧组（n=26）vs. 对照组（n=6）	↑胆碱、胞苷、尿苷、乳酸	Sanchez-Illana 等[15]
					缺氧后再复氧组（n=26）vs. 对照组（n=6）	↓胆碱、胞苷、尿苷	
		LC-TOFMS	32	缺氧与再复氧的影响	缺氧组（n=26）	↑胆碱、次黄嘌呤、6,8-二羟基嘌呤、胞苷、尿苷、糖胆酸、鸟嘌呤、尿苷、肌酐、肉碱脂肪酸结合物、谷氨酰胺、BCAA	Solberg 等[13]
					缺氧后复氧组（n=26）	化合物回到基线水平（缺氧前）	
			32	缺氧的影响	持续缺氧（n=26）	基于胆碱、6,8-二羟基嘌呤和次黄嘌呤的得分指数与乳酸盐比较	Kuligowski 等[14]
			40	缺氧后复氧的结果预测	不同氧浓度复苏与基线的对比	尿素、丙二酸酯、肌酐、甲基胍和羟基异丁酸酯	Atzori 等[18]
仔猪	尿液	¹H-NMR	32	缺氧的影响	缺氧组（n=7）vs. 对照组（n=6）	↑1-甲基烟酰胺、2-氧戊二酸、丙氨酸、天冬酰胺、甜菜碱、柠檬酸、肌酸、马尿酸、乳酸、N-乙酰基甘氨酸、N-氨基甲酰基-β-丙氨酸、缬氨酸 ↓马尿酸盐	Skappak 等[19]
			40	不同氧浓度复苏对缺氧状态的影响	复苏<15min组（n=4）vs. 复苏>68min组（n=6）	↑乙酰乙酸、丙氨酸、琥珀酸酯、甘氨酸、肌氨酸 ↓葡萄糖	Murgia 等[20]
					21%氧浓度复苏组（n=10）vs. 基线（n=10）	↑葡萄糖、丙氨酸、乳酸、3-羟甲基谷氨酸盐、琥珀酸、丙二酸 ↓肌酐、肌氨酸、谷氨酰胺、乙酰乙酸盐、苯丙氨酸、马尿酸盐、三甲胺、丙酮酸	
			40	不同氧浓度复苏对缺氧状态的影响	18%/21%氧浓度复苏组（n=20）vs. 基线（n=20）	↑葡萄糖、乳酸、丙酮酸、甘油酸、丙二酸、甘氨酸、琥珀酸盐、3-甲基腺嘌呤、乙酰基甘氨酸、谷氨酸、4-羟基苯基丙酮酸、3-羟基异戊氨酸	Fanos 等[21]
					40%/100%氧浓度复苏组（n=20）vs. 基线（n=20）	↑肌酐、尿素、柠檬酸盐、酒石酸盐、乙醇、葡萄糖、葡萄糖、缬氨酸	
			125	不同方案进行缺氧复苏的影响	恢复自主循环后2h（n=81）vs. 基线（n=98）	↑琥珀酸盐、富马酸盐、乳酸、葡萄糖、胆碱、肌酸酐、次黄嘌呤、丙酮酸、甘氨酸、肌苷、完整酸、缬氨酸 ↓肌酐、甲酸酯、3-羟基异戊酸酯	Sachse 等[22]

（续表）

动物模型	体液/组织	检测方法	样本量	研究目的	样本分组	生物标志物变化	参考文献
仔猪	尿液	¹H-NMR	125	不同方案进行缺氧复苏复氧的影响	恢复自主循环后 4h (n=47) vs. 2h (n=81)	↑葡萄糖、丙氨酸、亮氨酸、肌酐 ↓富马酸盐、甲酸盐、缬氨酸	Sachse 等[22]
	视网膜组织	UPLC-QTOF-MS UPLC-MS/MS	10	缺氧的影响	缺氧组(n=5) vs. 对照组(n=5)	↑胞苷二磷酸胆碱、焦谷氨酸、谷胱甘肽二硫化物 ↓胞苷二磷酸二甘油酯	Solberg 等[16]
	视网膜与眼脉络膜组织	UPLC-MS/MS	10	缺氧的影响	视网膜缺氧(n=5) vs. 对照组(n=5)	↑葡萄糖 6P, 丙酮酸、异柠檬酸、α-酮戊二酸、苹果酸	Arduini 等[17]
					眼脉络膜缺氧(n=5) vs. 对照组(n=5)	↑乳酸	
猕猴		GC×GC-TOFMS	24	缺氧的影响（脐带闭塞）	缺氧后(n=20) vs. 基线(n=20)	↑琥珀酸、乳酸、谷氨酸、9H-嘌呤、苹果酸、甘油、葡萄糖-1P、花生四烯酸、肌酸酐、果糖、丁酸、泛酸	Beckstrom 等[23]
					缺氧组(n=20) vs. 对照组(n=4)	↑琥珀酸、乳酸、苹果酸、甘油、花生四烯酸、肌酐、果糖、葡萄糖-1P、丁酸、泛酸	
			6	缺氧的影响（脐带闭塞）	缺氧后(不同时间点)(n=6) vs. 基线(n=6)	↑α-酮戊二酸、富马酸、苹果酸、琥珀酰辅酶A、肌醇、谷氨酸	Beckstrom 等[24]
	脐带血浆		33	缺氧（脐带闭塞）、低温和促红细胞生成素(EPO)治疗的影响	低温治疗和促红细胞生成素(EPO)治疗组(不同时间点)(n=26) vs. 对照组(n=7)	氨基丙二酸、花生四烯酸、丁酸、柠檬酸、富马酸、乳酸、苹果酸、麦芽糖、肌醇、丙酸、琥珀酸	Chun 等[25]
			4	脐带闭塞与缺氧缺血性脑病(HIE)的影响	复苏后(n=4) vs. 基线(n=4)	↑花生四烯酸、富马酸、琥珀酸、丙酸、肌醇	McAdams 等[26]
					复苏后24h(n=4) vs. 基线(n=4)	↑肌醇、谷氨酸、胆碱、甘氨酸、丝氨酸、油酸酯、红皮酸酯	

ADP. 二磷酸腺苷；ATP. 三磷酸腺苷；BCAA. 支链氨基酸；EPO. 促红细胞生成素；FIA-MS/MS. 流动注射分析—串联质谱；GC×GC/TOFMS. 二维气相色谱—飞行时间质谱联用；GSSG. 谷胱甘肽二硫化物；HIE. 缺氧缺血性脑病；LC-MS/MS. 液相色谱—串联质谱；LC-TOFMS. 液相色谱飞行时间质谱；NMR. 磁共振；UPLC-MS/MS. 超高效液相色谱—串联质谱；UPLC-QTOF-MS. 超高效液相色谱—四极杆飞行时间质谱

表 31-2 在人体进行的代谢组学研究

体液	检测方法	样本量	研究目的	样本分组	生物标志物变化	参考文献
尿液	¹H-NMR	14	围产期窒息(PA)的影响	围产期窒息组(n=6) vs. 对照组(n=8)	↑乳酸, 葡萄糖, 三甲胺-N-氧化物, 苏氨酸, 3-羟基异戊酸酯 ↓醋酸盐, 琥珀酸盐, 二甲胺, 柠檬酸盐, 二甲基甘氨酸, 肌酐, 肌酸, 二甲基甘氨酸, 尿素, 甲酸盐, 甜菜碱, 顺式乌头酸盐	Longini 等[31]
		26	围产期窒息与低温治疗的影响	出生时窒息(合并缺血缺氧性脑病)(n=10) vs. 对照组(n=16)	↑乳酸, 肌醇, 甜菜碱, 牛磺酸 ↓柠檬酸, 丙酮酸, 谷氨酰胺, 琥珀酸, N-乙酰基, 乙酸盐, 精氨酸	Locci 等[34]
				出生3d窒息(合并缺血缺氧性脑病)(n=10) vs. 出生时窒息(合并缺血缺氧性脑病)(n=16)	↑肌酸/肌酸酐, 柠檬酸, N,N-二甲基甘氨酸, 二甲胺, 顺式乌头酸, α-酮戊二酸, 半乳糖, 乳糖, 谷氨酰胺, 葡萄糖, N-乙酰糖, 3-氨基异丁酸, 甜菜碱 ↓肌醇, 乳酸盐, 胆碱/磷酸胆碱, 牛磺酸, 精氨酸, 1-甲基烟酰胺, 次黄嘌呤	
				出生30d窒息(合并缺血缺氧性脑病)(n=10) vs. 出生时窒息(合并缺血缺氧性脑病)(n=16)	↑柠檬酸, 甜菜碱, 二甲胺, 琥珀酸, α-酮戊二酸, 丙酮酸, 半乳糖, 乳糖, 甲酸, N-乙酰糖, N,N-二甲基甘氨酸, 顺式乌头酸 ↓肌醇, 乳酸盐, 胆碱/磷酸胆碱, 精氨酸, 乙酸盐, 次黄嘌呤	
	GS-MS	37	严重围产期窒息的影响	围产期窒息组(合并缺血缺氧性脑病或围产期死亡)(n=11) vs. 围产期窒息组(不伴缺血缺氧性脑病)(n=13)	↑丙二酸乙酯, 3-羟基-3-甲基戊二酸, 2-羟基二酸, 2-氧戊二酸	Chu 等[27]
			围产期窒息的影响	围产期窒息组(不伴缺血缺氧性脑病)(n=13) vs. 对照组(n=13)	↑谷氨酸盐, 丙二酸甲酯, 3-羟基丁酸酯, 乳清酸酯	
		12	围产期窒息与低温治疗的影响	低温治疗组(不同时间点)(n=12) vs. 基线(n=12)	↑乳糖, 柠檬酸盐, 半乳糖, 4-羟脯氨酸 ↓乳酸, 牛磺酸, 赖氨酸, 甘露醇, 3-羟基丁酸酯	Noto 等[33]
脐带血浆	GC-(EI)-Q-MS	80	围产期窒息、低温治疗和托吡酯的影响	首次服用托吡酯后48h(n=61) vs. 对照组(n=19)	↑丙酮酸, 乳酸 ↓乙酰乙酸酯, 3-羟基丁酸酯	Sanchez-Illana 等[32]
				从出生到第一次服用托吡酯后72h(n=61)	↑苹果酸 ↓乳酸, 丙酮酸, 3-羟基丁酸酯	

（续表）

体液	检测方法	样本量	研究目的	样本分组	生物标志物变化	参考文献
脐带血	LC-MS/MS	142	围产期窒息的影响	围产期窒息组（n=40）vs. 对照组（n=40）	↑酰基肉碱，甘油磷脂，亮氨酸，牛磺酸	Walsh等[28]
				缺血缺氧性脑病组（n=31）vs. 对照组（n=31）	↑酰基肉碱，丙氨酸，天冬酰胺，异亮氨酸，蛋氨酸，苯丙氨酸，脯氨酸，酪氨酸，缬氨酸	
	¹H-NMR	118	围产期窒息的影响	围产期窒息组（n=34）vs. 对照组（n=34）	↑3-羟基丁酸，丙酮，丙氨酸，肌酸，甜菜碱，胆碱，亮氨酸，乳酸，肌醇，苯丙氨酸，磷酸胆碱，葡萄糖，肌酐，丙酮酸，甘油，异亮氨酸，蛋氨酸，琥珀酸，缬氨酸	Reinke等[29]
				缺血缺氧性脑病组（n=25）vs. 对照组（n=25）	↑丙氨酸，胆碱，肌酸，甘油，异亮氨酸，亮氨酸，乳酸，苯丙氨酸，丙酮酸，琥珀酸，缬氨酸	
		36	神经发育结果的预测	严重结果（n=5）	↑丙氨酸，胆碱，肌酐，甘油，乳酸盐，琥珀酸盐	
					脐带血代谢产物指数（琥珀酸酯•甘油/3-羟基丁酸酯•磷酸胆碱）> 2.4（敏感性80%，特异性100%）	Ahearne等[30]
				正常结果（n=20）	脐带血代谢物指数（琥珀酸酯•甘油/3-羟基丁酸酯•磷酸胆碱）< 0.13（敏感性65%，特异性91%）	
脐带血干斑	UPLC-MS	65	围产期窒息的影响	窒息和缺血缺氧性脑病组（n=45）vs. 对照组（n=20）	↑苯丙氨酸，缬氨酸，缬氨酸，苯丙氨酸，亮氨酸，蛋氨酸，C0-肉碱，C10-肉碱，C2-肉碱，C4-肉碱，C5-肉碱，C18-肉碱；↓瓜氨酸，苯丙氨酸，组氨酸，精氨酸，C3-肉碱，C14-肉碱，C16-肉碱	El-Farghali等[35]

GC-（EI）-Q-MS. 气相色谱—电子电离四极质谱法；GC-MS. 气相色谱—质谱法；LC-MS/MS. 液相色谱—串联质谱；NMR. 磁共振；UPLC-MS. 超高效液相色谱—质谱联用

三、动物模型

对几种动物模型进行了研究，从最简单的鼠到较复杂的猪或是非人灵长类动物。采用NMR和GC或LC-MS方法对不同的体液和组织进行分析，如尿液、血浆、脐带血、脑脊液（cerebrospinal fluid，CSF），以及大脑、视网膜和脉络膜等组织。

在新生鼠模型中，对缺血缺氧性脑损伤及对TH的反应的研究主要集中于脑组织的磁共振分析[7-10]。在体外实验中，应用大鼠脑片孵育，模拟缺氧缺糖环境诱导窒息，以及右侧颈动脉阻断后提取鼠的全脑组织进行研究建模。在以上这两个模型中，发现了几种与缺氧相关的代谢组学改变，主要与三羧酸（tricarboxylic acid，TCA）循环通量和神经胶质差异相关，同时分析了给予不同的低温治疗方案后的变化。

通过分析胎羊脑脊液的 ^{1}H-NMR 变化，研究轻度和重度缺氧的影响[11]。该研究通过降低母体 FiO_2 实现胎儿缺氧，并在宫内提取胎羊小脑延髓池的中脑脊液。发生重度缺氧（pH ＜ 7.1）时，大脑能量降解代谢产物和神经细胞损伤代谢产物发生变化，而长时间（2h）轻度缺氧（pH 为 7.23～7.27）引起的代谢组学改变，表现为广泛的大脑能量降解退化。

已有广泛的研究采用多层次分析平台对新生仔猪尿液和血浆样本进行分析，研究窒息和复苏的影响。一项对 33 只窒息仔猪的研究通过靶向 LC-MS 分析发现，血浆中丙氨酸和甘氨酸与支链氨基酸（branchedchain amino acid，BCAA）的比值与缺氧时间高度相关[12]。被使用过的一些复氧方案，例如 100% 纯氧，或先用 100% 纯氧后给予室内空气（room air，RA，21% 氧气），或仅用室内空气。以上几种复氧方案对缺氧期间堆积的乳酸的清除程度基本相同，但三羧酸循环中间产物和酰基肉碱的清除速率则有差异，给予 100% 纯氧后细胞代谢恢复速率较慢。一项运

用了非靶向 LC-MS 分析技术的窒息仔猪模型研究[13]发现，缺氧损伤发生后血浆中的胆碱、脂肪酸、次黄嘌呤，以及其他嘌呤和嘧啶代谢中间产物立即增加，而室内空气复氧约 2h 后代谢组学谱系便几乎完全恢复。一项包含 3 种血浆代谢产物（胆碱、6,8- 二羟嘌呤和次黄嘌呤）的预测性代谢评分系统被证实与缺氧时间最具相关性[14]。血浆样本中有 3 种来源于磷酸胆碱的胞苷二磷酸胆碱（CDP- 胆碱）前体可用于对组织缺氧的程度和持续时间进行分级[15]。长时间缺氧也可导致仔猪视网膜中 CDP- 胆碱含量显著增加[16]。而对仔猪视网膜和脉络膜的同步研究则表明，这两种眼部组织对缺氧具有不同的代谢组学反应特点[17]。

尿液 ^{1}H-NMR 代谢组学技术可以通过识别一些代谢产物来区分缺氧和正常仔猪[18-21]。这些代谢产物主要涉及窒息后的细胞能量代谢和氨基酸失调。不同的复氧方案（通 18%、21%、40% 和 100% 的氧气）会导致不同的代谢组学特点，室内空气复氧方案的复苏时间较短，存活率也较高。

对使用不同心肺复苏方案的 125 只窒息仔猪的尿液和血浆样品[22]进行的研究分析则显示出较差的相关性。研究者认为尿液中的代谢组学变化会延迟出现并且依赖于个体的肾功能和代谢物清除特点，因此尿液并非实时监测急性状况（如缺氧）的理想体液。

非人灵长类动物也可进行 PA 建模[23-26]。不同的脐带夹闭时限（15min 和 18min）可诱发宫内不同程度——中度至重度的 PA。采用 GC-MS 方法分析胎儿血样（以脐静脉穿刺血样为基准）和新生儿血样（通过分娩前经脐动脉放置的主动脉导管取血），新生儿血样采自不同的预设时间点（出生后 5min、24h、48h 和 72h），包括分娩、复苏及低温治疗的时间点。研究者发现了不同治疗组对应的潜在生物标志物的特点，并发现它们与脑损伤的严重程度（损伤性生物标志物）、死

亡或脑瘫（预后生物标志物）存在关联。

四、人体研究

由于围产期窒息发病率低及出于伦理因素，迄今为止关于该疾病的人体代谢组学研究仍非常有限。

为探索重度 PA 的影响，应用 GC-MS 法对 HIE 的窒息新生儿、非 HIE 窒息新生儿及对照组健康新生儿分别进行代谢组学分析，发现了 8 种与婴儿结局呈正相关的能量和氧化应激代谢物[27]。对脐带血清进行靶向 LC-MS 法分析后发现，氨基酸、酰基肉碱和磷脂在缺氧后出现了更明显的改变，且有 14 种代谢物能够用于鉴别窒息婴儿是否并发 HIE[28]。在匹配病例对照研究中，采用 NMR 技术对脐血进一步分析发现了窒息或 HIE 相关的生物标志物[29]。实验室与临床结果之间的相关性也得到了证实。针对新生儿早期进行的研究发现，一个基于琥珀酸、甘油、3- 羟基丁酸酯和磷酸胆碱的改变的代谢物指数对 3 岁儿童的神经发育结局具有预测价值[30]。有研究通过与健康对照组的比较分析，评估了 PA 对早产儿尿液代谢组学特点的影响[31]。该研究发现 PA 组尿液中代谢组学有改变，且在复苏后 24~48h 后尿液中的变化并未得到完全恢复。

以上所提及的研究均集中于对新生儿 PA 代谢组学模式特点的确认，以及对潜在生物标志物与损伤的严重程度及预后的相关性分析。下文阐述的研究还将关注低温和（或）药物治疗后窒息新生儿的代谢组反应。出于伦理原因，接下来的研究未能获得不进行低温治疗的窒息婴儿样本，因此仅对新生儿的代谢组学特点进行了纵向评估或将之与相匹配的健康对照组作对比研究。

研究发现在窒息新生儿进行 TH 期间，血浆中与特定能量代谢相关的产物（TCA 循环中间产物：乳酸、3- 羟基丁酸和乙酰乙酸）出现了变化[32]。与健康对照组相比，窒息新生儿的血浆乳

酸和丙酮酸水平在缺氧损伤后立即升高，而进行低温治疗后，随着有氧代谢的部分恢复，乳酸和丙酮酸水平即逐渐降低。其他 TCA 循环中间产物则未在窒息新生儿与健康对照组中表现出显著差异。

一项纵向研究通过 GC-MS 法对 12 例 HIE 新生儿从出生到出生后 1 个月的尿液代谢组学进行了评估[33]，确定并比较了与每个时间点相关的最重要的标志代谢物，发现代谢组学的修饰主要与细胞能量和稳态的损耗相关。研究者还通过 ^{1}H-NMR 对同一人群进行了分析，并将其与健康新生儿进行比较[34]。两项研究均表明，在新生儿出生且开始低温治疗之前，HIE 存活组与死亡组的尿液代谢组学特征有显著性差异，主要表现为乳酸排泄增加。HIE 尿液中代谢组学随着时间所发生的变化，反映的是 TH 的效果或新生儿生理性的生长。

应用 LC-MS 分析法检测 45 例 PA（16 例 HIE，29 例非 HIE）新生儿脐血干血斑的氨基酸和酰基肉碱，并与 20 例匹配的健康新生儿进行比较。研究者认为他们所检测到的这些代谢物发生的改变，是早期的床旁生物标志物，可用于鉴别诊断或预测短期结局[35]。

五、寻找生物标志物

尽管有大量研究致力于通过代谢组学和应用特异性和灵敏性不一的各种分析平台来阐明 PA 的病情，但依然没有找到令人信服的数据和（或）生物标志物，详见表 31-3。

研究主要的局限性在于：似乎难以将控制良好的动物模型中获得的实验结果推演至人体研究；人体研究存在抽样的混淆（PA 的病因、体液的选择、损伤后的时机、分析平台的选取等）；可分析的病例数量有限；对照组不予治疗有悖伦理和部分研究目的偏倚。少数几个标志物已被提出与损伤、损伤的发生时机、损伤的结局和个体

表 31-3　围产期窒息的潜在生物标志物

代谢物	模　型	实验阶段	反　应	体　液	参考文献
乳酸	动物	缺氧	↑	血浆	Solberg 等 [12]
					Sanchez–Illana 等 [15]
				尿液	Skappak 等 [19]
				脐带血	Beckstrom 等 [23]
					Chun 等 [25]
				脑脊液	Van Cappellen Van Walsum 等 [11]
				脑组织	Liu 等 [10]
				眼组织	Arduini 等 [17]
		复氧	↑	尿液	Fanos 等 [21]
			↓	血浆	Solberg 等 [12]
					Sachse 等 [22]
	人类	围产期窒息	↑	尿液	Longini 等 [31]
					Locci 等 [34]
				脐带血	Reinke 等 [29]
		低温	↓	尿液	Locci 等 [34]
					Noto 等 [33]
				脐带血	Sanchez–Illana 等 [32]
琥珀酸	动物	缺氧	↑	血浆	Solberg 等 [12]
				脐带血	Beckstrom 等 [23]
				脑组织	Liu 等 [10]
		复氧	↑	尿液	Fanos 等 [21]
			↓	血浆	Solberg 等 [12]
					Sachse 等 [22]
					Beckstrom 等 [23]
	人类	围产期窒息	↑	脐带血	Reinke 等 [29]
			↓	尿液	Longini 等 [31]
					Locci 等 [34]
丙氨酸	动物	缺氧	↑	血浆	Solberg 等 [12]
				尿液	Skappak 等 [19]
				脑脊液	Van Cappellen Van Walsum 等 [11]
				脑组织	Liu 等 [10]
		复氧	↑（自主呼吸循环恢复后 2h）	血浆	Sachse 等 [22]

（续表）

代谢物	模型	实验阶段	反应	体液	参考文献
丙氨酸	动物	复氧	↑（自主呼吸循环恢复后 2h 和 4h）	尿液	Sachse 等[22]
			↑		Fanos 等[21]
			↓（自主呼吸循环恢复后 4h）	血浆	Sachse 等[22]
		低体温	↓	脑组织	Liu 等[7]
	人类	围产期窒息	↑	脐带血	Walsh 等[28]
					Reinke 等[29]
					El-Farghali 等[35]
支链氨基酸	动物	缺氧	↑	血浆	Solberg 等[12]
					Solberg 等[13]
				尿液	Skappak 等[18]
				脐带血	Beckstrom 等[23]
				脑脊液	Van Cappellen Van Walsum 等[11]
				脑组织	Liu 等[23]
		复氧	↑（自主呼吸循环恢复后 2h 和 4h）	尿液	Sachse 等[22]
			↓	血浆	Solberg 等[13]
		低体温	↓	脑组织	Liu 等[7]
	人类	围产期窒息	↑	脐带血	Walsh 等[28]
					Reinke 等[29]
					El-Farghali 等[35]
胆碱	动物	缺氧	↑	血浆	Solberg 等[12]
					Solberg 等[13]
					Sanchez-Illana 等[15]
				尿液	Skappak 等[19]
				脐带血	Beckstrom 等[23]
				脑脊液	Van Cappellen Van Walsum 等[11]
				脑组织	Liu 等[10]
		复氧	↑（自主呼吸循环恢复后 2h 和 4h）	血浆	Sachse 等[22]
			↑（复氧后 24h）		McAdams 等[26]
			↑（自主呼吸循环恢复后 2h）	尿液	Sachse 等[22]
			↓	血浆	Sanchez-Illana 等[15]
		低体温	↓	脑组织	Liu 等[7]
	人类	围产期窒息	↑	脐带血	Reinke 等[29]

（续表）

代谢物	模型	实验阶段	反　应	体　液	参考文献
胆碱	人类	低体温	↓	尿液	Locci 等 [34]
次黄嘌呤	动物	缺氧	↑	血浆	Solberg 等 [13]
				脐带血	Beckstrom 等 [23]
				脑脊液	Van Cappellen Van Walsum 等 [11]
		复氧	↑（自主呼吸循环恢复后 2h）	血浆和尿液	Sachse 等 [22]
			↓（自主呼吸循环恢复后 4h）	血浆	Sachse 等 [22]
			↓		Solberg 等 [13]
	人类	低体温	↓	尿液	Locci 等 [34]
葡萄糖	动物	缺氧	↑	脐带血	Beckstrom 等 [23]
			↓	脑脊液	Van Cappellen Van Walsum 等 [11]
		复氧	↑（自主呼吸循环恢复后 2h）	血浆	Sachse 等 [22]
			↑（自主呼吸循环恢复后 2h 和 4h）	尿液	Sachse 等 [22]
			↑		Fanos 等 [21]
			↓（自主呼吸循环恢复后 4h）	血浆	Sachse 等 [22]
	人类	围产期窒息	↑	尿液	Longini 等 [31]
				脐带血	Reinke 等 [29]
		低体温	↑	尿液	Locci 等 [34]
肌醇	动物	缺氧	↑	脐带血	Beckstrom 等 [23]
					Beckstrom 等 [24]
		复氧	↑（自主呼吸循环恢复后 2h）	血浆	Sachse 等 [22]
			↑	血浆	McAdams 等 [26]
	人类	围产期窒息	↑	尿液	Locci 等 [34]
				脐带血	Reinke 等 [29]
		低体温	↓	尿液	Locci 等 [34]
3-羟基丁酸	动物	缺氧	↑	脑脊液	Van Cappellen Van Walsum 等 [11]
	人类	围产期窒息	↑	尿液	Chu 等 [27]
				脐带血	Reinke 等 [29]
		低体温	↓	血浆	Sanchez-Illana 等 [32]
甜菜碱	动物	缺氧	↑	尿液	Skappak 等 [19]
	人类	围产期窒息	↑	尿液	Locci 等 [34]
				脐带血	Reinke 等 [29]
			↓	尿液	Longini 等 [31]

（续表）

代谢物	模型	实验阶段	反 应	体 液	参考文献
甜菜碱	人类	低体温	↓	尿液	Locci 等 [34]
延胡索酸盐	动物	缺氧	↑	血浆	Solberg 等 [12]
				尿液	Skappak 等 [19]
				脐带血	Beckstrom 等 [24]
					McAdams 等 [26]
		复氧	↑（自主呼吸循环恢复后 2h）	血浆和尿液	Sachse 等 [22]
			↓（自主呼吸循环恢复后 4h）	血浆和尿液	Sachse 等 [22]
			↓	血浆	Solberg 等 [12]
		低体温	↓	脑组织	Liu 等 [10]

治疗反应有关，尽管有希望成为，但是至今尚无一个能成为临床上使用的可靠标志物。例如，琥珀酸盐目前被广泛认为是缺血缺氧的广谱标记物 [36]。这种代谢物在血浆中突然激增的直接原因是所有组织中线粒体水平的缺氧，即使最近发现其存在高度的个体差异 [37]。然而众所周知，血浆琥珀酸半衰期很短（在严重缺血缺氧损伤后的血液和缺血心脏中恢复至基础水平，平均需要 5min 的复氧时间）[38, 39]，但在尿液中能被检测到的时间持续很久。所以，在建立病因科学假设的背景下，应当选择恰当的时间窗和合适的体液来获得代谢组学的正确数据。

六、法医学视角

尽管在法律背景下滥用 HIE 这一诊断的问题得到重大关注，但仍需要有一个客观的工具来区别缺氧的病因是新生儿脑病还是其他可能的原因。众所周知，在法医界，当没有充分的证据来判定损害是直接 / 间接的人为后果时，即使是有缺陷的工具也有一定意义。在这种情况下，分析的结果不应用来证实窒息导致新生儿脑损伤的真实性，而是用来排除这种可能性。这种在不久的将来可以获得的围产期窒息的"假定"特征，可能有助于否认损伤和专业（不当）行为两者之间的因果关系，即使当一个明确的损伤病因尚未确定时。可靠的阴性预测价值可能有助于避免法庭对卫生专业人员错误定罪，同时其阳性预测值，无论何时能够获取，都必须满足严格的法医学排除标准，因为它只是众多证据中的一个。

在分娩时、低温治疗时及治疗前后获得的代谢组学信息，有助于法庭上的专家证人依靠代谢通路的协同效应这种实验数据，而不是依靠单一代谢物或单一数值［例如出生时的乳酸和（或）血 pH］，来进行佐证。

参考文献

[1] Kurinczuk JJ et al. *Early Hum Dev.* 2010;86:329–338.

[2] Sarnat HB, Sarnat MS. *Arch Neurol.* 1976;33:696–705.

[3] Dammann O et al. *Pediatr Res.* 2011;70:1–2.

[4] Molloy EJ, Bearer C. *Pediatr Res.* 2018;84(5):574.

[5] Volpe JJ. *Ann Neurol.* 2012;72:156–166.

[6] Fattuoni C et al. *Molecules.* 2015;20:7000–7016.

[7] Liu J et al. *J Cereb Blood Flow Metab.* 2011;31:547–559.

[8] Liu J et al. *FASEB J.* 2012;26(1)(suppl):1151.16.

[9] Liu J et al. *Anesthesiology* 2013;119:1120–1136.

[10] Liu J et al. *Pediatr Res* 2013;74:170–179.

[11] Van Cappellen Van Walsum AM et al. *Pediatr Res.* 2001;49:698–704.

[12] Solberg R et al. *PLOS ONE.* 2010;5:e9606.

[13] Solberg R et al. *Pediatr Res.* 2016;80:284–292.

[14] Kuligowski J et al. *Redox Biol.* 2017;12:1–7.

[15] Sánchez-Illana Á et al. *Sci Rep.* 2017;7:40315.

[16] Solberg R et al. *PLOS ONE.* 2013;8:e66540.

[17] Arduini A et al. *Pediatr Res.* 2014;76:127–134.

[18] Atzori L et al. *J Matern Fetal Neonatal Med.* 2010; 23(suppl 3):134–137.

[19] Skappak C et al. *PLOS ONE.* 2013;8:e65035.

[20] Murgia F et al. *JPNIM.* 2013;2:e020233.

[21] Fanos V et al. *Biomed Res Int.* 2014;2014:731620.

[22] Sachse D et al. *PLOS ONE.* 2016;11:e0161123.

[23] Beckstrom AC et al. *J Chromatogr A.* 2011;1218:1899–1906.

[24] Beckstrom AC et al. *Pediatr Res.* 2012;71:338–344.

[25] Chun PT et al. *Dev Neurosci.* 2015;37:161–171.

[26] McAdams RM et al. *Dev Neurosci.* 2017;39:107–123.

[27] Chu CY et al. *Clin Biochem.* 2006;39:203–209.

[28] Walsh BH et al. *PLOS ONE.* 2012;7:e50520.

[29] Reinke SN et al. *J Proteome Res.* 2013;12:4230–4239.

[30] Ahearne CE et al. *Neonatology.* 2016;110:296–302.

[31] Longini M et al. *Clin Chim Acta.* 2015;444:250–256.

[32] Sánchez-Illana Á et al. *Sci Rep.* 2017;7:17039.

[33] Noto A et al. *Ann Transl Med.* 2016;4:417.

[34] Locci E et al. *PLOS ONE.* 2018;13:e0194267.

[35] El-Farghali OG et al. *J Matern Fetal Neonatal Med.* 2018;31:1462–1469.

[36] Murphy MP, O'Neill LA. *Cell.* 2018;174:780–784.

[37] Varvarousis D et al. *Sci Rep.* 2017;7:16575.

[38] Chouchani ET et al. *Nature.* 2014;515:431–435.

[39] Zhang J et al. *Cell Rep.* 2018;23:2617–2628.

第 32 章　环境、妊娠合并症与组学

Environment, pregnancy complications, and omics

Chen Ben David　Ido Solt　**著**

姜　海　赵扬玉　**译**

一、环境与健康

人类生存的环境涵盖各个领域，包括我们呼吸的空气、自然水资源、营养和土壤。这些都会受到经济发展、地理因素、社会因素和教育程度等因素的影响。温室气体浓度上升导致全球环境温度随之升高[1]，这与疾病的发病率和死亡率的增加有关[2]。人类平均每天呼吸 20 000 次，这使得我们每天都暴露于空气污染之中，空气污染也成为我们这代人最大的疾病负担之一。世界卫生组织（WHO）将空气污染定义为空气中的一种或多种物质达到足够高的浓度时，对包括人类在内的生物产生有害影响[3]。据 2015 年全球疾病负担（Global Burden of Disease，GBD）研究报道统计，空气污染每年导致约 900 万人过早死亡[4]。空气污染水平因地区而异，在非洲、亚洲和中东地区尤为严重[3]。此外，2015 年 GBD 研究结论显示，90% 的环境暴露导致的死亡发生在中等收入国家[4]。

空气污染物包括一氧化碳（CO）、有机气体、颗粒物（particulate matter，PM）、臭氧（O_3）和二氧化氮（NO_2）等，这些空气污染物可能来源于自然，如火山、火焰、植物和闪电，也可能来自人为因素，如燃烧、机动车辆、发电、工业活动和家庭供暖等[5]。约 3 万余种污染物被证实与临床疗效相关。美国环境保护署已经针对 6 种主要空气污染物制定了相应的国家环境空气质量标准，以

此来评估空气污染的严重程度。这些污染物包括 CO、铅、NO_2、O_3、颗粒物和二氧化硫，以上 6 种物质共同作为空气污染的评价标准[6]。

颗粒物是研究最为深入的空气污染物，通常作为反映空气污染暴露的替代性指标[3]。颗粒物可根据颗粒直径大小来进行划分，颗粒直径 < 2.5μm 或 10μm 分别称为 PM2.5 和 PM10。PM2.5 是由悬浮在空气中的有机物和无机物组成的复合颗粒混合物，主要由硫酸盐、硝酸盐、氨、氯化钠、炭黑、矿物粉尘和水组成[3]。PM2.5 的粒径较小使其在呼吸系统中的沉积减低。因此，2015 年 GBD 将 PM2.5 列为第五大最常见的死亡风险因素，占全球死亡总人数的 7.6%[7]。

空气污染暴露已被证明可对人体的多器官和系统功能产生严重且有害的影响。短期暴露于空气污染物中可增加呼吸道症状和呼吸道疾病（如哮喘和慢性阻塞性肺病）恶化的风险[8]。长期暴露于空气污染之中，尤其是暴露于颗粒物中，与缺血性心脏病、充血性心力衰竭、心律失常和心血管疾病的死亡风险增加相关[9]。肺癌和膀胱癌，以及儿童急性淋巴细胞白血病，也被归因于空气污染暴露[5]。

二、环境与妊娠

人类发育的首要阶段，器官的发生是最为敏感的时期。在此期间，暴露于环境因素，如空气

污染物、环境内分泌干扰物、吸烟，以及营养物质缺乏或过量，可能会产生严重的短期和长期影响[10, 11]。根据先前被称为"Barker 理论"的成人疾病的胎儿起源的概念，空气污染在长期的跨代表观遗传变化中发挥重要作用[12]。

1. 低出生体重

低出生体重（LBW）与围产期发病率和死亡率的增加有关[13]，并在儿童早期和成年阶段产生一定影响，包括增加哮喘、心血管疾病等慢性疾病，以及认知功能障碍和智力受损的跨代患病风险[12, 14]。

妊娠期间暴露于多种环境危害因素与低出生体重发生有关。一项对 62 项研究的 Meta 分析结果表明，CO、NO_2 和 PM 等环境污染物与 LBW 之间存在关联。然而，在这些研究中发现了显著的异质性，部分原因在于使用的方法不同[15]。欧洲一项关于空气污染影响的队列研究（ESCAPE）数据，包括了来自 12 个国家的 14 项基于人群的队列研究，结果显示在 74 178 例单胎妊娠中，暴露于 PM2.5 浓度升高（调整后的 OR=1.18，95%CI 1.06～1.33），PM10 和 NO_2 浓度升高，以及交通污染环境中的孕妇分娩低出生体重儿（LBW < 2500g）的风险随之增加[13]。世界卫生组织关于孕产妇和围产期健康全球调查数据结论显示，PM2.5 水平的升高与低出生体重儿发生风险增加之间存在关联[16]。一项对 32 项研究的 Meta 分析报告称，在妊娠中晚期，LBW 与 PM2.5 暴露水平升高之间的关系尤为密切（OR=1.090，95%CI 1.032～1.150）[17]。

来自英国和加拿大的研究表明，新生儿出生体重过轻与母亲接触交通空气污染物之间存在联系，分别通过 PM2.5 和 NO_2 的水平进行了评估[18, 19]。相反，也有许多研究表明，妊娠期间接近绿色空间与出生体重增加有关[20, 21]。

2. 早产

与足月分娩相比，早产（PTB）增加了新生儿死亡率以及各种慢性躯体和神经功能障

碍的风险[22]。母亲吸烟是 PTB 的一个可预防危险因素，与剂量反应密切相关[23]。环境空气污染暴露则更难以控制，其与 PTB 关系也不十分确定[24]。一项对 13 项研究的 Meta 分析表明，母亲接触 PM2.5 与 PTB 风险之间存在关联（OR=1.13，95%CI 1.03～1.24）[25]。全球与 PM2.5 暴露相关的 PTB 数量约为 270 万（占早产总数的 12%～24%）；南亚和东亚，以及北非、中东和非洲西撒哈拉地区的疾病负担则尤其沉重[22]。美国一项单胎妊娠的队列研究显示，在着床前后（妊娠第四周）和分娩前后（分娩前两周）的空气污染物暴露与 PTB 存在强相关性[26]。

暴露于高水平的环境污染后出现的促炎症状态为不良妊娠结局的发生率增加提供了一些可能的解释[10]。PM2.5 的微小粒径使其能够穿透呼吸树（respiratory tree），并诱导氧化应激和促炎症状态的形成，相关的 C 反应蛋白升高可为此提供证据[27]。这可能最终影响胎盘功能，从而诱发子痫前期、胎盘功能障碍（如 LBW）和胎盘蜕膜面的提前激活或破坏（如 PTB）[10, 22, 28]（图 32-1）。为了支持这一假设，加拿大的一项研究表明，先前存在的孕产妇并发症，如糖尿病和哮喘，增加了环境暴露带来的不良妊娠结局的风险；促炎状态可能是一些慢性疾病和空气污染物暴露的潜在病理生理学机制之一[28]。

3. 神经系统疾病

在胚胎发育的过程中，中枢神经系统对可能产生有害影响的外界刺激高度敏感。一些化工物质，如铅、砷和杀虫剂，均与神经毒性有关[29]。母亲在妊娠期间接触室内环境污染物，如真菌和杀虫剂，也被认为会损害胎儿的神经发育和认知功能[30]。来自 6 个欧洲出生队列的数据，包括 9482 名儿童，显示了在妊娠期间暴露于空气污染物，特别是 NO_2，与精神运动发育迟缓之间的联系［NO_2 每增加 $10\mu g/m^3$ 总体精神运动发育评分下降 0.68 分（95%CI -1.25～-0.11）][31]。波兰的一项前瞻性研究表明，在子宫内暴露于多环芳香

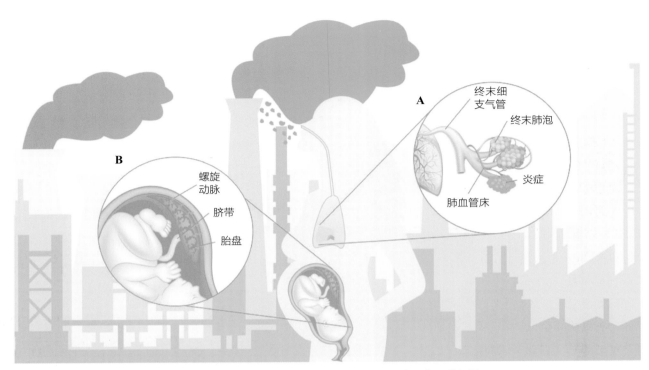

▲ 图 32-1　空气污染对不良妊娠结局影响的病理生理学机制

吸入的小颗粒污染物可到达终末细支气管，引发局部炎症，最终通过肺静脉系进入体循环（A）；炎症一旦扩散到子宫内膜，可能会影响螺旋动脉的正常迁移，并激活子宫平滑肌和胎盘功能（B）（引自参考文献 [10, 22, 28]；图：Liron Avrami, GDI）

烃（一种室内和室外的空气污染物，由工业燃烧、家庭烹饪和吸烟产生）与 5 岁儿童认知发展受损之间存在关联[32]。

尽管人们担心子宫内的胎儿在暴露于空气污染后发展为注意缺陷多动障碍（ADHD）的风险，但是由 29 127 对母子组成的 8 个欧洲基于人群的出生 / 儿童队列的合作研究显示，在妊娠期间暴露于空气污染物与 3—10 岁时罹患 ADHD 的风险增加无关[33]。

采用病例对照研究设计，遗传和环境因素与儿童自闭症风险研究（CHARGE）发现，母亲在妊娠期间居住在高速公路附近，其孩子罹患自闭症的风险更高[34]。同时，母亲在孕晚期存在农药暴露，特别是有机磷农药（OR=2.0，95%CI 1.1～3.6），或孕中期接触过毒死蜱（OR=3.3，95%CI 1.5～7.4）、孕前和孕晚期接触过拟除虫菊酯类杀虫剂，也会增加自闭症的发生风险，后者也同时增加了发育迟缓的风险[35]。相比之下，一

项针对欧洲 4 个基于人群的出生 / 儿童的合作研究并没有发现在妊娠期间 NO₂ 和 PM 暴露可增加 4—10 岁的儿童罹患自闭症的风险的相关证据[36]。

4. 儿童期癌症

胎儿在子宫内暴露时清除常见环境毒素的能力降低，使其更容易罹患肿瘤。一项针对加州 6 岁以下儿童的病例对照研究报告显示，产前交通相关污染（如 CO）暴露的增加与急性淋巴细胞白血病（孕早期暴露 OR=1.05，95%CI 1.01～1.10），生殖细胞肿瘤（OR=1.16，95%CI 1.04～1.29）和视网膜母细胞瘤（OR=1.11，95%CI 1.01～1.21）的发病率增加有关；后者也被发现与妊娠期间暴露于 PM2.5 浓度有关[37]。在加拿大安大略省进行的一项基于人群的研究，包括来自约 230 万活产儿的数据，显示了暴露于空气污染物与常见的儿童癌症之间的联系：对于孕早期暴露，星形细胞瘤的风险比（HR）（每 4μg/m³ PM2.5）为 1.40（95%CI 1.05～1.86），急性淋巴

细胞白血病的风险比［每四分位间距（13.3ppb）NO_2 风险比］为 1.20（95%CI 1.02～1.41）[38]。

三、母体并发症

妊娠期高血压病，包括子痫前期，可能对妊娠结局产生不利影响。研究表明，孕妇在早孕期接触 PM2.5 和 O_3 等空气污染物与妊娠期高血压和子痫前期的发生风险之间存在关联[39]。一项对 17 项流行病学研究的 Meta 分析调查了暴露于环境空气污染与妊娠期高血压病之间的关系，结果显示暴露于 NO_2、PM（PM10、PM2.5）和 O_3 的妇女妊娠期高血压病的发生风险增加[40]。据报道，妊娠期间空气污染和情绪压力之间存在剂量依赖关系[41]，其结果是导致低出生体重儿、早产儿[42]及新生儿认知功能障碍的发生风险增加。

四、环境、妊娠合并症与"组学"

"组学"指的是能够分析大量数据的高通量技术，包括基因水平（基因组学）、转录产物（转录组学）、蛋白质水平（蛋白质组学）和代谢物（代谢组学）的研究。组学研究的目的是在基因转录、翻译、最终产生蛋白质和代谢物的整个过程中，发现个体之间的遗传变异和差异，这可能对特定疾病的易感性或不良围产结局产生一定影响[43]。"暴露"的概念最早在 2005 年提出，包括个体从妊娠开始接受的所有环境暴露，它们作为人类基因组的补充，使其暴露于各种疾病的风险之下。这些环境暴露可分为几个不同的部分。最原始和最普遍的部分是涉及一个人的生活环境和气候因素。第二，一个更为具体的部分是涉及职业暴露、吸烟和生活方式的因素。第三，涉及内部环境，包括肠道菌群暴露和炎症状态。人类早期生命暴露（HELIX）项目旨在利用基于组学的研究方法，分析胎儿和儿童早期的环境暴露，以及其与日后发生的疾病之间的关系[44]。

Barker 的假说，即成人疾病的胎儿起源的概念，认为在胎儿时期承受的压力性环境可导致胎儿生长迟缓，且易患糖尿病、高血压、缺血性心脏病等成人期疾病[12, 14]。这一现象归因于几种不同致病机制，包括基因组本身的变化，即表观遗传学改变[12, 45]。表观遗传变化可能解释了环境暴露与儿童易患癌症风险之间的分子机制。DNA 加合物的形成进一步支持了这一观点，这些加合物已被证明是由母体暴露的污染物经胎盘转移所产生的[46]。DNA 甲基化是一种常见的对环境暴露的适应性表观遗传反应[45]，它经常发生在与炎症通路相关的基因中。同时也观察到了全身及体细胞的显著的低甲基化，这可能会影响免疫系统的功能[47]。千叶市母婴健康研究（C-MACH）是日本一项始于 2014 年的正在进行的出生队列研究，使用组学技术分析胎儿在子宫环境暴露后的表观遗传学变化，以及这些变化对儿童健康的影响[48]。

将不良妊娠结局与暴露于环境危害联系起来的分子机制可能涉及胎盘基因和微小 RNA（miRNA）。miRNA 对于转录后水平调控基因表达的程度至关重要，miRNA 可调控基因组中高达 33% 的基因[49]。miRNA 的改变被认为与几种不良妊娠结局有关，如胎儿生长受限[50]。与对照组相比，孕妇在妊娠期间吸烟与胎盘 miR-16、miR-21 和 miR-146a 的下调有关，这可能会诱发炎症并影响胎儿的生长[51]。此外，在子宫内暴露于双酚 A（一种工业塑化剂）与胎盘细胞的 miRNA 表达模式有关[49]。包括 210 对母亲和新生儿的 ENVIRONAGE 出生队列数据显示，在妊娠中期，胎盘 miR-21、miR-146a 和 miR-222 的表达与 PM2.5 暴露呈负相关，而在妊娠早期，胎盘 miR-20a 和 miR-21 的表达与 PM2.5 暴露呈正相关[52]。此外，早孕期暴露于空气污染物已被证明可以通过 DNA 甲基化诱导胎盘的适应过程[53]。胎盘在胎儿神经发育过程中也发挥重要的作用。ENVIRONAGE 出生队列的数据显示，在早孕期随着 PM2.5 暴露浓度的升高，两个在胎儿中枢神经系统发育和功能中发挥重要作用的基因，脑源性神经营养因子（BDNF）和突触素 1（SYN1）在胎盘的表达减少[54]。这一证据在分子水平上进一步支持了儿童的认知功能与暴露在空气中的环境物质和内分泌干扰物之间存在着一定联系。

五、吸取教训，我们现在能为后代做些什么

这一章节主要介绍了一些涉及从子宫内开始的环境暴露相关的研究调查和发现。证据仍在不断积累，尤其是在组学研究方面。

"地球飞船"一词最初是由美国政治经济学家亨利·乔治在他的书《进步与贫困》[55]中提出的，用来描述当今世界必须面对的环境经济学方法。因此，世界就像一艘宇宙飞船，在有限的资源和储藏中遨游，污染物也能得以利用。这与牛仔经济形成了鲜明对比，牛仔经济的特点是认为资源取之不尽用之不竭，进而无限度的索取。目前，许多国家和社会认可并接受"飞船经济"，并试图找到减少空气、水和土壤污染和维持循环生态循环稳定的解决方案。毋庸置疑，维持"飞船经济"的良好运行需要全球的努力。

参考文献

[1] Whitmee S et al. *Lancet*. 2015;386 (10007):1973–2028.

[2] Baccini M et al. *Epidemiology*. 2008;19(5):711–719.

[3] World Health Organization. *Ambient Air Pollution:A Global Assessment of Exposure and Burden of Disease*. Geneva, Switzerland:World Health Organization; 2008.

[4] GBD 2015 Risk Factors Collaborators. *Lancet* 2016;388(10053):1659–1724.

[5] IARC Working Group on the Evaluation of Carcinogenic Risks to Humans. *IARC Monogr Eval Carcinog Risks Hum*. 2016;109:9–444.

[6] National Ambient Air Quality Standards. Criteria for air pollutants:NAAQS table. Washington, DC:Environmental Protection Agency. https://www.epa. gov/criteria-air-pollutants/naaqs-table

[7] Cohen AJ et al. *Lancet*. 2017;389:1907–1918.

[8] Kampa M, Castanas E. *Environ Pollut*. 2008; 151(2):362–367.

[9] Stafoggia M et al. *Environ Health Perspect*. 2014; 122(9):919–925.

[10] Erickson AC, Arbour L. *J Environ Public Health*. 2014; 2014:901017.

[11] Schell LM et al. *J Physiol Anthropol*. 2006;25(1):103–112.

[12] Luyten LJ et al. *Environ Res*. 2018;166:310–323.

[13] Pedersen M et al. *Lancet Respir Med*. 2013;1(9):695–704.

[14] De Boo HA, Harding JE. *Aust N Z J Obstet Gynaecol*. 2006;46(1):4–14.

[15] Stieb DM et al. *Environ Res*. 2012;117:100–111.

[16] Gordon A et al. *Crit Care Med*. 2014;122(4):425–430.

[17] Sun X et al. *Environ Pollut*. 2016;211:38–47.

[18] Smith RB et al. *BMJ*. 2017;359:j5299.

[19] Stieb DM et al. *Environ Res*. 2016;148:513–526.

[20] Agay-Shay K et al. *Occup Environ Med*. 2014;71(8):562–569.

[21] Fong KC et al. *Int J Environ Res Public Health*. 2018;15(6):1–15.

[22] Malley CS et al. *Environ Int*. 2017;101:173–182.

[23] Dahlin S et al. *BJOG*. 2016;123(12):1938–1946.

[24] Shah PS, Balkhair T. *Environ Int*. 2011;37(2):498–516.

[25] Sun X et al. *BMC Pregnancy Childbirth*. 2015;15:300.

[26] Rappazzo KM et al. *Environ Health Perspect*. 2014; 122(9):992–997.

[27] Lanki T et al. *Environ Health Perspect*. 2015;123(8):785–792.

[28] Lavigne E et al. *Environ Res*. 2016;148:457–466.

[29] Grandjean P, Landrigan P. *Lancet*. 2006;368(9553):2167–2178.

[30] Gonzalez-Casanova I et al. *Int J Hyg Environ Health*. 2018; 221(4):616–622.

[31] Guxens M et al. *Epidemiology*. 2014;25(5):636–647.

[32] Edwards SC et al. *Environ Health Perspect*. 2010;118(9):1326–1331.

[33] Forns J et al. *Epidemiology*. 2018;29(5):618–626.

[34] Volk HE et al. *Environ Health Perspect*. 2011;119(6):873–877.

[35] Shelton JF et al. *Environ Health Perspect*. 2014; 122:1103–1109.

[36] Guxens M et al. *Environ Health Perspect*. 2016;124(1):133–140.

[37] Heck JE et al. *Environ Health Perspect*. 2013;121(11):1385–1391.

[38] Lavigne É et al. *Environ Int*. 2017;100(2):139–147.

[39] Lee PC et al. *Matern Child Health J*. 2013;17(3):545–555.

[40] Pedersen M et al. *Hypertension*. 2014;64(3):494–500.

[41] Lin Y et al. *Sci Rep*. 2017;7:1–11.

[42] Nkansah-Amankra S et al. *Matern Child Health J*. 2010;14(2):215–226.

[43] Belizán JM et al. *Reprod Health*. 2013;10(1):10–11.

[44] Vrijheid M et al. *Environ Health Perspect*. 2014; 122(6):535–544.

[45] Ngo S, Sheppard A. *J Dev Orig Health Dis*. 2014; 6(1):2–4.

[46] Perera FP et al. *Environ Health Perspect*. 1999; 107(suppl 3):451–460.

[47] Plusquin M et al. *Environ Int*. 2017;108:127–136.

[48] Sakurai K et al. *BMJ Open*. 2016;6(1):1–8.

[49] Avissar-Whiting M et al. *Reprod Toxicol*. 2010; 29(4):401–406.

[50] Maccani MA et al. *PLOS ONE*. 2011;6(6):e21210.

[51] Maccani MA et al. *Epigenetics*. 2010;5(7):583–589.

[52] Tsamou M et al. *Epigenetics*. 2018;13(2):135–146.

[53] Maghbooli Z et al. *PLOS ONE*. 2018;13(7):1–14.

[54] Saenen ND et al. *Environ Health Perspect*. 2015; 123(8):834–840.

[55] George H. *Progress and Poverty:An Inquiry into the Cause of Industrial Depressions and of Increase of Want with Increase of Wealth; The Remedy. Cambridge Library Collection:British and Irish History, 19th Century*. Cambridge, UK:Cambridge University Press; 2009.

第 33 章　睡眠与妊娠合并症

Sleep and pregnancy complications

Orna Sever　Riva Tauman　**著**

姜　海　赵扬玉　**译**

一、概述

睡眠是人类的一项基本的生理功能。睡眠主要受两个神经调节机制控制：一是建立在唤醒功能基础上的睡眠恒定机制，另一个是倾向于睡眠和觉醒的每日昼夜节律。

成年人一生中约有 1/3 的时间是在睡眠中度过的。因此，胎儿则生活在一个整个孕期 1/3 时间均处于睡眠状态的母亲体内[1]。睡眠模式的改变是大多数妇女在妊娠期间发生的众多生理变化之一。在睡眠持续时间、睡眠结构和睡眠质量感知方面的变化均已有相关研究报道，并在孕早期、孕中期和孕晚期之间存在着明显的差异[2,3]（图 33-1）。

在贯穿整个孕期的大样本量的孕产妇调查研究中，76% 的孕妇睡眠质量较差，38% 夜间睡眠时间不足，49% 日间明显感到嗜睡。据报道，几乎所有女性都有夜间频繁醒来的情况发生，而近 80% 的女性会在日间小憩。失眠（57%）、睡眠呼吸障碍（sleep-disordered breathing，SDB）（19%）和不宁腿综合征（restless legs syndrome，RLS）（24%）的症状均得到了普遍认同[4]。

流行病学研究表明，在一般人群中，睡眠时间短与肥胖、糖尿病、高血压和死亡风险增加之间存在关联[5,6]。特定的睡眠障碍性疾病，如 SDB、失眠、昼夜节律障碍和 RLS，均与罹患抑郁症、心血管和代谢性疾病的风险增高相关[7,8]。

近年来，睡眠与妊娠结局之间的关系已成为一个研究的热点领域。目前已经对 SDB、睡眠时间减少、睡眠中断和不良母婴结局之间的关系进行了相关研究，妊娠期间睡眠障碍对母亲和胎儿健康的影响也逐渐趋于清晰。

在本章节中，我们回顾了妊娠期间最常见的睡眠障碍，即 SDB、RLS、失眠和睡眠时间减少，以及它们对妊娠结局的影响。

二、妊娠期睡眠呼吸障碍

SDB 是一种睡眠期间的异常呼吸型，严重程度从"原发性/习惯性"打鼾到阻塞性睡眠呼吸暂停（obstructive sleep apnea，OSA）不等。SDB 的特征是在睡眠期间发生的部分或完全上呼吸道阻塞、通气中断、间歇性缺氧、碎片化睡眠和胸内压力波动等，以上不同事件可组合出现且可反复发生。SDB 的临床表现包括打鼾、呼吸中断/暂停、喘气或窒息、频繁觉醒、口干、醒后仍觉疲倦及日间嗜睡等。SDB 的诊断是通过在睡眠实验室或在家里进行的整夜睡眠的监测（多导睡眠监测）来进行的[10]。如果不及时治疗，SDB 会导致严重的神经认知、代谢和心血管不良结局事件[11]。

在妊娠期间，生理因素和激素水平的变化促使其睡眠障碍相关症状容易加重或进一步发展为 SDB。潜在的危险因素包括上呼吸道液体潴留和体重增加导致的气道缩窄，高雌激素水平导致的

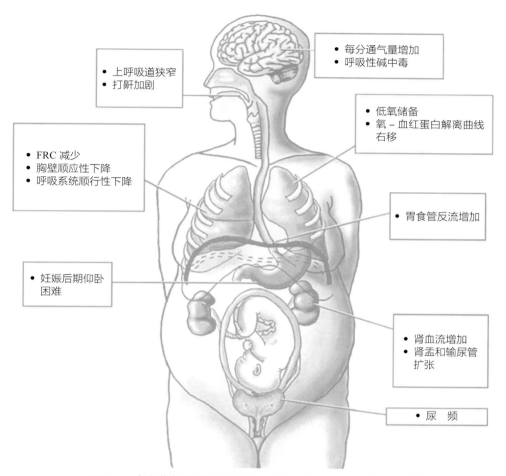

上呼吸道狭窄
打鼾加剧

每分通气量增加
呼吸性碱中毒

低氧储备
氧 - 血红蛋白解离曲线
右移

FRC 减少
胸壁顺应性下降
呼吸系统顺行性下降

胃食管反流增加

妊娠后期仰卧
困难

肾血流增加
肾盂和输尿管
扩张

尿 频

▲ 图 33-1 妊娠期间影响睡眠的因素（引自参考文献 [9]，经许可转载）

水肿进而引发的鼻塞（也称为妊娠性鼻炎），以及肺机械功能的改变（功能残气量和残气量减少）[12]。

与一般人群类似，肥胖和高龄已被证明可以增加妊娠期罹患 SDB 的风险[13]。由于约有 37% 的育龄期妇女存在肥胖的情况[14]，孕产妇 SDB 已变得更为普遍，患病率每年增长 24%[15]。患有慢性高血压、妊娠期糖尿病、子痫前期病史和（或）双胎妊娠的高危孕产妇罹患 SDB 的风险也会相应增加[16]。与一般人群类似，由于侧卧位对肺循环和上呼吸道压迫较小，因此侧卧位可以改善 SDB[17]。

在非孕育龄期妇女中，OSA 的患病率为 0.7%～6.5%[18]。据报道在妊娠期间，习惯性打鼾在妊娠晚期发生率高达 46%[19]，同时客观的睡眠评估数据显示，妊娠期阻塞性睡眠呼吸暂停

（OSA）的患病率在妊娠早期为 3.6%，在妊娠中期为 8.3%[20]。SDB 在女性中通常不易诊断。在一般人群中，由于女性对典型症状的自我报告率低，加之日间疲劳感、晨起头痛、抑郁症状、嗜睡等不同的症状的表现不十分特异，且在妊娠期间这些症状的发生甚至有一定迷惑性，因此妇女诊断为 SDB 的时间一般都会出现延迟[21]。

近年来的数据表明，妊娠期间 SDB 可增加妊娠期高血压和妊娠期糖尿病的发生风险[15, 22]。一项大规模前瞻性队列研究表明，在 3306 名妊娠早中期在家进行过睡眠呼吸暂停测试的初产妇中，经混杂变量调整后，患有 OSA 的孕妇罹患子痫前期和妊娠期糖尿病的风险相应增加[20]。有趣的是，在患有子痫前期的女性中，在 OSA 治疗一段时间后，子痫前期的症状可以得到逆转，甚至胎儿在

子宫内的健康状况也得到了相应改善[23, 24]。

母体 SDB 对胎儿的影响目前尚不明确。由于对睡眠的主观评价、研究设计的不一致性、人群的异质性，以及孕妇肥胖、子痫前期和糖尿病等妊娠合并症的调整不足等限制，关于母亲患有 SDB 和胎儿不良结局的报告到目前为止还没有明确的发现（图 33-2）。

早产：利用 SDB 主观测量的研究中，仅有少数研究探讨了母亲 SDB 对早产的影响，而研究结果并不一致。然而，在 5 项最大规模的研究中，有 4 项（超过 1000 名妇女）报道了 SDB 症状和早产之间的联系[1]。通过对睡眠进行客观评估后，来自更大规模人群研究的数据表明，母亲的 SDB 和早产之间存在一定关联[1]。

胎儿生长发育：近年来，关于母亲 SDB 对胎儿生长的影响的研究较多，但大多数研究采用的是对睡眠的主观评价模式，后者表明，出生体重与 SDB 之间没有明确的联系。目前为止，仅有少数研究针对妊娠期间睡眠进行了客观的评估，其中大多数研究都是回顾性的，使用了大型流行病学数据库中的数据，并发现了不一致的结

果。最近，我们发表了一项前瞻性研究，报道了患有 SDB 的非肥胖孕妇分娩新生儿的生长发育测量结果。我们证明了母亲在妊娠期间即使是轻度的 SDB 也与胎儿加速生长、出生体重及身长增加及肥胖有关。大于胎龄儿的比例在非肥胖的健康女性中显著增加[25]。

死产：目前，只有 3 项研究报告了患有或不患有 SDB 的女性发生死产。在一项对美国全国范围内 5500 万出院记录的回顾性研究中，没有发现 SDB 和死产之间的关系[15]。

新生儿神经发育：母亲患有 SDB 对子代神经发育的影响尚未得到广泛的研究。仅有我们的研究小组发表的一项研究，研究对象是 74 名没有并发症的妊娠女性，使用客观的睡眠评估方法对睡眠进行评价。在这项研究中，我们在新生儿生后 6 个月内对其进行了 3 次神经行为测试，此外，父母在婴儿 1 岁时完成了婴儿发育评价量表。我们的研究结果显示，母亲在妊娠期间的 SDB 对新生儿和婴儿的神经运动发育均未产生不良影响，但可能在 1 岁时会影响社交能力的发育[26]。

母体 SDB 对子代生长发育的长期影响及母亲 SDB 的治疗对胎儿生长发育的影响尚无相关研究报道。

SDB 最有可能在孕妇中被漏诊。习惯性打鼾、高龄、慢性高血压、孕前体重指数过高（BMI）可能是妊娠早期 SDB 已经存在的可靠指标。这些风险因素的出现提示医疗服务提供者要高度警惕 SDB 的发生，同时需评估孕妇的睡眠情况相关病史，尽早转诊到睡眠医学专家处，通过整夜睡眠监测（多导睡眠监测）或家庭便携式睡眠监测器获得睡眠期间呼吸异常事件发生的相关证据，家庭睡眠监测相对在医院进行的多导睡眠监测而言，可能是一种方便且经济的替代方法。

对于妊娠期 SDB 的治疗没有明确的临床指南。治疗方案和建议与一般人群的指南类似[10]。治疗的目标包括消除症状和体征，改善睡眠时间

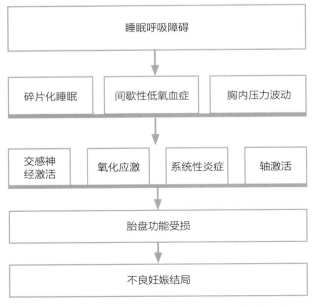

▲ 图 33-2 睡眠呼吸功能障碍与不良妊娠结局之间联系可能的途径或机制

和质量，呼吸暂停事件发生和氧饱和度恢复正常，从而最大限度地减少孕产妇和胎儿并发症。

行为矫正包括控制体重增加，避免吸烟和饮酒，治疗鼻塞，遵循良好的睡眠卫生措施。关于睡姿，有研究数据支持尽量采取左侧卧睡位，减少仰卧位[17]。

在患有阻塞性睡眠呼吸暂停综合征的一般人群中，一线治疗包括使用持续气道正压通气装置（continuous postive airway pressure，CPAP）。CPAP 的使用降低了呼吸暂停事件的发生率，改善了缺氧的反复发作和碎片化睡眠。CPAP 与高血压发生率降低、神经认知能力、心血管事件总体发病率和脑卒中相关。CPAP 在妊娠期的耐受性良好[27]。

关于 CPAP 在妊娠期使用效果的信息有限。少数小型研究已经报道过 CPAP 可以改善具有阻塞性睡眠呼吸暂停（OSA）、子痫前期或慢性高血压等危险因素的母儿结局[28, 29]。

CPAP 治疗已被证明可以改善夜间血氧饱和度、血压和胎动[23, 24]。自动调压式 CPAP 更适合于妊娠期出现病情变化时能及时调整治疗性 CPAP 压力。由于妊娠引起的鼻塞和体重指数增加，在妊娠 24 周左右，CPAP 参数可能需要重新调整，分娩后需再次进行相应调整[30]。

三、妊娠期不宁腿综合征

妊娠期不宁腿综合征（RLS），也称为 Willis-Ekbom 病，是一种常见的感觉运动障碍性疾病，其特征表现为在静息状况下出现强烈的双下肢不适感，从而迫使患者有活动双腿的强烈愿望，活动后有所改善，且症状常在夜间加重。约有 70% 的 RLS 患者存在入睡困难[31]（表 33-1）。

RLS 在妊娠期间较为常见。一般人群中 RLS 的患病率为 5%～10%，女性患病的概率是男性的 2 倍，而妊娠期间 RLS 的患病率为 21%。RLS 的发病率因区域而异，从西太平洋地区的 14% 到

表 33-1　不宁腿综合征的诊断标准

1	通常因腿部不适（但非全部）引发的腿部活动
2	静息后可使症状出现或加重
3	持续活动可使症状部分或全部缓解
4	夜间症状加重

美洲和欧洲地区的 20% 和 22%，以及地中海东部区域则高达 30%[32]。大多数孕妇在妊娠晚期开始出现症状，在分娩前后恢复正常[33]。

关于妊娠状态可诱发或加重 RLS 的原因，目前有一些病因学假设。妊娠期内分泌激素相关的变化在孕晚期均达到高峰，可能在诱发 RLS 中发挥一定的作用。由于 RLS 症状通常在分娩前后消失，此时雌二醇和孕酮水平都显著下降，因此 RLS 和雌二醇 / 孕酮水平之间也存在一定联系。与未患 RLS 的妇女相比，在一小群患有 RLS 的孕妇中发现了更高水平的雌二醇[34]。

在一般人群中，由于铁是合成多巴胺的重要辅助因子，因此 RLS 的一线治疗是补充铁剂，缺铁可能参与了 RLS 的发病过程。在妊娠期间，妊娠前或妊娠早期血清铁蛋白降低是妊娠期发生 RLS 的一个预测因子，在治疗 RLS 和血清铁蛋白减少的患者时，可考虑补充铁剂[35]。

一项遗传学假说显示，有 RLS 遗传倾向的女性在妊娠期间更容易受到 RLS 的影响。在患有 RLS 的孕妇中家族性 RLS 更为常见也支持了该假说[34]。

妊娠期间 RLS 的独立预测因子包括未妊娠时的 RLS 病史、家族 RLS 病史、既往妊娠期间 RLS 病史、血红蛋白 < 110g/L。既往患有 RLS 也预示着妊娠期间可能较孕前加重[35]。妊娠前的抑郁状态也与妊娠期间 RLS 的病情进展有关[33]。

大多数与妊娠相关的 RLS 是由失眠导致的妊娠期间长期睡眠时间不足的结果，目前已知的证据证明其与围产期抑郁、妊娠期糖尿病、高血压、子痫前期、产程长短、剖宫产、早产和胎儿

生长之间存在联系[33, 35]。

RLS 的诊断为临床诊断，通常不需要通过睡眠检测来进行诊断。准确的诊断是必要的，应仔细进行鉴别诊断（如下肢抽筋，体位不合适，下肢水肿和周围神经病变等）。

近期发表了一份关于妊娠期间 RLS 管理的声明共识[35]。治疗方式通常基于症状的严重程度进行选择：对于轻症病例，简单的安慰可能就足够了。对于中度 RLS，指南建议将非药物治疗作为主要的治疗手段，包括避免吸烟和饮酒，像瑜伽一样的放松性运动，充气加压，按摩和治疗阻塞性睡眠呼吸暂停。对于重症病例对患者造成了明显的损伤，同时至少每周发作 2 次，药物治疗应考虑使用较低的有效剂量和最短的持续时间。治疗方案需要定期及分娩时重新评估。

一线治疗是补铁治疗，如果血清铁蛋白水平 < 75μg/L，口服铁剂可考虑应用于妊娠期及哺乳期的 RLS 的治疗。血清铁蛋白水平需在 6～8 周后复查。如果口服铁剂血清铁蛋白 < 30μg/L，可考虑在妊娠中期或晚期及产后对难治性 RLS 进行静脉补铁治疗[35]。

其他药物选择包括低剂量氯硝西泮、加巴喷丁、卡比多帕 / 左旋多巴和低剂量羟考酮。在决定是否采用上述方案时，应考虑到患者的具体情况，并在每次就诊时向患者提供药物不良反应相关信息的说明[35]。

四、妊娠期睡眠时间缩短与失眠

美国国家睡眠基金会建议成年人每日应保证 7～9h 的睡眠；然而，妊娠期间对睡眠的需求是有所不同的[4]。在正常妊娠中，睡眠时间在孕早期有增加的趋势，在妊娠晚期则逐渐减少。因此，很难定义妊娠期间发生的睡眠不足或睡眠时间缩短，因为所需的最佳夜间睡眠时间是未知的，而且不同年龄、种族和生育史的女性的睡眠时间可能不同[3]。

文献报道中对睡眠时间缩短的定义也不一致，范围 5～8h。此外，法国最近的一项研究[36]，在孕妇中识别了几种不同的睡眠习惯轨迹，每个习惯轨迹具有不同的危险因素和不同的妊娠结局或并发症。这些发现凸显了准确定义妊娠期间正常睡眠时间的复杂性。

失眠的定义是，尽管有适当的睡眠机会和睡眠环境，仍然存在持续的入睡困难、睡眠维持困难或睡眠质量方面的改变，并导致日间功能损害。

失眠、睡眠中断、睡眠时间短和睡眠质量下降在孕妇中十分常见[4, 37]。夜间频繁的觉醒是常见表现之一，其与妊娠期间的各种生理变化有关，如肌肉骨骼不适，胃灼热，夜尿增多，子宫收缩和胎动等。近年来的研究表明，睡眠时间缩短、失眠和睡眠质量差与妊娠合并症风险增加有关，如妊娠期糖尿病、早产、高剖宫产率和抑郁症[38-44]。与一般人群相似，睡眠时间与妊娠期糖尿病之间呈现一种 U 形关系[39]，而在妊娠期糖尿病患者中，睡眠时间缩短与血糖控制不佳相关[45]。

应用认知行为疗法（CNT-I）是在非孕人群中治疗失眠的一线疗法。目前缺乏孕期使用 CBT-I 的相关数据，但观察性研究显示，接受 CBT-I 治疗的失眠妇女的睡眠质量有所改善[46]。最近一项关于妊娠期促进睡眠药物的研究表明，其与先天畸形风险的增加之间没有明确的相关性。然而，苯二氮䓬类药和苯二氮䓬类受体激动药可能会增加早产、低出生体重儿和（或）小于胎龄儿的发生率[47]。

五、结论

总而言之，在妊娠期间发生的生理和激素的变化均会导致女性面临睡眠障碍的风险。最常见的睡眠障碍表现为时间睡眠缩短或中断、SDB 及 RLS。近年来积累的研究数据表明，睡眠障碍的发生与不良的母婴结局有关。因此，妊娠期间睡眠状态不佳很可能不是一种"正常"的状态。提高对妊娠期间睡眠问题的认识对于医疗保健服务提供者是十分必要的。

参 考 文 献

[1] Warland J et al. *Sleep Med Rev*. 2018;41:197–219.

[2] Brunner DP et al. *Sleep*. 1994;17(7):576–582.

[3] Ladyman C, Signal TL. *Sleep Med Clin*. 2018; 13(3):307–333.

[4] Mindell JA et al. *Sleep Med*. 2015;16(4):483–488.

[5] Gangwisch JE et al. *Hypertension*. 2006;47(5):833–839.

[6] Gottlieb DJ et al. *Arch Intern Med*. 2005;165(8):863–867.

[7] Young T, Peppard P. *Sleep*. 2000;23(suppl 4):S122–S126.

[8] Winkelman JW et al. *Neurology*. 2008;70(1):35–42.

[9] Sahota P et al. *Curr Opin Pulm Med*. 2003;9(6):477–483.

[10] Epstein LJ et al. *J Clin Sleep Med*. 2009;5(3):263–276.

[11] Marshall NS et al. *J Clin Sleep Med*. 2014;10(4):355–362.

[12] Ayyar L et al. *Sleep Med Clin*. 2018;13(3):349–357.

[13] Pien GW et al. *Thorax*. 2014;69(4):371–377.

[14] Flegal KM et al. *JAMA*. 2016;315(21):2284–2291.

[15] Louis JM et al. *Sleep*. 2014;37(5):843–849.

[16] Facco FL et al. *Am J Perinatol*. 2014;31(10):899–904.

[17] Morong S et al. *Sleep Breath*. 2014;18(1):31–37.

[18] Bixler EO et al. *Am J Respir Crit Care Med*. 2001; 163(3 Pt 1): 608–613.

[19] Leung PL et al. *BJOG*. 2005;112(11):1568–1571.

[20] Facco FL et al. *Obstet Gynecol*. 2017;129(1):31–41.

[21] Cain MA, Louis JM. *Clin Lab Med*. 2016;36(2):435–446.

[22] Bourjeily G et al. *Sleep Med*. 2017;38:50–57.

[23] Edwards N et al. *Am J Respir Crit Care Med*. 2000; 162(1): 252–257.

[24] Blyton DM et al. *Sleep*. 2013;36(1):15–21.

[25] Telerant A et al. *Sci Rep*. 2018;8(1):10768.

[26] Tauman R et al. *Am J Obstet Gynecol*. 2015;212(5):656e1–656e7.

[27] Guilleminault C et al. *Sleep Med*. 2007;9(1):9–14.

[28] Carnelio S et al. *J Obstet Gynaecol*. 2017;37(2):170–178.

[29] Poyares D et al. *Sleep Med*. 2007;9(1):15–21.

[30] Guilleminault C et al. *Sleep Med*. 2004;5(1):43–51.

[31] Ito E, Inoue Y. *Nihon Rinsho*. 2015;73(6):916–923.

[32] Chen SJ et al. *Sleep Med Rev*. 2018;40:43–54.

[33] Prosperetti C, Manconi M. *Sleep Med Clin*. 2015;10(3):323–329. xiv.

[34] Garbazza C, Manconi M. *Sleep Med Clin*. 2018;13(3):335–348.

[35] Picchietti DL et al. *Sleep Med Rev*. 2015;22:64–77.

[36] Plancoulaine S et al. *Matern Child Health J*. 2017; 21(5):1139–1146.

[37] Kizilirmak A et al. *SciWorld J*. 2012;2012:197093.

[38] Cai S et al. *Sleep*. 2017;40(2).

[39] Reutrakul S et al. *Sleep Med Rev*. 2018;40:31–42.

[40] Rawal S et al. *Am J Obstet Gynecol*. 2017;216 (4):399e1–399e8.

[41] Blair LM et al. *Sleep*. 2015;38(8):1259–1267.

[42] Li R et al. *J Matern Fetal Neonatal Med*. 2017;30(6):733–738.

[43] Wang H et al. *Diabet Med*. 2017;34(1):44–50.

[44] Zhong C et al. *Sleep Med*. 2018;46:20–25.

[45] Twedt R et al. *Obstet Gynecol*. 2015;126(2):326–331.

[46] Swanson LM et al. *Behav Sleep Med*. 2013; 11(4):297–307.

[47] Okun ML et al. *Am J Obstet Gynecol*. 2015; 212(4):428–441.

第 34 章 母体血浆游离 DNA 筛查的基础研究及临床应用

Maternal plasma cell–free DNA screening Basic science and applications

Perter Benn　Howard Cuckle　著

王志坚　译

一、概述

1997 年，卢煜明教授等发现孕育男性胎儿的母体血浆中含有来源于 Y 染色体的游离脱氧核糖核酸（cell–free DNA，cfDNA）序列[1]。该研究发现具有重要的临床意义。母体血浆中存在胎儿游离 DNA 是无创产前诊断新方法的基础。后续研究中，采用 cfDNA 技术成功鉴别出了胎儿的性别和 Rh 血型[2]。然而，采用 cfDNA 技术检测染色体失衡需要同时结合其他方法对特定的染色体区域进行定量分析，直到 2008 年将 DNA 测序技术应用于 cfDNA 时才得以实现[3, 4]。

目前 cfDNA 技术已经成为临床筛查 Down、Edwards 和 Patau 综合征（13、18 三体综合征）最有效的方法。它也可以应用于检测性染色体异常和选择性微缺失综合征。对于部分单基因疾病，可以完全采用 cfDNA 检测进行诊断。将来可预设在 cfDNA 基础上进行全基因组和全外显子组测序，从而广泛地对遗传性疾病进行鉴定。

二、cfDNA 的生物学特性

健康孕妇的血浆中存在两类 cfDNA。一类是母源性 cfDNA，由大约 166bp 大小的 DNA 序列组成，对应缠绕于核小体，其间通过 20bp 的连接 DNA 相连[5]。这些 cfDNA 来自凋亡的造血细胞[6]和脂肪组织[7]。在某些女性中，坏死组织或恶性肿瘤也可能释放出部分 cfDNA[8]。另一类是来自滋养层或细胞滋养层的 cfDNA，长约 143bp，也缠绕于核小体，但缺少连接序列[5]。尽管不够精确，但通常将其称为"胎儿"cfDNA。

胎儿 cfDNA 的相对比例称为胎儿分数（fetal fraction，FF）。早至妊娠第 4 周即可检测到胎儿 cfDNA，FF 通常在孕早期迅速升高，而早孕后期至中孕期缓慢增加，随后晚孕期再次迅速升高[9, 10]。大多数基因筛查在妊娠 10～12 周进行，此时平均 FF 约为 10%。分娩后，胎儿 cfDNA 迅速从母体外周血中消失[11]。因此，无须顾虑基于 cfDNA 的筛查结果可能反映前次怀孕的情况。

FF 存在着个体差异。除孕周外，还有多种因素可能影响其水平。如肥胖患者的 FF 较低，这是由于脂肪细胞降解增加和（或）胎儿 cfDNA 在扩张的血浆体积中被稀释所致[7]。而在 13、18 三体综合征或双卵三倍体妊娠中 FF 也较低，可能与上述病理情况下胎盘较小导致胎儿 cfDNA 产量降低有关[12, 13]。其他疾病如肝内胆汁淤积症[14]、自身免疫性疾病[15, 16]、肝素等药物的使用[17]及妊娠合并症[18, 19]等产妇病理状况均与 FF 改变有关。

三、分析方法

目前有多种基于 cfDNA 分析进行染色体非整倍体检测的方法，其中有 3 种方法在临床上已得到广泛应用。

全基因组大规模平行测序（MPS）技术是通过对血浆中大量存在的特殊 cfDNA 片段进行测序及计数，然后确定片段位于哪一条具体的染色体[3, 4]。在对母体和胎儿的 DNA 分别进行测序后，目的染色体相对过多（三体性）或过少（单体性）则提示存在染色体非整倍体情况发生。具体测序方法可以选择对每个片段进行单向或双向的测序[20]。而双向的测序方法可能更具优势，因为它有助于确定片段大小，而 DNA 片段大小又与其来源于母体还是胎儿相关，因此可以得出 FF 的相对测量值。另外，也存在其他的 FF 定量检测方法。并且，可以通过确定 DNA 片段的 GC 含量、突出含有丰富信息的序列（原理成分分析），以及利用染色体滑动窗算法或者其他降噪途径得出数据均值等多种方法，对这一检测过程进行校正。然而，当 FF 值较低或进行微小失衡（例如微缺失或微复制）检测时，对数量庞大的序列进行计数则成为基本要求[21]。由于测序所针对的 DNA 片段源自整个基因组，因此原则上均可检测到比较显著的染色体失衡[22]。

第二种方法则是对特定的染色体区域进行富集和扩增。从起初的 DNA 测序，到最近的微阵列技术，都可用于明确某一条染色体或其中某个区域是否存在数量相对过多或过少的情况[23]。但是，与全基因组 cfDNA 筛查一样，该方法也无法做到区分究竟是母体还是胎儿的染色体存在失衡状态。而 FF 测定主要是通过评估比较有可能存在单核苷酸多态性（SNP）的染色体区域，因为 SNP 在母体与胎儿的基因组中表现并不一致。这一靶向性较强的方法具备成本低的潜在优势，因为它不需要对所有区域进行拷贝数评估，而只是锁定数量较多的目标染色体区域上的 DNA 片段。而扩大这种方法的检测范围以便发现其他异常情况也是可行的，不过这需要通过引入新型探针来在基本方法上再进行重新设计。

cfDNA 筛查胎儿染色体非整倍性的第三种方法是通过分析 SNP 来确定血浆中母体和胎儿 DNA 含量的相对比例。该方法的一种具体实施形式为通过多重聚合酶链反应（PCR）对 13、18、21 号，与 X、Y 染色体，以及其他有可能发生微缺失的染色体部位上的超过 13 000 个多态性区域进行分析[24]。所有包含相关信息的位点都会被纳入算法中，最终给出每个区域拷贝数的最大似然估计数值及 FF 测量值。该方法还有助于诊断雌性异型体及葡萄胎妊娠[25, 26]。该技术还可以扩大应用范围来检测其他失衡情况，不过这需要目的区域具有足够多的信息性 SNP。

在某些国家，也采用其他的临床检测方法，然而其大多只是基于更为有限的研究或者基于临床经验的，很少有发表的数据。其中一种方法是对特定的靶向序列进行定量 PCR 检测[27]。另一种方法则将靶向区域整合进环状 DNA 中，使其能够进行滚环复制、产物荧光团标记及纳米微粒过滤后检测[28]。今后也可能会出现新的 cfDNA 筛查方法。只要这些方法对于唐氏综合征筛查能显示出较高的检出率及较低的假阳性率，都可以作为一种合适的选择。

四、假阳性与假阴性的结果

cfDNA 结果与胎儿核型不符的最常见原因之一是存在另外一种细胞谱系，其主要局限于滋养层细胞中，而在胎儿组织中并不存在，或者尚未检测到（限制性胎盘嵌合，confined placental mosaicism，CPM）（表 34-1）[29]。根据绒毛样本的细胞遗传学研究结果，CPM 的发生率取决于它位于哪一条特定的染色体。例如，13 号染色体上 CPM 的发生相对于 21 号染色体明显更为常见。

另外，无论是原发性还是体细胞获得性的

表 34-1　细胞遗传学异常或胎儿性别检测的假阳性及假阴性结果产生的原因

原　因	来　源	参考文献
限制性胎盘嵌合	细胞滋养层	[29]
低水平嵌合	母体，原发性	[30]
拷贝数变异	母体，原发性	[31]
缺失	母体，体细胞（远离脆性位点）	[32]
性染色体异常	母体，体细胞	[33]
恶性肿瘤	母体，体细胞	[34]
自身免疫疾病	母体	[35]
维生素 B_{12} 缺乏	母体	[36]
双胞胎消失	无法存活双胞胎中残留的细胞滋养层细胞	[37]
移植	供体	[38]
低胎儿分数	稀释 / 凋亡 / 坏死	[39]

母体染色体异常的发生也都可能导致假阳性结果。而原发性异常可以包括三倍体细胞的低水平嵌合 [30]，或染色体上某一片段发生罕见的拷贝数变异 [31]，或继发于某个脆性位点的失衡 [32]。而产妇的体细胞变异则可以包括性染色体非整倍性 [33]。它也可以包括以多发畸形为特征的母体恶性肿瘤，而这些畸形并不会出现在活胎中 [34]。通过 cfDNA 检测发现的复杂失衡也可见于自身免疫性疾病，或者维生素 B_{12} 缺乏症，产生原因可能在于体内 DNA 合成过程受损 [35, 36]。某些 cfDNA 筛查方法在计算 FF 时还会考虑发生失衡的细胞的比例（预估为二体性染色体区域），在一些情况下这有助于区分究竟是来自母体还是胎儿的染色体失衡。另外，在各个时间间隔（窗口）评估拷贝数有时也能帮助区分母体还是胎儿的异常情况 [31]。

而在双胎妊娠中，若发生双胎"消失"，即双胎妊娠中一胎无法存活而减少为单胎时，也可能导致假阳性结果，具体情况可以为其中无法存活的胎儿发生异常并且其胎盘组织持续存在 [37]。

另外，若发现通过 cfDNA 检测推断胎儿性别的结果与超声检查结果或出生时胎儿性别不一致，有助于对上述情况进行识别。与事实不符的胎儿性别检测结果也可能见于曾接受来自男性捐献者的器官移植的产妇 [38]。

所有 cfDNA 筛查方法都需要足够高的 FF 值以在母体 DNA 背景中可靠地得出胎儿的拷贝数。在最极端的情况下，未妊娠患者样本的检测结果应该是正常的。而在 FF 为临界低值时，准确地推断出拷贝数比较困难 [39]。因此，FF 低值也可能成为假阳性及假阴性结果产生的原因之一。

五、全基因组检测与微缺失

cfDNA 筛查也可能检出其他的染色体异常情况。对于 MPS 方法，其他异常情况的检出会比较容易实现，因为它只需要更多的序列信息来确定是否存在其他类型的染色体失衡 [22]。还有一种方法是专门检测大于 7Mb 的片段，也就是相当于一个染色体带上发生的失衡。其中的主要难点并不是技术问题，而是在于如何给出合理的临床解释 [40]。这种失衡，尤其是罕见常染色体三体（RAT），在细胞滋养层细胞中很常见，但其对应的临床意义尚不清楚。RAT 可以表现为非嵌合性伴有胎儿无法存活，真嵌合性伴有未知表型，或嵌合性局限于胎盘。根据细胞遗传学研究数据，仅仅检测羊水细胞并不能明确大多数细胞滋养层细胞发生的 RAT。目前尚需更多研究来探究局限于胎盘的特定 RAT 与胎儿宫内发育迟缓的相关性，以及明确单亲二体引起胎儿异常的风险。节段性失衡（不平衡的染色体重排或拷贝数变异）也可以被检出来，但它们本身就比较罕见。

目前所有的商业公司都已将 22q11.2 缺失综合征纳入 cfDNA 筛查的检出疾病范围中。其中很多公司同时也纳入了一些不常见但严重的综合征，例如 Williams–Beuren（7q11）、Prader–Willi/Angelman（15q11–12）、Miller–Dieker（17p13）、

Smith–Magenis（17p11）、Wolf–Hirschhorn（4p16）、cri–ducha（5p15）、Langer–Giedon（8q23–24）、1p36，以及 Jacobsen（11q24.1）综合征等。微缺失检出能力主要受制于可识别缺失片段的最小长度、测序深度[21]和信息性 SNP 的数量。

不同于常见的染色体非整倍体，这些异常往往难以进行量化。例如，22q11.2 的检出率存在高估的可能，原因包括在回顾性研究中存在针对大片段缺失和显著表型的确认偏倚，或在前瞻性研究中一些表型轻微的病例在几年内不会显现。此外，通过回顾性研究得出的检出率只是基于少量的病例，然后由合成样本来补充。虽然比较容易得出假阳性率，但只有当同时估计各实验室的检出率，在不同实验室间比较才有意义。而阳性预测值的直接估计又容易发生实验室转诊模式相关的偏倚。这种偏倚可以用人群中疾病的发生率进行校正，但是对于所有相关的缺失综合征，该发生率至今尚不明确。

对于 MPS 方法，测序深度则是主要的瓶颈[21]。基于一项大型前瞻性队列的疾病发生率的观察研究显示，在孕妇中的检出率低于普通人群的疾病发生率，并且相当高的缺失发生在母体[41]。而基于 SNP 的靶向方法会具有更高的胎儿缺失检出率，但是其假阳性也更高[42]。而引入反射深度测序等方法进行了校正后，临时阳性预测值估计值及假阳性率都表明 MPS 将有可能像检出常见染色体非整倍体一样能检出微缺失。综合目前所有文献数据进行分析，其结果也表明将微缺失综合征纳入检测范围并不会显著提高假阳性率，而且其阳性预测值与 cfDNA 筛查常见非整倍体类似。

六、单基因疾病

cfDNA 筛查也可通过直接检测突变位点或间接检测紧密相关的多态性来检出父系遗传的常染色体显性突变和变异[43]。其中一个例子就是 Rh 血型分型，并且目前在部分欧洲国家 cfDNA 检测在这方面已经得到普遍使用[44]。而检出胎儿母系遗传的常染色体显性突变相对比较困难，因为需要在较强的母体 DNA 背景下对胎儿 cfDNA 的基因型进行识别。不过在某些情况下，使用与多态性紧密相关的相对单倍体剂量也可能实现对上述突变的识别[5]。

另外，对于常染色体隐性遗传疾病也有类似的考虑。例如通过 cfDNA 筛查可以找出父系遗传的突变染色体，因为这种突变不同于母体中存在的突变和（或）存在具有已知相位的连锁多态性。而在排除父系遗传的突变后显示胎儿未发生异常，而此时若要明确胎儿是否为携带者较困难。此时相对单倍体剂量可能有作用[5]。

在妊娠初期，就可以排除性连锁或局限于性染色体的遗传性疾病，比如女性胎儿的 X 连锁隐性疾病。而通过对 Y 染色体来源的 cfDNA 进行检测则可以早在孕 7 周[45]就能明确胎儿性别，早于通过超声可以明确胎儿性别的最早时期。

对于新发突变，在许多情况下常发生于特定的基因区域，比如与软骨发育不全和染色体不典型增生相关的 FGFR3 基因[46]。相关测试开发研究表明，通过 cfDNA 测序可以识别 30 个基因上发生的新生突变和父系遗传的基因突变，其具有较高的检出率和较低的假阳性率，而这两种疾病的合计发病率约为 1/600[47]。这一检测目前已实现商业化，尤其适用于父方年龄较大的妊娠情况，因为该种情况通常有较高的新发突变发生率。

七、前景展望

未来发展的愿景是夫妇双方都能接受孕前基因组测序，在怀孕前充分了解遗传性疾病的发生风险，以及在分娩前明确新发突变、新发拷贝数变异及非整倍体发生的风险。而目前可以期待的是，cfDNA 分析或许能够提供关于胎儿遗传组成的较为全面的信息。早在 2012 年就有相关研究证实该观点[5, 48]，此后这一技术得到了迅速发展[49]。虽然这项技术目前成本仍非常高，但其价格有望在未来显著降低。

显而易见，cfDNA 筛查将可能明显缓解出生缺陷造成的社会负担，并提供有效信息从而实现极早时期的新生儿治疗性干预。但同时也可能出现与检测范围扩大带来的重大伦理问题，以及检测是否能够公平地惠及每个个体都将会成为一个突出的问题。

利益相关声明：Perter Benn 是 Natera 公司的咨询顾问，Howard Cuckle 是 PerkinElmer 公司的咨询顾问。

参考文献

[1] Lo YM et al. *Lancet* 1997;350:485–487.

[2] Lo YM et al. *N Engl J Med*. 1998;339:1734–1738.

[3] Fan HC et al. *Proc Natl Acad Sci USA*. 2008;105:16266–16271.

[4] Chiu RW et al. *Proc Natl Acad Sci USA*. 2008;105:20458–20463.

[5] Lo YMD et al. *Sci Trans Med*. 2010;2. doi:10.1126/scitranslmed.3001720

[6] Lui YY et al. *Clin Chem*. 2002;48(3):421–427.

[7] Haghiac M et al. *Obesity* 2012;20:2213–2219.

[8] Celec P et al. *Exp Rev Molec Med*. 2018;20e1:1–14.

[9] Wang E et al. *Prenat Diagn* 2013;33:662–666.

[10] Dar P et al. *A J Obstet Gynecol* 2014;211:527e1–527e17.

[11] Hui L et al. *Prenat Diagn*. 2008;28:304–308.

[12] McKanna T et al. *Ultrasound Obstet Gynecol*. 2018; 53(1).

[13] Wegrzyn P et al. *Ultrasound Obstet Gynecol* 2005; 26:28–32.

[14] Vlkova B et al. *Prenat Diagn*. 2016;36:1156–1158.

[15] Chan RWY et al. *Proc Nat Acad Sci USA*. 2014; 111(49): E5302–E5311.

[16] Hui CY et al. *BMJ Case Rep*. 2016:2016.

[17] Burns W et al. *Prenat Diagn*. 2017;37:1125–1129.

[18] Dugoff L et al. *A J Obstet Gynecol*. 2016;215:2311–2317.

[19] Krishna I et al. *Prenat Diagn*. 2016;36:210–215.

[20] Cirigliano V et al. *Ultrasound Obstet Gynecol*. 2017 ; 49(4): 460–464.

[21] Benn P, Cuckle H. *Prenat Diagn*. 2014;34(8):778–778.

[22] Benn P. *Clin Genet*. 2016;90(6):477–485.

[23] Stokowski R et al. *Prenat Diagn*. 2015;35(12):1243–1246.

[24] Ryan A et al. *Fetal Diagn Ther*. 2016;40:219–223.

[25] Nicolaides KH et al. *Fetal Diagn Ther*. 2014;35(3):212–217.

[26] Simon AL et al. *Ultrasound Obstet Gynecol*. 2015; 46(4):506–507.

[27] Flöck A et al. *Arch Gynecol Obstet*. 2017;296(5):923–928.

[28] Dahl F et al. *Sci Rep*. 2018;8(1):4549.

[29] Hartwig TS et al. *Prenat Diagn*. 2017;37(6):527–539.

[30] Song Y et al. *Prenat Diagn*. 2013;33:700–706.

[31] Zhang H et al. *Ultrasound Obstet Gynecol*. 2015; 45:530–538.

[32] Huijsde-van Amsterdam K et al. *Genet Med*. 2018; 20(11): 1472–1476.

[33] Wang Y et al. *Clin Chem*. 2014;60:251–259.

[34] Bianchi DW et al. *JAMA*. 2015;314(2):162–169.

[35] Chan RW et al. *Proc Natl Acad Sci USA*. 2014; 111 (49): E5302–E5311.

[36] Schuring-Blom H et al. *Prenat Diagn* 2016;36:790–793.

[37] Grömminger S et al. *J Clin Med*. 2014;3:679–692.

[38] Bianchi DW et al. *Obstet Gynecol*. 2015;125:375–382.

[39] Wright D et al. *Ultrasound Obstetric Gynecol*. 2015 ; 45(1):48–54.

[40] Benn P, Grati FR. *Ultrasound Obstet Gynecol*. 2018; 51(4):429–433.

[41] Helgeson J et al. *Prenat Diagn*. 2015;35(10):999–1004.

[42] Martin K et al. *Clin Genet*. 2018;93(2):293–300.

[43] Rodríguez de Alba M et al. *Expert Opin Biol Ther*. 2012; 12:S171–S179.

[44] Avant ND. *Methods Mol Biol*. 2008;444:185–201.

[45] Devaney, SA et al. *JAMA*. 2011;306:627–636.

[46] Chitty LS et al. *Prenat Diagn*. 2015;35(7):656–662.

[47] Baylor Genetics Laboratory. White paper. Performance of the newly developed non-invasive multigene sequencing screen. https://www.baylorgenetics.com/ preseek/

[48] Kitzman JO et al. *Sci Transl Med*. 2012;4. doi:10.1126/scitranslmed.3004323

[49] Chan KC et al. *Proc Natl Acad Sci USA*. 2016;113(50):E8159–E8168.

第 35 章　母体血浆游离 DNA 筛查的临床应用

Maternal plasma cell-free DNA screening
Integration into clinical practice

Howard Cuckle　Peter Benn　著

王志坚　译

一、概述

与采用多种母体血清标志物和超声检查的传统方法相比，母体血浆游离 DNA（cfDNA）检测在筛查 Down、Edwards 和 Patau 综合征（21、18 和 13 三体）方面更为有效。同时该技术也可应用于性染色体异常和某些微缺失综合征的检测。尽管如此，目前仍存在一些问题限制了其广泛应用：如检测经济成本、无法解释的结果（无应答）、患者选择，以及对其他服务的影响等。本文主要针对这些限制条件进行讨论。

二、非整倍体筛查评估的研究类型

最近一项 Meta 分析纳入了 47 项研究数据[1]。评估 cfDNA 的方法有 2 种，其一是对有完整的临床结局信息的高危孕妇进行回顾性研究，其血浆样本大多在进行有创性产前诊断之前就已经采集。另外一种方法是对传统筛查程序中采集的样品进行前瞻性分析。

尚无证据表明筛查效果与孕妇年龄或超声标记物相关，筛查效果仅与生化标记物中胎儿分数（FF，即起源于胎儿的 cfDNA 的相对比例）呈弱相关。因此，可以假定回顾性研究基本上是无偏倚的。相反，前瞻性研究可能会过高估计检出率，因为不完整的随访和生存能力的偏倚，这

是由于纳入了检测到的不可存活的病例。并非所有检测结果呈阳性的孕妇最终都会接受有创性产前诊断，而且有些人没有进行随访，如果将这些病例排除在审查之外，可能会低估假阳性率。对于 13、18 染色体三体综合征，胎儿分数（FF）较低，无应答的病例较多（请参阅下文）可能会导致前瞻性和回顾性研究结果产生偏倚。

首先进行的研究是回顾性的，可以认为随后的技术改进提升了其性能。这类研究包括了更多的妊娠晚期样本，这些样本由于 FF 值较大，因此呈现出较好的筛查检测效果。总的来说，作者选择只包括回顾性研究的结果，这样或许可以对筛查效果进行保守性评估（表 35-1）。其中唐氏综合征的检出率为 99.3%（95%CI 98.6%～99.7%），假阳性率为 0.11%（0.07%～0.19%）。爱德华兹综合征（Edwards syndrome）和帕陶综合征（Patau syndrome）的检出率可与仅适用唐氏综合征截断线的常规联合检测获得的偶发检出率相媲美[2]。对于性染色体异常，cfDNA 筛查所得的检出率则远高于联合检测。cfDNA 检测所有染色体非整倍体情况的假阳性率接近 0.8%，这大大低于联合检测的 5%。出生时唐氏综合征的阳性预测值约为1/2，远高于传统试验的 1/50[2]。

表 35-1 中展示的研究大多都是排除了嵌

合性病例，这对特纳综合征来说是一个特别的问题，因为嵌合现象在其存活后代中较为普遍。因此，很可能这些研究纳入的病例中有较大一部分注定会发生自发性流产，并不能完全反映更多的临床重要的生存情况[3]。然而有证据表明，约有半数的嵌合性性染色体异常病例是通过 cfDNA 筛查检出的，这表明检出效率已经得到提升。而嵌合性病例中有很多仅呈现轻微表型。

在常规筛查中，非整倍体结果不一致双胎的生化标记物水平介于正常双胎和未受影响的双胎之间，因此在 cfDNA 检测中可以看到检出率的降低。在 cfDNA 检测中也具有相似的表现，尽管这在一定程度上可被由于胎盘体积增大导致增加的 FF 值抵消。有 11 篇发表的关于双胎非整倍体结果不一致（在文献[1, 4-8]中引用 6 篇）的检出率研究，其中唐氏综合征为 96.7%（57/59），爱德华兹综合征为 88.9%（8/9），以及帕陶综合征为 100%（2/2）；假阳性率为 0.05%（1/1952），而这相对于传统组合筛查试验呈现出更好的效果。在一项针对双绒毛膜双胎的研究中，唐氏综合征的检出率为 90%，假阳性率为 5.9%[9]。

三、唐氏综合征的 cfDNA 筛查策略

在提供 cfDNA 检测时，讨论了 3 种类型的 cfDNA 筛查策略：仅对常规结果呈阳性的女性进行"二次"筛查，对所有女性进行"首次"筛查，或对 10%～30% 的具有常规筛查试验结果为高风险的女性进行"酌情"筛查。酌情筛查的变异排除了那些具有非常高风险的女性、使用额外的常规检测标记，或排除了高龄产妇。

表 35-2 展示的是基于常规组合筛查试验各策略的模型预测效能。二次 cfDNA 筛查相比传统试验能显著减少有创性产前诊断数量，从而减少胎儿死亡的发生及轻微降低检出率。首次 cfDNA 筛查则能使检出率最大化，同时也保证相对较少数量的有创性产前诊断。酌情 cfDNA 筛查则极大减少了需要 cfDNA 筛查的人数，同时又保持检出率接近于首次 cfDNA 筛查。排除具有非常高风险的人群会使检出率发生轻微升高，尽管假阳性率也会明显升高，但被认为是值得的，因为大约 2/3 受相关影响的孕妇都在这一分组中，有助于避免等待 cfDNA 筛查结果导致的耽搁。而所有这些策略相比传统筛查试验都具有更高的阳

表 35-1　cfDNA 检测用于常见非整倍体筛查的效果说明

非整倍体种类[a]	研究数	检出率（%）	病例数	假阳性率（%）	未受影响妊娠数	阳性预测值[b]
唐氏综合征	22	99.3	1050	0.11	13 070	1/1.9
爱德华兹综合征	18	96.7	337	0.09	12 482	1/6.5
帕陶综合征	15	90.4	114	0.18	11 101	1/22
特纳综合征	14	92.7	124	0.27	7052	1/14
其他性染色体异常[c]	7	93.8	16	0.12	5209	1/2.4
常染色体综合征	–	98.5	–	0.38	–	1/3.4
伴有特纳综合征	–	97.8	–	0.65	–	1/4.7
伴有所有性染色体异常	–	95.7	–	0.77	–	1/4.0

a. 进行不同种非整倍体比较，假设唐氏综合征、爱德华兹综合征、帕陶综合征、特纳综合征，以及其他性染色体异常的出生率分别为 1：1/8：1/14：1/6：3/2

b. 未进行产前诊断情况下对孕妇年龄分布及相对出生率进行标化后受影响妊娠发生的风险

c. 47, XXX、47, XXY 与 47, XYY

表 35-2　唐氏综合征的 cfDNA 筛查策略：模型 ª 预测效果

cfDNA 筛查策略	检出率（%）	假阳性率（%）	阳性预测值 ᵇ
二次 cfDNA 筛查（联合试验后）			
• 5% 阳性	83.9	0.006	18/20
• 3% 阳性	79.9	0.003	35/36
• 1% 阳性	71.2	0.001	94/95
初次 cfDNA 筛查			
• 100%	99.3	0.11	1/1.9
酌情 cfDNA 筛查（进行联合试验）			
• 20% 具有最高风险	93.6	0.02	6/7
• 除外 0.5% 极高风险进行 IPD	94.1	0.52	1/4.2
• 20% 最高风险进行 PlGF/AFP 的额外检测	95.6	0.02	6/7
• AMA 中 20% 最高风险	94.8	0.03	4/5

AMA. 孕妇年龄＞35 岁；IPD. 有创性产前诊断；PlGF. 胎盘生长因子；AFP. 甲胎蛋白
a. 基于标准化的孕妇年龄分布 [10]，源于 1 项已发表的 Meta 分析结果的孕 12 周血清学及超声检查指标 [2]，孕早期 PlGF/AFP 研究的 Meta 分析 [2, 11] 及表 35-1 中 cfDNA 研究的 Meta 分析
b. 未进行产前诊断情况下对孕妇年龄分布进行标化后受影响妊娠发生的风险

性预测值 [2]。

影响筛查策略选择的因素还包括对于除唐氏综合征以外的非整倍体情况的权衡，包括一些发生颈项透明度（nuchal translucency，NT）增加及胎盘生化标记物异常（如三倍体）的情况 [12]。及时完成筛查与诊断也是其中重要的考虑因素。

四、经济学

为了评估 cfDNA 筛查相对于传统筛查试验的成本效益，进行了大量经济学研究 [13]。所得出的结论各不相同，反映了区域费用的差异，包括测试和管理的组成部分、辅助服务的使用率和不同非整倍体的鉴定。关键的经济学指标包括单个受检病例的平均成本以及单个额外病例的增量成本。其中平均成本适用于原先并不存在相关筛查检测或者检测选择主要受市场驱动（如美国）的医疗保健系统。而需要最先考虑增量成本的情况是，卫生系统已经对原先已存在的需要受保护的传统筛查检测项目进行了大量投资（例如欧洲或加拿大的政府资助服务）。因此，并不能期待单一的政策能够成为所有医疗保健体系的最佳经济学选择。

尽管这些研究存在异质性 [13]，但仍然可以得出部分结论。如果 cfDNA 筛查费用降至足够低，那么首次筛查将会具有成本效益。而在美国，相关成本为 453～744 美元 [14-16]。一项研究的结论则与上述相反，但它主要基于患者考虑过生活质量后的寿命预期，高昂的检测成本，以及未经论证的以下设想包括病变检出、临床意义及患者面对由微阵列检测到的额外的染色体异常所作出的决定 [17]。与预期相符的是，当在人群中提供普遍筛查时会更加具有成本效益；因此，酌情筛查相比首次筛查是能够降低增量成本的 [13]。而二次筛查则是一种最经济节约的 cfDNA 筛查策略；然而，事实可能并非如此，因为它将检出率限制在传统筛查试验达到的范围内，而这仍然需要对 cfDNA 筛查结果阳性病例进行有创性产前诊断确诊，并且有可能在传统筛查结果阳性病例中造成非靶向性染色体异常情况的漏诊。然而，该策略还是能够降低与有创性产前诊断相关的成本。

而目前与性染色体异常及微缺失综合征的早期识别相关的经济效益尚未得到评估。在儿科与 22q11.2 缺失综合征相关的平均医疗成本很高，相

关花费对于成人也很高[18]。而现在还未知会有多少女性可能会选择终止受到影响的妊娠，通过避免"诊断性异常妊娠"或者改善新生儿期或长期的管理而实现经济节约的程度。因为 cfDNA 筛查以上染色体异常情况只是常见常染色体三体性筛查的附加选项，所以额外的检测成本并不很高。

五、难以解释的检测结果

1. 频率

由于样本不合适或受损坏，获取时间过早或非检测相关因素，约 1% 筛查结果呈现无反应。而对于所有实验室而言，这一比例可能差别不大，因为样本需要达到的标准只存在较轻微的变异，这种情况与传统筛查试验相一致（PB，未经发表的观察结果）。

而 FF 值较低或为临界值将会造成高达 3.6% 的无反应率[19]。尽管 cfDNA 检测只是一种筛查试验而非诊断性试验，但实验室对这些数据并没有足够的自信去发布报告。而因为 FF 值下限的设定（通常为 2%～4%）较为主观，取决于不同置信度，而且受到筛查群体中孕周和产妇体重分布的影响，各个实验室的比率存在差异。此外，尚无绝对的标准使得能够在不同实验室间进行 FF 的比较[20]。而对于 SNP 方法，还会有更多的无反应情况，因为与 1、2 或 3 个拷贝数、遗传模式及 FF 相关的各种设想之间并不兼容[19]。但这不一定是对 SNP 方法的负面评价；排除在外的病例中有一部分可能就存在母体失衡、同种异体移植组织存在或双胎消失的情况，而这些情况在使用替代方法时则会呈现错误的反应。对于双胎妊娠，无论采用哪种方法无反应率都是比较高的[21]。

2. 管理

结果为无反应的女性可能都需要进行再次血浆取样。当无反应结果是由于样本不合适引起时，大多数女性都会在第二次试验中得到结果，而且她们的阳性预测值接近于首次筛查就获得结果的人群。

问题更加突出的是那些结果为无反应同时伴有 FF 值较低或处于临界值的人群[22]。大约 1/3 将发生第二次检测失败。此外，低 FF 值意味着 13、18 号染色体三体性及二体三倍体发生的风险增加。在一项研究中，上述 3 种异常的合计发生率比预期高出 7 倍，同时还有可能包括额外的妊娠胎儿丢失或未进行核型分析的病例[23]。相关作者提议利用一种基于个体 FF 水平、孕妇年龄与孕周的算法来筛选出高风险的女性群体，然后她们应该接受胎儿生存力、孕周、解剖学扫描，以及有创性产前诊断的诊断性试验。

将孕周和孕妇体重纳入考虑范围则会增加无反应率。而将检测时间限制在孕 10 周或以上能够使具有 FF 低值的女性数量减少[24]，主要因为肥胖女性的检测时间有所延迟[25]。另一个可能可控的因素则是肝素的使用[26]。

六、患者选择

1. cfDNA 或有创性产前诊断

表中有 7 项研究报道了引入二次筛查后 cfDNA 检测选择情况（表35-3）。选择比例在各项研究间波动明显，但是在其中的 3 项研究中，有数量明显较多的女性选择 cfDNA 检测而不是有创性产前诊断。

这 3 项研究还报道了呈现唐氏综合征中风险的女性的选择情况[30, 32, 33]。第 1 项研究的分组情况为对中度风险群体同时进行 cfDNA 检测和有创性产前诊断或者只进行 cfDNA 检测。而在这所有的 3 项研究中，中度风险群体选择 cfDNA 检测的比例均高于高风险群体。

有 5 项研究则比较了在引入 cfDNA 检测前后的后续检测试验的发生率[27-31]。在其中 4 项研究中，在引入 cfDNA 检测前未进行再次检测的女性比例高于引入后比例，而在其余 1 项研究中，两者比例相近[31]。

表 35–3　二次 cfDNA 筛查：选择情况

研究（第 1 作者，年份）	高风险	cfDNA（%）	侵入性检查（%）	未接受后续检测（%）
Chetty, 2013[27]	398	30	29	41
Shah, 2014[28]	250	40	29	32
Chan, 2015[29]	1251	29	67	4
Manegold–Brauer, 2015[30]	182	7	53	40
Poon, 2015[31]	763	20	68	12
Chitty, 2016[32]	934	74	18	8
Cheng, 2018[33]	347	62	37	1

还有 1 项在私人诊所进行的研究也调查了无论是否进行传统筛查试验时 cfDNA 检测和有创性产前诊断的选择情况[34]。它对所有女性进行筛查，然后报道了 21、18 和 13 号染色体三倍体发生的风险。研究结果与预期一致，即未进行再次检测的比例增加，进行有创性产前诊断的比例随着三体性发生风险降低而降低。然而，即使对于风险为 1/1001～1/10 000 的女性来说，cfDNA 检测的选择率也只有 26%，而风险低于 1/10 000 的女性的 cfDNA 检测的选择率为 12%。

2. 产前染色体微阵列

而当一些临床中心进行的有创性产前诊断还包括染色体微阵列分析（chromosomal microarray，CMA），即能够识别核型检测无法检出的具有临床意义或是潜在临床意义的微缺失 / 重复综合征时，cfDNA 筛查与有创性产前诊断的选择情况则有所不同。由于许多此类综合征的表型包括体格营养不良，所以对于那些因超声异常[35]或孤立性 NT 增加至＞ 3.5mm 而进行有创性产前诊断的女性，她们的 CMA 收益是最高的[36]，并且对于传统唐氏综合征筛查结果阳性的女性，其收益也较为可观。CMA 可能还提示在一些临床显著性未知或表型轻微的病例中，本身其实正常的妊娠过程却产生相当程度的焦虑甚至有可能转变为终止妊娠的结局。

表 35–3 中的 2 项在同一中心进行的研究，均考虑到了 CMA 的使用[29, 33]。在第 1 项研究中，患者面对的选择是需要自费的 cfDNA 检测，或是免费的有创性产前诊断但仅限于核型分析，不过还可以自费进行额外的 CMA 检查[29]。在第 2 项研究中，尽管这 2 种选择都是免费的，但 cfDNA 检测的选择比例却增加了 1 倍，而有创性产前诊断比例则几乎减半[33]。

3. 有创性检测的安全性

患者是否将 cfDNA 检测作为有创性产前诊断的替代性选择也可能受到有创性产前诊断实际或感知到的安全性的影响。目前仅有一项针对羊膜腔穿刺术的随机临床试验，它发现妊娠胎儿丢失的发生率在实验组和对照组间的差异为 0.8%[37]。这项随机试验在对绒毛活检术和羊膜腔穿刺术进行比较后发现，进行绒毛活检术的病例妊娠胎儿丢失发生率略高。然而，当联合试验结果为阳性的女性被随机分配到接受有创检测组或接受 cfDNA 检测组时，妊娠胎儿发生率在两组间并没有差异[38]。此外，最近一篇进行非随机分组间比较的系统性综述也报道了胎儿丢失发生率在 2 种过程中均为 0.4%[39]。

而评估非随机研究数据时遇到的问题之一就是接受有创性产前诊断的女性与未接受有创性检查女性相比，原本就具有不同的胎儿丢失的发生风险。而最近的研究也考虑到了上述差异。在一项面向 30 000 多名孕早期就检出唐氏综合征的女性的研究中，逻辑回归分析方法就被选择用于计算胎儿丢失的发生风险[40]。结果表明，对于 2396 名接受绒毛活检术的女性，胎儿丢失发生率在统计学意义上并没有显著增加。而在一项面向丹麦全国超过 150 000 名女性的研究中，对联合试验结果为阳性的女性中接受有创性产前诊断或未接受有创性诊断的 2 组进行了分层比较[41]。这项研究也并未发现，对于进行绒毛活检术或羊膜穿刺术的女性，胎儿丢失发生率在统计学意义上有显著增加。

七、对其他产前保健服务的影响

首次筛查即采用 cfDNA 检测则使得医疗卫生决策者开始考虑不再进行超声 NT 检查，而试着只将超声较为简单地用于孕周估计中。然而，即使不存在非整倍体情况，高 NT 值还是与结构畸形和遗传综合征发生的高风险相关。在上述结构畸形中主要的就是心脏缺陷，而单独这一点就能为保留 NT 检查提供充分的理由。20 项 Meta 分析

研究发现，其检出率为 44%，假阳性率为 5.5%[42]。

而在进行不良妊娠结局如子痫前期、胎儿生长受限筛查时，一些生化标记物的检测也应该予以保留。这些结局比所有非整倍体都要更常见发生。孕早期筛查［联合使用孕妇血清 PAPP-A 和（或）PLGF，以及子宫动脉多普勒超声与血压测量[43]］可以预防相当一部分子痫前期的发生，对于筛查结果阳性女性则需要日服低剂量的可溶性阿司匹林[44]。成本 - 效益分析结果表明，这一筛查流程也是需要承受经济负担的[45]。

八、前景展望

在不久的将来可预见的是，在公共医疗卫生体系中，cfDNA 筛查的成本将会下降，而且首次即进行 cfDNA 检测将会广泛见于常见非整倍体筛查中。不过，在私立体系中，相当数量的女性也可能会继续选择有创性产前诊断。检测技术的改进将有可能提升 cfDNA 筛查效果及扩大其检测范围。

利益冲突声明： Howard Cuckle 是 PerkinElmer 公司的顾问。Peter Benn 是 Natera 公司的顾问。

参考文献

[1] Gil MM et al. *Ultrasound Obstet Gynecol.* 2017; 50(3):302–314.

[2] Cuckle HS et al. Multianalyte maternal serum screening for chromosomal abnormalities and neural tube defects. In:Milunsky A, Milunsky JM, eds. *Genetic Disorders and the Fetus:Diagnosis, Prevention and Treatment.* 7th ed. Hoboken, NJ:Wiley-Blackwell; 2015.

[3] Hook EB, Warburton D. *Hum Genet.* 2014;133:417–424.

[4] Sehnert AJ et al. *Clin Chem.* 2011;57:1042–1049.

[5] Leung TY et al. *Prenat Diagn.* 2013;33(7):675–681.

[6] Srinivasan A et al. *Am J Obstet Gynecol.* 2013; 208(suppl):S31.

[7] Bevilacqua E et al. *Ultrasound Obstet Gynecol.* 2015; 45(1):61–66.

[8] Fosler L et al. *Ultrasound Obstet Gynecol.* 2017; 49(4):470–477.

[9] Madsen HN et al. *Ultrasound Obstet Gynecol.* 2011; 37(1):38–47.

[10] Cuckle H et al. *Prenat Diagn.* 2004;24(11):851–856.

[11] Huang T et al. *Prenat Diagn.* 2015;35(7):709–716.

[12] Santorum M et al. *Ultrasound Obstet Gynecol.* 2017; 49(6):714–720.

[13] Nshimyumukiza L et al. *Clin Genet.* 2018;94(1):3–21.

[14] Fairbrother G et al. *J Matern Fetal Neonatal Med.* 2016; 29(7):1160–1164.

[15] Walker BS et al. *PLOS ONE.* 2015;10(7):e0131402.

[16] Benn P et al. *PLOS ONE.* 2015;10(7):e0132313.

[17] Kaimal AJ et al. *Obstet Gynecol.* 2015;126(4):737–746.

[18] Benn P et al. *Mol Genet Genomic Med.* 2017;5(6):631–638.

[19] Benn P et al. *Obstet Gynecol.* 2018;132:428–435.

[20] Takoudes T, Hamar B. *Ultrasound Obstet Gynecol.* 2015; 45(1):112.

[21] Sarno L et al. *Ultrasound Obstet Gynecol.* 2016;47(6):705–711.

[22] Benn P. *J Fetal Med.* 2017;4(1):13–18.

[23] McKanna T et al. *Ultrasound Obstet Gynecol.* 2019;53(1):73–79.

[24] Pergament E et al. *Obstet Gynecol.* 2014;124(2 Pt 1):210–218.

[25] Livergood MC et al. *Am J Obstet Gynecol.* 2017;216(4):413.

e1–413.e9.

[26]　Ma GC et al. *Ultrasound Obstet Gynecol*. 2018;51(2):276–277.

[27]　Chetty S et al. *Prenat Diagn*. 2013;33:542–546.

[28]　Shah F et al. *J Clin Med*. 2014;3:849–864.

[29]　Chan YM et al. *Prenat Diagn*. 2015;35:342–347.

[30]　Manegold-Brauer G et al. *Arch Gynecol Obstet*. 2015 ; 292(3): 543–548.

[31]　Poon CF et al. *Fetal Diagn Ther*. 2015;37:141–147.

[32]　Chitty LS et al. *BMJ*. 2016 4;354:i3426.

[33]　Cheng Y et al. *BJOG*. 2018;125(4):451–459.

[34]　Maiz N et al. *J Matern Fetal Neonatal Med*. 2016; 29(21): 3558–3562.

[35]　Wapner RJ et al. *N Engl J Med*. 2012;367(23):2175–2184.

[36]　Grande M et al. *Ultrasound Obstet Gynecol*. 2015;46:650–658.

[37]　Tabor A et al. *Lancet*. 1986;1(8493):1287–1293.

[38]　Malan V et al. *JAMA*. 2018;320(6):557–565.

[39]　Beta J et al. *Minerva Ginecol*. 2018;70(2):215–219.

[40]　Akolekar R et al. *Prenat Diagn*. 2011;31(1):38–45.

[41]　Wulff CB et al. Danish Fetal Medicine Study Group. *Ultrasound Obstet Gynecol*. 2016;47(1):38–44.

[42]　Sotiriadis A et al. *Ultrasound Obstet Gynecol*. 2013; 42(4):383–389.

[43]　O'Gorman N et al. *Am J Obstet Gynecol*. 2016; 214(1) :103. e1–103.e12.

[44]　Rolnik DL et al. *Ultrasound Obstet Gynecol*. 2017; 50(4):492–495. Erratum in:*Ultrasound Obstet Gynecol*. 2017;50(6):807.

[45]　Rolnik DL et al. *Am J Obstet Gynecol*. 2018;218(6):612. e1–612.e6.

第 36 章　微阵列
Microarrays

Melissa Stosic　Jessica L. Giordano　Brynn Levy　Ronald Wapner **著**
张　英 **译**

一、概述

染色体微阵列分析（CMA）可识别传统核型分析无法识别的染色体异常，在近几年已逐步发展成为产前诊断的支柱。2012 年，一个里程碑式的研究报道了 CMA 和传统标准诊断方法核型比较分析，核型分析可识别大于 700 万～1000 万对碱基对的非整倍体和染色体结构变化[1]。研究表明，在 1.7% 的超声无异常的妊娠中 CMA 可以检测出核型分析能检测的所有的不平衡改变，以及微缺失和重复［拷贝数变异（CNV）］。在结构异常和核型正常的妊娠中，CMA 可以检测出 6% 的胎儿显著有临床意义的 CNV。由于 CMA 相对于核型分析使用的领域越来越广泛，美国妇产科学会（ACOG）和母胎医学学会（SMFM）发布了指南，建议微阵列分析是异常妊娠首选的检测方法。他们也指出对于有使用有创性检查适应证情况，如高龄或筛查异常的平均风险妊娠，核型分析或 CMA 均适用[2]。

二、染色体微整列分析的基础

标准核型分析可以检测 7～10Mb 或百万碱基数大小，以及更大的 CNV，如单倍体、三倍体或大的缺失或重复。荧光原位杂交（FISH）可以利用特定区域或染色体的探针，在一些特殊的基因组结构中识别更小的 CNV 变化。相比较而言，

CMA 可以在整个基因组中发现 10kb 大小的微缺失和重复，这些小的微缺失和重复会在标准核型分析中所遗漏，可以导致智力障碍，伴随或不伴随结构异常遗传综合征。表 36-1 列出了常见的微缺失和微重复综合征和主要的相关表型特征。

三、CMA 的类型与覆盖范围

CMA 通过混合正常对照样本和待测患者样本的 DNA 片段进行检测，每个样本用不同的荧光染料进行标记（通常是红色和绿色），通过加热混合物使患者及对照样本的 DNA 双链变性（分离）成单链，再与包埋了已知 DNA 序列的探针的芯片进行杂交。如果在芯片上某一位置的对照组和患者的链数相等，会有相等量红色和绿色片段，杂交后的芯片通过激光扫描分析所有位点的发光强度。缺失或重复会使一种颜色表达过强或过弱，因相匹配的链会缺少或过表达。因为寡核苷酸阵列是将样本与参考基因组进行比较，因此被称为比较基因组杂交阵列（aCGH）（图 36-1）。

第二种是 SNP 微阵列使用高密度寡核苷酸碱基阵列，在这种阵列中，从已知的人群间单个碱基对差异的 DNA 位置选择目标探针，即单核苷酸多态性（SNP）。目前，大部分用于产前诊断的 CMA 是同时含有 SNP 探针和拷贝数探针混合微阵列，其他临床上有用的信息包括单亲二倍体（uniparental disomy，UPD），合子性，母体细

258

表 36-1　常见微缺失和微重复综合征

条件；基因组定位	发病率	主要表型特征
16p11.2 重复	1/1900	正常至 DD、ASD、ADHD、小头畸形、精神状况
16p11.2 缺失	1/2300	ID/DD、ASD、ADHD、大头畸形，精神状况
16p13.11 缺失	1/2300	ID/DD，癫痫，精神分裂症
1q21.1 重复	1/3300	正常到运动技能和发音困难，ID/DD、ASD、ADHD、脊柱侧凸、步态异常，脊柱侧凸，大头，身材矮小，精神状况，CHD
22q11.2 缺失综合征（先天性胸腺发育不全）	1/4000	CHD，上颚异常，特征性容貌，ID/DD，免疫缺陷，低钙血症，青年期精神状态等
22q11.2 重复	1/4000	正常到 ID/DD，生长迟缓，低张力
1p36 缺失综合征	1/5000	ID/DD，低张力，癫痫，大脑结构异常，CHD，视力和听力问题，骨骼异常，特殊面容
Ⅰ型腓骨肌缩；17p12 重复	1/5000～1/10 000	慢性进行性神经病变引起的远端肌无力和萎缩，感觉丧失，神经传导速度先减慢，在 10 岁以内或 20 岁以内
X 连锁鱼鳞癣；Xp22.31 缺失	1/6000	ID/DD，鱼鳞病，Kallmann 综合征，身材矮小，眼白化病
Williams 综合征；7q11.23 缺失	1/7500	ID/DD，心血管疾病，特征面容，结缔组织异常，特殊人格，生长异常，内分泌异常
7q11.23 重复	1/7500	智力正常到 ID，语言问题，低张力，运动行走问题，行为异常，癫痫，主动脉增宽
Prader-Willi 综合征；15q11.2 父方缺失	1/10 000	ID/DD，低张力和婴儿期喂养困难，过量进食，肥胖，行为困难，性腺功能减退，身材矮小
Angelman 综合征；15q11.2 母方缺失	1/12 000	ID/DD，严重语言障碍，共济失调，不适当的快乐，小头畸形，癫痫
17q12 缺失	1/14 500	泌尿系统异常，糖尿病，ID/DD、ASD，精神疾病
Sotos 综合征；5q35 缺失	1/15 000	ID/DD，过度生长，特殊面容
Smith-Magenis 综合征；17p11.2 缺失	1/15 000～1/25 000	ID/DD，特殊面容，睡眠障碍，行为问题，包括自伤，以及攻击性、特殊面容，对疼痛和温度的敏感性降低
Cri-du-chat 综合征；5p15 缺失	1/15 000～1/50 000	高音哭声，小头畸形，低张力，特殊面容，ID/DD，CHD
Koolen-de Vries 综合征；17q21 缺失	1/16 000	ID/DD，社交障碍，低张力，癫痫，明显的面部特征，CHD，肾脏异常，足部畸形
Potocki-Lupski 综合征；17p11.2 重复	1/20 000	ID/DD、ASD，低张力，CHD

ADHD. 多动症；ASD. 自闭症谱系障碍；CHD. 先天性心脏病；DD. 发育迟缓；ID. 智力障碍

胞污染，亲源、血缘关系，可以从 SNP 产生的基因型图中获得。血缘和 UPD 可致具有长连续纯合子延伸（LCSH）的 SNP 区域的隐性遗传条件，UPD 发生在印迹染色体时可以导致疾病，关于印迹相关疾病如：Russell-Silver 综合征，与 7 号染色体上的 UPD 相关，Prader-Willi 源于 15 号染色体母系 UPD，Beckwith-Wiedemann 综合征由于部分 11 号 UPD 导致的。此外，三倍体不能被 aCGH 检测到，但可以通过评估阵列上的 SNP 等位基因模式，很容易地通过 SNP 寡核苷酸微阵列

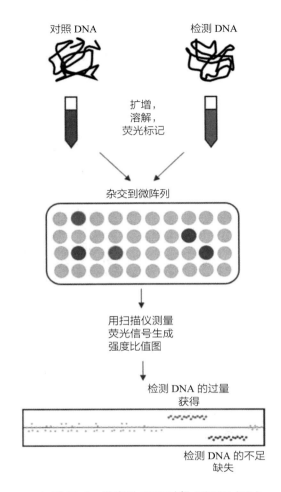

▲ 图 36-1　微阵列 CGH 过程（彩图见书末）

对照和检测 DNA 在阵列上每个寡核苷酸位置的荧光信号强度比值（归一化后）在 aCGH 过程中产生，这个比率通常在 log2 量表上绘制，显示检测 DNA 的过剩（log2 ratio 增加）或不足（log2 ratio 下降），并用于识别不平衡，如整个染色体非整倍性或微缺失或重复

分析（SOMA）来识别（每个常染色体在等位基因图显示 4 个不同的轨迹，图 36-2）。

CMA 通常设计为对疾病特异性位点的密集覆盖，因此它们能够检测到重复缺失和（或）重复区域的小拷贝数变化。位于这些目标区域之外的基因组区域被称为主干，它们通常由固定间距的探针覆盖。主干的覆盖率和主干中报告发现的最小阈值因检测和实验室的不同而不同[3]，但是普遍接受的产前诊断测试的缺失的临界值为0.5～1Mb，如果是重复则可能更大。

四、报告和结果的解释

美国医学遗传学（ACMG）和分子病理学协会共同制定了变异解释和分级报告的指南[4]。在提供证据的情况下，变异现在被分为致病、可能致病、意义不明确、可能良性和良性，除此之外，还应该根据拷贝数大小和位置（通过指定的人类基因组构建的基因组坐标）、包含的基因，以及任何后续建议来定义此发现（图 36-3）。意义不明确的结果使临床医生难以解释及患者难以理解；因此，实验室与临床医师及临床医师与患者之间的进一步沟通往往是必要的。

五、临床应用

1. CMA 在普通人群的妊娠

近 50 年来，在分娩时年龄在 35 岁或以上的妇女一直使用有创性诊断检测胎儿非整倍体，检测会随着产妇年龄的增长而增加。唐氏综合征是与妊娠相关的最常见的常染色体异常。在这个年龄，患唐氏综合征的风险是 1/270[5]。

随着产前无创筛选技术的发展，对 21 三体的检测仍然是重点。然而，在过去的 10 年里，研究表明 CNV 引起的疾病比唐氏综合征发生更频繁地发生，CMA 可增加诊断率，大约比非整倍体的风险高 1%[2, 6-8]。此外，与常见的三倍体不同，CNV 不随产妇年龄增加而增加。这意味着年轻母亲 CNV 的临床显著风险高于唐氏综合征，只有在母亲 40 岁左右才相当。表 36-1 列出了在普通人群中发生一种常见致病 CNV 的风险。

许多微缺失 / 重复综合征具有超声检测不出的特征，如智力障碍、癫痫和自闭症，而那些确实存在结构异常的，如先天性心脏病（CHD），可能要到妊娠中期才会被发现。因此，CMA 被认为是在普通人群中适合的一线检验。这一点尤其重要，因为自最初评估有创产前测试安全性和

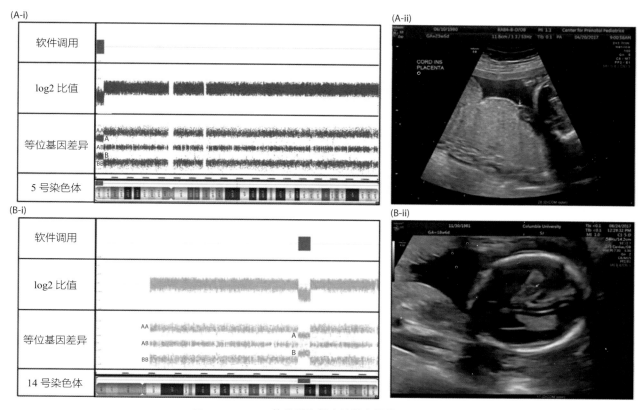

▲ 图 36-2　**CMA 的发现和相应的超声异常**（彩图见书末）

对于 CMA 图像，软件中出现红色条表示缺失，出现蓝条表示过量；从 log2 ratio 图中可以看出，缺失是 log2 ratio 从零减少，而过量是 log2 ratio 增加；利用人类基因组 Hg19 基因组坐标可以确定不平衡区域内的基因含量；等位基因差异图显示每个 SNP 探针的基因型；对于正常的拷贝数 2，只有 3 种可能的 SNP 组合，AA、AB 和 BB，它们被绘制在等位基因差异图上；当有一个缺失（拷贝数为 1）时，基因型选择是 A 或 B，因此此等位基因差异图上只能看到两个不同的轨迹；当存在 1 个重复（拷贝数为 3）时，基因型选项为 AAA、AAB、ABB 和 BBB，在等位基因差异图上产生 4 个轨迹；染色体图中的染色体核型图突出了染色体上拷贝数不平衡的位置（断点）；染色体核型图上的红色条表示缺失，蓝条表示重复；A-i. 5 号染色体短臂 4.693Mb 末端缺失，与 cri du chat 微缺失综合征的临床诊断相关；缺失的精确坐标对应于 chr5:113 576-4 806 382；A-ii. 23 周超声显示胎儿体重低于第三百分位数，胎盘增厚（箭）；B-i. 14 号染色体长臂一个 4.573Mb 的间质缺失；缺失的精确坐标对应于 chr14:76 837 875-81 411 347；B-ii. 常规超声扫描发现 1 个小的脑蛛网膜下腔囊肿（箭）

有效性的研究以来，与有创产前检测相关的流产风险已经显著降低[9]。虽然早期的研究表明，与操作相关的风险为 1 : 300～1 : 100，最近的 Meta 分析表明，与有创产前检查相关的流产风险低至 1 : 800～1 : 600[9]。操作经验和持续的超声引导是改善的主要原因。

2. CMA 在结构异常的妊娠

表 36-1 所示，一些被描述的微缺失 / 重复综合征通常涉及一个或多个器官系统中的胎儿异常（图 36-2）。在一些病例中，联合超声发现提示了一种特定的疾病，但更常见的是，多种综合征的鉴别诊断，其中一部分在 CMA 上可识别

（图 36-2）。因此，ACOG 目前建议在至少有一种胎儿结构异常的孕妇进行 CMA[10]。在 CMA 上发现导致缺失或重复的概率因异常数量和器官系统的不同而不同。当单个异常发生 CMA 异常可能约为 5%，而当涉及多个系统时，发生 CMA 异常为 13%，而涉及某些器官系统，如肾脏（15%）和心脏（10.6%）时，发生 CMA 阳性的可能性更大[11]。值得注意的是，对于咨询患者而言，在孤立的颈部半透性增加（4.0%）的情况下，诊断率较低，这可能是因为许多情况可以用非整倍体来解释[11]。总体而言，已发表的文献表明，有结构异常的胎儿 CMA 异常率为 6%～7%[1]。

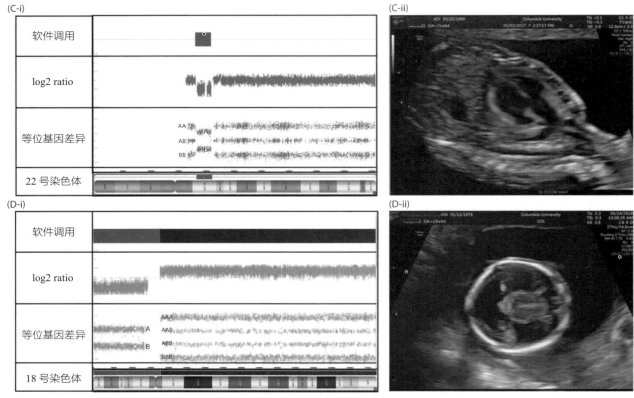

▲ 图 36-2 （续）**CMA 的发现和相应的超声异常**（彩图见书末）

C-i. 22 号染色体长臂近端一个 2.816Mb 缺失，与 DiGeorge/ 腭心面微缺失综合征的临床诊断相关；缺失的精确坐标对应于 chr22:18 649 166-21 465 659；C-ii. 胎儿超声心动图，显示胎儿动脉共干；D-i. 由于形成 18q 等臂染色体，18 号染色体的整个短臂缺失，而获得整个长臂；单体 18p 和三体 18q 都伴有严重异常，如前脑无裂畸形和泄殖腔发育异常；D-ii. 18 周多发胎畸形扫描；图中为单侧中线的单脑室和融合的丘脑，与前脑无裂畸形相一致

3. CMA 在死产胎儿和妊娠产物

CMA 推荐用于死产的检测，因为它增加了 6%～13% 的检出率，提供遗传诊断[12]。此外，许多实验室采用 CMA 检测妊娠产物。死产和妊娠产物是没有生命的，无法细胞培养，在 CMA 出现之前，没有合适的检测方法。然而，CMA 的一个优点是，它可以使用直接从组织中提取的 DNA，因此，不需要细胞培养，并更有可能获得结果。此外，使用单核苷酸多态性微阵列，实验室可以确定胎儿样本中是否存在足够高的母体组织而干扰结果的解释。最近一项对死产胎儿的 Meta 分析发现，与核型分析的 75% 成功率相比，CMA 为 90%，致病性变异的 CMA 的增量为 4%，意义不明确变异 CMA 增量为 8%[13]。

4. CMA 或核型分析用于产前诊断

在决定使用核型分析还是 CMA 作为产前诊断最合适的检查方法时，重要的是要考虑他们的优点和缺点。

- CMA 优于核型分析包括以下几点。
- 更大的基因组覆盖面，可检测条件的范围也随之扩大。
- 能够在不使用培养细胞的情况下进行直接分析，使用材料范围更广，包括石蜡包埋组织。
- 客观解释。
- LCSH 的识别。
- 能够定义不平衡区域的基因含量。
- 能够提供进一步的核型分析和评估，如不平衡易位和隐性异常（精确的断点、涉及

患者姓名：样本，试验	MRN：12345678910	实验室编号：111111
送检部门：机构	编号：101010101	接收日期：05/01/2019
样本类型：羊水 分子检测：SOMA 测序平台：Affymetrix Cytoscan HD	芯片类型：SNP 探针数：2696550 人类基因组版本：hg19	报告日期：05/07/2019
临床信息：IUGR 和心脏疾病		
分子核型：arr[hg19]4p16.1p15.1（9 522 484–31 464 774）×1 微阵列结果：异常男性		

解 释

分子细胞基因检测识别出一个大小 21.9Mb 中间缺失在 4 号染色体断臂。SNP 寡核苷酸微阵列分析（SOMA）提示 4 号染色体在 9 522 484–31 464 774 的一个缺失。这个结果与这个病人的核型分析一致（编号：12345）。缺失区域含有接近 124 个基因，39 个是 OMIM 注释的，11 个与突变相关疾病有关（*DRD5、SLC2A9、RAB28、NKX3-2、CC2D2A、PROM1、QDPR、SOD3、SEPSECS、SLC34A2、RBPJ*），4p 这部分的缺失与 Wolf–Hirschhorn 综合征（WHS；OMIM：194190）相关，这是一个非常罕见的缺失综合征，临床特点包括出生前和出生后的生长迟缓，肌肉低张力。在所有患者中存在不同程度的发育迟缓 / 智力障碍，wolf-hirchhorn 综合征临床特点包括婴儿期典型的面部特征如"希腊战士的头盔外观"：鼻子（宽鼻梁延伸至前额），小头，高额头及眉间突出，眼距大，内眦赘皮，高眉弓，短人中，下弯的嘴，小颌畸形，耳朵发育不良伴小孔 / 皮瓣（Gene Reviews™[网络]，5/7/19 访问）。癫痫发生占有 WHS 综合征儿童的 90%～100%。心脏疾病级唇腭裂也占 25%～50% 病例。

对 SNP 特殊区域和靶向目标（Affymetrix Inc.）的 269 万个区域中的所有剩下的区域进行评估，没有显示明显的 DNA 拷贝数重复或缺失。

建议行父母染色体检测，以除外父母平衡插入；建议该家庭进行遗传咨询，以探讨结果的重要性。

▲ 图 36-3 CMA 实验室一份来自于胎儿生长受限及先天性心脏病的羊水样本的报告样本

的染色体区域的精确定义、基因含量）。

- 更精确的可比较和可搜索的数据。
- CMA 的缺点包括以下几点。
- 无法识别疾病的机制（例如由罗伯逊不平衡易位导致的 21 三体）。
- 无法识别平衡重排，如易位或倒置。
- 三倍体（在 CGH 阵列上）和（或）四倍体（如果 2∶2）可能无法被识别（SNP 阵列可识别三倍体和 3∶1 四倍体）。

此外，核型和 CMA 都无法探及特定检测可见 / 可报告阈值以下的缺失 / 重复[3]，以及其他基因组变异，如甲基化异常、点突变等。

六、遗传咨询与 CMA

染色体微阵列分析的检测前和检测后遗传咨询是必要的。在进行检测之前，患者应了解 CMA 的优点和局限性，包括识别血缘关系和（或）非父关系的可能性。此外，应回顾识别意义不明确变异的风险。一般来说，检测前的咨询还应包括对微阵列与核型差异的基本回顾；它筛查的疾病类型广泛，如成人期发病的疾病、易感位点及严重的婴儿期疾病；揭示遗传的潜力；CMA 阴性后的剩余风险；个人态度和价值观。

检测后的遗传咨询应利用已发表的文献和实验室报告进一步描述与 CMA 阳性相关的风险，包括任何推荐的后续检测，如胎儿超声心动图或其他亲属的评估。在 CMA 异常的情况下，应向儿科遗传学和（或）遗传学顾问和该疾病的互助团体推荐。讨论怀孕的选择，以及与这些患者电话随访是合适的。在大多数情况下，当 CNV 与已知的综合征或已明确的特定疾病相关时，对 CMA 结果的解释是直截了当的，然而，在某些情况下，解释可能更复杂，需要有效的咨询技巧。与所有遗传疾病一样，CNV 结果可能与可变的表达有关，其中一些个体可能受到轻度影响，而另一些个体则具有更严重的表型。22q11.2 缺失导致的 DiGeorge 综合征就是一个例子，正常的父母可能会有明显异常的胎儿。同样地，在某些但不是所有具有相同缺失的个体中，可能存在显著的认知障碍和精神障碍。建议在这些情况下进行遗传咨询。

在约 1% 的产前病例中，一个 CNV 被识别，但对临床影响的解释尚不清楚。这些意义不明的变异（VOUS/VUS）也对咨询情况提出了挑战。在这些情况下，遗传顾问的讨论基于许多因素，包括 CNV 的大小（CNV 越大，越有可能致病）、基因含量、遗传（有可能重新致病），以及在文献中类似的发现。虽然这些信息可以帮助预测表现型，但必须让患者意识到，表现型不能完全确定地预测。幸运的是，因为来自其他病例的信息继续得到评估并向公众提供。VUS 的频率持续下降。有助于解释这些案例的网站包括 ClinVar（ https://www.ncbi.nlm.nih.gov/clinvar/ ）和多伦多基因组变异数据库（ http://dgv.tcag.ca/dgv/app/home ）。

七、CNV 微缺失的无创检测

自 2011 年起，无创产前检查（NIPT）已广泛应用于产前筛查。一些 NIPT 实验室提供部分微缺失和含有 1～10 种常见综合征的筛查，其中最常见和最频繁发生的是 22q11.2 缺失，而其他实验室提供全基因组拷贝数变化的筛选。重要的是要强调，NIPT 方法是一个严格的筛查工具，而不是诊断工具。在精确使用 NIPT 检测亚显微 CNV 方面存在巨大的技术挑战，因为母体循环中存在的胎儿游离 DNA 比例很小，微缺失和重复的规模也很小。NIPT 芯片中个体微缺失 / 重复综合征的敏感性和特异性因实验室而异，但仅在少数情况下筛查时可能相对较高[14]。当胎儿游离 DNA 比例足够且不平衡的大小 6Mb～7Mb 时，全基因组覆盖 NIPT 表现出较高的敏感性（ > 90%）。然而，通过筛查一些特定的微缺失，或者仅仅是那些大于核型分辨率的微缺失，许多重要的发现与使用 CMA 的有创性诊断检测相比会遗漏。在一项对 2779 名胎儿的研究中，CMA 致病结果的比例为 5%，其中 44%（ 95%CI 36%～52.2% ）未被 NIPT 检测到，这突出了此时临床应用的局限性[15]。因为这个原因，以及缺少相关数据，大多数协会建议反对使用 NIPT 筛查微小缺失，尽管 ACMG 推荐，如果检测和医生都满足指定条件时，告知女性选择使用微小缺失 / 重复芯片进行筛查[16-18]。人们对在母体循环中分离整个胎儿细胞很感兴趣，如果这种技术取得进展，对胎儿细胞的无创性分析可以取代使用 CMA 的有创性检测。

八、结论

CMA 能够检测亚染色体微缺失和微重复。这些发现有临床意义，可以在约 6% 的有胎儿结构异常和正常核型分析妊娠中检测到。临床显著的 CNV 出现在约 1/90 的胎儿结构正常的妊娠中，这表明 CMA 应该提供给所有接受产前诊断测试的患者。目前，CNV 只能通过有创诊断检测进行可靠的检测，但目前一些实验室对部分选定的 CNV 进行无创筛选。迄今为止，由于无创筛查的频率较低，其阳性预测值相对较低。

参 考 文 献

[1]　Wapner RJ et al. *N Engl J Med*. 2012;367(23):2175–2184.

[2]　Shaffer LG et al. *Prenat Diagn*. 2012;32(10):976–985.

[3]　Levy B, Burnside RD. *Prenat Diagn*. 2019;39(3):157–164.

[4]　Richards S et al. *Genet Med*. 2015;17(5):405–424.

[5]　Hook EB et al. *JAMA*. 1983;249(15):2034–2038.

[6]　Van Opstal D et al. *Hum Mutat*. 2015;36(3):319–326.

[7]　Bornstein E et al. *Am J Perinatol*. 2017;34(4):340–348.

[8]　Scott F et al. *Ultrasound Obstet Gynecol*. 2013;41(5):500–507.

[9]　Eddleman KA et al. *Obstet Gynecol*. 2006;108(5):1067–1072.

[10]　Committee Opinion No. 581:The use of chromosomal microarray analysis in prenatal diagnosis. *Obstet Gynecol*. 2013;122(6):1374–1377.

[11]　Donnelly JC et al. *Obstet Gynecol*. 2014;124(1):83–90.

[12]　Reddy UM et al. *N Engl J Med*. 2012;367(23):2185–2193.

[13]　Martinez-Portilla RJ et al. *Ultrasound Obstet Gynecol*. 2019; 53(5):590–597.

[14]　Wapner RJ et al. *Am J Obstet Gynecol*. 2015;212(3) :332. e331–332.e339.

[15]　Sotiriadis A et al. *Prenat Diagn*. 2017;37(6):583–592.

[16]　Committee Opinion No. 640:Cell-free DNA screening for fetal aneuploidy. *Obstet Gynecol*. 2015;126(3):e31–37.

[17]　Dondorp W et al. *Eur J HumGenet*. 2015;23(11):1438–1450.

[18]　Gregg AR et al. *Genet Med*. 2016;18(10):1056–1065.

第 37 章 全基因组测序与全外显子测序

Whole exome and whole genome sequencing

Mary E. Norton **著**

张 英 **译**

一、概述

在历史上，产前诊断的重点是检测染色体异常，特别是 21 三体异常。目前染色体微阵列分析（CMA）技术提供了更高分辨率的基因组扫描，从而可以检测到更多的细胞遗传学异常[1]。随着 DNA 技术的进步，特别是自人类基因组计划完成以来，越来越多的单基因病已经可以通过遗传诊检出。然而，即便有了这些可用的检测方法，对于大多数超声检查提示异常的胎儿，其原因和潜在的相关异常直到出生后才能被发现。最近，下一代测序技术（NGS）被引入，提供了在可疑疾病遗传诊断时筛查更多异常的能力，但对于确切疾病诊断并不明显。

虽然对整个基因组进行测序［全基因组测序（WGS）］是可行的，但外显子组测序（exome sequencing，ES）的成本更低，并且提供更易于管理的数据以供解读，ES 可以评估基因组的蛋白质编码区（包括大多数已知的致病变异），因此为胎儿超声异常提供了广泛的诊断能力。与靶向性基因检测不同，ES 不使用旨在检测单个基因或基因变异的分析方法，而是在一个反应中对整个外显子组进行测序，然后根据目的进行分析。胎儿外显子组测序（ES）现在多篇已发表文章中报道[2-11]（表 37-1）。然而，胎儿 ES 的应用受到周转时间的限制，周转时间可能很长，以及通过产前成像获得的表型数据有限，目前用于管理胎儿变异的基因组数据库中可获得的用于筛选胎儿变异的胎儿特异性表型数据有限。

二、全基因组测序、外显子测序与基因组合的概念

NGS 测序通常以选定的一组基因、外显子组（占基因组 1%～2% 的蛋白质编码基因）或者整个基因组为目标。基因组合通常用来表示与特定临床表型相关的一组基因，如骨发育不良或唇裂和（或）腭裂。相比之下，ES 靶向约 22 000 个蛋白编码基因，而 WGS 是非靶向性的，其测序数据包括调控区，内含子区和基因间隔区。来自这些区域序列变异的意义尚不清楚。目前，WGS 在临床实践中的应用较少。基因组合越来越多的应用于产前诊断，其设计目的是最大限度的扩大所包括基因的覆盖范围、敏感性和特异性。由于这个原因，尽管不同的组合间诊断率不同，基因组合的诊断率往往高于 ES 或全基因组测序。

临床 ES 靶向大约 20 000 个已知蛋白质编码基因，并非所有这些基因都与已知人类疾病相关，只有少量的疾病相关基因（4000～5000）组成"临床外显子"，在一些实验室环境中，只评估这些被选中的基因。重要的是要认识到，根据定义，ES 不会检测非编码区域的变异，也不能检测大多数拷贝数变异、翻转及其他结构重组。

表 37-1　测序检测平台

检测类型	设　计	适应证	次要发现
选择外显子或变异体的 Sanger 测序	包括经常遇到的变异或突变外显子	临床诊断的分子确认，已知家族变异的分析	罕见
基于 Sanger 的全基因测序	基因的所有编码区域，加上选定的非编码区域	临床诊断的分子确认	罕见
基于 Sanger 的基因 panel 测序	包括与特定疾病相关的多个基因	具有遗传异质性可疑疾病的临床诊断	罕见
下一代测序	可变的	具有遗传异质性可疑疾病的临床诊断	不常见，取决于 panel 的设计
外显子测序	已知基因外显子接近完全测序（基因组的 1%～2%）	有多种鉴别诊断的可疑疾病	约 5%，取决于实验室
基因组测序	全基因组的接近完全测序	有多种鉴别诊断的可疑疾病	约 5%，取决于实验室

引自参考文献 [62]

因此，ES 也不是一个唯一的检测方法。

不同于基因组合和 ES，临床全基因组测序是非靶向性的，并生成序列数据，包括调控区、内含子和基因间隔区。相比基因组合和 ES，基因组测序提供了大量的信息。尽管 WGS 不是一个全面的基因组测序，新兴的分析方法可以使用基因组测序发现结构和拷贝数变异，也可以扩增与疾病相关的短核苷酸重复序列，这些是不能通过 ES 检测实现的。然而，用于基因组测序的生物信息学工具发展的不如 ES 的工具发达，而且基因组测序的成本仍然很高，部分原因是数据管理和分析处理的成本。随着 NGS 技术的发展，ES 有可能会被 WGS 所取代，但目前大多数临床检测仍使用 ES 进行。

三、适应证

大多数产前诊断 ES 的研究都是针对超声筛查出胎儿结构异常进行的 [2-11]。依据精确的异常，有些胚胎的结构异常不是孤立的，而是与单基因病引起的孟德尔综合征相关。由于产前影像学检查可获得表型信息有限，许多研究包括一个或多个没有明显原因的畸形胎儿，通常在正常 CMA 之后。诊断率有显著差异，为 5%～50%，很大程度上取决于适应证的严格程度 [2-11]。由于没有足够的验证数据和对产前测区的优缺点的认识，目前不推荐常规使用产前测序作为诊断测试 [12]。

最近一项来自于多学科专业学会的白皮书，包括国际产前诊断学会（ISPD）、母胎医学会（SMFM）、围产期质量基金会（PQF），提出了产前诊断 ES 的以下适应证：①目前怀孕的胎儿有单一重大异常或多器官系统异常，提示可能有遗传病因，但经 CMA 检测后尚未进行遗传学诊断。②没有 CMA 结果的情况下，经多学科讨论高度怀疑胎儿可能为单基因病。③夫妻双方曾有不良妊娠史，高度怀疑基因疾病，该次妊娠的胎儿与之前的表型类似，但核型分析或 CMA 未明确检出。此外，当这样的患者来做孕前咨询时，患病先证者样本无法获得，或者胚胎样本无法获得，可对夫妻双方进行测序，以寻求同一基因的突变携带情况，以及发现与胎儿相关的常染色体隐性突变。然而，在可能的情况下，获得先证者或异常胎儿的样本做 ES 为最优选择。④已行核型分析或 CMA 的病因不明的反复死产史。在当前妊娠有相同的异常复发模式 [12]。

在大多数情况下，对 ES 数据的解释需要将发现的表型与已确定的变异进行比较，以确定任何发现的变异是否与之前相似的特征有关。大部分情况下，如果没有表型的重叠，变异被认为不是病因。部分由于这个原因，目前没有证据支持常规将产前 ES 用于除超声异常以外的情况。

随着成本的降低，NGS 越来越多地被用于疑似患有遗传性疾病的儿童或成年人的临床评估。虽然现在还没有证据支持对没有症状的健康人进行基因检测来对疾病预测和风险分层，但一些正在进行的研究试图在儿童和成人中进行基因预测试验的成本和有效性问题。除了监管、伦理和法律方面的考量，已经建立了专业机构的框架用于指导经验丰富的临床医师解释和报告基因组信息[13, 14]。

四、测序技术

在人类基因组计划进行的时候，科学家们使用的是 Sanger 测序法，这种测序方法既昂贵又耗时。随后，为了降低 DNA 测序的成本，科学家们开发了更为价廉的 DNA 测序技术，称为新一代测序（NGS）[15]。

在下一代基因组测序中，DNA 被切割成大小 1000～10 000bp 的小片段，片段两端各 50～250bp 处为"读长"。每一组读长都与片段末端的读长配对，这些被称为"末端配对"读长。片段池称为"序列库"，在 WGS 中，对整个基因组进行测序，而在 ES 中，只对 1%～2% 的编码外显子的基因进行测序。在 ES，整个文库中的外显子和侧翼内含子重叠的 DNA 片段被纯化，类似的方法也用于疾病特异性多基因芯片的高通量测序。

将测序文库固定于固体表面，扩增成簇，变性，然后通过合成一个新的互补链进行测序。在这个过程中，每一个插入的核苷酸（A、C、G、T）都有不同的荧光标记，就可以记录其在测序片段中特定的插入位置[16-18]。这是重复多次对重叠的片段中每个核苷酸进行"大规模并行测序"。这样就可以记录它在序列片段中的特定位置的插入[16-18]。在"大规模并行测序"中，重叠片段中的每个核苷酸都要重复多次。然后使用生物信息学工具对获得的序列读长进行比对，生成与人类参考序列相比较的一致序列。

序列比对的结果是可视化的，原始序列读长按其与参考序列的最佳匹配位置进行排序。软件工具用于识别与参考基因组的差异，并计算一个统计假设，以确定任何不匹配是否代表真正的遗传差异或某种类型的错误。鉴于人类基因组中有许多区域共享相同或高度相似的序列，短序列对比过程中存在映射错误。由于 NGS 数据的错误，或者由于人类参考序列相对于正在进行对比的序列数据的差异，可能会发生其他对比错误。理想情况下，测序检测或运行应该覆盖人类基因组中的每个核苷酸 30 次。考虑到人类基因组中有 30 亿对碱基对，每次运行产生大约 900 亿条数据，而对如此大量的数据进行解释是非常复杂的。

用来描述所获得的序列质量的两个参数是深度和序列覆盖度。深度指的是每个碱基对的重叠读取次数，而序列覆盖率指的是在足够深度下覆盖的序列的比例。美国医学遗传学与基因组学学会（ACMG）建议，对于诊断性 ES，测序的 90%～95% 应该至少覆盖 10 倍，平均深度 ≥ 100 倍[19]。

五、解释

基因组测序的最后一步是判定任何观察到的基因差异是否会改变蛋白质的功能，并导致疾病或疾病的倾向，每个基因组测序需要大量的处理和解释。基因组中的变异是普遍存在的，一个典型的外显子组序列识别出大约 40 000 个序列变异，而一个基因组序列识别出大约 300 万个与人类参考基因组不同的变异[17]。

测序完成后，使用生物信息学算法检测遗传差异的"识别变体"被用来检测参考序列和映射读长之间的不匹配。这种不匹配可能产生于一个真正的变异的存在但也可能由于化学测序错误，或在映射过程中与遗传背景差异相关的参考序列偏倚导致的[20, 21]。重要的是，来自于一组来自不同种族背景的个体的参考序列，这在当前的基因组测序方法中引入了复杂性[21, 22]。使用统计模型筛选变异是用来分配一个检测到代表真正的基因型的不匹配的可能性。分子诊断实验室使用复杂的计算机算法过滤掉大量与疾病无关的变异，生成一个小子集，评估潜在致病性[14, 21]。无论采用哪种分析框架，所有的变异过滤都平衡了敏感性和特异性，排除真正的遗传差异的同时去除假变异[23]。

六、变异的分类

变异注释是确定变异对一个或多个基因功能的潜在影响的过程，并评估表型是由受影响的基因引起的可能性。NGS 产生了成千上万的序列变异，这些变异必须被筛选并优先用于临床解释。注释过程丰富了罕见变异（更可能是致病的），消除了常见变异（更可能是良性的），并预测了功能效果。注释工具包括关于遗传变异的信息，例如在人口数据库中变异的存在，不同物种之间变异的进化保守性，以及变异所在的基因组结构。大规模的基因组测序数据库，如基因组聚合数据库（gnomAD），可以用来区分人群中常见的和罕见的变异。已经建立了以前评估过的变异的数据库，如 ClinVar，用于对之前解释过的变异的信息进行收集和分类[24]。

变体注释中的其他考虑因素包括变体与疾病及患者表型的关联强度，以及必须始终考虑表型异质性的可能性。除了先前讨论的临床数据库外，还有许多其他匹配数据库，如 GeneMatcher（https://genematcher.org/）、DECIPHER（https://decipher.sanger.ac.uk/）和 Phenome–Central（https://www.phenomecentral.org/），可以使用去识别数据（如基因名称或疾病特征）来帮助识别匹配病例。这些工具是公开可用的，不需要计算专业知识。

七、测序结果

变异注释的数据已被纳入临床解释。在临床工作中，解释也依赖于临床医师的专业知识，以及实验室的医学背景。ACMG 推荐的标准术语将基因中的变异描述为致病的、可能致病的、可能良性的、良性的和意义不明确的。ACMG 还描述了根据使用变异证据的典型类型作为标准将变异分为这五类的过程（如人口数据、计算数据、功能数据、分离数据）[14]。目前，在大多数分子诊断实验室中，应用一个包含 28 个标准的分类系统来评估致病性。如果某一变异具有致病性的概率 > 99%，则认为该变异具有致病性；然而，如果概率为 90%～99%，则该变体被归类为可能的致病性；如果有证据表明致病性的概率 < 90%，但研究结果没有明确证明该变异是良性的，没有健康后果，则称该变异为意义不明的变异（VUS）[17]。

由于最近这些技术的引进，许多变异目前的意义是未知的，随着时间的推移，它们的致病性可能得到明确。研究人员和基因测试的提供者为数据共享做出了努力，提高对特定基因和变异的认知，这些信息在临床工作中对遗传变异的解释起了推动作用。ISPD、SMFM 和 PQF 支持 ACMG 的立场，即实验室和临床基因组数据共享对遗传健康至关重要[12]。

由于分析和解释临床基因检测的复杂性，ACMG 强烈建议，临床分子基因检测需在通过临床实验室改进标准修正案批准的实验室进行，结果则需要有执照的临床分子遗传学家或分子遗传病理学家或同等水平专业人员解读[14]。

八、次要发现与偶然发现

除了可能确定结构异常或其他疾病的遗传病因外，全基因组或 ES 结果还可能识别与正在研究的表现型无关的遗传疾病的风险变异；这些结果被称为次要的、偶然的，或为医学上可操作的发现[14, 25]，ACMG 建议对 59 个医学上可操作的基因进行评估，并将其作为次要发现进行报告。这类报告的目的是识别和管理选定的高度外显遗传疾病的风险，其中许多是心血管或癌症易感性基因。通过应用干预措施预防或显著降低发病率和死亡率[26, 27]。这些可操作基因的致病性或可能致病性变异的发病率各不相同，非洲人 1%[28]，东亚人 2.5%[29]，高加索人 3.3%[30]。在产前诊断中，尽管数据有限，次要发现率从 1.6% 上升到 6.1%[4, 9]。

由于产前诊断的独特的伦理挑战，ACMG 关于次要发现报告的建议并没有涉及产前诊断所做的测序。该建议指出，应该对所有受试者的生殖细胞系（构成型）外显子组和基因组测序进行评估和报告，不考虑年龄，但不包括胎儿样本[27]。ACMG 并没有特别建议不报告产前的次要发现，相反，他们尚未可知的。指南指出："同样的，建议针对特定的临床适应证在临床测序过程中寻求并报告的偶然发现，但不针对怀孕前测序、产前测序、新生儿测序或健康儿童和成人的测序"[27]。

对其他结果的考虑和反馈，如隐性疾病的携带状态、风险修饰变异和药物基因组变异，缺乏标准化。

九、全基因组测序、外显子组测序与基因组合测序

NGS 可以应用于整个基因组（如 WGS）、所有的蛋白质编码基因（如 ES）或包括有限数量的被选基因的组合测序。基因组合测序通常用于特定的可能发生疾病或综合征的情况下，如骨骼发育不良，对于疾病所包含的基因设计为做大程度覆盖、灵敏度和特异性。因此，基因组合测序的诊断率通常高于 ES 或基因组测序，尽管不同组合测序的诊断率不同。

ES 针对约 20 000 个已知的蛋白质编码基因。并非所有这些基因都与已知的人类疾病相关，较少的疾病相关基因（4000～5000）被称为"临床外显体"，在一些实验室中，只能对这些选定的基因进行测序。重要的是要认识到，从定义上讲 ES 无法检测非编码区域中的变异，也无法检测一些特定类型的变异，如拷贝数变异、倒置和其他结构重排。因此，ES 不是一个"完全独立的"检测。

与基因组合测序和 ES 相比，WGS 是非靶向的，产生的序列数据包括调控区、内含子和基因间隔区。与基因组合测序或 ES 相比，基因组测序提供了大量的信息。虽然 WGS 也不是一个完全全面的基因组检测，但新兴的分析方法可以使用基因组测序来检测与疾病相关的结构变异和短核苷酸重复的扩增；这些通常不会被 ES 检测到。然而，用于基因组测序的生物信息学工具还没有 ES 可用的工具那么发达，基因组测序的成本仍然很高，部分是由于数据的管理和分析。随着 NGS 技术的发展，ES 可能会被 WGS 所取代，但目前临床检测更多的应用 ES。

综上所述，对于考虑特定诊断或疾病类别的患者，基因组合测序是最佳方法。当诊断不确定性较大时，数据提示 ES 可能具有较高诊断率[31]。对于 ES 不能诊断的患者，有报告称 WGS 可以提供额外的诊断率，尽管在产前诊断中使用 WGS 的经验非常有限。

十、成人和儿童的临床经验

当临床基因组和 ES 被用于疑似遗传性疾病但没有诊断的患者时，检测揭示一个分子诊断可

以作为解释依据的 25%～52%[2, 32-34]。诊断率高度依赖于受试人群、可检测的其他家庭成员，以及可能性诊断的定义。在选定的疾病队列研究中，诊断率高达 60%[35]。诊断敏感性也可能因不同器官系统而异[34]。一些无法解释的病例表明可能是尚未被发现和诊断的新的遗传疾病。这些疾病的潜在生物学机制包括新的孟德尔疾病、基因相互作用、表观遗传和调控机制、未捕获的遗传变异（如拷贝数变异）和环境因素。

十一、产前基因组测序

1. 临床解释与应用

安排和解释基因组序列的临床医师应该认识到，报告致病变异并不等同于诊断患者的相关疾病。临床医师应该将基因检测结果与患者的临床特征和家族史结合起来，从而得出临床 - 分子诊断。基因发现并不是万无一失的预测工具，它可以为支持或反对的可能导致表型的条件提供证据。

在产前诊断中，当胎儿已经作了标准的诊断基因检测，如 CMA。结果为阴性时，常用 ES 进行评估。在某些情况下，当怀疑存在孟德尔遗传疾病时，可根据公认的实践指南同时进行 ES 和 CMA[12]。重要的是，要认识到 ES 无法检测到所有类型的变异，包括拷贝数变异、染色体倒置和其他结构性重排。因此，重要的是继续使用现有的细胞遗传学技术结合 ES，以确保最大限度的变异检测。

在产前 ES 中，最高的诊断率和最快的周转时间是通过一家三口（trio 模式）测序来完成的，其中胎儿、母亲和父亲是同时测序的，而不是首先对胎儿进行测序，然后才对父母进行已确定的任何候选变异的测序。如果只进行先证者测序，诊断或潜在诊断结果的验证最好包括通过对来自生物父母的样本进行有针对性的测试来确定。

ES 结果的解释，包括在产前需要考虑的表型和与先前的报告所确定的变异的一致性。与新生儿或婴儿相比，产前表型通常是有限的。许多重要的特征在产前是无法发现的，例如智力障碍、癫痫发作和其他神经学的发现。其他的临床特征通常只有在出生后才被识别，这促使重新分析 ES 的解释。在一项对 20 名接受产前检查的胎儿的研究中，没有一个胎儿在出生前就被确诊。然而，在出生后，更多的发现导致了重新解释，在 4 个病例中发现了被认为是致病的变异，检出率为 20%[36]。

由于这一领域的发展之快，随着时间的推移，重新分析常常导致重新解释。实验室应该有再分析的协议，这应该与患者讨论。一些实验室可能会例行考虑在一段特定时间后重新解释结果。此外，对于已进行产前检查并正在考虑再次怀孕的患者，应被鼓励在下一次怀孕前进行孕前检查。那时可对 ES 结果进行重新解释，确定任何已确定的变异是否已重新分类。

有一些产前 ES 病例已经被报道（表 37-2）。其中病例数最大的包括 196 名患者（9 名）。到目前为止，大多数病例数都相当小。该类实验的诊断率为 10%～57%[5, 10]；最高诊断率与多重异常有关，反复出现的异常高度怀疑是遗传的。在超声发现的单一结构异常的妊娠中使用 ES，诊断率较低，因为这些疾病大多是多因素的，而不是单一基因变异引起的孟德尔遗传疾病。

2. 挑战和局限性

ES 作为产前诊断的工具有着巨大的潜力，但这种检测方法并非没有挑战和局限性。ES 的解释需要考虑基因型 / 表型的相关性，而产前的数据往往是有限的。由于超声检测的局限性，许多疾病的胎儿表型难以得到很好的描述和解释。许多表型无法在产前被发现，如智力障碍、癫痫和其他神经学特征。此外，在产前阶段致命的基因型往往没有被报道，因为这些检测是新的，特别是胎儿检测。如果胎儿在围产期有非常严重和致命的发现，像 ClinVar 这样的数据库可能不能

表 37-2　超声异常的全外显子测序的产前文献

作者，年份	病例数	WES 模式	阳性 / 可疑阳性诊断	说　明
Yang, 2014	11	Trio	6/11（54%）	神经系统发现的增加
Carss, 2014	30	Trio	3/30（10%）	有产前结构异常的胎儿和新生儿
Drury, 2015	24	14 单人；10 trio	6/24（25%）	2/24（17%）有偶然发现
Alamillo, 2015	7	Trio	4/7（57%）	6/7 有之前受影响的胎儿
Pangalos, 2017	14	仅先证者	6/14（43%）	分析 758 个基因组合
Yates, 2017	84	多样	17/84（20%）	38/84（45%）显示"可能"变异
Vora, 2017	15	Trio	7/15（47%）	一个额外的病例显示可能导致新基因变异
Fu, 2018	196	多样	47/196（24%）	12/196（6.1%）偶然发现
Leung, 2018	33	多样；27/33（82%）为 trio	3/33（9%）	
Normand, 2018	146	62/146 为 trio	46/146（32%）	颜面或多发性异常的诊断率最高

识别出一个有典型的特殊基因变异导致的特定的胎儿特征。

在产前诊断中，特别重要的是要避免对新变异的过度或过少的报告或解释。在儿童或成人中，针对不确定意义的变异做出的治疗决定可能比在产前中做出的治疗决定的影响要小，在产前终止妊娠是一种选择。收集数据和数据共享在产前诊断中尤为重要，因为开发共享数据库需要此类数据的输入[12]。

除了在胎儿检测中的变异解释的挑战，产前诊断也特别受到与 ES 相关的周转时间长的挑战。虽然在紧急情况下可以在几周内返回结果，由于解释的复杂性，意味着结果可能需要几个月的时间。显然，需要更快的结果部分取决于特定的临床环境。相对于基于超声发现计划终止妊娠，同时寻求病因和复发风险信息的患者，因遗传原因和潜在的新生儿额外发现对决定妊娠管理的患者更为紧急。对于一些患者来说，分娩计划和新生儿的管理可能会因胎儿基因型的不同而有所不同，所以在妊娠期时间安排可能压力较小，但仍然重要。在产前 ES 的临床应用方面的数据仍然有限。

最后，成本是所有临床测序都要考虑的问题。尽管随着时间的推移，成本可能会继续下降，但这些检测的成本仍然很高。有人提出，尽管成本很高，但真正的成本可能比"诊断奥德赛（diagnostic odyssey）"的成本要低。"诊断奥德赛"是指为确定诊断而进行的多个测序。虽然有些数据已经在先前的研究中已经得到，但并不包括产前诊断，目前还不清楚胎儿检测是否如此[37]。

3. 检测前后的咨询和专业指导

全面的检测前教育、咨询和知情同意，以及检测后的咨询对 ES 的表现和潜在的基因组测序是至关重要的。最近的指南建议，在 ES 执行时至少考虑以下要素。

(1) 父母双方检测前应尽可能提供个性化的教育和咨询，这种咨询需要复杂基因信息的交流和平衡知识差距。

(2) 由于产前诊断测序可以揭示胎儿的遗传信息，可能影响父母一方或双方，以及整个家庭。因此，理想情况下，生物学父母双方都应该同意对胎儿进行测序。然而，对于所有的产前检测，只有孕妇可以同意对她进行获得胎儿遗传物质的有创性手术。

（3）当进行 trio 家系测序时，每个父母都应为自己的样本的测序提供独立的知情同意。

（4）对于每个基因组测序，检测前咨询和知情同意需告知以下几点（如胎儿及每一位生物学父母）。

- 要告知的结果类型。
- 对临床显著结果可能性的期望。
- 结果的时间周期，以及结果在交付前不可用的可能性。
- 无法获得结果的可能性（例如，与样品质量有关）。
- 患者对结果中偶然发现（例如，与表型无关的意外儿童期疾病）纳入或排除的选择。
- 患者对结果中次要发现（如癌症易感基因）纳入或排除的选择。
- 检测成人期疾病的可能性，以及如何处理这些结果。
- 发现非父或近亲属关系（例如胎儿亲生父母之间的血亲关系或乱伦关系）的可能性。
- 结果报告和检测后咨询是基于当时的知识。随着时间的推移，我们对疾病基因、序列变异的致病性和胎儿表型的知识可能会发生变化。因此，咨询应包括整样本重新分析，以及数据存储的相关信息。
- 数据共享在去识别的数据库，以及数据存储、数据共享和再分析的实验室协议的重要性。

遗传咨询是检验前后的治疗标准，以确保知情同意，并为结果提供适当的随访。遗传学顾问在解释变异中扮演一个完整的角色，因为他们对特定的基因和条件有全面的知识。因为他们有关于遗传的综合知识，这对于确定哪些变异值得报告，以及在适当时对家庭成员进行级联测试很

重要。术语"基因组咨询"被创造出来描述这些基本的角色，他们通常超出了大多数医生的实践范围 [38, 39]。

知情同意包括讨论患者可能希望获得的次要结果（如果有的话），并就发现未预料到的风险变异的可能性提供咨询。其他结果的考虑和返回，例如隐性疾病的携带状态、风险修改变异和药物基因组变异体缺少标准，但也需要被考虑。

很少有组织提供产前诊断使用 ES 和 WGS 的指南，部分原因是目前还没有完成对正在进行的妊娠中使用 ES 和 WGS 的大型前瞻性试验。ACOG 和 ACMG 指出，胎儿 ES 和 WGS 在怀孕中的临床应用还没有得到证实，这些检测的使用还不应该成为常规 [40, 41]。最近，ISPD、SMFM 和 PQF 发表了一份关于胎儿基因组测序的联合声明。虽然这个联合声明基本上同意 ACOG/ACMG 的建议，强调了在这一领域还需要更多的研究。这一声明确实得出结论，如果对于特殊适应证，如高度怀疑的单基因病常规检测没有得到遗传诊断，由专家团队评估，产前全基因组测序诊断可能是可接受的 [12]。

4. 伦理问题

关于产前外显子组测序和 WGS 的使用，已经引起了一些伦理方面的关注。知情同意应解决许多问题，包括隐私和歧视问题、成人疾病的检测和意义不确定的变异，以及识别未被怀疑的家庭关系证据，如血缘关系、乱伦关系或非父关系。这些在本章中进行讨论。所有可能的出现结果和结果类型都是检测前咨询的重要组成部分。

在隐私方面，2008 年的《遗传信息法》禁止在就业和健康保险方面的遗传歧视，但生命、残疾或长期护理保险不受遗传歧视的保护。该法案的第一条规定，健康保险提供者使用或要求遗传信息来决定个人的健康保险资格或覆盖范围是非法的。《基因信息不歧视法案》的保护范围不包括其他形式的保险，如人寿保险、残疾保险或长期护理保险。第二章规定雇主在决定雇佣、晋升和

其他雇佣条件时使用个人基因信息是非法的[42]。

5. 成本、成本效益和临床效用

考虑在临床实践中使用基因检测需要评估其有效性。遗传结果可以为临床诊断提供支持，改变未来的疾病风险或生殖风险，并提供各种治疗。

1997年，美国国家卫生研究院能源基因检测工作组提出了评价基因检测的3个标准：分析效度、临床效度和临床应用。分析效度是指检测能准确地检测出待测基因型的能力，临床效度是指检测能有检测或预测与基因型相关的表现型的能力，而临床效用是试验在临床中的有效性的衡量。

临床效度的定义是通过指筛查或诊断的检测，以防止或改善不利的健康结局，例如采用基于检测结果的有效治疗。临床效度有时更广泛地用于指检测结果指导临床决策，或用于对个人和家庭而言重要的结果（如生育决策）。遗传咨询领域传统上强调遗传检测的后一个方面[43]。

准确和及时的诊断可以改变医疗管理，为生育计划提供关于风险率的准确信息，并可能通过结束诊断而节约医疗费用。在一项涉及临床遗传学家推荐的44名儿童参与的研究中，23名（52%）儿童通过先证者（只用了ES）进行了诊断，25%的儿童改变了临床管理。总的来说，对这些儿童进行诊断的平均时间为6年，如果更早的应用外显子测序，可以节省这段时间的费用[32]。在另一个试验中，63名危重症婴儿应用ES诊断率为51%，平均年龄为33.1d，对医疗管理的影响为72%[44]。在同一项研究中，81名死亡婴儿中有39名接受了ES的诊断。

新兴的诊断应用包括重症监护（特别是新生儿和儿科）中的快速报告[44]和复杂疾病过程中的早期使用[45]。美国、中国和其他地方的大型项目正在探索NGS在精准医疗中的作用[46, 47]。这表明，未来基因组数据将会对多元化和不断增长的患者群体的医疗决策产生影响。

十二、无创的全基因组与外显子测序

ES和WGS在游离DNA（cfDNA）无创检测中的应用是产前诊断预期的方向。关于WGS cfDNA的概念验证研究证明，胎儿和母体全部基因组以相对恒定的比例存在于母亲的血清中[54, 55]。然而，全基因组胎儿遗传分析比通过应用大规模并行测序来检测胎儿染色体非整倍体要复杂得多。目前，这种技术因在技术上过于具有挑战性、耗时、昂贵而难以得到应用。

在认识到母体血清中存在游离胎儿DNA之前，早期无创产前基因诊断尝试包括分析从母体血液中分离出的循环胎儿细胞[56, 57]。这已成功地应用于检测胎儿非整倍体[58]，检测拷贝数变异[59]，甚至可以深度WGS[60]。这种方法的优点是只需关注胎儿细胞的提取，而不需要克服高水平的母体游离DNA的困难。然而，由于少量的脆弱细胞，分离完整的胎儿细胞仍然是一个挑战。

其他用于无创胎儿遗传测序的标本包括从母亲的子宫颈获得的滋养细胞。Pfeifer等通过应用这种方法做了一项初步研究，并成功确定了6例有囊性纤维化或脊髓性肌萎缩风险的胎儿基因型[61]。然而，这种方法的缺陷是只有在妊娠11～12周之前滋养细胞才存在于宫颈中，所以这种方法只能应用于妊娠早期，这也不实用，因为许多胎儿畸形直到20周的筛查才被发现。此外，绒毛中的滋养细胞也面临着出现嵌合现象，这使游离DNA检测出非整倍体复杂化。

未来的发展方向

临床基因组和外显子组测序领域正在迅速发展，大量的项目都集中于如何提高诊断阳性率，然而大多数仍为50%或更低。目前感兴趣的领域包括RNA整合检测[48]、检测结构变异的测序方法[49, 50]和改进与替代检测选择相关的决策（基因芯片、外显子和全基因组检测）[51]。

最终希望通过提高诊断阳性率将有助于发现疾病早期干预，包括产前干预，有可能改善结局。许多当前的研究正在进行中，包括胎儿 α- 地中海贫血[52] 以及成骨不全症的干细胞移植[53]。

十三、结论

NGS 极大地促进产前诊断的发展，但由于可用检测方法的复杂性而复杂化。毫无疑问，基因芯片、ES，甚至 WGS 将越来越多地应用于胎儿畸形的评估。对于有特定诊断或疾病类别的患者，基因芯片技术可能是最佳的方法。当诊断不确定时，研究数据提示 ES 技术有更高的诊断率。对于 ES 不能诊断的患者，WGS 可以提高诊断阳性率，尽管 WGS 在产前诊断方面的经验非常有限。根据相关专业知识选择合适的检测方法，这些检测应用于遗传专业人员进行遗传咨询。

参考文献

[1] Wapner RJ et al. *N Engl J Med.* 2012;367:2175–2184.
[2] Yang Y et al. *JAMA.* 2014;312:1870–1879.
[3] Carss KJ et al. *Hum Mol Genet.* 2014;23:3269–3277.
[4] Drury S et al. *Prenat Diagn.* 2015;35:1010–1017.
[5] Alamillo CL et al. *Prenat Diagn.* 2015;35:1073–1078.
[6] Pangalos C et al. *Peer J.* 2016;4:e1955.
[7] Yates CL et al. *Genet Med.* 2017;19:1171–1178.
[8] Vora NL et al. *Genet Med.* 2017; 19:1207–1216.
[9] Fu F et al. *Ultrasound Obstet Gynecol.* 2018;51(4):493–502.
[10] Leung GKC et al. *BMC Med Genomics.* 2018;11(1):93.
[11] Normand EA et al. *Genome Med.* 2018;10:74.
[12] International Society for Prenatal Diagnosis; Society for Maternal-Fetal Medicine; Perinatal Quality Foundation. *Prenat Diagn.* 2018;38(1):6–9.
[13] ACMG Board of Directors. *Genet Med.* 2015;17(1):68–69.
[14] Richards S et al. *Genet Med.* 2015;17:405–424.
[15] Niedringhaus TP et al. *Anal Chem.* 2011;83(12):4327–4341.
[16] Bamshad MJ et al. *Nat Rev Genet.* 2011;12:745–755.
[17] Biesecker LG, Green RC. *N Engl J Med.* 2014;371:1170.
[18] Normand EA et al. *Fertil Steril.* 2018;109:213–220.
[19] Rehm HL et al. *Genet Med.* 2013;15:733–747.
[20] Goldfeder RL et al. *Genome Medicine.* 2016;8(1):24.
[21] Priest JR. *Curr Opin Pediatr.* 2017;29(5):513–519.
[22] Schneider VA et al. *Genome Res.* 2017;27(5):849–864.
[23] Carson AR et al. *BMC Bioinformatics.* 2014;15(1):125.
[24] Rehm HL et al. *N Engl J Med.* 2015;372:2235–2242.
[25] Jarvik GP, Evans JP. *Genet Med.* 2016;19:491.
[26] Kalia SS et al. *Genet Med.* 2017;19(2):249–255.
[27] Green RC et al. *Genet Med.* 2013;15(7):565–574.
[28] Amendola LM et al. *Genome Res.* 2017;25(3):305–315.
[29] Tang CS et al. *Hum Genet.* 2018;137(1):31–37.
[30] Dewey FE et al. *Science* 2016;354(6319):aaf6814.
[31] Dillon OJ et al. *Eur J Hum Genet.* 2018;26:644–651.
[32] Tan TY et al. *JAMA Pediatr.* 2017;171:855–862.

[33] Yang Y et al. *N Engl J Med.* 2013;369:1502–1511.
[34] Retterer K et al. *Genet Med.* 2016;18:696–704.
[35] Ghaoui R et al. *JAMA Neurol.* 2015;72:1424–1432.
[36] Aarabi M et al. *Hum Genet.* 2018;137:175–181.
[37] Sabatini LM et al. *J Mol Diagnostics.* 2016;18(3):319–328.
[38] Grove ME et al. *J Genet Couns.* 2014;23(4):531–538.
[39] Caleshu C et al. *Trends Cardiovasc Med.* 2016;26(7):647–653.
[40] ACMG Board of Directors. *Genet Med.* 2012;14:759–761.
[41] American College of Obstetricians and Gynecologists. *Obstet Gynecol.* 2016;128:e262–e268.
[42] Equal Employment Opportunity Commission. *Fed Regist.* 2016;81(95):31143–31159.
[43] Grosse SD, Khoury MJ. *Genet Med.* 2006;8:448–450.
[44] Meng L et al. *JAMA Pediatr.* 2017;171:e173438.
[45] Stark Z et al. *Genet Med.* 2017;19:867–874.
[46] Collins FS, Varmus H. *N Engl J Med.* 2015;372:793–795.
[47] Cyranoski D. *Nature.* 2016;529:9–10.
[48] Volk AE, Kubisch C. *Curr Opin Neurol.* 2017;30:523–528.
[49] Zepeda-Mendoza CJ et al. *Am J Hum Genet.* 2017;101:206–217.
[50] Barseghyan H et al. *Genome Med.* 2017;9:90.
[51] Kuo FC et al. *Blood.* 2017;130:433–439.
[52] Derderian SC et al. *Front Pharmacol.* 2015;5:278.
[53] Westgren M, Götherström C. *Prenal Diagn.* 2015;35(9):827–832.
[54] Kitzman JO et al. *Sci Transl Med.* 2012;4(137):137ra76–137ra76.
[55] Lo YM et al. *Sci Transl Med.* 2010;2(61):61ra91.
[56] Breman AM et al. *Prenat Diagn.* 2016;36(11):1009–1019.
[57] Bianchi DW et al. *Prenat Diagn.* 2002;22(7):609–615.
[58] Vestergaard EM et al. *Prenat Diagn.* 2017;37(11):1120–1124.
[59] Zhang C et al. *PLOS ONE.* 2013;8(1):e54236.
[60] Chen F et al. *Prenat Diagn.* 2017;37(13):1311–1321.
[61] Pfeifer I et al. *Placenta.* 2016;37:56–60.
[62] Adams DR, Eng CM. *N Engl J Med.* 2018;379(14):1353–1362.

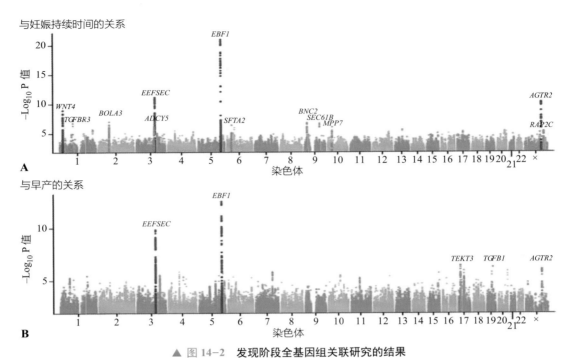

▲ 图 14-2　发现阶段全基因组关联研究的结果

A. 与妊娠时限相关的 12 个基因座（$P < 1.0 \times 10^{-6}$），其中 4 个与全基因组意义相关（$P < 5.0 \times 10^{-8}$）；B. 5 个与早产相关的基因座，其中 2 个与全基因组意义相关；与妊娠时限相关的前三个基因座（*EBF1*、*EEFSEC* 和 *AGTR2*）也与早产相关（6 个复制基因座的名称以粗体突出显示）（经许可转载，引自参考文献 [21]）

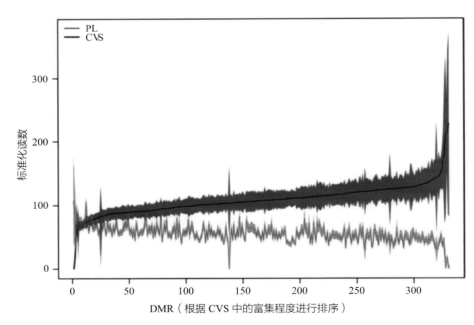

▲ 图 17-1　用 **MeDIP** 结合靶向 **NGS** 对 **CVS**（蓝色）和女性非妊娠血浆样本（橙色）之间的胎儿特异性差异甲基化区域（**DMR**）进行富集分析

300 多个 DMR 在 x 轴上按 CVS 中甲基化水平递增的顺序出现，表明这两个组织的甲基化水平有统计学上的显著差异；DMR. 差异甲基化区域；CVS. 绒毛取样；NGS. 新一代测序（经许可转载，引自参考文献 [44]）

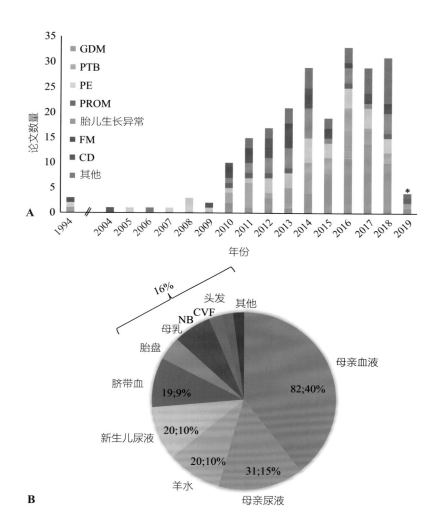

▲ 图 20-2　代谢组学在产前健康研究中的应用

A. 每年发表产前疾病代谢组学研究的论文数量；B. 不同样本类型的论文数量及百分比；所有数据来自于科学网（www.webofknowledge.com）、PubMed（https://www.ncbi.nlm.nih.gov/pubmed/），以及本文引用的部分参考文献（* 更新至 2019 年 1 月）。CD. 染色体疾病；CVF. 宫颈阴道分泌物；FM. 胎儿畸形；GDM. 妊娠期糖尿病；NB. 新生儿血液；PE. 子痫前期；PROM. 胎膜早破；PTB. 早产。其他并发症包括妊娠肝内胆汁淤积症、支气管肺发育不良、流产、孕妇肥胖、羊膜内感染、人巨细胞病毒、黄疸、产前污染物暴露。其他类型的样本包括支气管肺泡灌洗液和胎粪

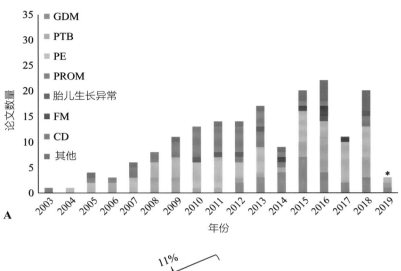

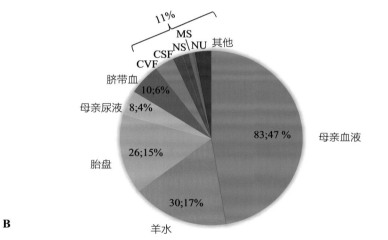

▲ 图 20-3　蛋白质组学在产前健康研究中的应用

A. 每年发表产前疾病蛋白质组学研究的论文数量；B. 不同样本类型的论文数量及百分比；所有数据来自于科学网（www.webofknowledge.com）、Pubmed（https://www.ncbi.nlm.nih.gov/pubmed/），以及本文引用的部分参考文献；数据更新至 2019 年 1 月（＊）。CVF. 宫颈阴道分泌物；CSF. 脑脊液；MS. 母亲唾液；NS. 新生儿唾液；NU. 新生儿尿液；PTB. 早产；CD. 染色体疾病；FM. 胎儿畸形；GDM. 妊娠期糖尿病；PE. 子痫前期；PROM. 胎膜早破。其他并发症包括羊膜内感染、人巨细胞病毒、呼吸窘迫、多发性硬化和产前污染物暴露；其他类型的样本包括羊膜细胞、脂肪组织、骨骼肌、初乳和胎儿心脏组织

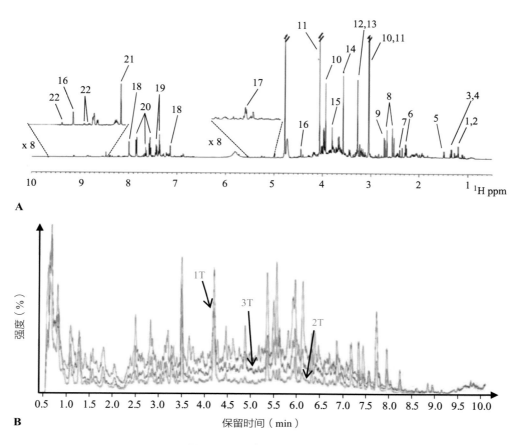

▲ 图 20-4 尿液代谢组学数据示例

A. 健康孕妇妊娠中期尿液 ¹H–NMR 谱；图中的数字分别代表：1. β – 羟基丁酸；2. 3– 氨基异丁酸；3. 乳酸；4. 苏氨酸；5. 丙氨酸；6. γ – 氨基丁酸；7. 琥珀酸；8. 柠檬酸；9. 二甲胺；10. 肌酸；11. 肌酐；12. 三甲胺甲氧氮芥；13. 甜菜碱；14. 甘氨酸；15. 胍基酸；16. 葫芦巴碱；17. 葡萄糖；18. 组氨酸；19. 苯乙酰甘氨酸；20. 马尿酸；21. 甲酸；22. N– 甲基 – 烟酰胺；B. 健康孕妇孕期阳离子总离子色谱；1T、2T、3T. 妊娠早期、中期和晚期（图 A 引自参考文献 [21]；图 B 引自参考文献 [31]）

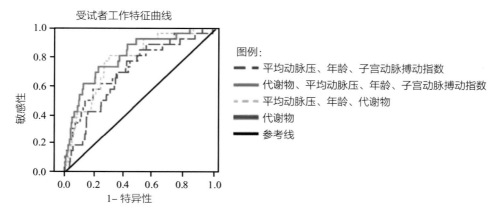

▲ 图 20-6 逻辑回归分析的 ROC 曲线比较

以子痫前期风险为因变量，以多个母体特征为自变量，采用逻辑回归分析预测子痫前期。MAP. 平均动脉压；UtAPI. 子宫动脉搏动指数（引自参考文献 [42]，经 Creative Commons 许可）

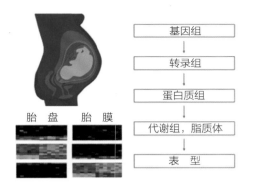

◀ 图 25-1 "高维生物学"或"组学技术",可以检测大量的分子特征和通路,包括基因组(DNA)、转录组(信使 RNA)、蛋白质组(蛋白质)、代谢组(代谢物)或脂质体(脂类)的变化(引自参考文献 [70])

胎盘　胎膜

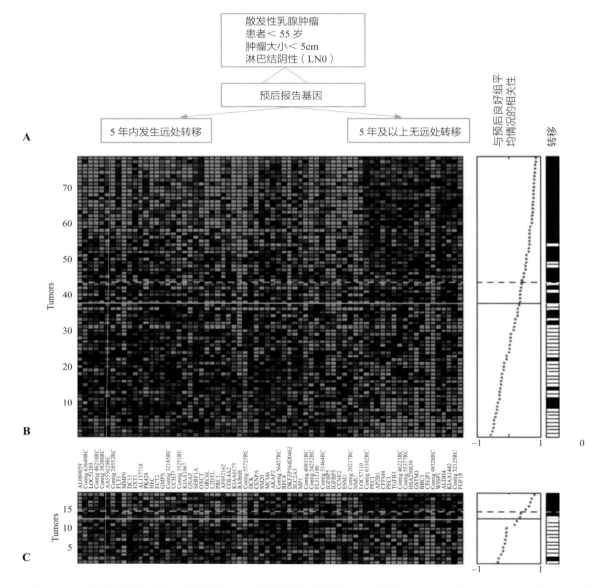

▲ 图 25-2　A. 用预后报告基因表达情况将 78 个散发性乳腺肿瘤分为预后不良组和预后良好组。B. 78 例乳腺癌患者肿瘤 70 个预后标志物基因的表达数据矩阵(左图),每行代表一个肿瘤,每列代表一个基因,基因名称标记在(B)和(C)之间。基因根据与两预后组的相关系数进行排序。肿瘤根据与预后良好组的平均轮廓的相关性进行排序(中间一栏),实线为特异性最高时的预后分界线;虚线为灵敏度最高的预后分界线,虚线以上,患者预后征象良好;虚线以下,预后征象较差。每个患者的转移状态显示在右边一栏中,白色表示在初步诊断后 5 年内发生远处转移的患者;黑色表示诊断后 5 年及以上未复发的患者。C. 70 个最佳预后标记基因在另外 19 名乳癌患者肿瘤上的表达情况。排序方法、图例及预后分界线定义(实线和虚线)均与(B)相同(引自参考文献 [75])

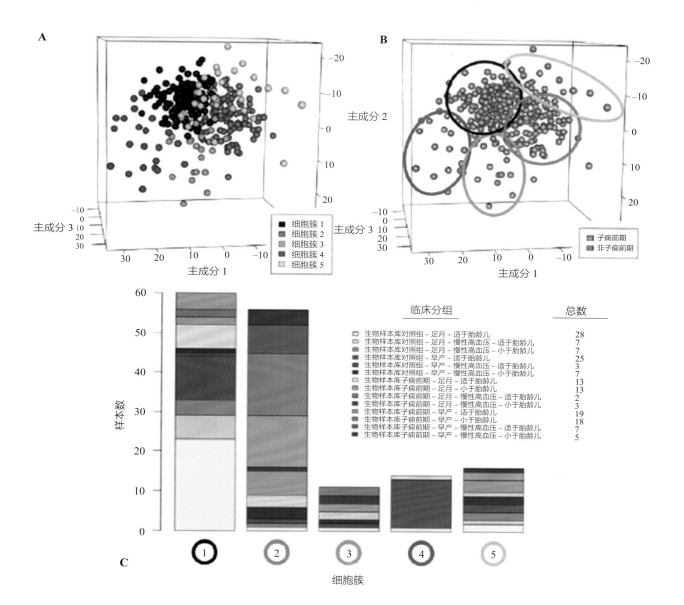

▲ 图 25-3　全组合数据集的主成分分析（PCA）

A. 位于图中心的 2 个最大的细胞簇 [细胞簇 1（黑色）和细胞簇 2（红色）] 与 3 个较小的细胞簇 [细胞簇 3（绿色）、细胞簇 4（蓝）
和细胞簇 5（青色）] 向外辐射；B. 每个簇都显示了不同数量的子痫前期（粉色）和非子痫前期（蓝色）样本；C. 柱状图显示生物
库样本跨群组的临床组分布；第一组包含样本库中大多数足月对照样本，以及几乎一半的早产（分娩＜ 34 周）对照样本和一半足
月分娩适于胎龄儿的子痫前期样本；第 2 组主要由分娩适于 / 小于胎龄儿的子痫前期样本组成，此外还有一些没有子痫前期的慢
性高血压（CH）早产的样本；第 3 组和第 5 组都包含子痫前期和非子痫前期样本的混合物，而第 4 组主要由剩余的早产对照组成；
生物样本库非子痫前期样本为蓝色，生物样本库子痫前期样本为粉红色 / 红色，浅色表示结果更健康；从生物库收集的每个临床
组的样本总数显示在图例的右侧（引自参考文献 [138]，经许可转载）

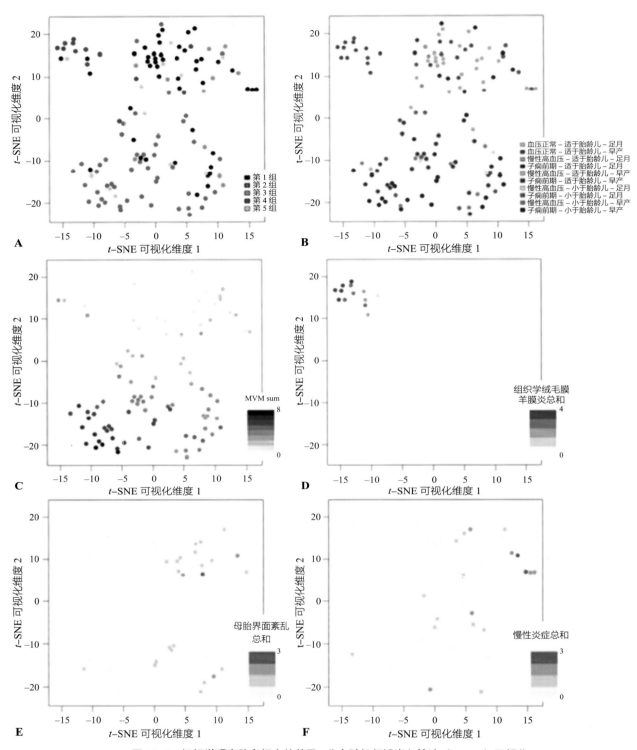

▲ 图 25-5　组织学观察胎盘标本的基于 *t* 分布随机领域嵌入算法（*t*-SNE）可视化

离得更近的样本显示出更相似的组织病理学。A. 总体而言，按组织学分组的患者与最初通过基于基因表达的聚类确定的患者大体一致（第1组，黑色；第2组，红色；第3组，绿色；第4组，蓝色；第5组，青色）；B. 然而，具有相似临床特征的几个样本亚组，如母亲高血压状态（正常血压、慢性高血压或子痫前期）、婴儿出生体重（适于胎龄或小于胎龄）和分娩时孕周［早产（＜ 34 周）或足月］按组织学分组在一起，而其他临床表型则分散在整个区域中；C. 在 *t*-SNE 图的下半部分，标本的母体血管灌注不良越来越严重（评分范围为 0～8，浅至深红色），而位于该图左上角的一组标本则是受到了不同程度的绒毛膜羊膜炎（评分范围，0～4，浅至深蓝色）的影响；D. 母胎界面紊乱（E）和（或）慢性炎症（F）的标本主要分布在图的右侧（范围均为 0～3，浅绿色至深绿色）（引自参考文献 [139]，经许可转载）

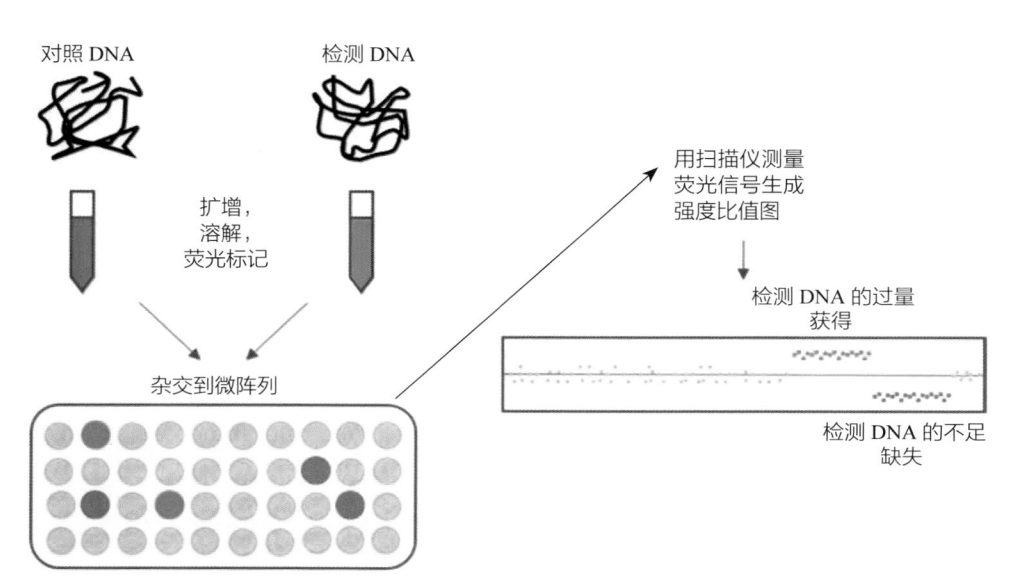

▲ 图 36-1 微阵列 CGH 过程

对照和检测 DNA 在阵列上每个寡核苷酸位置的荧光信号强度比值（归一化后）在 aCGH 过程中产生，这个比率通常在 log2 量表上绘制，显示检测 DNA 的过剩（log2 ratio 增加）或不足（log2 ratio 下降），并用于识别不平衡，如整个染色体非整倍性或微缺失或重复

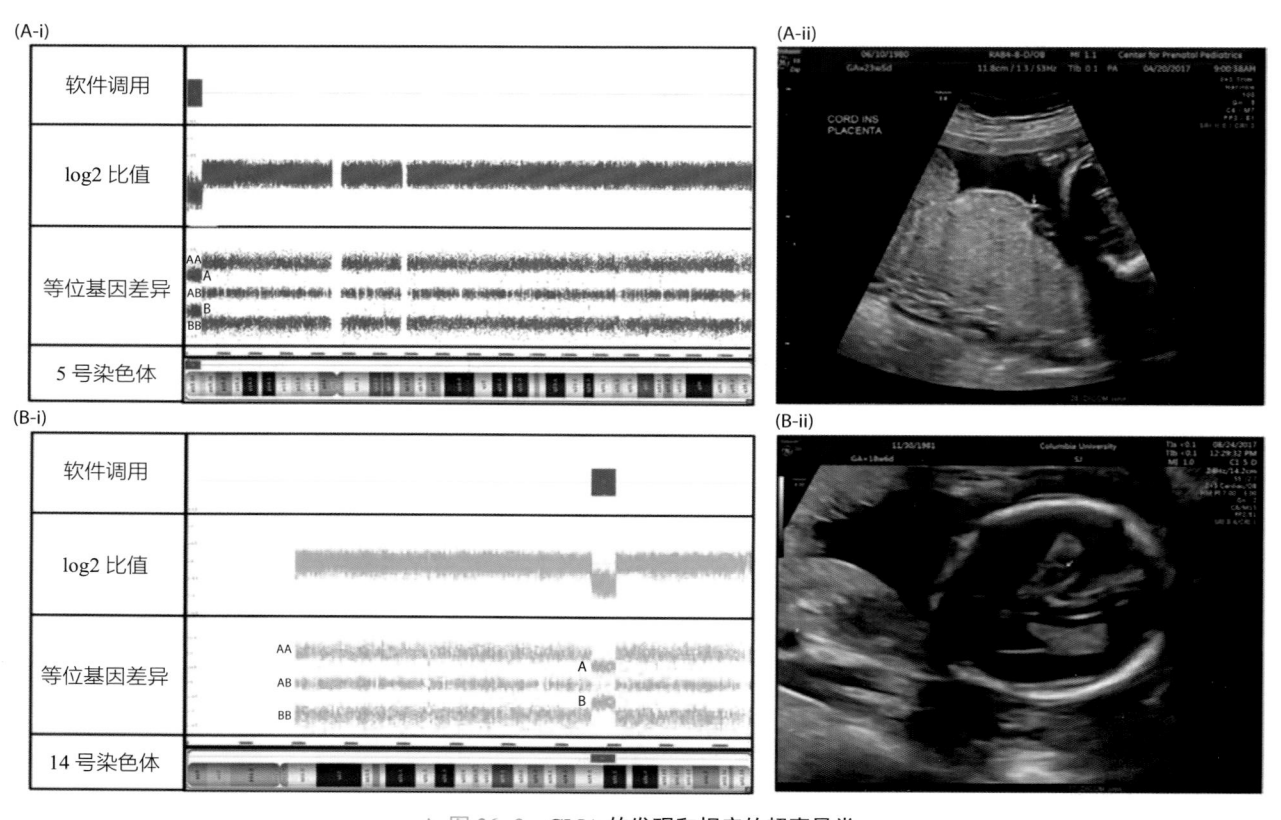

▲ 图 36-2 CMA 的发现和相应的超声异常

对于 CMA 图像，软件中出现红色条表示缺失，出现蓝条表示过量；从 log2 ratio 图中可以看出，缺失是 log2 ratio 从零减少，而过量是 log2 ratio 增加；利用人类基因组 Hg19 基因组坐标可以确定不平衡区域内的基因含量；等位基因差异图显示每个 SNP 探针的基因型；对于正常的拷贝数 2，只有 3 种可能的 SNP 组合，AA、AB 和 BB，它们被绘制在等位基因差异图上；当有一个缺失（拷贝数为 1）时，基因型选择是 A 或 B，因此在等位基因差异图上只能看到两个不同的轨迹；当存在 1 个重复（拷贝数为 3）时，基因型选项为 AAA、AAB、ABB 和 BBB，在等位基因差异图上产生 4 个轨迹；染色体图中的染色体核型图突出了染色体上拷贝数不平衡的位置（断点）；染色体核型图上的红色条表示缺失，蓝条表示重复；A-i. 5 号染色体短臂 4.693Mb 末端缺失，与 cri du chat 微缺失综合征的临床诊断相关；缺失的精确坐标对应于 chr5:113 576—4 806 382；A-ii. 23 周超声显示胎儿体重低于第三百分位数，胎盘增厚（箭）；B-i. 14 号染色体长臂一个 4.573Mb 的间质缺失；缺失的精确坐标对应于 chr14:76 837 875—81 411 347；B-ii. 常规超声扫描发现 1 个小的脑蛛网膜下腔囊肿（箭）

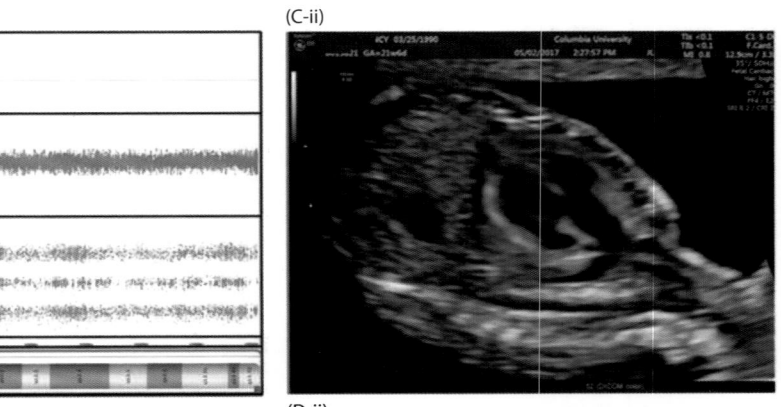

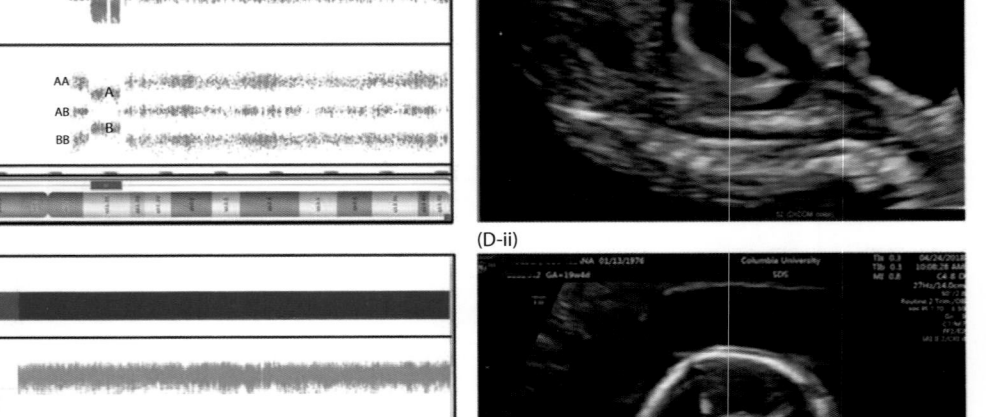

▲ 图 36-2 （续）**CMA 的发现和相应的超声异常**

C-i. 22 号染色体长臂近端一个 2.816Mb 缺失，与 DiGeorge/ 腭心面微缺失综合征的临床诊断相关；缺失的精确坐标对应于 chr22:18 649 166–21 465 659；C-ii. 胎儿超声心动图，显示胎儿动脉共干；D-i. 由于形成 18q 等臂染色体，18 号染色体的整个短臂缺失，而获得整个长臂；单体 18p 和三体 18q 都伴有严重异常，如前脑无裂畸形和泄殖腔发育异常；D-ii. 18 周多发胎畸形扫描；图中为单侧中线的单脑室和融合的丘脑，与前脑无裂畸形相一致